腎臓病診療に自信がつく本

第2版

Generalist Masters ②

小松 康宏
聖路加国際病院　副院長・腎臓内科部長

腎臓病の自己学習のための30章！

著者のことば
第2版

「腎臓病診療に自信がつく本」の改訂第2版をお届けします.

人口の高齢化,慢性疾患が増加している今日,人口の約2割,入院患者の3割は慢性腎臓病患者です.低 Na 血症や高 K 血症などの電解質異常に遭遇することもまれではないし,集中治療領域では急性腎障害への対処の如何が予後を決めかねません.腎臓病診療に関する基本的な知識や技能はすべての診療科の医師にとって必須のものとなってきました.

腎臓病・水電解質異常は,画一的なマニュアルでは対処できないことがあります.病態生理,腎生理学と臨床の問題点を統合するところに臨床腎臓病学のおもしろさがありますが,研修医や他の診療科の先生方にとっては面倒に,あるいは難解に映ってしまうこともあるようです.そこで腎臓病や水電解質異常の基本を理解し,腎臓病のおもしろさを知ってもらうことを念頭に本書をつくりました.

初版を発行してはや5年.この間,多くの読者,先輩,後輩の方々からご意見をいただきました.当初は,腎臓内科の入門書をめざしたのですが,「専門医試験のまとめ,知識の整理に役立った」「研修医の指導の参考にさせてもらっている」「コラムが面白い」などの感想をいただき光栄に思う反面,「誤字,脱字が多い」「初心者用といっているのにマニアックな記述が多い」などのおしかりの言葉もいただきました.

そこで,改訂にあたっては,「腎臓内科の入門書」という姿勢を堅持するとともに,次のことを心がけました.英語の文献や教科書を気軽に読める若手医師が増えてきているので,網羅的な教科書にはせず,具体的な処方についても詳細には記述しない.治療内容は日進月歩ですし,個々の症例に応じた処方の注意点を書き出したらとても300ページには収まらないからです.そのかわり本書では,腎臓内科の教科書,論文を読む際の基礎知識,基本的考え方を伝えることをめざしました.教科書やガイドラインの行間に埋もれている,専門家の経験,知恵と常識です.著者としては,腎臓内科を目指す若手医師や,他科の専門家が,空いた時間に気軽に本書に目を通すなかで「あっそうか」「そういうことだったのか」と感じていただければ望外の喜びです.本書を読んだうえで,教科書や Up To Date などを読むとおもしろいように理解が進む,その結果,腎臓内科の診療に自信がつき,若手読者の中から腎臓内科を専門にする仲間が増えることを期待しています.

2016年6月　小松　康宏

著者のことば
第 1 版

　腎臓内科は時間外に緊急処置を求められる頻度は少ない診療科です．そのためか常勤の腎臓内科医がいない病院もあります．腎臓内科の知識，技術は重要ではないのでしょうか．腎臓内科医がいなくても問題なく対処できることが大部分なのでしょうか．

　人口の約 1～2 割，入院患者の 2～3 割は GFR が 60 mL/min/1.73 m^2 未満の慢性腎臓病に相当します．低 Na 血症などの電解質異常も入院患者の 4 割にみられるとも言われていますし，RA 系阻害薬が降圧薬の第一選択として処方される頻度が高まるにつれ外来で高 K 血症に遭遇することもまれではありません．集中治療領域では急性腎障害への対処の如何が予後を決めかねません．いまや専門領域にかかわらずすべての診療科の医師に腎臓病の基本的な知識が求められる時代となっています．

　腎臓病・水電解質異常には，画一的なプロトコール，マニュアルでは対処できないことがあります．病態生理，腎生理学と臨床の問題点を統合するところに臨床腎臓病学のおもしろさがありますが，研修医や他の診療科の先生方にとっては面倒に，あるいは難解に映ってしまうこともあるようです．そこで本書は，腎臓病や水電解質異常の基本中の基本を理解してもらい，腎臓病のおもしろさを知ってもらうことを念頭につくりました．実践的なマニュアルの行間を解説し，マニュアルを使いこなすための参考書として，また腎臓専門医をめざす研修医には専門書を読む前のオリエンテーションになることを願っています．

　慢性腎臓病の診療は医師ひとりではできません．慢性腎臓病診療はチーム医療の典型です．優秀な医師が診断して治療方針を決定しても，患者をはじめとする他のチームメンバーが動かなければ成果はえられません．どのようにすればもっと効果的，効率的なチーム医療ができるだろうかということを学ぶために，私は 2004 年からノースカロライナ大学チャペルヒル校の公衆衛生大学院で組織運営，プログラム開発，医療の質評価などを勉強してきました．そこで学んだ手法のいくつかは腎臓病に限らず多くの臨床現場に応用できると考えていますので，コラムのなかで紹介させていただくことにしました．いわば EBM の実践編です．気軽に読んでいただき，参考にしていただければ幸いです．

2010 年 7 月　小松　康宏

CONTENTS

I 外来・病棟患者への初期アセスメント　1

1. 血清クレアチニン 1.0 mg/dL は異常値，腎機能低下なのか？
   腎機能の評価法 …………… 2
2. 腎機能低下時の薬物療法の注意点は？
   腎機能低下時の薬物療法 ……… 14
3. 腎機能が低下している患者に造影剤を投与するときに注意する点は？
   造影剤腎症 …………… 22
4. 蛋白尿（2＋）だった人が今日は（＋）になった．蛋白尿が減ったと判断してよいか？
   蛋白尿を評価する ………… 34
5. 血尿・蛋白尿を呈した患者の初期診断（検尿異常）をどうするか
   尿異常の精査法 …………… 42
6. 尿検査（尿 pH，沈渣など）の見方は？
   尿検査の見方 …………… 54
7. 蛋白尿，血清 Cr 上昇を示す患者をみたら？
   慢性腎臓病（CKD） …………… 62
8. 急性腎障害 Acute Kidney Injury　急性腎障害 …………… 74
9. 薬物と腎障害の基本的事項は？　薬剤性腎障害 …………… 94
10. 慢性腎臓病患者に対する降圧療法をどうするか
    慢性腎臓病患者に対する降圧療法 … 106
11. 血圧 210/120 mmHg の患者が外来に来たら
    高血圧緊急症 …………… 114
12. 初期輸液療法の基本は？　初期輸液療法 …………… 126
13. 維持輸液療法の基本は？　維持輸液療法 …………… 146
14. 低 Na 血症の初期診療：診断　低 Na 血症の診断 …………… 152
15. 低 Na 血症の初期診療：治療　低 Na 血症の治療 …………… 174
16. 高 Na 血症の初期診療をどうする？　高 Na 血症の初期診療 ……… 188
17. 高 K 血症の診断と治療は？　高 K 血症の診断と治療 ……… 198
18. 血清 K 濃度 3.5 mEq/L 以下にどのように対処するか？
    低 K 血症の診断と治療 ……… 214
19. Na バランスの異常と利尿薬の使用法をどうするか？
    浮腫と利尿薬 …………… 230

II 特殊病態の初期アセスメントと対応　　257

20. 酸塩基平衡調節のメカニズムを理解するには？
    - 酸塩基平衡 ……… 258
21. 血液ガス分析の解釈のしかたは？
    - 血液ガス分析の解釈 ……… 276
22. 代謝性アシドーシスの評価と治療は？
    - 代謝性アシドーシスの評価と治療 … 296
23. 代謝性アルカローシスの評価と治療は？
    - 代謝性アルカローシスの評価と治療 … 308
24. カルシウム，リン，マグネシウム異常の診断と治療は？
    - Ca，P，Mg 異常の診断と治療 …… 316
25. 糸球体疾患の基本は？
    - 糸球体疾患の基本 ……… 332
26. 血尿，蛋白尿と急速な腎障害をどうする？
    - 急性進行性糸球体腎炎 ……… 344
27. 腎障害ある患者にみられる貧血をどのように治療するか？
    - 腎性貧血 ……… 358
28. 食事指導の内容は？
    - 腎臓病の食事と栄養 ……… 370
29. 重症患者に対する急性血液浄化療法の選択と透析条件は？
    - 急性血液浄化療法 ……… 384
30. 透析療法についてこれだけは知っておきたいことは？
    - 末期腎不全 ……… 402

Index　　422

編集協力：埼玉医科大学病院　総合診療内科　小林　威仁

Basic

- 輸液・電解質を理解するために ... 139
- 1Lの生理食塩液を投与すると細胞外液は何L増加するだろうか ... 143
- 5%ブドウ糖液を1L投与すると細胞外液は何L増加するだろうか ... 144
- 生理食塩液のNa濃度は154 mEq/Lなのになぜ「生理的」なのか？ ... 145
- 尿浸透圧から尿量を予測する ... 158
- 3%NaCl液を1mL/kg投与すると血清Na濃度は1mEq/L上昇する ... 185
- 低Na血症の治療にはなぜ3%高張食塩水を使用するのだろうか ... 185
- 自由水欠乏量の計算 ... 196
- TTKG (Trans Tubular K gradient) は集合管のK分泌を評価する ... 211
- 尿細管での溶質輸送 ... 246
- 尿細管での電解質輸送—主にNa輸送について ... 248
- 皮質集合管のNa輸送とアルドステロン遮断薬 ... 252
- ネフローゼ症候群のOverfill説とUnderfill説 ... 254
- 早朝尿pHをみれば腎臓のH^+分泌能を評価できる ... 269
- pH 7.2はアシドーシスかアルカローシスか？ ... 269
- 尿アニオンギャップは尿酸性化能を反映する ... 270
- pHを「ペーハー」と読むのは法律違反！？ ... 270
- pHと水素イオン濃度の関係 ... 272
- Henderson-Hasselbalchの式か，Henderson式か ... 273
- アニオンギャップ (Anion Gap) ... 281
- Base Excessについて ... 292
- 呼吸性の酸塩基平衡異常 ... 307

Tips

- 国際的に頻用されているGFR推算式 ... 6
- EXCELを使って腎不全進行速度を予測する ... 10
- eGFRのグラフ作成のしかた ... 12
- 腎機能低下時の薬物動態を理解する ... 20
- 薬剤分布容量 (Vd) とは？ ... 21
- 尿蛋白/尿Cr比が1日尿蛋白量を反映するのはなぜ？ ... 40
- ナットクラッカー現象 (左腎静脈圧迫症候群) ... 52
- 閉塞解除後の多尿 ... 89
- Na排泄率 (FENa, fractional excretion of sodium) ... 90
- アダラートの舌下投与はなぜ禁忌？ ... 124
- 高血圧性緊急症，加速型・悪性高血圧，高血圧性網膜症の違いは？ ... 124
- Edelman式を極める：血清Na濃度異常を理解するための基本 ... 170
- 低ナトリウム血症に対するフロセミド投与法 ... 184
- Adrogue-Madias式の導き出し方 ... 186
- 1時間あたりの血清Na補正を0.5 mEq/L未満にするには ... 195
- 血液透析によるK除去量は？ ... 209
- 輸血と高K血症：急速・大量輸血に注意！ ... 213
- 高度低K血症の治療の実際 ... 224

病院ルールを定めて医原性高K血症を防ぐ ………………………………… 225
コメディカル（医療スタッフ）をメディカル・スタッフと呼ぶのは誤訳である … 226
近位尿細管では毎日何mEqのHCO$_3^-$を再吸収しているか？ ……………… 263
尿浸透圧ギャップは尿NH$_4^+$を反映する…………………………………… 271
アニオンギャップの基準値は？………………………………………………… 283
酸塩基平衡異常の解釈とStewart法 …………………………………………… 293
Stewart対重炭酸緩衝系 ………………………………………………………… 294
検査室から報告されるリン濃度は，血中の無機リン濃度である……………… 324
マグネシウム製剤の投与量計算に注意！……………………………………… 327
RPGN治療とST合剤予防投与 ………………………………………………… 354
ANCAとは ……………………………………………………………………… 354
血管炎症候群の分類……………………………………………………………… 355
EPOはなぜ骨髄や心臓ではなく腎臓で作られるのだろうか ………………… 367
BUN高値だけでは心配無用？ ………………………………………………… 380
アスリートと蛋白質摂取量：蛋白過剰摂取は腎障害をまねくか？…………… 382
SLED低効率血液透析 ………………………………………………………… 398

Tea Break

scholarship（学術活動）とは …………………………………………………… 31
英語力について（その1）母語（日本語）と英語 …………………………… 33
空手の「形」に思うこと………………………………………………………… 53
英語力について（その2）ボキャブラリと文法力が英語力のカギ …………… 61
英語力について（その3）語彙力，文法力強化におすすめの本 ……………… 92
患者中心のケアと共同の意思決定……………………………………………… 93
知識，スキル，態度（KSA） …………………………………………………… 138
夢，成功とは …………………………………………………………………… 151
診療ガイドラインの適用範囲…………………………………………………… 172
医療の質指標：Quality Indicator ……………………………………………… 173
常に初心にかえる………………………………………………………………… 228
医師がストライキをすると死亡率が減少する？！……………………………… 229
医療はサービスか？……………………………………………………………… 256
腎臓病を学ぶために役立つリソース…………………………………………… 263
患者中心のケアと共同の意思決定……………………………………………… 275
インターネットでの遠隔教育のすすめ………………………………………… 291
知恵はどこにいったのか？……………………………………………………… 330
Evidence Practice Gapとは …………………………………………………… 331
医学の実践は科学に基づくアートである……………………………………… 342
サンチアゴ巡礼の道……………………………………………………………… 343
医師の心得：不平を漏らすな…………………………………………………… 357
患者教育にはピンクブック，行動科学を活用しよう ………………………… 369
活動の設計図，ロジック・モデルとは………………………………………… 401
医療の質改善：Quality Improvement ………………………………………… 418
PDCAサイクルとは …………………………………………………………… 420

著者略歴

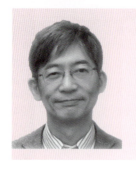

小松 康宏(こまつ やすひろ)
Yasuhiro Komatsu MD. MPH. PhD. FASN
komayasu@luke.ac.jp

聖路加国際病院　副院長・腎臓内科部長
東京女子医科大学腎臓病総合医療センター　非常勤講師
東海大学医学部　非常勤講師

連絡先
〒104-8560 東京都中央区明石町 9-1 聖路加国際病院腎臓内科　03-3541-5151

学歴・職歴：
1984 年（昭和 59 年）　　　千葉大学医学部卒業
1984 年 4 月～1987 年 3 月　聖路加国際病院　小児科　レジデント
1987 年 4 月～1997 年 1 月　東京女子医大腎センター　小児科助手
1990 年 1 月～1991 年 3 月　フロリダ大学医学部薬理学教室（Postdoctoral fellow）
1995 年 1 月～1997 年 1 月　千葉県こども病院　腎臓科医長
1997 年 2 月～　　　　　　聖路加国際病院腎臓内科（1998 年内科医長, 07 年腎臓内科部長）
1997 年 2 月～3 月　　　　 UCLA 腎臓内科・腎臓小児科　客員医師（Visiting Physician）
1997 年（平成 6 年）12 月　医学博士　東京女子医科大学（尿細管プロトンポンプの発達）
2011 年　　　　　　　　　ノースカロライナ大学チャペルヒル校　公衆衛生大学院卒業
　　　　　　　　　　　　　MPH（公衆衛生学修士）取得

所属学会：
日本腎臓学会専門医・指導医，日本透析医学会指導医・認定医
日本小児科学会専門医（1992 年），日本内科学会認定医（2003 年）
米国腎臓学会上級会員（FASN, Fellow of the American Society of Nephrology）
Guideline International Network 会員

趣味・特技：
空手（和道流誠武会 2 段. 現在は極真会館本部直轄代官山道場），剣道初段
ラテンダンス（サルサ・バチャータ・メレンゲ）NHK 衛星放送にも（ほんの少し）
出演したのが自慢
TOEIC　990 点（Full score）

I 外来・病棟患者への初期アセスメント

1. 腎機能の評価法 …………………… 2
2. 腎機能低下時の薬物療法 ………… 14
3. 造影剤腎症 …………………………22
4. 蛋白尿を評価する ………………… 34
5. 尿異常の精査法 …………………… 42
6. 尿検査の見方 ……………………… 54
7. 慢性腎臓病（CKD）……………… 62
8. 急性腎障害 ………………………… 74
9. 薬剤性腎障害 ……………………… 94
10. 慢性腎臓病患者に対する降圧療法 …… 106
11. 高血圧緊急症 ……………………… 114
12. 初期輸液療法 ……………………… 126
13. 維持輸液療法 ……………………… 146
14. 低 Na 血症の診断 ………………… 152
15. 低 Na 血症の治療 ………………… 174
16. 高 Na 血症の初期診療 …………… 188
17. 高 K 血症の診断と治療 …………… 198
18. 低 K 血症の診断と治療 …………… 214
19. 浮腫と利尿薬 ……………………… 230

1 血清クレアチニン 1.0 mg/dL は異常値，腎機能低下なのか

Basic 腎機能の評価法 Update

■診療ルール

1) 腎機能を評価するには糸球体濾過値（GFR）を用いる．
2) GFR とは単位時間あたりに糸球体毛細血管からボウマン嚢に濾過される血漿成分（限外濾過液，原尿）の量であり，約 100 mL/分である．
3) 血清 Cr（クレアチニン）から推算式を用いて GFR を計算できる．
4) eGFR（推算 GFR）はあくまで推測された値である．痩せている人，四肢切断など筋肉量が低下している場合は高く計算される．推算式を使用する際の注意点を知っておく．
5) 血清シスタチン C，β2 ミクログロブリンから GFR を予測することもできる．
6) 利尿薬で尿量が 2 倍になっても GFR は 2 倍にならない．

Case 高血圧以外に既往歴のない 65 歳女性

現病歴 健診で「腎機能が低下している」と言われ心配して来院した．50 歳頃から高血圧を指摘されたが放置していた．健診で蛋白尿を指摘されたこともあるが自覚症状がないのでそれほど気にはしていなかった．

来院時検査所見 身長 151 cm，体重 47 kg，意識清明，血圧 150/90 mmHg，脈拍 72 回/分，整，身体所見に異常なし，浮腫なし．
TP 6.9 g/dL, Alb 4.0 g/dL, BUN 15.5 mg/dL, 血清 Cr 1.0 mg/dL
尿蛋白（2＋），尿潜血反応（－）
24 時間蓄尿：尿量 1200 mL, 尿 UN 359 mg/dL, 尿 Cr 60 mg/dL

1 腎機能の評価法

Point

1) 腎臓の機能には，①血漿中の老廃物を排泄する，②体液バランスを調整する，③エリスロポエチンを産生し，骨髄での赤血球産生を刺激する，④ビタミンDを活性化する，などがある．広義の腎機能はこれらすべてを含むが，一般に「腎機能」といった場合には，糸球体濾過値（GFR）を意味することが多い．

2) 上記の患者のGFRを計算してみよう．

日本腎臓学会のGFR推算式：$eGFR = 194 \times Cr^{-1.094} \times 年齢^{-0.287} (\times 0.739 女性)$
を用いると $eGFR = 194 \times 1.0^{-1.094} \times 65^{-0.287} \times 0.739 ≒ 43.3 \text{ mL/min}/1.73 \text{ m}^2$
となる．

蓄尿からクレアチニン・クリアランス（Ccr）を計算すると，

$Ccr = 1200 \times 56 \div 1.0 \div 1440 = 46.6 \text{ mL/min} = 57.5 \text{ mL/min}/1.73 \text{ m}^2$

（身長151cm，体重47kgでは体表面積は約1.4 m^2である．）

同様に尿素クリアランス（Curea）を計算すると

$Curea = 1200 \times 359 \div 1440 \div 15.5 = 19.3 \text{ mL/min} = 23.9 \text{ mL/min}/1.73 \text{ m}^2$

となる．
GFRはCcrと尿素クリアランスの平均で近似できるので，

$GFR = (57.5 + 23.9) \div 2 = 41 \text{ mL/min}/1.73 \text{ m}^2$

となる．あるいはCcrからGFRに補正するため0.715を乗じてもよい．

$GFR = 57.5 \times 0.715 = 41.1 \text{ mL/min}/1.73 \text{ m}^2$

日本腎臓学会の推算式とほぼ同じ値である．

血清Cr値だけをみると異常値にはみえないかもしれない．しかし，血清Cr値だけでなくeGFRを参考にすることで，腎機能低下の有無をスクリーニングできる．

腎機能が基準より低下しているからといって，かならずしも専門医による治療が必要な「病気」とは限らない．しかし，高血圧患者で，尿蛋白が(2+)であれば，無治療で放置した場合に，腎不全が進行したり，心血管事故リスクが高まるので適正な治療が必要である．一方，この患者が70歳で，高血圧もなく，蛋白尿も陰性であれば特別な治療は不要なことも多い．

I 外来・病棟患者への初期アセスメント

Lecture

■ GFR とは

　腎臓には1分間あたり約1.2Lの血液が流れている．これを腎血流量（renal blood flow, RBF）という．Htが40％とすると，1.2Lのうちの約6割，700mLの血漿が腎臓に流れ込むのでこれを腎血漿流量（renal plasma flow, RPF）という．このうち100mLがペーパーフィルターと同じように濾しだされて尿細管に流れ込んでいく．1分間当たり100mLということは24時間（1,440分）あたりにすると144Lに相当するが，99％は尿細管で再吸収され体に戻っていくので最終的な尿量は1,500mL程度になる．

　GFRは単位時間あたりに糸球体毛細血管からボーマン嚢に濾過される血漿の量である．直感的に理解するには，コーヒー豆が入っているペーパーフィルターにお湯をかけたときに，1分間あたりどのくらいのコーヒーがコップに落ちてくるか思い浮かべてほしい．普通なら1分でコップが一杯になるのにペーパーフィルターがつまっていれば1分たってもコップの半分にもみたないだろう．1分間に何mLのコーヒーができるかでコーヒーのペーパーフィルターの性能を評価するように，1分間に何mLの血漿が濾過されるかで糸球体の性能を評価している．

　濾過されてボーマン嚢，尿細管管腔に移動した血漿（厳密には血漿水ならびに溶解している溶質）は糸球体濾液ないし原尿と呼ばれる．原尿中のNa，K，Cl，BUN，Crなどの小分子溶質濃度は血漿中の濃度と同一である．

■ GFR測定のgold standardはイヌリン・クリアランスである

　GFRを測定するには糸球体で100％濾過されるが，尿細管で分泌されたり再吸収されない物質の尿中排泄量を測定すればよい．イヌリンは糸球体で完全に濾過されるが，尿細管で再吸収も分泌もされないので，GFR測定のgold standardである．イヌリン・クリアランス測定試薬としてイヌリード®注（富士薬品）が発売されている．あらかじめ試薬を加熱・溶解してイヌリード溶解液を準備し，検査時にはこの溶解液を点滴投与し，正確に時間を決めて採血・採尿するという作業が必要である．慣れないと煩雑に思えるが，薬剤部，検査部，病棟が連携し測定体制を構築すれば難しい検査ではない．

■腎機能の評価は血清 Cr 値を基にした推算式にて GFR を推定する

　外来患者の腎機能を評価するのに，蓄尿をすることは現実的ではない．そこで日常診療では，血清 Cr 値に基づく推算式から GFR を推定することが多い[1]．

　国際的には MDRD 簡易式やあるいは CKD-EPI 式（Tips）が用いられるが，筋肉量，体格が異なる日本人ではこの式を用いると実際より過剰評価される傾向がある．

　そのため日本人では次の推算式を用いる[2]．

$$推算 GFR = 194 \times Cr^{-1.094} \times 年齢^{-0.287}$$

女性ではこれに 0.739 を乗じる．

■推算式を使用する場合の注意点

　あくまで上記の式は標準的な体格をした人を対象にした「推算式」である．筋肉量や代謝の状態が異なれば推定された値と実際の値に差が生じてしまう．日常臨床の場で「この患者の GFR は 20 mL/min/1.73 m^2 前後なのか，60 mL/min/1.73 m^2 未満なのか，あるいはほぼ正常域なのか」を推定するには有用だし，ある患者の腎機能の経過を追っていくには便利であるが，正確な腎機能評価が必要な場合には，蓄尿によるイヌリンクリアランスを測定する[1]．

■尿量が増えたからといって GFR が増加したとは限らない

　利尿薬を投与して尿量が増えると腎機能も改善したと思う人がいる．尿量が 2 倍になったからといって GFR が 2 倍になったわけではない．糸球体濾過量が 2 倍になって，Cr をはじめとする尿毒素，溶質が 2 倍排泄されているのではなく，単に水と Na の再吸収量が減っただけである．尿量は増えているのに腎機能は逆に低下している場合もある．急性腎障害の章で述べるが，「脱水」による腎前性腎不全で尿量が減っているところに利尿薬を使って尿量を増やした場合，「脱水」が悪化し，腎不全がいっそう進んでいくこともあるので注意してほしい．

■血清シスタチン C 値から腎機能を推算する

　シスタチン C は約 13,400 ダルトンの低分子蛋白で，糸球体で容易に濾過されるが Cr と異なって尿細管から分泌されない．また，年齢，性別，筋肉量などに影響されず，骨髄腫などの血液疾患の影響も受けない．GFR を推定するうえで利点が多いが，経済的に制約がある．血清 Cr 測定は約 100 円なのに対

Ⅰ 外来・病棟患者への初期アセスメント

して，血清シスタチン C 測定は約 1000 円かかり，保険診療では 3 カ月に 1 回の測定しか認められていない．血清 Cr 値による GFR 推算式では評価が困難な場合，すなわち筋肉量が少なかったり（るいそうなど），多い症例（アスリート，運動習慣のある高齢者など）に対して有用である．一方，血清シスタチン C は妊娠，HIV 感染，甲状腺機能障害で影響される[2]．

男性　eGFRcys(mL/min/1.73 m^2)=(104 × CysC$^{-1.019}$ × 0.996^{年齢}) − 8

女性　eGFRcys(mL/min/1.73 m^2)=(104 × CysC$^{-1.019}$ × 0.996^{年齢} × 0.929) − 8

■血清 β2 ミクログロブリン値から腎機能を推測する

血清 β2 ミクログロブリンも腎機能の推測に用いることができる．β2 ミクログロブリンは 99 個のアミノ酸からなる分子量 11,800 ダルトンの低分子蛋白で，HLA (human lymphocyte antigen) class Ⅰの L 鎖を構成している．腎機能が正常の場合には 2.0 mg/dL 以下だが，GFR が低下するにつれて血清 β2 ミクログロブリン濃度が上昇する．表 1−2 に血清 β2 ミクログロブリン値と GFR の関係を示した大岩の換算表を示した．

Tips　国際的に頻用されている GFR 推算式

MDRD 式　（単位は mL/min/1.73 m^2）

　　eGFR = 175 × Cr$^{-1.154}$ × 年齢$^{-0.203}$

CKD-EPI 式（単位は mL/min/1.73 m^2）

男性　血清 Cr<0.9 mg/dL の場合

　　eGFR = 141 × (Cr/0.9)$^{-0.411}$ × 0.993^{年齢}

　　血清 Cr ≧ 0.9 mg/dL の場合

　　eGFR = 141 × (Cr/0.9)$^{-1.209}$ × 0.993^{年齢}

女性　血清 Cr<0.7 mg/dL の場合

　　eGFR = 144 × (Cr/0.7)$^{-0.329}$ × 0.993^{年齢}

　　血清 Cr ≧ 0.7 mg/dL の場合

　　eGFR = 144 × (Cr/0.7)$^{-0.1.209}$ × 0.993^{年齢}

日本人では × 0.813 の係数補正が必要である．

血清シスタチンCは透析導入が近づいた末期腎不全では頭打ちになってしまい，末期腎不全患者には使えない．血清β2ミクログロブリンは透析導入が必要な末期腎不全でもGFRを反映する．そのため透析導入時期の推定にも便利で，個人的な経験ではβ2ミクログロブリン値が15〜20 mg/dLになると透析導入が必要になることが多い．欠点はB細胞腫瘍増殖性疾患では腎機能が正常でも疾患の活動性が高いと増加することである．

■クレアチニン・クリアランスはGFRを過大評価する

腎機能を正確に評価するために24時間蓄尿によるクレアチニン・クリアランス(Ccr)を測定することが多い．

$$\text{Ccr (mL/分)} = \frac{\text{尿Cr値 (mg/dL)} \times \text{尿量 (mL/日)}}{\text{血清Cr値 (mg/dL)} \times 1,440(\text{分/日})}$$
Ucr：尿Cr濃度，V：1日尿量，Scr：血清Cr濃度

Crは糸球体濾過だけでなく尿細管からも分泌されるので，Ccrは真のGFRより高くなり，腎機能が低下するほどCcrと真のGFRとの差が大きくなる．
表1-1に示したようにGFRが113 mL/minのときは尿細管からのCr分泌が21 mL/minなのでCcrは134 mL/minとなるが，GFRが22 mL/minのときにはほぼ同量のCrが尿細管から分泌される結果Ccrは42 mL/minと約2倍となる[3]．イヌリンクリアランス(Cin)とCcrを同時に測定した研究から，Cinと比較しCcrは20〜30%高値であることが示された．GFRへの補正には×0.715の補正係数が必要である[4]．

$$\text{GFR} \fallingdotseq \text{Ccr} \times 0.715$$

Crは尿細管で分泌されるが，尿素(urea)は尿細管で再吸収され，尿素クリアランス(Curea)はGFRを過小評価する．腎機能が低下した症例では，CcrとCureaの平均をとれば分泌量と再吸収量が相殺され，GFRを近似する．24時間蓄尿を行ってCcrとCureaを測定し，それらの平均をとればGFRを測定することができる．ヨーロッパの透析導入ガイドラインは，この方法で透析導入時のGFRを評価することを推奨している[5]．

$$\text{GFR} = \frac{\text{Ccr} + \text{Curea}}{2} \text{ mL/min/1.73 m}^2$$

I　外来・病棟患者への初期アセスメント

　24 時間蓄尿による尿素クリアランスの計算は，前述した Ccr の式で血清 Cr 濃度を血液尿素窒素（BUN）濃度に，尿 Cr 濃度を尿 UN 濃度にかえればよい．
　体表面積は身長と体重から推算できる（Mosteller の式）

$$体表面積 (m^2) = \frac{\sqrt{身長 (cm) \times 体重 (kg)}}{60}$$

■ Cockcroft-Gault 式を使用する際の注意点

　Cockcroft-Gault 式は，体重，血清 Cr 値，性別から個々の患者の Ccr（単位は mL/分）を推算する式で[6]，eGFR 推算式が提唱されるまでは薬剤用量調整に関する試験での腎機能評価などにも用いられてきた．当時 Cr は Jaffe 法で測定され，現在の酵素法に比べ血清 Cr 値は 0.2〜0.3mg/dL 高めに測定されてきた．血清中のクレアチニン以外の物質にも反応するためである．尿中には Cr 以外の反応物質が少ないため尿 Cr 値は正しく測定された．結果として Jaffe 法による Ccr は真の Ccr より低く計算され，Cin, GFR に近似した．すなわち Jaffe 法による Cr 値を用いた実測 Ccr 測定や Cockcroft-Gault 式による推算 Ccr は GFR を測定していたといえる．Cockcroft-Gault 式を用いる場合には，Jaffe 法で測定した Cr 値を使用するべきだが，酵素法で測定した Cr 値を用いる場合には実測値に 0.2 を加えるとよい（酵素法で測定した Cr 値が 0.8mg/dL ならば血清 Cr 値には 1.0 を代入する）．

$$推測 Ccr (mL/分) = \frac{(140 - 年齢) \times 体重}{血清 Cr 値 (mg/dL) \times 72} \quad 女性は \times 0.85$$

単位は体表面積補正をしない mL/分である．

表 1-1　GFR 低下が尿細管 Cr 分泌に及ぼす影響[1]

GFR (mL/min)	Ccr (mL/min)	TsCr (mL/min)	TsCr/GFR
113 ± 5	134 ± 7	21 ± 7	16 %
60 ± 1	94 ± 4	34 ± 4	57 %
22 ± 1	42 ± 2	20 ± 2	92 %

TsCr：尿細管からの Cr 分泌量

表 1-2 血清β2ミクログロブリンと GFR の関係[7]

β2m	GFR	β2m	GFR	β2m	GFR	β2m	GFR
		5.0	23.8	10.0	10.6	15.0	6.6
		5.1	23	10.1	10.5	15.1	6.6
		5.2	22.7	10.2	10.3	15.2	6.5
		5.3	22.2	10.3	10.2	15.3	6.5
		5.4	21.7	10.4	10.1	15.4	6.4
0.5	346	5.5	21.3	10.5	10	15.5	6.4
0.6	280	5.6	20.8	10.6	9.9	15.6	6.3
0.7	234	5.7	20.4	10.7	9.8	15.7	6.3
0.8	200	5.8	20	10.8	9.7	15.8	6.2
0.9	175	5.9	19.6	10.9	9.6	15.9	6.2
1.0	155	6.0	19.2	11.0	9.5	16.0	6.1
1.1	138	6.1	18.8	11.1	9.4	16.1	6.1
1.2	125	6.2	18.5	11.2	9.3	16.2	6.1
1.3	114	6.3	18.2	11.3	9.2	16.3	6
1.4	104	6.4	17.8	11.4	9.1	16.4	6
1.5	96	6.5	17.5	11.5	9.0	16.5	5.9
1.6	89	6.6	17.2	11.6	8.9	16.6	5.9
1.7	83	6.7	16.9	11.7	8.8	16.7	5.8
1.8	78	6.8	16.6	11.8	8.7	16.8	5.8
1.9	73	6.9	16.3	11.9	8.6	16.9	5.8
2.0	69	7.0	16	12.0	8.6	17.0	5.7
2.1	65	7.1	15.8	12.1	8.5	17.1	5.7
2.2	62	7.2	15.5	12.2	8.4	17.2	5.7
2.3	59	7.3	15.3	12.3	8.3	17.3	5.6
2.4	56	7.4	15	12.4	8.3	17.4	5.6
2.5	53	7.5	14.8	12.5	8.2	17.5	5.5
2.6	51	7.6	14.6	12.6	8.1	17.6	5.5
2.7	49	7.7	14.4	12.7	8	17.7	5.5
2.8	47	7.8	14.2	12.8	8	17.8	5.4
2.9	45	7.9	13.9	12.9	7.9	17.9	5.4
3.0	43	8.0	13.7	13.0	7.8	18.0	5.4
3.1	41	8.1	13.5	13.1	7.8	18.1	5.3
3.2	40	8.2	13.3	13.2	7.7	18.2	5.3
3.3	38	8.3	13.2	13.3	7.6	18.3	5.3
3.4	37	8.4	13	13.4	7.6	18.4	5.2
3.5	36	8.5	12.8	13.5	7.5	18.5	5.2
3.6	35	8.6	12.6	13.6	7.4	18.6	5.2
3.7	34	8.7	12.5	13.7	7.4	18.7	5.1
3.8	33	8.8	12.3	13.8	7.3	18.8	5.1
3.9	32	8.9	12.1	13.9	7.2	18.9	5.1
4.0	31	9.0	12	14.0	7.2	19.0	5
4.1	30	9.1	11.8	14.1	7.1	19.1	5
4.2	29	9.2	11.7	14.2	7.1	19.2	5
4.3	28	9.3	11.5	14.3	7	19.3	4.9
4.4	27.5	9.4	11.4	14.4	9.9	19.4	4.9
4.5	27	9.5	11.2	14.5	6.9	19.5	4.9
4.6	26	9.6	11.1	14.6	6.8	19.6	4.9
4.7	25.5	9.7	11	14.7	6.8	19.7	4.8
4.8	25	9.8	10.8	14.8	6.7	19.8	4.8
4.9	24	9.9	10.7	14.9	6.7	19.9	4.8

I 外来・病棟患者への初期アセスメント

Tips　EXCELを使って腎不全進行速度を予測する

20年前から糖尿病の治療を受けている女性.

　数年前までは血清Crが2 mg/dL前後だったのに，2年前に転居して病院を変わったら急にCrが増加してしまった．1年間で血清Crが3.6 mg/dLから5.3 mg/dLに増加し，その後さらに半年で11 mg/dLまで増加している．薬は変わっていないし，食事の内容も変わっていないのに，と本人は暗に病院を変えたことが腎臓を悪化させたのではとも疑っている．

血清Crの変化（抜粋）

年月	1993年9月	1996年12月	1997年6月	1997年12月
血清Cr	1.2	1.7	1.7	2
年月	1998年6月	1998年12月	1999年6月	1999年12月
血清Cr	2.1	2.4	2.5	3.4
年月	2000年6月	2000年12月	2001年6月	2001年12月
血清Cr	4.1	4.5	6.5	10.8

　血清Crの推移をグラフにすると，あたかも過去2，3年で腎機能が急速に悪化しているようにもみえる（図1-1）．1999年までは血清Crは3 mg/dL未満だったのが，2000年12月からは1年で約2倍に増加している．

　しかし，血清Crから推算式を用いてeGFRを計算し，時間的変化をみると図1-2のように，一直線となり，一定の速度で腎不全が進行していることがわかる．

　個々の症例や原因疾患によって進行速度は異なるにしても，ひとたび慢性腎臓病（CKD）が進行しだすと，一定の速度で腎機能が低下（腎不全が進行）することが知られている．腎不全の進行が一定なのか急性増悪しているのかを判定したり，ある治療法の効果をみるためには，血清Crの経年的変化ではなく，CcrあるいはeGFRの変化をグラフで判定することが重要である．

　Crの逆数グラフ（reciprocal creatinine）もCcr，GFRグラフと同じ直線を示すので腎不全進行速度の変化を判断するのにわざわざCcr，GFRに換算しないで1/Crグラフでよいではないか，との考えもあるかもしれないが，年あたりのGFR低下速度や透析導入時期を予測するにはGFRに換算してからグラフ化したほうが便利である．

　外来で慢性腎臓病（CKD）患者を診療するときにはeGFRグラフを，せめて1/Crグラフは作成してほしい．

1 腎機能の評価法

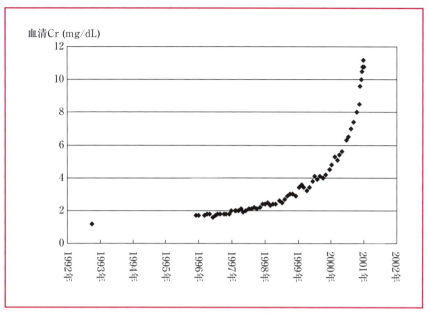

図　1－1　血清 Cr の推移

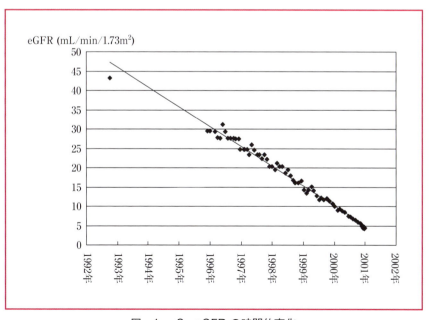

図　1－2　eGFR の時間的変化

I 外来・病棟患者への初期アセスメント

Tips　　eGFR のグラフ作成のしかた

　EXCEL を使用すると血清 Cr から Ccr や eGFR を計算し，簡単にグラフで腎不全の進行速度をみることができる．ここでは eGFR のグラフ作成について示す．

①1 列目 1 行（A1）に患者の生年月日を入力する．
②2 行目 1 列（A2）に「検査年月日」，2 行目 2 列（B2）に「eGFR」，2 行目 3 列（C2）に「血清 Cr 値」，2 行目 4 例（D2）に「年齢」と入力する．
③3 行目 1 列に検査年月日，3 列に血清 Cr 値を入力し，4 行目以下も同様に入力する．
④3 行目 4 列の「年齢」のコラムには＝（A3 −（＄A＄1））／365）と入力し，年齢を計算させる．4 行目以下にコピー・ペーストすると年齢が自動的に計算される．
⑤3 行目 2 列に　eGFR ＝ 194 × Cr$^{-1.094}$ × 年齢$^{-0.287}$
　を表示させるために　＝ 194＊C3^（− 1.094）＊D3^（− 0.287））
　と入力する（女性の場合には 0.739 を乗ずるので，＊0.739 を加える）．
　　そうすると 3 行目 2 列には，推算 GFR の値が表示される．これをコピーし，4 行目 2 列以下にペーストする．
⑤3 行目 1 列から最終行の 2 列まですべてハイライトし，メニューの「挿入」から「グラフ」を選び，「散布図」を選択すると，eGFR の経時的変化を表すグラフが作成される．定期的にこのグラフを作成することで，腎不全進行速度が抑制されているか（治療が奏功しているか）を判断することができる．
⑥グラフ作成後に，作成したグラフをクリックし，メニューの「グラフ」から「近似曲線の追加」を選択，「線形近似」を選び，「オプション」から「グラフに数式を表示する」を選択すると，日時から eGFR を推定する近似式が表示される．グラフの傾きは一日あたりの GFR 低下速度を示している．

	A	B	C	D
1	1947/4/1			
2	検査年月日	eGFR	血清Cr値	年齢
3	2000/4/1	91.69	0.7	53.04
4	2002/4/1	78.39	0.8	55.04
5	2004/4/1	60.78	1	57.04
6	2006/4/1	49.3	1.2	59.04
7	2008/4/1	38.25	1.5	61.04
8	2010/4/1	29.26	1.9	63.04

1 腎機能の評価法

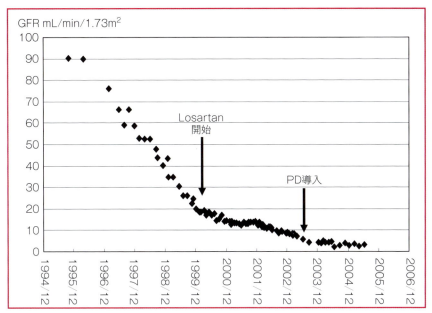

GFR推移グラフから，腎不全の進行速度や治療効果を評価することができる．上のグラフは糖尿病性腎症患者のGFR推移を示したものである．ロサルタン開始まではGFRはほぼ一直線の傾きで腎不全が進行していたが，ARBであるロサルタン開始後に，腎不全進行が著明に抑制されたことがわかる．

文献

1) Levy A S et al. A more accurate method to estimate glomerular filtration rate from serum creatinine. Ann Intern Med. 1999 ; 130 : 461-470.
2) 日本腎臓学会．CKD 診療ガイド
   http://www.jsn.or.jp/jsn_new/iryou/kaiin/free/primers/pdf/CKD-hayami.pdf
3) Shemesh O et al. Limitations of creatinine as a filtration marker in glomerulopathic patients. Kideny Int. 1985 ; 28 : 830.
4) 堀尾勝，他．腎機能に応じた投薬量の設定—eGFR 使用の注意点．日腎会誌 2008 ; 50 (8) : 955-958.
5) Tattersall J et al. When to start dialysis: updated guidance following publication of theInitiating Dialysis Early and Late (IDEAL) study. Nephrol Dial Transplant 2011 ; 26 (7) : 2082-6.
6) Cockcroft DW, Gault MH. Prediction of creatinine clearance from serum creatinine. Nephron 1976 ; 16 : 31-41.
7) 大岩孝誌．聖路加国際病院自験例による．

2 腎機能低下時の薬物療法の注意点は

Basic 腎機能低下時の薬物療法 Update

■診療ルール

1) 腎障害患者に薬剤を処方する際には，腎排泄性か胆汁排泄性かを確認する．
2) 腎排泄性の薬剤処方にあたっては，用量や投与回数を減らす．
3) 腎機能が低下した患者に腎排泄性薬物を使用する際には，腎機能を体表面積補正（BSA）をしない推算 eGFR（mL/分）で評価して薬剤の減量や投与間隔の延長を行う．eGFR が高値の場合には，原則として腎機能に合わせて投与量を増やす必要はない．
4) 肥満，るいそう患者，下肢切断患者など筋肉量が標準的でない患者では 推算 GFR では過大ないし過小評価となることがある．この場合には，蓄尿による GFR を用いるか，血清シスタチン C に基づく GFR 推算式で腎機能を評価する．
5) 抗がん剤などの薬剤処方にあたっては，蓄尿による GFR ないし CCr 実測を併用するほうが安全である．
6) 具体的な薬剤処方調整に関しては成書やインターネットを利用する．
7) 抗菌薬の投与法については抗菌薬 TDM ガイドライン 2015（日本化学療法学会）を参照する．
8) 慢性腎臓病患者では，非ステロイド抗炎症薬（NSAIDs），抗菌薬，H_2 受容体拮抗薬，抗悪性腫瘍薬の処方にあたって特に注意が必要である．
9) 体表面積は Mosteller の式が便利である [1]

$$体表面積\ (m^2) = \frac{\sqrt{体重\ (kg) \times 身長\ (cm)}}{60}$$

2 腎機能低下時の薬物療法

> Case　帯状疱疹に対するバラシクロビルの投与量は？
>
> 70歳女性．昨日から右の背部に痛みを感じ，改善しないため外来を受診．痛みの部位に一致して軽度発赤を伴う水疱を認め，帯状疱疹と診断した．
> BUN 25 mg/dl，血清 Cr 1.3 mg/dl（酵素法で測定）
> Na 138 mEq/L，K 4.5 mEq/L，Cl 98 mEq/L
> 身長 150 cm，体重 48 kg（体表面積 1.41 m²）

設問の解説

1) 腎機能の評価：70歳女性，血清 Cr 1.3 mg/dL は日本腎臓学会の推算式からは
   $eGFR = 194 \times 1.3^{-1.094} \times 70^{-0.287} \times 0.739 = 31.8$ mL/min/1.73 m² となる．
   これは体表面積を 1.73 m² に補正した場合の値である．
   患者の体表面積は 1.41 m² なので，腎臓が実際に濾過している値は $31.8 \times 1.41 \div 1.73 = 25.9$ mL/min である．

2) Cockcroft-Gault 式で計算すると
   $$Ccr = \frac{(140 - 70) \times 48}{1.5 \times 7.2} 0.85 = 26.4 \text{ mL/min}$$ となる．

   血清 Cr 値の 1.3 mg/dL は酵素法で測定した値なので Cockcroft-Gault 式では 0.2 を加えた 1.5 を代入している．

3) バラシクロビルの用量調節：バラシクロビルの添付文書に示された用量調整表を下に示す．Ccr 10～29 mL/min では一回 1000 mg を 24 時間毎投与である．体表面積 1.73 m² あたりに補正した eGFR の値を用いると過剰投与になることに注意してほしい．

腎機能に応じたバラシクロビルの投与量及び投与間隔の目安				
	CCr (mL/min)			
	≧ 50	30～49	10～29	< 10
帯状疱疹/水痘	1000 mg を 8 時間毎	1000 mg を 12 時間毎	1000 mg を 24 時間毎	500 mg を 24 時間毎

I 外来・病棟患者への初期アセスメント

Lecture

■腎障害ある患者に薬剤を処方する際の注意点
―現在の腎機能は？　腎排泄性か？　腎毒性がある薬剤か？

　腎臓は薬物を排泄する主要臓器なので，薬物処方にあたっては，（1）腎機能障害の有無と程度，（2）腎機能障害の増悪因子（脱水など）の有無を評価する．腎機能が低下した患者に腎排泄性薬剤を通常量投与すれば薬剤が蓄積し，重篤な薬物中毒，副作用が生じることがある．逆に，ループ利尿薬など尿細管から分泌されて効果を発揮する薬剤では，通常量では十分な作用が期待できないこともある．腎毒性があり，かつ腎臓から排泄される薬剤は，尿の濃縮とともに尿細管管腔内の濃度が上昇し腎毒性が増強するので注意する．

■薬剤投与量の調整には原則として　体表面積補正をしない推算GFRで評価する

　血清 Cr を測定すると，検査室からの報告書には血清 Cr 値だけではなく，推算式から計算された GFR が併記される施設が増えている．推算 GFR に基づいて薬剤の用量を調節するときには注意が必要である．

　教科書に記載されている腎機能別薬用量の根拠となっている薬物動態データの多くは Cockcroft-Gault 式による推算 CCr に基づいて算出され，CCr の単位は mL/min であり，体表面積で補正していない値である．血清 Cr 値から推算する **GFR は体表面積 1.73 m² あたりに補正**しているので，患者の eGFR（mL/min/1.73 m²）を用いて用量を調整すると小柄な高齢患者などでは薬剤過剰投与につながりかねない．たとえば，80歳女性，身長 140 cm，体重 35kg では体表面積は 1.17 m² となる．この患者の血清 Cr 値が 0.7 mg/dL ならば推算 GFR は 60 mL/min/1.73 m² だが，体表面積補正をしなければ 60 ÷ 1.73 × 1.17 = 40 mL/min　となり，一部の薬剤では用量の減量が必要である．

　体表面積の計算式もいろいろあるが，筆者は Mosteller の式を用いている．

$$\text{体表面積 } (m^2) = \frac{\sqrt{\text{体重 } (kg) \times \text{身長 } (cm)}}{60}$$

　指数計算が不要であり，通常の電卓で計算できる．
　たとえば身長 171 cm，体重 63 kg の場合，EXCEL を用いると
= SQRT（173 × 63）/60 = 1.73 と算出される．

■重篤な副作用が問題となる薬剤では,蓄尿による直接の腎機能評価が安全である

　癌患者や重篤な感染症患者では筋肉量が減少している結果,血清 Cr 濃度から算出した GFR や CCr は過大評価されることが多い.本来必要な薬用量以上が投与され,重篤な副作用につながるおそれもある.筋肉量が標準的でない患者に抗癌剤などの危険な副作用がある薬剤を処方する際には,血清シスタチン C に基づく GFR 推算式を用いたり,蓄尿による実測 GFR 評価を行うのが安全である.

　急性腎障害（AKI）で急に GFR が低下した場合には血清 Cr から推定した GFR,CCr は過剰評価となってしまう.この場合も蓄尿による腎機能評価が必要である.

■薬剤投与量調整の実際

　薬物を処方する場合に血清 Cr から推算 GFR を計算し,患者の体表面積にあわせて「体表面積補正をしない GFR」を計算する.そして,処方する薬剤の添付文書,あるいは腎不全時の薬用量調整を記した成書,インターネットで薬用量を調べる.自分が使用する代表的な抗生物質などは自然に覚えてしまうだろうが,自信がもてなかったら毎回確認すること.不明な点があれば病院の薬剤部（医薬品情報室）に確認するのがもっとも安全である.

例）75 歳男性.身長 160 cm,体重 40 kg,血清 Cr　1.2 mg/dL の患者にレボフロキサシン（クラビット®）を投与する
1）推算 $GFR = 194 \times 1.2^{-1.094} \times 75^{-0.287} = 50.6$ mL/min/1.73 m^2
2）体表面積を求める.$BSA = \sqrt{160 \times 40 \div 60} = 1.33$ m^2
3）体表面積補正をしていない GFR を求める.$50.6/1.73 \times 1.33 = 38.9$ mL/min
4）レボフロキサシンは GFR>50 mL/min では 500 mg 一日一回だが,GFR 20〜50 mL/min では初日は 500 mg 一回投与,2 日目以降は 250 mg 一日一回に減量が必要である.

I 外来・病棟患者への初期アセスメント

■体格に応じ用量が定められている薬剤を処方する際の注意点

　体格に応じ，体表面積（mg/m^2）や体重(mg/kg)あたりで用量が定められている薬剤（シスプラチンや一部の抗菌薬など）については，標準体型の体表面積（1.73 m^2）で補正したCcrあるいはeGFR(mL/分/1.73 m^2)を用いることが合理的である[2)3)4)]．体表面積に応じて薬物用量が調節された薬剤を，mL/分あたりのCCrないしGFRで補正した場合には，二重に体格の因子が加味され体格の大きい患者では過量投与，小さい患者では過小投与につながるからである．

　小柄な60歳女性，Cr0.65 mg/dL，体重35 kg，身長142 cm（体表面積1.17m^2）の患者を例にとる．eGFRは71 mL/min/1.73 m^{2}であるが，体表面積補正をしない値は48 mL/minとなる．「GFR<50 ml/minでは減量する」薬剤で，一律に用量が定まっている薬剤(○g/日)では，患者の実際のGFRは50 mL/min未満なので減量が必要である．しかし，もともと体格に応じ用量が調節されている薬剤（△mg/kg，△mg/m^{2}など）では，標準的な体表面積あたりのGFR（mL/min/1.73 m^2）に応じて調整すればよい．

■抗がん薬投与における用量調節

　安全で効果的な抗がん化学療法を実施するためには，抗がん作用が最大限発揮され，副作用を最小化するような適切な薬剤用量の設定が重要である．腎排泄型の薬剤に対しては，腎機能障害時に薬剤が蓄積し重篤な副作用が出現しうるため，腎機能に応じた用量調節が必要となる．

　がん薬物療法時の腎機能評価法，腎機能低下予防法などに関し，日本腎臓学会，日本癌治療学会，日本臨床腫瘍学会，日本腎臓病薬物療法学会が合同で「がん薬物療法時の腎障害診療ガイドライン2016」を作成した．日本腎臓学会のホームページからも参照できるので活用していただきたい．

■腎障害時に特に注意すべき薬剤

　腎不全患者・透析患者に投与した場合に重篤な副作用が出現する代表的な薬剤を表2−1に示した．

2 腎機能低下時の薬物療法

表 2-1 腎不全患者・透析患者で禁忌の薬剤

薬効	一般名	商品名	理由
フィブラート系薬剤	ベザフィブラート	ベザトール SR	横紋筋融解症を生じる
抗不整脈薬	シベンゾリン	シベノール	低血糖を生じやすく透析で除去されない
抗ウイルス薬	リバビリン	レベトールカプセル	貧血助長
糖尿病薬	塩酸ブホルミン 塩酸メトホルミン グリクラジド グリベンクラミド ナテグリニド	ジベトス B メルビン グリミクロン オイグルコン スターシス / ファスティック	乳酸アシドーシス 乳酸アシドーシス 低血糖 低血糖 低血糖
パーキンソン病薬	塩酸アマンタジン	シンメトレル	抑うつ，錯乱など副作用の増悪
高尿酸血症治療薬	ベンズブロマロン	ユリノーム	重篤な肝障害 結石形成
骨・カルシウム代謝薬	エチドロン酸二ナトリウム リセドロン酸ナトリウム水和物	ダイドロネル アクトネル / ベネット	排泄遅延のために骨軟化を生じる 排泄遅延のために骨軟化を生じる
Al 含有製剤	スクラルファート	アルサルミン	高 Al 血症による Al 脳症，Al 骨症を生じる
造影剤	ガドジアミド ガドベンテト酸メグルミン	オムニスキャン マグネビスト	GFR 30 mL/min 以下で腎性全身性線維症発症が増加

Tips　腎機能低下時の薬物動態を理解する

安全かつ有効に薬物療法を行うために腎機能低下時の薬物動態を理解しておきたい．

1）薬剤活性体尿中排泄率

腎排泄の薬剤，すなわち薬剤活性体尿中排泄率の高い薬剤は，腎機能障害が進行すると腎臓からの排泄が低下する．

$$定常状態の濃度 = \frac{吸収率 \times 維持投与量}{投与間隔 \times クリアランス}$$

の関係があるので，腎排泄性の薬剤で腎臓からのクリアランスが低下すれば維持投与量や投与間隔の調整が必要となる．

初回投与量はほとんどの薬剤で通常量でよい．これは，

$$初期濃度 = \frac{初期（負荷）投与量}{分布容量}$$

の関係があるからである．2回目からは維持量を減少したり，投与間隔を延長する．

2）薬剤の蛋白結合率

NSAIDs，ループ利尿薬，ペニシリンなど酸性化合物は主にアルブミンに結合するが，尿毒症物質はこれらの薬物とアルブミン結合を競合するため，薬剤のアルブミン結合率が低下する．蛋白結合率が高い薬剤ほど透析で除去されにくい．

3）分布容積（Vd；volume of distribution）

Vd とは，

$$Vd = \frac{体内薬物量}{血中濃度}$$

で表わされる．すなわち，薬物が血中濃度と同じ濃度で体液中に存在していると仮定した時の体液の容積である．つまり，Vd が大きい程，血中濃度は低くなり，組織移行性が良いことを示す．

4）薬剤の分子量

薬剤の分子量が大きいほど糸球体で濾過されにくく，透析膜でも除去されにくい．大抵の薬剤の分子量は 500 未満なので，通常の血液透析で容易に除去できる．分子量が小さくても蛋白結合している薬剤は透析で除去できないが，生理作用のある蛋白非結合の薬剤濃度は血液透析で除去できるので，米国では薬物中毒の血液浄化療法として大部分の薬剤では血液吸着ではなく血液透析を選択することが多い[5]．

> **Tips**　　　　　　**薬剤分布容量（Vd）とは？**
>
> 体重 50 kg（血漿量 2 L，細胞外液量 10 L，体水分量 30 L）の患者に 1,000 mg の薬剤を投与したときの血中濃度は？
>
> 　1,000 mg の薬剤を投与し，平衡状態で血中濃度を測定した場合に，薬剤が血漿中にのみ均等に分布するならば Vd = 2 L で，血中濃度は 1,000 mg ÷ 20 dL = 50 mg/dL となるが，体水分全体に分布するならば Vd = 30 L なので，血中濃度は 1,000 mg ÷ 300 dL = 3.3 mg/dL となる．
>
> 　投与された薬物の大部分が脂肪などの組織に移行して，血中濃度が 1 mg/dL にしか達しない場合には，Vd = 1,000 mg ÷ 1 mg/dL = 100 L となる．
>
> 　体重 50 kg の患者なのにもかかわらず Vd が 100 L にもなるというのは薬物の組織移行性がよいことを示すが，透析患者では，Vd が大きい薬剤ほど，透析では除去されにくい．血液中の薬剤を透析で除去しても，組織中に大量に蓄積しているからである．

文献

1) Mosteller, R.D. Simplified calculation of body-surface Area. N Engl J Med. 1987, vol.317, no.17, p.1098.
2) 堀尾勝．投与量設定時の腎機能評価法と注意点．日本腎臓学会編集，腎機能・尿蛋白測定の手引き．東京医学社，2009, p.98.
3) 日本腎臓学会，日本癌治療学会，日本臨床腫瘍学会，日本腎臓病薬物療法学会「がん薬物療法時の腎障害診療ｶﾞｲﾄﾞﾗｲﾝ 2016」
 http://www.jsn.or.jp/guideline/pdf/2016-cancer-guideline.pdf
4) 日本化学療法学会．抗菌薬 TDM ガイドライン 2015.
 http://www.chemotherapy.or.jp/notice/222.pdf
5) Holubek WJ et al. Use of hemodialysis and hemoperfusion in poisoned patients. Kidney Int 2008; 74: 1327-1334.

3 腎機能が低下している患者に造影剤を投与するときに注意する点は

Basic　造影剤腎症　Update

■診療ルール

1) 造影剤を投与してから 24 〜 72 時間以内に発生する急性腎障害を造影剤腎症（CIN, Contrast Induced Nephropathy）と呼ぶ．
2) 入院患者にみられる急性腎障害の 3 大原因の一つである．
3) 腎障害ある患者では可能なかぎり造影剤を使用しない画像診断で代用する．
4) ヨード造影剤を使用する検査，処置を行う患者では，①造影剤腎症のリスク評価，②造影剤腎症の予防措置，③造影剤使用後の腎機能モニターを行う．
5) 造影剤腎症の多くは一過性である．永続的腎障害はまれである．
6) 造影剤腎症が発症した場合には，その後の心血管イベント発生率が高く，長期生命予後も不良である．造影剤腎症発症例は慎重なフォローアップが必要である．
7) 造影剤腎症の危険因子は，慢性腎臓病，脱水，NSAIDs 使用．
8) 造影剤腎症のハイリスク患者では造影検査により得られるメリットと造影剤腎症のリスクを慎重に検討する．
9) 造影剤腎症を懸念するあまり，原疾患に対する検査・治療を控えれば患者の生命予後，QOL が悪化しかねず，本末転倒である．
10) 造影剤を使用した検査・処置の利益が十分期待できるならば，補液などの造影剤腎症予防措置をとったうえで，造影剤を使用した検査・治療を行うことが勧められる．
11) MRI 用のガドリニウム造影剤は腎障害患者に禁忌．腎毒性は少ないが，NSF（nephrogenic systemic fibrosis．腎性全身性線維症）の危険がある．

3 造影剤腎症

Case　高血圧，糖尿病で通院中の 55 歳男性．
　推算 GFR　40 mL/min/1.73 m²．アンジオテンシン受容体拮抗薬（ARB），スタチンを服用している．冠動脈造影（CAG）を予定しているが，造影剤腎症を予防するために有効と考えられる措置はどれか？

1）ARB を中止する
2）スタチンを中止する
3）N-アセチルシステインを経口投与する
4）検査の前後に等張性炭酸水素 Na 液を補液する
5）検査の前後に生理食塩液を補液する

設問の解説

1）CKD（GFR < 60 mL/min/1.73 m²）は冠動脈造影などの侵襲的処置で CIN 発症リスクが増加する．eGFR が 60 mL/min/1.73 m² 未満の患者に CAG を行う際には，CIN に関する適切な説明を行い，造影前後に補液などの十分な予防策を講ずる．
2）RAS 阻害薬が CIN のリスクを増加させるエビデンスはなく，RAS 阻害薬を造影剤使用前に中止する必要はない．しかし，CIN 発症のリスクがある期間中にあえて RAS 阻害薬を開始したり，増量することもない．
3）スタチンが造影剤腎症を予防する可能性が期待されるものの，現時点ではまだ有効性は確立しておらず，CIN の発症予防としてのスタチン投与は推奨されない．
4）N-アセチルシステインの造影剤腎症予防効果に関して多数のメタ解析が行われたが，結論は一定しない．現時点では N-アセチルシステインの予防投与は標準的な治療ではない．
5）ヨード造影剤投与前後に等張性炭酸水素 Na 液や生理食塩液の補液は，造影剤腎症を予防するため，推奨される．

Lecture

■造影剤腎症とは

今日の医療現場ではヨード造影剤（以下，造影剤）を用いた画像診断や侵襲的治療が欠かせない．造影剤を使用する機会が増加しているが，造影剤腎症の発症リスクを考え，画像診断や侵襲的処置の適応に悩むことも多い．2012年に日本腎臓学会，日本循環器学会，日本医学放射線学会の3学会が合同で「腎障害患者におけるヨード造影剤使用に関するガイドライン」を作成した[1]．

造影剤腎症とはヨード造影剤による腎障害であり，造影剤投与後に腎機能低下がみられ，造影剤以外の原因が除外される場合に診断される．血清Cr値は3〜5日後にピークに達し，7〜14日後に前値に戻ることが多い．しかし腎障害が持続，進行し，透析療法が必要になることもある．

3学会合同ガイドラインでは「ヨード造影剤投与後72時間以内に血清Cr値が前値より0.5 mg/dL以上または25％以上増加した場合」を造影剤腎症と定義している．

■造影剤腎症の発症頻度

造影剤腎症は入院患者の急性腎障害の原因として多いものだが，発症頻度は，投与量，投与ルート（経動脈投与か，経静脈投与か），造影剤腎症の定義，対象患者の背景によって異なってくる．

正常な腎機能を有する患者では，造影剤腎症発症頻度は低く，1〜2％未満である．しかし，腎臓病の既往，GFR低下例，糖尿病，うっ血性心不全，高齢，腎毒性ある薬物併用などのリスク因子があれば造影剤腎症発症リスクが高まり，発症率は25％にもなりうる．

CAG実施患者全体を対象とした場合の造影剤腎症の発生率は1％未満だが，腎機能低下症例では10〜50％の症例で造影剤腎症を発症する．聖路加国際病院で冠動脈造影を施行した患者のうち，eGFRが50 mL/min/1.73 m^{2}未満では約30％の症例が造影剤腎症を発症している[2]．

造影CT後の造影剤腎症発症率に関しては議論があるところである．造影剤の経静脈投与では造影剤腎症はほとんど生じない，一過性に血清Cr値が上昇するのは生理的変動をみているのだとの見解もある．McDonaldらは単純CTと造影CT後の急性腎障害に関するシステマティック・レビューを行い，

急性腎障害発症率，透析を必要とした率，死亡率に両群間で差がないことを報告した[3]．Garfinkle らは，2006 年から 2013 年に CT を実施した患者を対象に CT 後の急性腎障害を検討した．AKIN の定義による急性腎障害の発症率は GFR が 60 以上では 0.5 %，30～59 では 2.4%，15～29 では 4.3%，15 mL/min/1.73 m^2 未満では 0% と報告されている[4]．補液による予防的措置を行った場合には，造影 CT 後の腎障害発症率は低いようである．

一過性に血清 Cr 値が上昇しても大部分は 1～2 週間で腎機能が回復し，透析療法が必要になることはまれである．約 58,000 件の PCI 実施例のうちで，1 週間以内に透析療法が必要となったものは 10 例，1 カ月以内に透析療法が必要となったものは 49 例であった．全体のわずか 0.1 %が透析を必要としたが，造影剤腎症だけではなく，コレステロール塞栓や心原性ショックなどによる急性腎障害もこれらの中に含まれている[5]．前述した当院での検討でも造影剤投与後 2 か月時点ではほぼ全例で腎機能が回復し，腎障害が持続したのは心原性ショックなど他の腎障害の原因があった．

■造影剤腎症の発症機序

造影剤腎症の発症機序としては，①造影剤そのものの直接毒性　②造影剤による血管収縮とそれによる虚血，③ NO 産生低下，エンドセリン産生増加による血管収縮，腎虚血，④腎虚血後再灌流により産生されるフリーラジカルによる血管内皮細胞傷害　が考えられている．遊離ヨード自体の毒性に加えて，造影剤の浸透圧を粘稠度も原因となる．

ヨード造影剤は腎臓の下行直血管の血管を収縮させ，髄質低灌流と低酸素を引き起こす．

造影剤腎症の危険因子といわれている高齢，糖尿病，NSAIDs 使用，脱水はいずれも腎血流低下，虚血を起こしやすい状態にある．脱水があり尿量が少なければ尿細管管腔内の造影剤濃度が上昇するので腎毒性が増強するとも考えられる．

尿の粘稠度が高まると尿細管管腔内圧が上昇し，GFR の低下，間質圧の上昇，尿流量の低下につながる．間質圧の上昇は髄質低灌流を引き起こし，尿流量の低下は造影剤の滞留時間，造影剤と尿細管細胞の接触時間が延長し，腎毒性が増強することになる．

I 外来・病棟患者への初期アセスメント

■造影剤性腎症の生命予後

　造影剤腎症を発症した例はその後の心血管事故のリスクが高く，生命予後も不良であることが報告されている．そのためか腎機能低下例に造影剤を使用する検査を必要以上に躊躇・保留する傾向があるようだ．米国で急性心筋梗塞で入院した約3万人の患者を対象に，入院後の冠動脈撮影（CAG）の実施率と予後を比較した研究がある．腎機能が正常な患者ではほぼ全例でCAGが実施されたのに対し，腎機能低下例では実施率は約6割にとどまっている．腎機能低下例でCAG実施群は未実施群に比べて生命予後は有意に良好であった．

　造影剤腎症発症と生命予後に「強い相関がある」ことは「因果関係」を意味しない．造影剤腎症を懸念するあまり，適切な治療を控えてしまう傾向を，「腎臓至上主義 Renalism」と呼ぶこともあるが，助かるべき患者が助からないのでは本末転倒である[6]．BRAVO trial に参加した急性冠症候群の症例4631症例の解析では，腎機能低下例ではアスピリン投与や CAG・PCI の施行率が低いこと，CAG・PCI を受けた群では予後がよいことが示されている[7]．図3－1に聖路加国際病院で行った単純CTと造影CTの実施数を腎機能別に比較したものを示した．eGFR が 30 mL/min/1.73 m^2 未満では，造影CT実施数が激減する．造影剤腎症の発症を懸念し，適応を厳格にした結果ならばよいが，造影CT実施によって治療方針が変わりうる患者が，造影剤腎症発症を過度に

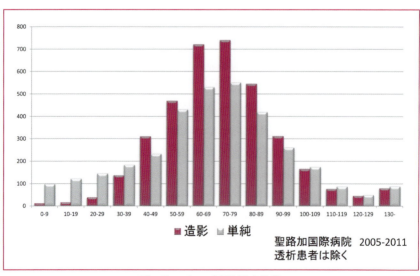

図 3－1　eGFR 別実施数

3 造影剤腎症

表 3−1 造影剤腎症の危険因子

腎機能低下例（侵襲的検査では GFR＜60，非侵襲的検査では＜45 mL/min/1.73 m²）
糖尿病
脱水・利尿薬服用患者
腎毒性ある薬剤服用症例（NSAIDs など）
うっ血性心不全

恐れるあまり，適切な検査・治療を受ける機会を逸することのないようにしたい．

造影剤腎症発生が予後予測因子なのか，予後規定因子なのかは現時点では不明である．腎機能低下が全身諸臓器に悪影響をもたらすことはあっても，数日間の GFR 低下が 1 年生存率に大きな影響を与えるとはなかなか考えにくい．

新たな知見が得られるまでは，造影剤腎症発症という事象は腎血管の脆弱性ならびに全身血管の障害程度を示すバイオマーカーであるととらえるのが妥当ではないだろうか[8]．しかし，頻度は少ないとはいえ，造影剤を使用した後に無尿となり透析療法が必要となる症例が存在することも事実である．造影検査により得られるメリットと造影剤腎症のリスクを慎重に検討し，患者，家族と十分に話し合った上で造影剤使用の適応を決定する．十分な適応があるならば，造影剤使用を保留するのではなく，予防措置を講じたうえで検査を行い，造影剤腎症が発症した場合には，その後の経過観察，治療をより慎重に行うという選択が，患者全体の長期予後改善につながるだろう．

■造影剤腎症の発症リスクを評価する

造影剤を使用する患者では，造影剤腎症の発症リスクを評価する（表 3−1）．病歴，薬歴を聴取し，血清 Cr 値から GFR を推算する．腎機能低下患者（造影 CT では eGFR＜45 mL/min/1.73 m²，冠動脈造影，侵襲的処置では eGFR＜60 mL/min/1.73 m²）は造影剤腎症発症リスクが高い．薬剤では NSAIDs，ループ利尿薬などが造影剤腎症の発症リスクを高めるので可能な限り中止する．循環器疾患や慢性腎臓病患者では ACE 阻害薬や ARB などの RAS 阻害薬を服用していることが多いが，RAS 阻害薬が造影剤腎症発症リスクを高めるとのエビデンスはないので，中止する必要はない．しかし造影剤腎症発症のリスクがある期間中にあえて RAS 阻害薬を開始したり，増量する必要はないであろう．

I 外来・病棟患者への初期アセスメント

■造影剤腎症の予防法

　大多数の造影剤腎症は回復するからといって，造影剤腎症は心配ないというわけではない．造影剤腎症を予防するためにできる措置は最大限行いたい．代用できる画像診断法があればそちらを選択する．造影剤を使用する検査にあたっては，臨床的な利益と危険を比較して，十分に適応を検討する．その結果，造影剤を使用した検査・処置が必要と判断されれば，患者にリスクを説明し，予防措置と検査後の経過観察を十分に行う（図3-2）．

（1）必要最小限の造影剤を使用する．

　診断能を保つことができる範囲内で投与量を最小限にする．安全な造影剤投与量は一律に規定できないが，ヨードのグラム量を患者のGFR（単位はmL/min）以下にすることや，造影剤投与量とクレアチニン・クリアランスの比率を3.7未満にすることなどが提案されている．

（2）十分な補液を行う

　脱水を防ぐと共に，造影剤の速やかな排泄を促す．一般的なプロトコールとしては，生理食塩液を1〜1.5 mL/kg/時間の速度で，造影剤を使用する処置の3〜12時間前から，処置終了後6〜24時間にわたって投与することが推奨されている[1]．

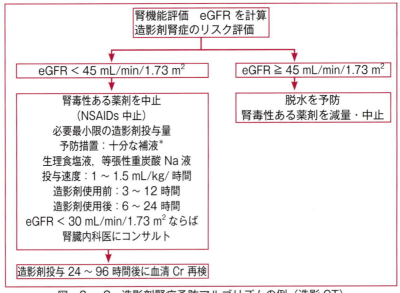

図3-2　造影剤腎症予防アルゴリズムの例（造影CT）

等張性炭酸水素 Na 液も同等の効果が期待される．等張性炭酸水素 Na を用いた予防法では，造影剤投与 1 時間前から 3 mL/kg/ 時間の速度で，造影剤投与後は 6 時間かけて 1 mL/kg/ 時間点滴投与する．等張性炭酸水素 Na 液は扶桑薬品から「炭酸水素 Na 静注 1.26 %バッグ「フソー」」®として発売されており，Na 濃度も HCO_3^- 濃度も 150 mEq/L なので，生理食塩液の Cl^- がすべて HCO_3^- に置換されている液とみなすことができる．

(3) 薬物的予防法の効果は未定である

薬物的な予防法として抗酸化作用のある薬剤，腎血流改善効果のある薬剤として theophylline, N-acetyl-systein (NAC), dopamine, fenoldopam, ANP などが試みられたがいずれも有用性は示されていない[1]．少数例の研究で NAC が有効とされたが，メタ解析の結論は一定せず，2300 例の冠動脈ならびに末梢動脈造影を対象にした多施設共同の RCT では有用性は示されなかった．

(4) 血液透析は造影剤腎症を予防しない

過去には造影剤投与後に造影剤除去目的で透析を行う施設もあった．しかし予防的透析によって造影剤腎症発生が軽減するとの臨床的エビデンスはなく，現時点では標準的治療ではない[9]．アメリカ放射線学会，欧州泌尿生殖放射線学会のガイドラインも造影剤腎症予防目的の透析療法は推奨していない．

(5) 施設全体で共通したプロトコールを用いて造影剤腎症を予防する

聖路加国際病院では，腎機能が低下した症例に造影 CT をオーダーしようとすると，電子カルテ画面上に「造影剤腎症の発症リスクが高いので腎臓内科に連絡するよう」警告が現れる．連絡をうけた腎臓内科医は患者に造影剤腎症について，予防措置とフォローアップの重要性を説明したうえで，検査当日の補液指示，48 時間後の再診予約と腎機能検査を入力する．ハリソン内科学の「医療の質・安全」の章には，「造影剤による腎不全のリスクのある患者には，有効なプロトコールを使用して評価を行い，この評価にもとづいて腎臓への傷害のリスクを減らす臨床上適切な方策をとる」と書かれている．

■ガドリニウム造影剤による腎性全身性線維症とは

腎性全身性線維症（Nephrogenic Systemic Fibrosis，NSF）は造影 MRI に使用するガドリニウム造影剤の投与後に疼痛や搔痒感を伴う皮膚の腫脹，発赤や硬化として発症し進行すると四肢関節の拘縮を生じる疾患である．顔面と頸部を侵すことは少なく，通常は左右対称性である．発症時期は一定せず，数日

I 外来・病棟患者への初期アセスメント

から数か月後が多いものの，数年後に発症した例も報告されている．現時点での確立された治療法はなく，いったん発症すると活動は著しく制限され，死亡することもある．

病理組織では，真皮での膠原繊維，線維芽細胞の増生を認め，進行すると線維化は筋肉表面や腱に至り，しばしば石灰化を伴う．NSF患者の80％は透析患者に発生し，10％は保存期慢性腎臓病患者に，10％は急性腎障害患者に発生している．頻度はそれほど高くはなく，腎障害患者や透析患者に投与された場合の発症確率は5％以下であるが，現時点で確立された治療法はないので，高度腎障害例にはガドリニウム造影剤は使用しないようにする[10)11)]．

NSFの診断基準は確立していないが，ガドリニウム造影剤の投与後にNSFに特徴的な臨床所見と病理所見を示した場合に，膠原病などの他の原因を除外し，総合的に診断される．皮膚所見は全身性強皮症に類似するが，舌小帯短縮がない，レイノー現象が認められない点，顔面を侵さない点，臨床検査所見などから全身性強皮症は否定される．

ガドリニウム造影剤は，そのままでは毒性の強い金属ガドリニウムをDTPAなどのキレート剤と結合させたものである．血管内に投与されたガドリニウム造影剤は，糸球体でろ過され，速やかに体外に排泄されるのだが，腎不全患者では，ガドリニウム造影剤が体内に長時間残留し，キレートから遊離した金属ガドリニウムが皮膚などに沈着し，線維化をもたらすと考えられている．

■腎機能障害ある患者に対するガドリニウム造影剤使用の注意点

いったん発症すると有効な治療法はないので，NSF発症リスクが高い患者に対し，ガドリニウム造影剤の使用を避けるなどの予防措置が重要である．造影MRI検査にあたっては，緊急検査などでやむを得ない場合を除き，腎機能（糸球体濾過量：GFR）を評価する．

以下に該当する場合には原則として造影MRIではなく他の画像診断を実施する．

①長期透析が行われている終末期腎障害
②非透析例でGFRが$30 \ \mathrm{mL/min/1.73 \ m^2}$未満の慢性腎不全
③急性腎不全

これらの患者に対してやむを得ずガドリニウム造影剤を使用しなければなら

3 造影剤腎症

ない場合には，造影MRI実施の利点とNSF発症リスクを十分に患者に説明し，同意を得たうえで，NSF発症リスクが低いと考えられるガドテリドール（プロハンス®），ガドテル酸メグルミン（マグネスコープ®）を選択する．

GFRが$30 \sim 59$ mL/min/1.73 m^2の場合，NSF発症の可能性は低いものの，ゼロではない．ガドリニウム造影MRI検査による利益と危険性とを慎重に検討した上で，使用の可否を決定すること．なお，ガドリニウム造影剤は血液透析によって比較的容易に除去可能であるが，投与直後の血液透析がＮＳＦ発症を防止し得るかどうかは不明である．

表 3-2 欧州医薬品庁（EMA）によるリスク分類

NSF発症リスク	ガドリニウム造影剤
高リスク	ガドジアミド水和物（オムニスキャン®） ガドペンテト酸ジメグルミン（マグネビスト®）
中リスク	ガドキセト酸ナトリウム（プリモビスト®）
低リスク	ガドテリドール(プロハンス®) ガドテル酸メグルミン（マグネスコープ®）

Tea Break　scholarship（学術活動）とは

　教育者のリーダー，リーダーの教育者といわれた米国高等教育会の重鎮，Ernest Boyerは1990年に発表した"scholarship reconsidered"という本の中で大学，学術活動の役割には4つあることを唱えました．
1）Scholarship of discovery（発見）
2）Scholarship of integration（統合）
3）Scholarship of application（応用）
4）Scholarship of dissemination(teaching)（啓発，教育）

の4つです．以前は，"publish or perish"といわれるように新たな知見を見出し論文として出版することが最優先されたのですが，新たな発見をそれまでの知識と統合し新しい意味付けをすること，現場に応用すること，ひろく共有できるような活動をすることも重要な学術活動であることを明らかにしたのです．医師の仕事は学術活動と実践が深くつながっていることを感じます．

I 外来・病棟患者への初期アセスメント

文献

1) 日本腎臓学会，日本医学放射線学会，日本循環器学会．腎窓外患者におけるヨード造影剤使用に関するガイドライン．東京医学社　2012．
2) Nomura S, Taki F, Tamagaki K, et al. Renal outcome of contrast-induced nephropathy after coronary angiography in patients with chronic kidney disease. Int J Cardiol. 2011；146 (2)：295-6.
3) McDonald JS. Frequency of acute kidney injury following intravenous contrast medium administration: a systematic review and mea-analysis. Radiology 2013；267:119-28
4) Garfinkle MA. Incidence of CT contrast agen-Induced nephropathy: toward a more accurate estimation. AJR Am J Roentgenol. 2015；204：1146-1151.
5) Liss P, Persson PB, Hansell P, et al. Renal failure in 57,925 patients undergoing coronary procedures using iso-osmolar or low-osmolar contrast media. Kidney Int. 2006；70：1811.
6) Chertow GM, et al."Renalism": inappropriately low rates of coronary angiography in elderly individuals with renal insufficiency. J Am Soc Nephrol. 2004;15(9):2462-8.
7) Inrig JK, Patel UD, Briley LP, et al. Mortality, kidney disease and cardiac proce-dures following acute coronary syndrome. Nephrol Dial Transplnt 2008；23：934-940.
8) Rudnick M, Feldman H. Contrast-induced nephropathy：What are the true clinical consequences? Clin J Am Soc Nephrol. 2008；3：263-272.
9) Cruz DN, et al. Extracorporeal blood purification therapies for prevention of radio-contrast-induced Nephropathy：A systematic review. Am J Kidney Dis. 2006；48：361.
10) 対馬義人．MRI用造影剤の有害事象とその対策．臨床画像．2012；28:1294-1304.
11) NSFとガドリニウム造影剤使用に関する合同委員会（日本医学放射線学会・日本腎臓学会）：腎障害患者におけるガドリニウム造影剤使用に関するガイドライン（第2版：2009年9月2日改訂）
　　http://www.jsn.or.jp/jsn_new/news/guideline_nsf_090902.pdf

Tea Break

英語力について（その1）
母語（日本語）と英語

　大学でサイエンスを母国語の教科書で教えることができる国は限られています．欧州でもアジアでも大半の国は理工学，医学を英語の教科書を使って教育しています．結果として，彼らの英語力は高く，読み書きはおろか，アクセントはあるにしても流暢に話すことができるのをみるとうらやましく思います．日本は，世界一の翻訳大国といわれるだけあり，世界中の文学，社会科学，自然科学の著名な書物を読むことができる反面，英語が読めなくても不自由しないので，英語情報の吸収，発信能力が低くなってしまいました．日本語は高度な言語で，表音，象形文字の両者があり直観的，瞬時の情報伝達に適していますし，自由な創造・想像・発想力も日本語の豊かさと無関係ではないでしょう．

　一方，英語力が不十分なことは，科学・情報の国際化にあたってますます不利になっていきます．若い人たちは，日本語のコミュニケーション力を常に研ぎ澄ますことに加え，ぜひ英語力をつけることを期待します．

　多忙な毎日のなかで英語力を高めるうえでもっとも大切なことは，英語を使う時間を増やすこと．英語を使うといっても，外国人と話す必要はありません．毎日30分以上は読み書き，ヒアリングに時間を割く．「英語が不得意」といっている人の多くは英語学習に時間をかけていません．医学論文でも，ネットの情報でもよいので一定時間は英語を読んだり，聞いたり，書いたりする時間を捻出してください．

　忙しいときはスマホ・アプリの"Tune In Radio"がおすすめです．世界中の音楽，ニュース，スポーツなどのラジオが無料で聞けるすぐれもので，私も通勤中にNational Public Radioのニュース・トーク番組を聞いています．わかりやすい英語の発音で，テーマも多岐にわたっています．

4

蛋白尿（2＋）だった人が今日は（＋）になった．蛋白尿が減ったと判断してよいか？

蛋白尿，アルブミン尿の評価
（心血管リスク，糖尿病，腎臓病患者）

Basic — 蛋白尿を評価する — **Update**

■診療ルール

1) 蛋白尿は腎臓病の程度を反映すると同時に，腎障害の原因にもなる．
2) 腎臓病のスクリーニングには尿蛋白を測定する．
3) 試験紙法の尿蛋白は，アルブミンをみているので，低分子蛋白尿やグロブリンでは陰性を示す．
4) 糖尿病患者と心血管病ハイリスク患者では，年1回微量アルブミンを測定する．
5) 微量アルブミン尿は随時尿の尿アルブミン/Cr比 30〜299 mg/gCr である．（KDIGO は微量アルブミン尿という呼称でなく中等度増加したアルブミン尿と呼ぶことを提唱している）
6) 微量アルブミンは，「小さいアルブミン」ではなく，アルブミン排泄量が微量．
7) 蛋白尿の程度を評価するには，一日蓄尿は不要．随時尿の尿蛋白/尿 Cr 比をみるのが便利．
8) 尿蛋白/尿 Cr 比 ≒ 一日蛋白尿量（g/日）
9) 発症直後の急性腎障害では尿蛋白/尿 Cr 比は一日蛋白尿量を反映しない．末期腎不全患者では CCr 10 mL/min/1.73 m^2 までは尿蛋白/尿 Cr 比は一日蛋白尿量を近似する
10) 蛋白尿は，心血管死，死亡の独立した危険因子である．蛋白尿陽性患者に対しては，心血管事故を予防するための慎重な対応が求められる．

4 蛋白尿を評価する

Case

糖尿病歴10年のAさんの外来尿を検査した
1年前は蛋白尿 (2+),90 mg/dL だった.
今回は蛋白尿 (1+),40 mg/dL だった.
蛋白尿は減少しているといってよいだろうか.

	尿蛋白定性	尿比重	尿蛋白(mg/dL)	尿Cr(mg/dL)
1年前	2+	1.016	120	120
来院時	+	1.006	30	20

Point

1) 尿蛋白定性をみると (2+) が (+) になっているので尿蛋白が改善している印象を受ける.しかし尿比重をみると,尿蛋白定性が強陽性の1年前には1.016と高いが,今回の尿蛋白定性が (+) の時には尿比重が1.006と低くなっている.

2) 飲水量が多く,尿が希釈されれば尿比重は低下し,尿蛋白濃度も当然低下する.

3) 尿濃縮,希釈の影響をのぞいて尿蛋白量を評価する方法が尿蛋白/尿Cr比である.尿蛋白/Cr比に換算すると 昨年は 120 ÷ 120 = 1.0,今年は 30 ÷ 20 = 1.5 であり,蛋白尿はむしろ増加していると判断できる.

Lecture

■蛋白尿の原因

健常人では尿中に蛋白はほとんど排泄されないので，150 mg/日以上の蛋白尿が見られた場合にはなんらかの病的異常を疑う．

尿蛋白が陽性となる原因は3つ．

①糸球体腎炎などで，糸球体毛細血管の透過性が亢進している

（直感的には「腎臓の血管に障害がある」）場合，

②蛋白質産生が著明に亢進している場合

（多発性骨髄腫などで IgG L 鎖が過剰に産生されている），

③近位尿細管で再吸収されるはずの蛋白質が，尿細管障害のため尿中にもれてしまう場合，（尿細管性蛋白尿）

である．

β2ミクログロブリンなどの低分子蛋白尿は糸球体で濾過されるが，ほとんどが尿細管で再吸収される．主にヘンレ係蹄で分泌される Tamm-Horsfall 蛋白などがわずか 40～80 mg/日排泄されるだけである．150 mg/日程度の蛋白尿では，アルブミンが占める割合は 20 ％ 程度であり，150 mg の 20 ％ は 30 mg に相当するので，アルブミン尿 30 mg/日（微量アルブミン尿陽性）は一日総蛋白排泄量 150 mg とほぼ同等と考えられる．蛋白尿が増加するにつれ尿にしめるアルブミンの比率は増加し，糸球体疾患で 300 mg/日以上の蛋白尿の範囲ではアルブミンが占める比率は 60 ～ 80 ％ 程度となる．

■蛋白尿は腎障害の結果であると同時に原因でもある

糖尿病性腎症や慢性糸球体腎炎などの進行性の腎疾患では，蛋白尿の程度が腎障害の程度や腎不全の進行速度と強い関連がある（図 4 − 1）[1]．蛋白尿は腎障害の程度を反映する腎障害の「結果」であると同時に，蛋白尿が腎組織を傷害する「原因」でもある．急速進行性糸球体腎炎では，糸球体毛細血管が破綻し，ボーマン嚢に漏れ出た血漿蛋白には，組織傷害性のサイトカインや成長因子が含まれ，これが半月体形成を助長する．また，尿細管に漏れていく蛋白質は，endocytosis によって尿細管細胞に再吸収されるが，小胞体（endoplasmic reticulum）などでこうした蛋白質が処理される際に多くの組織傷害性因子を産生し，間質の傷害を引き起こすと考えられる[1,2,3]．

4 蛋白尿を評価する

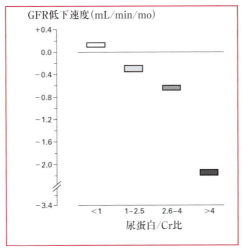

図 4-1 蛋白尿は腎不全の進行速度を反映する(文献[1]を参考に作成.)

■蛋白尿で治療の効果判定を評価する

糸球体腎炎などでは，ステロイド療法などの後に，蛋白尿が減少することがある．一日 3 g 前後みられていた蛋白尿が，一日 0.1 g 程度に減少すれば，治療が奏功したと判断できる．治療の最終的なゴールは蛋白尿の減少ではなく，腎障害抑制，腎機能保護，透析導入の遅延であるが，蛋白尿が減少した患者では長期予後もよいであろうと期待することは理にかなっている．

■蛋白尿の検査法

蛋白尿の有無を調べるときには試験紙を尿に浸して色が変わるかどうかで判定することが多い．試験紙法で判定されるのはアルブミンなので，グロブリンや低分子蛋白尿が多い場合には陰性となることもあるので注意が必要である．また，試験紙法で陽性と確実に判断できるのは 30 mg/dL 以上なので，尿がかなり濃縮していない限り微量アルブミン尿（30〜299 mg/gCr）を発見することは困難である．

試験管に入っている尿にスルホサリチル酸を滴下し，白く混濁するかどうかをみる「スルホサリチル酸法」は最も鋭敏な検査で，感度は 5〜10 mg/dL であるが外来診療中に実施するには煩雑である．

I 外来・病棟患者への初期アセスメント

■蛋白尿の程度を評価するには尿蛋白濃度と尿 Cr 濃度の比をみる

　蛋白尿の程度を評価するには，一日蓄尿を行って評価することが確実だが，煩雑である．しかし尿蛋白定性や尿蛋白定量をみるだけでは尿蛋白尿の増減を判断することはできない．尿蛋白（3＋）の患者と尿蛋白（＋）の患者では，前者のほうが 3 倍尿蛋白量が多いと思いがちだが，濃度と絶対量は相関があるにせよ，かならずしも一致するわけではない．

　一日尿蛋白量が 1.5 g (1,500 mg) 排泄される患者を例にとって考えてみよう．一日尿量が 500 mL ならば尿蛋白濃度は 300 mg/dL となるので尿蛋白定性は（3＋）だが，一日尿量が 3 L ならば，尿蛋白濃度は 50 mg/dL であり，尿蛋白定性（＋）である．前回尿蛋白（3＋）が今回尿蛋白（＋）になったからといって，「蛋白尿が減少しています」とはいえない．

　蛋白尿定性の落とし穴に引っかからないために，尿 Cr 濃度を同時に測定し，「尿蛋白／尿 Cr 比」で評価することを習慣にしたい[4)5)6)]．尿 Cr 濃度を測定できなかった場合には，尿比重をみて，前回とほぼ同等の比重であることを確認すること．前回の尿比重が 1.010，今回も 1.010 ならば尿定性の結果は同等に解釈してよいが，前回の尿比重が 1.030 で尿定性（3＋），今回の尿比重が 1.005 で尿定性（＋）の場合には，蛋白尿が減少したというより，単に尿が希釈されただけかもしれない（表 4－1）．

表 4－1 蛋白尿定性・尿蛋白尿定量の落とし穴

1日蛋白尿	1日尿量		
	500mL	120	120
30mg/日	6mg/dL（－）	3mg/dL（－）	1mg/dL（－）
150mg/日	30mg/dL（±）	15mg/dL（±）	5mg/dL（－）
300mg/日	60mg/dL（＋）	30mg/dL（＋）	10mg/dL（－）
600mg/日	120mg/dL（2＋）	60mg/dL（＋）	20mg/dL（±）
1500mg/日	300mg/dL（3＋）	150mg/dL（2＋）	50mg/dL（＋）

1＋ 30mg/dL	2＋ 100mg/dL	3＋ 250〜500mg/dL	4＋ 1000mg/dL

4 蛋白尿を評価する

■尿蛋白の区分で慢性腎臓病の重症度を分類する

　蛋白尿の程度は，腎障害の程度を反映すると同時に，心血管死亡発症のリスクを反映する．同程度の腎機能であっても，蛋白尿が多い患者は死亡，心血管死亡の発症リスクが高い．国際的には24時間尿アルブミン排泄量ないし尿アルブミン/Cr比で分類することが推奨されるが，わが国では保険適用から糖尿病以外は尿蛋白で評価する[7]．

　尿アルブミン尿は，正常アルブミン尿（30 mg/g Cr 未満），微量アルブミン尿（30〜299 mg/g Cr），顕性アルブミン尿（300 mg/g Cr 以上）に分類する．

　尿蛋白は正常（0.15 g/g Cr 未満），軽度蛋白尿（0.15〜0.49 g/g Cr），高度蛋白尿（0.5 g/g Cr）以上に分類される．尿蛋白3.5g/g Cr 以上はネフローゼレベルの蛋白尿であり，すぐに腎臓専門医に紹介する必要がある．

■糖尿病，心血管病ハイリスク患者では年一回の微量アルブミン尿検査が推奨される．

　糖尿病患者，心血管病ハイリスク患者では，微量アルブミン尿陽性患者は，陰性患者に比べ死亡，透析導入，慢性腎臓病進展，心血管事故リスク，心血管死亡の危険が高くなる．こうした患者を見出し，治療介入を強化するために，米国糖尿病学会，米国心臓協会はそれぞれ糖尿病患者や心血管リスク患者に対し，年一回以上の微量アルブミン尿測定を推奨している．微量アルブミン尿測定が保険適用となっていないわが国では，尿蛋白と尿Crを同時に測定し，尿蛋白/Cr比を測定し，微量アルブミン尿の有無を推測できる．日本腎臓病学会のCKD重症度分類では，尿蛋白/Cr > 0.15 g/g Cr が微量アルブミン尿陽性に相当するが，循環器内科外来，糖尿病外来を通院中の患者を対象とした我々の検討では，尿蛋白/尿Cr > 0.84 g/g Cr を微量アルブミン陽性のカットオフ値に設定できるようである．過剰診断（偽陽性）を防ぐには，日本腎臓病学会のCKD診療ガイドに示されているように，尿蛋白/Cr > 0.15 g/g Cr を微量アルブミン尿陽性と判断するのがよいだろう[8]．

Tips 尿蛋白/尿Cr比が1日尿蛋白量を反映するのはなぜ?

次のように考えるとわかりやすい.
尿蛋白 (g/日) =尿蛋白濃度 (mg/dL) ×尿量 (dL/日) ÷ 1000　　(式1)
尿Cr排泄量 (g/日) =
　　尿Cr濃度 (mg/dL) ×尿量 (dL/日) ÷ 1000　　(式2)
式1と式2の左辺同士, 右辺同士をそれぞれ除せば

$$\frac{尿蛋白\,(g/日)}{尿Cr\,(g/日)} = \frac{尿蛋白濃度\,(mg/dL)}{尿Cr濃度\,(mg/dL)}$$

∴　尿蛋白 (g/日) = $\frac{尿蛋白濃度\,(mg/dL)}{尿Cr濃度\,(mg/dL)}$ ×尿Cr排泄量 (g/日)

という関係が成り立つが, 尿Cr排泄量は1日あたりおよそ1gなので, 上の式の「尿Cr排泄量」が1となる. そこで,

一日尿蛋白排泄量 (g/日) ≒ $\frac{尿蛋白}{尿Cr}$

となる.
　あらかじめ蓄尿で患者の1日Cr排泄量を測定しておけば,
　尿蛋白/Cr比×尿Cr排泄量 (g/日)
として正確な値を推測できる.
　末期腎不全ではCCrが10 mL/min/1.73m^{2}程度までは尿蛋白/尿Cr比は1日蛋白尿を近似するが, 急性腎障害 (AKI) の発症直後では尿蛋白/尿Cr比は使えない[9)10)]. 理由は, AKIでは「尿Cr排泄量≒1g」とならないためである.
「尿Cr排泄量=GFR×限外濾過液 (=血清) Cr濃度」であるが, CKDではGFRが$\frac{1}{10}$に低下した時点で血清Crは10倍に上昇しているので尿Cr排泄量は一定に保たれる. 一方, AKI発症直後ではGFRが$\frac{1}{10}$に低下しても血清Cr値は十分上昇しておらず尿Cr排泄量が1gにならない.

文献

1) Remuzzi G, Bertani T. Pathophysiology of progressive nephropathies. N Engl J Med. 1998 ; 339 : 1448-1456.
2) Toblli JE. Understanding the mechanisms of proteinuria:therapeutic implications. Int J Nephrol 2012 ; Article ID 546039.
3) Erkan E. Proteinuria and progression of glomerular diseases. Pediatr Nephrol 2013 ; 28 (7) : 1049-58.
4) Gaspari F, Chem D, Perico N, et al. Timed urine collections are not needed to measure urine protein excretion in clinical practice. Am J Kidney Dis. 2006 ; 47 : 1-7.
5) Shaw AB, Risdon P, Lewis-Jackson, JD. Protein creatinine index and Albustix in assessment of proteinuria. Br Med J. 1983 ; 287 : 929-932.
6) Ginsberg JM, Chang BS, Matarese, RA. et al. Use of single voided urine samples to estimate quantitativeproteinuria. N Engl J Med. 1983 ; 309 : 1543-1546.
7) Matsushita K, et al. Association of estimated glomerular filtration rate and albuminuria with all-cause and cardiovascular mortality in general population cohorts: a collaborative meta-analysis. Lancet 2010 ; 375 : 2073-81.
8) Yamamoto K, et al. The total urine protein-to-creatinine ratio can predict the presence of microalbuminuria.PLoS One. 2014 ; Mar 10 ; 9 (3) : e91067.
9) Mai T, et al. Misapplications of commonly used kidney equations:renal physiology in practice. Clin J Am Soc Nephrol 2009 ; 4 : 528–534.
10) Xin G, et al. Protein-tocreatinine ratio in spot urine samples as a predictor of quantitation of proteinuria. Clin Chim Acta 2004 ; 350 : 35–39.

5 血尿・蛋白尿を呈した患者の初期診断（検尿異常）をどうするか

Basic / 尿異常の精査法 / Update

1) 健診で尿異常を指摘された患者への対応
2) 尿検査の見方（尿 pH, 沈渣など）

■診療ルール

1) 血尿陽性患者をみたら，「血尿ガイドライン」に準じた精査を進める．
2) 血尿単独の場合には泌尿器科的疾患を疑う．
3) 尿路上皮癌の危険因子として 40 歳以上の男性，喫煙歴，有害物質への暴露，肉眼的血尿，泌尿器科疾患の既往，排尿刺激症状，尿路感染の既往，鎮痛剤（フェナセチン）多用，骨盤放射線照射既往，シクロホスファミド治療歴などがある．
4) 顕微鏡的血尿，肉眼的血尿のいずれも尿路上皮癌のスクリーニングを行う．
5) 顕微鏡的血尿，肉眼的血尿のいずれも尿細胞診を複数回行う．
6) 尿路上皮癌の危険因子があれば，血尿の画像診断として腹部超音波検査，CT 尿路造影，MRI 検査（MR Urography）を行う．
7) 尿路上皮癌スクリーニング検査陰性の場合，無症候性顕微鏡的血尿では定期フォローアップは不要だが，反復する肉眼的血尿に対しては 3 年間の厳重な経過観察を行う．
8) 血尿と蛋白尿の両者が認められるときには腎炎症候群などの糸球体疾患を疑う．
   尿中赤血球形態で糸球体性疾患の可能性を評価できる．糸球体疾患による血尿は，コブ・ドーナツ状，標的状などの変形赤血球を呈することが多い．
9) 尿蛋白 / 尿 Cr > 0.5 g/gCr ならば腎臓専門医に紹介する．
10) 蛋白尿を伴う顕微鏡的血尿は糸球体疾患が原因のことが多い．腎生検による病理診断に沿った適切な管理を行うことで，腎機能予後の改善が期待されるため腎生検を考慮する．

5 尿異常の精査法

> **Case 1** 健診で尿異常を指摘された50歳男性
> これまで特記すべき病歴はない，自称「健康」な会社員．喫煙歴あり．健診で尿潜血陽性を初めて指摘され外来を受診した．尿蛋白は陰性である．血圧130/80mmHg，身体診察所見異常なし．BMI 23%．

> **Case 2** 健診で尿異常を指摘された28歳の会社員
> 会社の健診で尿潜血（2＋），蛋白尿（2＋）を指摘され，精査のため医療機関受診を指示された．これまでに特記すべき既往歴なく，腎臓病の家族歴もない．喫煙歴なし．血圧125/75 mmHg．身長168 cm，体重60 kg．

・精査として指示する検査，画像診断は？
・尿細胞診陰性，画像診断陰性の場合に，その後のフォローアップは？

Point

1) 尿潜血反応はスクリーニング検査なので，必ず尿沈渣法で血尿を確認する．
2) 血尿単独では尿路上皮癌，蛋白尿を伴う場合には糸球体疾患を鑑別する．
3) Case 1 は年齢，喫煙歴から尿路上皮癌の高リスク群である．Case 2 は年齢，既往歴からは尿路上皮系悪性腫瘍のリスクは低い．蛋白尿を伴っているので糸球体疾患を念頭に検査を進める．
4) 尿路上皮癌のスクリーニングとして尿細胞診を複数回行う．
5) 画像診断で泌尿器科的疾患を除外し，血液検査で腎機能を評価する．
6) Case 2 では試験紙法による尿潜血，尿蛋白定性はスクリーニングなので，尿沈渣ならびに尿蛋白，尿 Cr を定量する
7) 血尿，蛋白尿が持続する場合には腎臓専門医に紹介し糸球体疾患の精査を行う．
8) 尿路上皮癌スクリーニング検査陰性の場合，無症候性顕微鏡的血尿では定期フォローアップは不要だが，反復する肉眼的血尿に対しては3年間の厳重な経過観察を行う．

Lecture

■健診と腎臓病・泌尿器科疾患

　健診や学校検尿で血尿や蛋白尿を指摘され，一般外来を訪れる患者は多い．尿潜血反応は一過性のことも多く，経過観察では尿潜血陽性の約45％はその後の検査で異常が消失，約40％では持続している[1]．50歳以上の男性1,340人を対象に14日間連続で尿潜血検査を実施したところ，21.1％で，少なくとも1回の尿潜血反応が陽性となり，1.2％に悪性腫瘍が発見された[2]．また，60歳以上の3,152人を毎日10週間試験紙で検査したところ，20％に一回以上尿潜血陽性が認められ，0.7％に悪性腫瘍が発見された[3]．大多数は病的な異常はないが，一部に治療が必要な糸球体腎炎や尿路系腫瘍の患者が混じっているので，見逃さないようにする．

　血尿と蛋白尿の両者，あるいは蛋白尿だけの場合には，糸球体腎炎，ネフローゼ症候群などの糸球体疾患を考えるが，血尿単独の場合には尿路系悪性疾患を考える．

　わが国の透析患者の原因疾患は，2011年以降，糖尿病が新規導入患者，全透析患者ともに1位となったが，2位は慢性糸球体腎炎で，その多くはIgA腎症である．慢性糸球体腎炎の特徴は自他覚症状がほとんどないことで，透析が必要な末期腎不全になっても「自分はどこも悪くない，どうして透析が必要なんだ」と感じる患者は多い．自覚症状のない慢性糸球体腎炎が発見されるきっかけは学校検尿や職場検尿での尿異常である．偶然に発見された蛋白尿・血尿が糸球体腎炎発見の契機となったのは内科領域で50.1％，小児科領域では39.5％である[4]．IgA腎症が発見されるのも健診での検尿異常であることが多く，全体の71.2％を占めている[5]．

　慢性糸球体腎炎を早期に発見するには検尿は不可欠といえる．しかし，集団健診での検尿が，集団全体の予後を改善するか，腎炎発見という利益が偽陽性患者に対する追加検査や心理的影響などの不利益を上回っているかどうか，という公衆衛生学的な見地からの検討は十分とはいえず，日本以外の国では学校検尿，職場検尿は一般的ではない．

■潜血反応と血尿

尿潜血陽性と血尿は同じではない．研修医が「血尿（3＋）です」ということがあるが，血尿の程度を示すのは尿沈渣での赤血球数であり，「3＋」というのは尿試験紙などで判定する尿潜血反応のことである．尿潜血反応は血尿のスクリーニング検査であり，陽性の場合には必ず顕微鏡による尿沈渣検査を行い，赤血球尿であることを確認する．尿中赤血球数 20 個/μL 以上，尿沈渣で 5 個/（400 倍強拡大視野）以上を血尿とする．沈渣で赤血球増加を認めない場合は，ヘモグロビン尿，ミオグロビン尿の可能性があり，溶血や横紋筋融解をきたす疾患を鑑別する．アスコルビン酸を服用していたり，高比重尿（高蛋白尿）などでは血尿があっても尿潜血反応が陰性となることがある（表 5-1）．

表 5-1 尿潜血反応と尿沈渣赤血球結果の関連性

		尿潜血反応	
		陰性	陽性
尿沈渣赤血球	陰性	異常なし	・低張尿 ・アルカリ性尿 ・ヘモグロビン尿 ・ミオグロビン尿 ・細菌のペルオキシダーゼ活性 ・精液の大量混入（ジアミンオキシダーゼ） ・見落とし
	陽性	・アスコルビン酸含有尿 　（その他の還元物質の存在） ・高比重尿（高蛋白尿） ・カプトプリル含有尿 ・尿の撹拌が不十分のとき ・多量の粘液成分の混入 ・誤認（酵母，白血球，上皮の核，シュウ酸，でんぷん粒，油滴，脂肪球，精子の頭部など）	血尿

I 外来・病棟患者への初期アセスメント

表 5-2 血尿の主な原因

糸球体疾患	糸球体腎炎, IgA 腎症, Alport 症候群, 菲薄基底膜病 (thin basement membrane 病)
間質性腎炎	薬物過敏症など
血液凝固異常	凝固線溶異常（DIC, 血友病), 抗凝固療法
尿路感染症	腎盂腎炎, 膀胱炎, 前立腺炎, 尿道炎, 尿路結核
尿路結石症	腎結石, 尿管結石, 膀胱結石
尿路性器腫瘍	腎細胞癌, 腎盂腫瘍, 尿管腫瘍, 膀胱腫瘍, 前立腺癌
尿路外傷	腎外傷, 膀胱外傷
腎血管性病変	腎動静脈血栓, 腎梗塞, 腎動静脈瘻, 腎動脈瘤, ナットクラッカー現象
憩室症	腎杯憩室, 膀胱憩室
その他	壊死性血管炎, 紫斑病, 多発性＊胞腎, 海綿腎, 腎乳頭壊死, 前立腺肥大症, 放射線性膀胱炎, 間質性膀胱炎

　尿沈渣では，赤血球の有無と形態を確認する．糸球体腎炎でみられる「糸球体性血尿」では多彩な形および大きさの尿中赤血球がみられ，尿中赤血球形態は血尿の由来を考える情報として有用である．尿中赤血球は一般に大きさが6～8 μm の中央がくぼんだ円盤状で淡い黄色調を呈している．しかし浸透圧やpH など尿の性状によって色々な形態を示し高浸透圧尿または低 pH 尿では金平糖状を呈し，低浸透圧尿または高 pH 尿では膨化状および脱ヘモグロビン状（ゴースト状）を呈する．一方，赤血球がコブ状や標的状など同一標本において多彩な形態を呈し大小不同または小球性を示している場合を変形赤血球（dysmorphic RBC）と呼び糸球体性血尿であることが多い．特にコブ・ドーナツ状，有棘状，出芽状などと表現されている形態（acanthocytes）を示す赤血球の出現は糸球体性血尿の診断的価値が高い．変形赤血球が生じる機序は，異常糸球体基底膜を通過した後，浸透圧と pH が常に変化し上皮が破壊されている尿細管を通ることで，赤血球表面蛋白や基底膜蛋白が消失や融解，分解されて形成されるらしい．

　血尿は腎・尿路のすべての部位から生じうる．主な疾患として糸球体疾患，尿路上皮癌，腎癌，前立腺癌，尿路結石症，膀胱炎，前立腺肥大症，腎動静脈奇形，腎囊胞などがある（表 5-2）．尿潜血陽性者で生命を脅かす可能性のある疾患として尿路上皮癌があげられる．尿路上皮癌は，男性では全悪性腫瘍のうちの約 10 % を占め，女性では約 3% である．精密検査を受けた無症候性血尿の 1.4～6.0 % に尿路悪性腫瘍が発見されたとの報告がある[1]．

5 尿異常の精査法

■チャンス血尿にどう対処するか

　健診で偶然発見された無症候性顕微鏡的血尿をチャンス血尿という．健診で検尿を実施すれば一定の比率で尿潜血陽性者が発見され，その頻度は，数％から 20％台であり，年齢によって大きく異なる．小学生から高校生の学校検尿では数％，50歳以降では 20％以上に達することもある．無症候性血尿単独例の 30～80％は数年の単位で血尿が消失するので，全例に精密検査を実施することは，過剰検査・過剰診断につながりかねない．

　問診で過去の検尿異常歴，高血圧，糖尿病の有無，浮腫の有無，家族歴，難聴の有無（アルポート症候群では難聴がみられる）を尋ねる．尿路悪性腫瘍の危険因子として喫煙歴，有害物質への暴露，肉眼的血尿，泌尿器疾患の既往，排尿刺激症状，尿路感染の既往，フェナセチンなどの鎮痛剤多用，骨盤放射線照射既往，シクロホスファミドの治療歴などをを尋ねる．

　早朝尿，随時尿で蛋白尿と尿沈渣を含む検尿検査を繰り返し，顕微鏡的血尿が持続的か間欠的かを判断する．間欠的血尿ではナットクラッカー現象（メモ参照）の可能性がある．蛋白尿が陽性であれば糸球体疾患を疑い，腎臓専門医に紹介する．再検で血尿を認めなかったり，尿沈渣中に赤血球が存在しなければ泌尿器科的精密検査は不要であり，血尿が続くならば年に一回以上の経過観察を行う．

■顕微鏡的血尿の精査プロセス

　図 5-1 に顕微鏡的血尿の初期診察の進めかたを示した．顕微鏡的血尿をみたら，尿路上皮癌をスクリーニングする．尿沈渣検査，尿細胞診，腹部（腎・膀胱部）超音波検査をまず行い異常があれば膀胱鏡，CT などの画像診断を進める．

　尿細胞診検査は，膀胱癌の特異度は 90％以上と高いが，感度は 11～76％と低い．尿細胞診陰性でも癌を否定できないので，複数回の検査を行う．

　尿路上皮癌の危険因子として 40歳以上の男性，喫煙歴，アリルアミン化合物など有害物質への曝露，シクロホスファミド服用歴，泌尿器科疾患の既往，膀胱刺激症状，尿路感染，鎮痛剤（フェナセチン）多用，骨盤部放射線照射の既往などがある．これらの危険因子をもつ高リスク群で積極的に侵襲的検査である膀胱鏡検査も含めた尿路上皮癌のスクリーニングが推奨されている．

　尿路上皮癌スクリーニング陰性の無症候性顕微鏡的血尿に対する定期フォ

I 外来・病棟患者への初期アセスメント

ローアップの必要性や頻度に関しては議論がわかれるところである．無症候性顕微鏡的血尿発見後3年以内に悪性腫瘍が1〜3％発見されることがあるため，3年間の経過観察を推奨している診療指針もある．しかし，近年の報告では無症状で経過する間に尿路上皮癌が発見される可能性は低く，血尿診断ガイドライン2013では定期的な尿路上皮癌スクリーニングは推奨していない．ただし，尿路上皮癌スクリーニング陰性の無症候性顕微鏡的血尿であっても，肉眼的血尿や排尿障害などの症状出現時には尿路上皮癌の再スクリーニングを行う．

蛋白尿を伴えば，腎実質疾患の疑いがあるので腎臓内科専門医に紹介する．

■肉眼的血尿の診断プロセス

50歳以上の肉眼的血尿で最も多い原因は膀胱癌である．肉眼的血尿があれば，泌尿器科的疾患，特に悪性腫瘍を除外しなくてはならない．全例で画像診断と尿細胞診を行う．まず腹部超音波検査を行い尿路の以上の有無を確認する．超音波検査では小さな尿路上皮癌の診断は困難なので，CT尿路造影（CT Urography）を行う．膀胱，前立腺疾患に対してはMRI検査がCT検査より有用性が高い．

抗凝固薬や抗血小板薬を服用している患者が肉眼的血尿を示すことがある．

抗凝固薬使用中の血尿の頻度はコントロール群と変わらず，抗凝固薬服用中の肉眼的血尿のおよそ4分の1で癌が診断されたとの報告もある．そのため「血尿診断ガイドライン2013」では，アスピリンまたはワルファリンによる治療をうけている患者も，通常の肉眼的血尿の精査を行うことを推奨している．

尿細胞診，画像診断，膀胱鏡による精査でも異常所見がなかった場合はどのようにフォローアップするのがよいのだろうか．反復する肉眼的血尿では10％以上で，その後，泌尿器癌と診断されている．無症候性顕微鏡的血尿と異なり，反復する肉眼的血尿は厳重な経過観察が必要である．経過観察の具体的方法に関しては一定の見解がなく，2013年のガイドラインでも明記していない．2006年のガイドラインは，3〜6か月間隔で，3年間の厳重経過観察を行うことを推奨している[6]．検査内容は尿検査 尿細胞診 血液検査 腹部(腎・膀胱部)超音波検査 膀胱鏡検査，必要に応じてCT Urographyなどである．3年以降の経過観察は 年1〜2回の尿沈渣検査 尿細胞診検査 超音波検査での経過観察を行うことを推奨していた．

5 尿異常の精査法

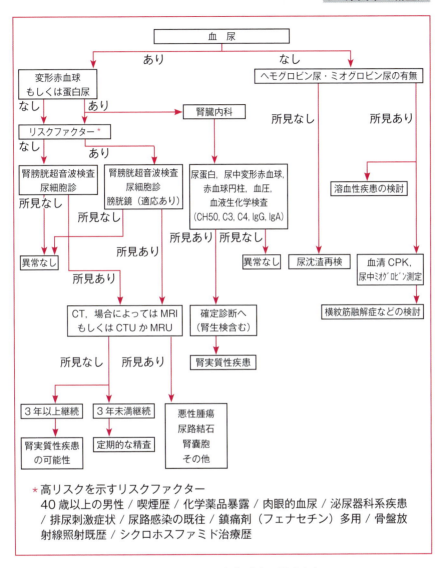

図 5-1 血尿の初期診察の進めかた

I 外来・病棟患者への初期アセスメント

■蛋白尿

蛋白尿，アルブミン尿は糸球体腎炎などの腎臓病を早期発見する手掛かりであると同時に，末期腎不全や心血管病のリスク因子でもある．健常人では尿中に排泄される蛋白は 40〜80 mg/日（上限は 150 mg/日），アルブミンは 8.16 mg/日（1.33〜20.50 mg/日）である[7]．健常人にみられる微量の蛋白の内訳は血漿由来の蛋白が 50% 以下，残りは尿細管由来のムコ蛋白（Tamm-Horsfoll ムコ蛋白など）であるが，糸球体腎炎や糖尿病性腎症などの糸球体病変が進行するとともにアルブミンの占める比率が増加していく．

■試験紙法の蛋白尿定性反応と蛋白尿定量

尿蛋白の有無を判定する鋭敏な方法としてスルホサリチル酸試験があり，筆者が研修医時代には病棟で自ら実施していた．試験管に採取した尿 3 mL に酢酸を 1, 2 滴加え酸性尿とした後で，スルホサリチル酸を 1 滴ずつ加えていく．7〜8 滴加えても混濁しなければ陰性，黒色背景で混濁がわずかに認められれば±とし，15 mg/dL 程度に相当する．黒色背景がなくてもわずかに混濁すれば（+），20〜50 mg/dL に相当する．

簡便なスクリーニング法として試験紙法が普及しており，尿蛋白定性（+）30 mg/dL，（2+）100 mg/dL とされている．仮に尿量を 1 L/day とすると，尿蛋白（1+）では 300 mg/day，尿蛋白（2+）では 1 g/day に相当し，尿蛋白（2+）以上であれば腎臓専門医への紹介が望ましい．多くの試験紙で，尿蛋白（±）では 15 mg/dL，（3+）では 300 mg/dL としているが，各メーカーにより差が認められる．

試験紙法はあくまで濃度による評価なので，尿蛋白量が変わらなくても尿量が変われば濃縮や希釈によって尿蛋白レベルを過大あるいは過小に評価することになる．尿比重を同時に測定し，希釈，濃縮の影響も考慮に入れて判断する．また，Bence Jones 蛋白や尿細管由来の低分子蛋白尿は試験紙法では検出できない．蓄尿検査は煩雑なので，随時尿の尿蛋白/尿 Cr 比から一日尿蛋白量を推測するのが便利である．

■蛋白尿の精査プロセス

外来尿で蛋白尿が陽性ならば，尿沈渣と早朝尿蛋白の有無を確認する．蛋白尿が単独で（血尿を伴わない）持続的に認められた場合には，起立性蛋白尿を

表 5-3 蛋白尿の主な原因

1) 糸球体性蛋白尿
    ① 一次性糸球体疾患
      膜性腎症，IgA 腎症，微小変化群，巣状分節状糸球体硬化症，膜性増殖性糸球体腎炎
    ② 続発性糸球体疾患
      糖尿病膠原病（SLE など），悪性新生物，感染，アミロイドーシス，薬物（抗リウマチ薬，NSAIDs，抗生物質），妊娠中毒，遺伝性腎炎（Alport 症候群）
2) 尿細管間質性病変
    重金属中毒，薬物，アレルギー性間質性腎炎，自己免疫疾患による間質性腎炎（シェーグレン症候群など），Fanconi 症候群，腎盂腎炎
3) 溢流性蛋白尿
    骨髄腫など
4) その他
    起立性蛋白尿，発熱・運動後の一過性蛋白尿

除外する．早朝第一尿を持参してもらい，早朝第一尿で蛋白陰性，外来尿で蛋白尿を認め，それ以外に異常所見がない場合には起立性蛋白尿と診断され，治療は不要であり，心配ないものであることを患者に説明する．

早朝第一尿でも蛋白尿が持続する場合や，血尿を伴う場合には糸球体疾患を想定して検索をすすめる．24 時間蓄尿を指示し，一日尿蛋白排泄量を測定するのが望ましいが，外来で蓄尿を指示することは困難なことが多い．外来での随時尿でも次の式から 1 日尿蛋白量を推定することができる[8]．

$$\text{尿蛋白/Cr 比 (g/gCr)} = \frac{\text{尿蛋白濃度} \left(\frac{mg}{dL}\right)}{\text{尿 Cr 濃度} \left(\frac{mg}{dL}\right)} \fallingdotseq \text{1 日尿蛋白量 (g/日)}$$

外来随時尿の蛋白濃度が 120 mg/dL，同じ随時尿の Cr 定量が 80 mg/dL ならば，尿蛋白/Cr 比 = 120 ÷ 80 = 1.5 となり，一日蛋白尿は 1.5 g と予想される．一日 0.5 g/gCr 以上の蛋白尿が持続する場合には，糸球体腎炎が疑われるので腎臓専門医に紹介する（表 5-3）．

尿沈渣で病的円柱，変形赤血球が認められた場合も，糸球体疾患が強く疑われる．慢性糸球体腎炎，全身疾患に伴う糸球体病変が疑われる場合には，腎臓内科では血清学的検査として，必要に応じて血清蛋白分画，IgG，IgA，IgM，血清補体価，ASO，抗核抗体，抗 DNA 抗体，B 型・C 型肝炎関連検査，抗好中球細胞質抗体（ANCA），CRP，血沈などを測定している．糖尿病患者が蛋白尿を呈する場合，糖尿病性腎症と考えがちだが，糖尿病歴が短かったり，糖尿病性網膜症がなかったり，血尿を伴う場合には，糖尿病性腎症以外の腎病

I 外来・病棟患者への初期アセスメント

変の可能性がある．高血圧患者が蛋白尿をきたした場合も，高血圧性腎硬化症の可能性は高いが，血尿を伴っていれば他の糸球体疾患の合併を疑う．慢性糸球体腎炎などの腎実質性疾患を疑った場合，確定診断には腎生検が必要だが，その適応，時期決定のためにも腎臓内科専門医に紹介する．

蛋白尿が 0.5 g/gCr 未満で血尿や腎機能低下を認めない場合には，定期的な検尿を行うことの必要性を患者に説明し，経過観察とする．自覚症状がないので定期的な受診をせず，気がついたら慢性腎臓病が進行していたということもあるので患者が理解できるように十分説明すること．

Tips　　　ナットクラッカー現象（左腎静脈圧迫症候群）

左腎静脈が腹部大動脈と上腸間膜動脈の間で圧迫され，左腎がうっ血をきたし腎杯または尿管に周囲の血管から穿破出血がおこり血尿を呈する現象である．Nutcracker（ナットクラッカー）とはくるみ割りのことで，左腎静脈がくるみ割りにはさまれたようにみえることから名付けられた．Left renal vein entrapment syndrome とも呼ばれる．腹部超音波や CT で圧迫され拡張した左腎静脈が描出される．膀胱鏡で左尿管からの血尿，右尿管からは正常の尿を観察することで確定診断できる[9]．

文献

1) 血尿診断ガイドライン編集委員会（日本腎臓学会，日本泌尿器科学会，日本小児腎臓病学会，日本臨床検査医学会，日本臨床衛生検査技師会））．血尿診断ガイドライン 2013.
   http://www.jsn.or.jp/guideline/pdf/hugl2013.pdf
2) Messing EM et al. Home screening for hematuria. J Urol. 1992 ; 148(2Pt 1) : 289-292.
3) Britton JP et al. A community study of bladder cancer screening by the detection of occult urinary bleeding. J Urol. 1992 ; 148(3) : 788-790.
4) 三浦正彦，他．本邦臨床統計腎・泌尿器系疾患慢性糸球体腎炎．日本臨牀．1993 ; 51 : 378-387.

5) 折田義正, 他. 腎機能（GFR）・尿蛋白測定ガイドライン. 東京医学社, 2003；14.
6) 血尿診断ガイドライン検討委員会. 血尿診断ガイドライン. 2006.
　　http://www.jsn.or.jp/jsn_new/iryou/free/kousei/pdf/JJN7-50_12209.pdf
7) Chavers, BM, Simonson J, Michael AF. A solid phase fluorescent immunoassay for the measurement of human urinary albumin. Kidney Int. 1984；25（3）：576-578.
8) 日本腎臓学会. CKD診療ガイド2012. 東京医学社.
　　http://www.jsn.or.jp/guideline/pdf/CKDguide2012.pdf
9) Vianello FA, et al. Micro- and macroscopic hematuria caused by renal vein entrapment: systematic review of the literature. Pediatr Nephrol. 2016；31 (2)：175-184.

Tea Break　　空手の「形」に思うこと

　中学1年生のとき青森の自宅近くの書店で「平安四段」という空手の形の解説書をみつけました. 近くには道場がなかったので, 一人で本を見ながら練習していたのですが, 変な中学生だったと思います. その後, 高校時代に東京に転居後, 近くに道場をみつけ, 正式に習った時のうれしさをおぼえています.

　空手の「形（型）」とは仮想の相手に対する防御, 攻撃を組み合わせたもので, 空手道場では毎回練習します. 学生時代, 先輩に「形をおぼえて強くなれるんですか？」と聞いたところ「お前は実戦につかえるだけ形を練習したのか！」と一喝されました. 一見役に立ちそうもない基本, 空手なら「形」, 英語なら「英文法」が, 実は達人になる秘訣です.

　初心者は, 華やかな技, 最先端の手技に目を向けがちですが, 保健医療の達人になるためには, 笑顔であいさつをする, 手指消毒をする, といった基本が自然になるようにすることが大切です. 何も考えずに「形」をくりかえすのではなく, 応用しなくてはなりません.「想像力」を使って, 相手の立場にたって考える,「創造力」をつかって日々遭遇する課題にとりくむ, そうした日々の努力は個人の成長だけでなく, 病院全体の, ひいては日本, 世界の病院のレベルアップにつながります.「ここにくれば誰でも安心できる, 生き返ったようになる」病院にするため, 新人の皆様の力に期待します.

（2014年「新入職員への言葉」. 病院院内誌から一部改変）

6 尿検査（尿pH，沈渣など）の見方は？

Basic　尿検査の見方　Update

Lecture

　尿検査は，体液の状態や腎機能について貴重な情報を与えてくれる．単に血尿や蛋白尿の有無をみるだけではもったいない．少し知っておくだけで，明日からの診療の幅が広くなる項目をまとめたい．

1）尿の色調

　尿はふつうは淡黄色，麦わら帽子色（straw hat color）を示すが，疾患，薬物，食事の影響で変わった色を示すことがある．濃褐色尿を示す代表的な疾患と鑑別点を**表6−1**に示した．色調だけでなく，尿潜血反応，沈渣，尿上澄を比較することで「血尿」かそれ以外の原因かを判断することができる．薬物や食事による尿の色調変化については**表6−2**に示した．

　スポーツ医学では，運動前の尿の色から尿比重，体液量を推定する．国際オリンピック委員会が作成した「アスリートのための栄養：健康とパフォーマンスのための実践ガイド」には，ビール瓶の形のなかに，ペール・イエロー，アンバー，オレンジ・ブラウン，ルビー・ブラウンなどの11段階の色を示したチャートが示されている．運動前の尿の色をみて，普段より濃かったら脱水傾向にあると判断するわけである[1]．このガイドには，運動パフォーマンスを維持，向上するための栄養法が解説されてあり，一読の価値がある．

6 尿検査の見方

表 6-1 濃褐色尿を示す代表的な疾患と鑑別点

	尿潜血反応	赤血球	尿潜血反応
肉眼的血尿	+~4+	−	黄色
ヘモグロビン尿	+~4+	−	赤~茶
ミオグロビン尿	+~4+	−	赤~茶
ビリルビン尿	−	−	茶
ポルフィリア	−	−	茶
薬剤・食品[※]	−	−	赤~茶

表 6-2 薬物, 食事による尿の色調変化

色調	原因
茶・黒	レボドパ, メトロニダゾール, センナ
緑・青	インジゴカルミン, メチレンブルー, トリアムテレン, プロポフォール, アミトリプチン
オレンジ	フェノチアジン
赤	ブラックベリー, リファンピシン, ドキシルビシン, イブプロフェン, メチルドーパ
黄	ニンジン

2) 尿 pH

尿 pH は尿の酸性化能を示す. 健常人の尿 pH は 6.0 前後のことが多いが, 摂取した食物の種類によって pH 4.5~7.5 の間を変動する[2]. 動物性食品を多く食べると滴定酸排泄が増えるので酸性に傾き, 植物性食品を多く食べるとアルカリに傾く.

アシドーシスがあるときには, 腎臓は最大限の酸排泄を行うので, 尿 pH は低下するはずである. アシドーシスがあるにも関わらず尿 pH が 5.4 以下に低下しないときには, 腎臓の酸排泄能障害を疑う.

尿の産生化が正常でも細菌尿ではウレアーゼが尿素を分解しアンモニアを産生するのでアルカリ尿 (pH > 7.0) となる.

一般検査室で測定する尿 pH は試験紙法なので, おおよその目安にはなるが, 0.5 刻みに報告される. 尿細管性アシドーシスの精査目的で正確な pH を知りたいときには, pH メーターで測定する必要がある.

I 外来・病棟患者への初期アセスメント

3）尿浸透圧

　脱水の程度を評価したり，低 Na 血症，高 Na 血症で水バランス調整能，尿濃縮・希釈能をみるためには尿浸透圧を評価する．健常人の尿浸透圧は尿浸透圧 50〜1200 mOsm/kg の範囲にあるが，通常は 500〜800 mOsm/kg の範囲にある．尿浸透圧 ＞ 100 mOsm/kg では ADH の作用があると判断する．

　尿浸透圧，尿中浸透圧物質（溶質），尿量には次の関係がある．

$$尿浸透圧 = \frac{尿中の浸透圧物質（オスモル数）}{尿量} \quad (1)$$

　尿浸透圧を構成する主な因子は，Na^+, K^+, NH_4^+ などの陽イオンと同量の陰イオン，尿素である．糖尿やマニトールなどが尿に含まれればその分，浸透圧は増加する．

$$尿浸透圧 ≒ [(尿 Na + K) × 2] + \frac{尿中尿素窒素}{2.8} + [尿 NH_4^+ × 2]$$

Na, K, NH_4^+ の単位は mEq/L，尿素窒素（UN）の単位は mg/dL

（1）式を変形すると，

$$尿量 = \frac{尿中の浸透圧物質（オスモル数）}{尿浸透圧} \quad (2)$$

となる．

　上記の式から，多尿になるのは，(1)尿中の浸透圧物質排泄（溶質排泄）量が増加するとき（浸透圧利尿）(2)尿浸透圧が低下するとき，であることがわかる．

　通常の食事をとっている場合（蛋白質 50〜60 g，食塩 6〜10 g，カリウム 2 g）には，溶質排泄量は 600〜900 mOsm なので，1 日の溶質排泄量が 900 mOsm 以上のときは浸透圧利尿である．浸透圧利尿では尿浸透圧は 300〜500 mOsm/kg 以上となる．一方，溶質排泄量が正常範囲で，尿浸透圧が 150 mOsm/kg 未満ならば水利尿と判断する[3]．

6 尿検査の見方

```
┌─────────────────────────────────────────┐
│ 多尿（尿量＞3L/日）を確認                │
│ 頻尿なら尿路感染を鑑別                   │
│ 夜間尿なら前立腺肥大，膀胱過敏，心不全，慢性腎臓病を鑑別 │
└─────────────────────────────────────────┘
                    ↓
┌─────────────────────────────────────────┐
│ 原因検策                                 │
│ 血清電解質，血糖，尿検査（比重，浸透圧）  │
│ 血清 Na，BUN が低値ならば心因性多飲の可能性大 │
└─────────────────────────────────────────┘
        ↙                       ↘
  尿浸透圧＜150              尿浸透圧＞300
    水利尿                    浸透圧利尿
        ↓                       ↓
┌──────────────────────┐  ┌──────────────────────┐
│ 多飲多尿，中枢性尿崩症，│  │ 尿浸透圧を上昇させている │
│ 腎性尿崩症を鑑別       │  │ 溶質を検索する         │
│ 専門家による水制限試験 │  │（尿電解質，尿素，尿糖）│
└──────────────────────┘  └──────────────────────┘
```

4）尿比重

尿比重は，尿に溶けている溶質の濃度（重量）を示す指標である．尿浸透圧をすぐに測定できない場合には，尿比重から尿の濃縮，希釈の程度，脱水の程度などを推測できる．ベッドサイドでは屈折鏡に尿を数滴たらして簡単に比重を推測できる．尿比重測定には，屈折率で測定する方法と，化学反応を応用した試験紙法を読み取るものがある．後者は尿中のイオン濃度から比重を推定するので，尿浸透圧をより正確に反映する．測定装置によっては結果が 0.005 刻みになったり，最小値が 1.005 までだったりするので，希釈尿の判断に限界がある[4]．

尿浸透圧は溶質のモル数のみに規定され，比重は溶質の数と分子量に影響されるという違いはあるが，通常は尿比重と尿浸透圧にはある程度の相関があるため，尿比重から尿浸透圧をおおよそ推定できる[5][6]．

筆者の自験例であるが，尿浸透圧と尿比重にはおおよそ次のような関係がある．

$$\text{尿浸透圧} ≒ （\text{尿比重下2桁}） × 15～40$$

尿比重が 1.010 ならば尿浸透圧は 150～400 mOsm/kg
尿比重が 1.020 ならば尿浸透圧は 300～800 mOsm/kg
の範囲にあると推定する．

造影剤投与後や糖尿病でブドウ糖が多く含まれている場合には，溶質の数よりも重量の影響がでてしまうため，尿浸透圧が過大評価されることがある．

Ⅰ 外来・病棟患者への初期アセスメント

5）尿張度

尿浸透圧は，主に尿電解質（Na, K, Cl など），尿素，尿中アンモニアで構成されるが，このうち，電解質の部分が形成する浸透圧が尿張度である．

$$\text{尿の張度} = \text{尿陽イオン} + \text{尿イオン} = \text{尿陽イオン} \times 2$$

尿の主な陽イオンは Na と K なので

$$\text{尿張度} \fallingdotseq [\text{尿Na濃度} + \text{尿K濃度}] \times 2$$

となる．張度は，尿の Na と K の和ではなく，尿の Na と K の和の 2 倍である．

尿張度を評価するのは主に低 Na 血症の診断，治療の際である．過剰な自由水（electrolyte free water）が排泄されているかどうか，低ナトリウム血症が補正の方向にむかっているかどうかを予測することができる．

自由水と電解質の intake が無視できる状況では，

尿張度＝血漿張度

の尿が排泄されれば，血漿張度は不変，すなわち血漿 Na 濃度は不変である．

一方，尿張度＜血漿張度 の尿が排泄されれば，自由水が喪失するため血漿 Na 濃度は徐々に増加する．

注意してほしいのは，

（1）尿張度＜血漿張度であっても尿量が少なければ血漿 Na 濃度は改善しない
（2）尿張度，尿浸透圧は時々刻々変化しうる
（3）点滴や経口摂取により，自由水や電解質が負荷される状況では，尿張度だけからは血漿 Na 濃度の変化を予測できない，ことである．

うっ血性心不全やネフローゼ症候群にみられる低 Na 血症では，尿張度＜血漿張度だが，尿量がすくないため自由水が十分排泄されずに低 Na 血症が改善しにくい．

自由水と電解質の intake が無視できない状況，すなわち外来患者や点滴をうけている患者などでは尿張度と血漿張度の関係だけから血漿 Na 濃度の変化を予測することはできない．安定した外来患者で考えてみればすぐわかるだろう．

ほとんどの患者では尿張度≠血漿張度だが，血漿 Na 濃度は正常範囲にある．

6）尿沈渣

　尿沈渣には細胞，円柱，結晶などの成分が含まれる．円柱は，Henleの上行脚の尿細管細胞から分泌されるTamm-Horsfall蛋白に赤血球，白血球や剥離した尿細管上皮細胞が封入され，尿細管を鋳型として固まったものである．

　尿沈渣は腎臓病のバイオマーカーともいえるので腎臓病を疑ったら尿沈渣を評価すること[7]．

①**赤血球**：400倍視野（high power field, HPF）で赤血球を5個以上を，血尿の定義とする[8]．糸球体・尿細管からの出血による血尿を糸球体性血尿と呼ぶ．糸球体性血尿では，多彩な形（コブ・ドーナツ状など）および大きさの尿中赤血球（変形赤血球）がみられる．変形赤血球の機序として，糸球体毛細血管壁の間隙を通るときの機械的損傷や，尿細管腔を通過する際のpH，浸透圧の変化による影響が考えられている[9]．

②**白血球**：5個/HPF以上の白血球を膿尿（pyuria）と呼び，尿路感染症が最も多い原因である．急性間質性腎炎では好酸球尿がみられる．腎炎の活動性が高い時期にも，尿中白血球が認められる．

③**尿細管上皮細胞**：急性尿細管壊死では，壊死，剥離，脱落した尿細管上皮細胞が認められる．

④**顆粒円柱（granular cast）**：輪郭明瞭で基質内に黄褐色の大小の顆粒を含有する円柱である．上皮円柱に封入されている上皮細胞が変性崩壊し，粗大顆粒円柱から微細顆粒円柱になると考えられる．顆粒円柱の存在は急性尿細管壊死を示唆する．

⑤**上皮円柱**：剥離した尿細管上皮細胞の集団からなる円柱．急性尿細管壊死で著明に認められる．

I　外来・病棟患者への初期アセスメント

文献

1) IOC. Nutrition for Athletes. A practical guide to eating for health and performance
   http://www.olympic.org/documents/reports/en/en_report_833.pdf
2) Simerville JA. Urinalysis: a comprehensive review. Am Fam Physician. 2005 ; 71 : 1153-1162.
3) Oster JR. The polyuria of solute diuresis. A rch Intern Med. 1997;157:721-729
4) Stiso SN. A convenient, disposable, dip-and-read test for urine specific gravity: evaluation and comparison with other methods. Clin Chem 1980 ; 26 : 1056.
5) de Buys Roessingh AS. Dipstick measurements of urine specific gravity are unreliable. Arch Dis Child. 2001; 85:155–15.
6) Gentiana C. The relationship between Urine osmolality and specific gravity. Am J Med Sci 2002 ; 323 (1) : 39-42.
7) Perazella MA. The urine sediment as a biomarker of Kidney disease. Am J KidneyDis. 2015; 66:748-55.
8) 血尿診断ガイドライン編集委員会．血尿診断ガイドライン 2013．ライフサイエンス出版，2013．
   http://www.jsn.or.jp/guideline/pdf/hugl2013.pdf
9) Rath B. What makes red cells dysmorphic in glomerular haematuria? Pediatr Nephrol. 1992 ; 6 : 424-427.

Tea Break

英語力について（その2）
ボキャブラリと文法力が英語力のカギ

　日本の英語教育は文法中心だから話せない，というのは大きな誤解．
　しっかりした文法，語彙力がないので，読めないし書けない．英語の文章を左から右に，訳さずすらすら読めなければ，耳から聞いて理解できるわけがありません．思ったことを英語で書くことができなければ思うように話すことはできません．
　私は交換留学で米国の高校に留学，30歳で1年半フロリダに研究留学，38歳で短期間米国の大学病院で見学，48歳でインターネットによる公衆衛生大学院の遠隔教育を受講しはじめ，53歳で卒業しました．英語力が飛躍的に伸びたのは，米国留学時代でなく，日本にいてインターネットで公衆衛生大学院のコースをとっていた時です．大学院受験のためTOEFL，GRE受験を準備するなかで単語，文法力が伸びました．入学後は，仕事をしながら毎週，講義をインターネットで聞き，数十ページにわたる教科書，課題論文を読み，クラスメートとディスカッションのメールをやり取りし，週末に10ページ程度のレポートを提出するという睡眠時間3，4時間の生活が続きました．英語の読み書きに費やした時間は圧倒的に多かったといえます．高校交換留学や研究留学時代は，不正確な英語を話しても，なんとか通じれば，誰も直してはくれませんし，自分の間違いもわかりません．
　メールや，レポートを書く時には，インターネットや文法書を参照しアカデミック・イングリッシュとしてふさわしい表現をこころがけていたので，添削してもらえるわけではありませんが，英語力がついたのだと思います．

7 蛋白尿，血清 Cr 上昇を示す患者をみたら

| Basic | 慢性腎臓病（CKD） | Update |

■診療ルール

1) CKD とは腎臓の障害（蛋白尿など），もしくは GFR（糸球体濾過量）60 mL/min/1.73 m² 未満の腎機能低下が 3 カ月以上持続するものである．
2) 推算 GFR（eGFR）は以下の推算式で産出する．
   eGFR = 194 × $Cr^{-1.094}$ × 年齢$^{-0.287}$（女性は × 0.739）mL/min/1.73 m²
3) 慢性腎臓病は心血管疾患ならびに末期腎不全発症の重要な危険因子である．
4) 日本の成人人口の約 13 % が慢性腎臓病に該当し，早期診断と適切な治療介入が望まれる．
5) 高血圧，糖尿病，心血管疾患患者などは慢性腎臓病のハイリスク群である．こうした患者をみたら，慢性腎臓病の有無を確認したい．
6) 腎臓専門医に紹介するのは，
   1) 0.5 g/gCr 以上または 2 + 以上の蛋白尿
   2) 蛋白尿と血尿がともに陽性（1+ 以上）
   3) 40 歳未満　eGFR < 60 mL/min/1.73 m²
      40 歳以上，70 歳未満　eGFR < 50 mL/min/1.73 m²
      70 歳以上　eGFR < 40 mL/min/1.73 m²
7) 慢性腎臓病の治療目的は，
   1) 腎不全の進行を抑制する，
   2) 慢性腎臓病の合併症を予防，
   3) 心血管疾患の予防
   4) 腎代替療法が必要な末期腎不全に至った場合に，治療法の選択と円な透析導入

7 慢性腎臓病

Case 15年前に糖尿病と診断された65歳女性

現病歴 健診で腎臓が悪いといわれ外来を受診した．糖尿病性網膜症で眼科にも通院している．

来院時検査所見 血圧 140/85 mmHg，脈拍数 75/分，BMI 25. TP 6.5 g/dL, Alb 4.0 g/dL, BUN 20 mg/dL, 血清 Cr 1.3 mg/dL. 蛋白尿（2＋），尿潜血反応（−）．腹部超音波で腎臓の形態に異常はなく，エコー輝度もほぼ正常である．

1) 推算 GFR はいくつか？
2) 透析が必要な末期腎不全に至る可能性はどの程度だろうか？
3) 透析になるとしたら何年後と予測されるだろうか？
4) 透析になることを回避できるだろうか？

Point

1) 推算 GFR は $194 \times 1.3^{-1.094} \times 65^{-0.287} \times 0.739 = 32.5$ mL/min/1.73 m^2 である．
2) 血尿がなく，糖尿病歴が 10 年以上あり，糖尿病性網膜症も合併している患者が Cr 上昇と蛋白尿を呈している．年齢および病歴，検査所見からは鑑別疾患として糖尿病性腎症が最も疑われるが，初診時には悪性腫瘍に伴う膜性腎症やアミロイドーシスなどを除外する必要がある．
3) 糖尿病性腎症では，透析が必要な末期腎不全に進行する可能性はどの程度だろうか．いったん腎障害が発生すれば，多くの場合徐々に腎機能が低下していく．糖尿病性腎症の大規模研究から推定すると年あたり約 5 mL/min/1.73 m^2 の速度で GFR が低下していく．日本人の透析導入時の平均 GFR は約 6 mL/min/1.73 m^2 なので，この患者は (32.5 − 6) ÷ 5 ≒ 5 となり，約 5 年後に透析導入となる可能性がある．無治療で放置すればほぼ 100 %，透析が必要な末期腎不全にいたると考えられる．しかも，遠い将来ではなくきわめて近い将来のことである．65 歳女性，Cr 1.3 mg/dL の糖尿病患者をみたときに「放置すれば 5 年後に透析が必要」とすぐに予想できるだろうか．
4) 適切に診断，治療を行うことで，慢性腎臓病の進行を抑制し，透析導入を先延ばしにすること，さらに心血管事故を予防することが可能である．慢性腎臓病患者を適切に診断し，治療に結びつけることはすべての臨床医に課された課題であることを知ってほしい．

I 外来・病棟患者への初期アセスメント

Lecture

■慢性腎臓病の定義

2002年に米国腎臓財団が慢性腎臓病（Chronic Kidney Disease, CKD）の概念と用語を提唱して以来，あっというまにこの用語が普及した[1]．それまでは「慢性腎不全 Chronic Renal Failure」という用語が一般的であったが，Renalという言葉は一般人になじみがないこと，failure（不全）という用語は否定的な印象を与えることから，CKDという用語に変更された．専門家集団にのみ通じる専門用語から，広く社会に受け入れられる用語に言い換えることで，慢性腎臓病に対する認識を深めてもらい，予防・治療に結びつけようというねらいである．

慢性腎臓病の定義と重症度分類を表7-1に示した[2, 3]．腎機能（GFR）区分と蛋白尿区分で分類する．国際的には，GFRとアルブミン尿の程度から分類するが，わが国ではアルブミン尿は糖尿病だけが保険適応なので，蛋白尿で分類している．アルブミン尿や蛋白尿の程度は24時間蓄尿が正確だが，実施は煩雑であり，尿アルブミン/Cr比あるいは尿蛋白/Cr比で代用できる．アルブミン尿が30～299 mg/g Crは微量アルブミン尿に分類されるが，これは蛋白/Cr比 0.15～0.49 g/g Crに相当する． 定義からは，蛋白尿が陽性だったり，腎の形態異常があれば，GFRが正常であっても慢性腎臓病になる．厳密な定義ではGFR区分G1～G5すべてが「慢性腎臓病」であるが，「慢性腎臓病対策」などと使われる場合には，狭義の「慢性腎臓病」すなわち放置した場合に心血管事故や透析にいたる可能性が高い群，GFR区分でG3以下（GFR < 60 mL/min/1.73 m^2）を指していることもあるので注意が必要である．

■慢性腎臓病の疫学

慢性腎臓病に該当する人口はどのくらいいるのだろうか．米国では法律で定められたNHANES（National Health And Nutrition Examination Survey, エヌヘインズと発音）という全米の健康栄養調査がある．全米の州，郡から選定された地域に医師・看護師・栄養士・放射線技師・検査技師からなるチームがトレーラー車の「移動健康診断センター」で訪問し，病歴，身体検査，各種検査を徹底的に行い，米国国民の健康状態を把握している．この結果から推定されるCKD人口は，eGFR < 60 mL/min/1.73 m^{2}のステージ3以上は約5％

表 7 − 1　CKD の定義[2]

CKD の診断
CKD は下記の片方または両方が 3 カ月以上持続することにより診断する．
① 腎障害を示唆する所見（検尿異常，画像異常，血液異常，病理所見など）の存在
② GFR 60 mL/ 分 /1.73 m^2 未満

原疾患		尿蛋白ステージ		A1	A2	A3
糖尿病		尿アルブミン定量 (mg/day)		正常	微量アルブミン尿	顕性アルブミン尿
		尿アルブミン/Cr 比 (mg/gCr)		30 未満	30 〜 299	300 以上
腎炎 高血圧 多発性嚢胞腎 不明 そのほか		尿蛋白定量 (mg/day)		正常	軽度蛋白尿	高度蛋白尿
		尿蛋白/Cr 比 (mg/gCr)		150 未満	150 〜 499	500 以上
GFR ステージ (mL/min/1.73m^2)	G1	正常または高値	>90			
	G2	軽度低下	60 〜 89			
	G3a	軽度〜中等度低下	45 〜 59			
	G3b	中等度〜高度低下	30 〜 44			
	G4	高度低下	15 〜 29			
	G5	腎不全	<15			

KDIGO CKD guideline 2012 を日本人用に改変

透析や腎移植などが必要な末期腎不全や，脳卒中，心筋梗塞，心不全などの心血管系疾患の発症リスクを低い方から □ → □ → ■ → ■ と色分けしている．

と推定されている．

　一方，日本では NHANES に相当する系統だった健康統計データはないため，地域健診などから推察するしかないが，2005 年の CKD 患者数は成人人口の 12.9 ％，1330 万人と推定される．20 歳以上の日本人で，腎機能の悪化が予想される eGFR が 50 mL/min/1.73 m^2 未満の一般住民は約 317 万人と推定されている．

　慢性腎臓病は心血管病とも関連する．蛋白尿，アルブミン尿を呈する患者では心血管病（冠動脈疾患，脳血管疾患，末梢血管病，心不全など）の頻度が高くなること，GFR が低下するにつれて心血管イベントの発症率が高くなり，生命予後も悪化することが知られている．米国やノルウェーの疫学研究によれば，CKD 患者の大多数は，透析療法が必要な末期腎不全に至るまでに死亡し

I 外来・病棟患者への初期アセスメント

ており，死亡の原因は大部分が心血管病である[4)5)]．

慢性腎臓病は，自覚症状が乏しいので，患者自らが医療機関を受診することはあまりない．以前ならば，「軽度の Cr 上昇」ということで，特別な注意を払わなかった医師も多かった．今後は，透析に進行することを防ぐ意味で，また心血管事故を予防する意味でも，「慢性腎臓病」の概念を理解し，早期診断，治療に結びつけたい．冒頭の症例でも無治療ならば 5 年後に透析導入となるはずが，ARB を中心とした薬物療法や食事療法を組み合わせることで腎不全の進行を抑制し，透析導入を遅延することが期待できる．

■慢性腎臓病のスクリーニングは誰を対象とするか

慢性腎臓病患者を早期発見，適切に治療することは大切であるが，人口全体をスクリーニングすることが必要かどうかは別問題である．疾患のスクリーニングは，早期に診断した場合，適切な治療法があり，予後の改善が期待できる場合にのみ正当化される．診断がついたとしても治療法がなければ，患者に不安と苦悩を与えることになる．では，慢性腎臓病はスクリーニングの対象となるだろうか．

米国腎臓財団の KDOQI ガイドラインは医療機関を受診した患者全例に GFR 測定をすすめているわけではない．「医療機関を受診した患者は慢性腎臓病のリスクがあるかどうかを評価するべき」で，その結果，慢性腎臓病のリスクが高いと判断された場合には，「血圧測定，血清 Cr 測定による GFR 推算，尿蛋白 Cr 比測定，尿潜血・白血球尿の検査」を勧めている．

慢性腎臓病を発症するリスクが高い群とはどのような人たちだろうか．糖尿病，高血圧，自己免疫疾患，全身性の感染症，尿路感染症，尿路結石，慢性腎臓病の家族歴，急性腎不全から回復した症例，などは慢性腎臓病に至りやすいといわれており注意が必要である．

CKD ステージ G3 以上だからといって全員に治療が必要なわけではない．80 歳女性，Cr 1.0 mg/dL は eGFR 40.8 mL/min/1.73 m^2 に相当するので定義上はステージ G 3 慢性腎臓病に相当する．しかし平均余命が約 11 年であるこの 80 歳女性が，なんら既往歴なく，喫煙歴もなく，血圧が 110/70 mmHg で血糖も正常，BMI も正常，蛋白尿陰性，しかも 10 年前（70 歳）の健診でも血清 Cr が 1.0 mg/dL（eGFR 42.4 mL/min/1.73 m^2）だったとすれば，GFR の低下速度は極めて緩徐であり透析が必要になる前に天寿を全うする可能性が

7 慢性腎臓病

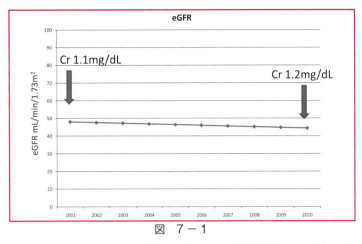

図 7-1

高い（図7-1）．このような場合に「あなたは慢性腎臓病です」と告げることになんら益はないだろう．

　CKD の重症度分類は，腎機能（GFR）のほかに原疾患，蛋白 A3 尿を考慮している．Matsushita らが 2010 年に Lancet で報告した研究からは，GFR 90 mL/min/1.73 m^2 で顕性アルブミン尿がある患者（CKD G1A3）は，GFR が 45 mL/min/1.73 m^2 でアルブミン尿が陰性の患者（CKD G3A1）よりも死亡，心血管死リスクが高いことが示されている[6]．GFR だけで判断するのではなく，蛋白尿の程度，GFR の低下速度，原疾患などを総合的に考慮して，精査，治療の必要性を判断したい．

■慢性腎臓病の診断法

　慢性腎臓病のリスクが高い場合には，血圧測定，血清 Cr からの eGFR 予測，随時尿の尿蛋白／尿 Cr 比，尿潜血，尿白血球の測定を行う．さらに，原疾患によっては腎臓の超音波検査，血液電解質測定，尿浸透圧，尿 pH などを測定する．それぞれの詳細は各章を参照してほしい．

　ステージ G1，2 においては心血管障害を中心とした合併症ならびに末期腎不全へと至るリスクの評価を行う．また原疾患の治療と慢性腎臓病進行を抑制するための治療を行う．ステージ G3～5 では専門医との連携を強化し，腎不全診療をすすめる．

　蛋白尿は糸球体障害の結果をあらわすとともに腎不全進行の原因ともなる．同時に，心血管障害の危険因子でもある．慢性腎臓病の患者に対しては蛋白尿

I 外来・病棟患者への初期アセスメント

表 7-2 CKD における腎生検の適応
尿蛋白のみ陽性の場合 　　　尿蛋白が 0.5 g/日以上，もしくは 0.5 g/g Cr 以上 尿蛋白，尿潜血ともに陽性の場合 　　　尿蛋白が 0.5 g/日以下，もしくは 0.5 g/g Cr 以下でも考慮 ネフローゼ症候群の場合 　　　積極的に施行する． 尿潜血のみ陽性の場合 　　　尿沈渣に変形赤血球が多く存在する場合や病的円柱を認める 　　　場合などに考慮

注：いずれの場合にも糖尿病患者においては慎重に考慮すべきである．

を定期的に評価することが大切である．血尿の有無と程度をみるためには，尿沈渣を少なくとも 1 回は行いたい．尿試験紙法でみる潜血反応は尿中のヘモグロビンを検査するものであり，血尿のスクリーニングに用いられるが，尿沈渣の代用にはならない．

0.5 g/g Cr 以上または（2＋）以上の尿蛋白，あるいはそれ以下であっても血尿を伴う場合には糸球体疾患の可能性があるため腎生検を含めた精査を検討する．

腎生検の目的は，1）腎障害をきたしている疾患の確定診断，2）腎病変の程度の評価，3）治療方針の決定，4）予後の推定，5）治療の効果判定，などがある．ステージ G 3 までの慢性腎臓病では，積極的な治療によって腎機能の回復が期待できることもあるので，治癒可能な疾患を見逃さないようにしたい．表 7-2 に慢性腎臓病における腎生検の適応を示した．

腎超音波検査は簡便で副作用もないので，すべての CKD 患者に行う．エコー輝度の上昇や腎臓の萎縮は長期にわたる腎障害を示している．腎超音波ドプラ法によって腎動脈の狭窄を評価することができる．

7 慢性腎臓病

■慢性腎臓病の治療目的

慢性腎臓病の治療目的は，
1) 腎不全の進行を抑制する，
2) 慢性腎臓病の合併症を予防，
3) 心血管疾患の予防
4) 腎代替療法が必要な末期腎不全に至った場合に，治療法の選択と円滑な透析導入

である．

慢性腎臓病の進行を抑制する治療法には，降圧療法と食事療法がある．

CKDの進行や心血管病の発症を抑制するために，CKDに合併する高血圧に対しては降圧療法を行う．糖尿病患者では130/80 mmHg未満を目標とし，RA系阻害薬を第一選択とする．糖尿病以外の慢性腎臓病患者では，降圧目標は140/90 mmHg未満とするが，尿蛋白/Cr比が0.15 g/g Cr以上(A2,A3区分)では130/80 mmHgをめざす．糖尿病非合併CKD患者では，尿蛋白/Cr比が0.15 g/g Cr未満ならばRA系阻害薬ないしCa拮抗薬あるいは利尿薬を用い，尿蛋白/Cr比が0.15 g/g Cr以上であればRA系阻害薬を用いる．

腎不全の進行を抑制し，心血管事故のリスクを減らすために，適切な食事療法も重要となる．食事はQOLに大きく影響することが多いため，個々の患者の病態，リスク，アドヒアランスなどを総合的に判断して蛋白制限食を指導する．現代日本人の蛋白摂取量は極めて多い．成人男性の平均蛋白摂取量は70～80 g/日である．1.0 g/kg体重の蛋白制限から始め，徐々に0.8～0.6 g/kg/日程度まで制限していくのが安全である．塩分制限は血圧コントロールのほかに，腎機能障害の進行抑制が期待できる．6 g/日未満の食塩摂取制限が推奨されるが，3 g/日未満の過度の食塩摂取制限は死亡率や腎機能障害を悪化させる可能性があるため推奨されない．

慢性腎臓病の合併症には，腎性貧血，CKD-MBD（骨ミネラル代謝異常），高カリウム血症，代謝性アシドーシスなどの電解質異常がある．腎性貧血の治療は，QOLを改善する可能性があるので，赤血球造血刺激因子（erythropoiesis stimulating agent: ESA）を用い，適正な範囲にコントロールする．腎性貧血が腎保護効果や心血管病の発症を予防できるというエビデンスは不十分である．

腎不全が進行するにつれ高カリウム血症や代謝性アシドーシスが出現する．

I 外来・病棟患者への初期アセスメント

高カリウム血症に対しては食事カリウム制限を行うが，改善がなければイオン交換レジンを併用するとよい．代謝性アシドーシスは腎不全を進行させる可能性があるため，炭酸水素ナトリウム補充を行う．蛋白制限食は，高カリウム血症ならびに代謝性アシドーシスの悪化を防ぐことも期待される．蛋白制限を行うときには，食事療法の処方と指導に熟練した栄養士とともに十分な患者教育を進めていく．

■後期高齢者における慢性腎臓病診療のポイント

　75歳以上の後期高齢者に対しては，特別な配慮が必要である．慢性腎臓病診療も，患者の視点にたってすすめることがいっそう重要となる．「生命予後改善」「検査値改善」よりも，QOLの維持・向上，苦痛緩和，リハビリが重要となってくることも多いし，非高齢者を対象とした臨床研究の結果が必ずしも高齢者にはあてはまらないことがある．そもそも後期高齢者を対象とした臨床研究は限られるし，個人差が大きい．

　降圧療法は腎保護，心血管保護作用があるが，高齢者では過度の降圧による副作用・合併症が無視できない．そのため，高血圧を伴う後記高齢者CKDステージ G3b～5（GFR <45 mL/min/1.73 m^2）では，糖尿病合併の有無にかかわらず収縮期圧を150mmHg未満に緩徐に降圧することが推奨されている．降圧目標の上限値も，個々の状況に応じ担当医の判断で柔軟に降圧療法を行っていく．過剰な血圧低下は生命予後を悪化させるので，収縮期圧が110 mmHg未満に低下する場合や，めまい，ふらつきなどの症状が出現する場合には降圧薬の減量，中止を検討する．特に夏場に注意すること．腎動脈狭窄や腎細動脈硬化による虚血性腎症を合併している場合にはRA系阻害薬や利尿薬投与によって腎血流低下，腎機能低下が懸念される．こうした場合には，降圧薬の第一選択としてカルシウム拮抗薬を考える．

　後期高齢者に対する食事療法をすすめる場合には，栄養状態改善と腎保護，腎不全合併症予防という両者を検討したうえで，個々人に応じた食事療法を提案する．後期高齢者に対する食事蛋白制限が腎不全進行を抑制するというエビデンスは限られているし，すべての後期高齢者がエネルギーや蛋白質の過剰制限にならない適切な食事療法を継続できるわけではない．食事療法をうまく継続できる患者がいる一方で，「腎臓病食ノイローゼ」になって，QOLが低下したり，栄養状態が悪化したり，さらには生命予後悪化につながる患者もいる．

蛋白摂取量の目標は 0.6〜0.8g/kg 体重 / 日であるが，eGFR の数値だけを基準に一律に蛋白制限を行うのではなく，患者個々の身体機能，精神状態，生活状況，能力，嗜好などを総合的に検討したうえで食事療法の内容を決めていく．

後期高齢者の慢性腎臓病診療については，山縣らによって報告された「CKDステージ G3b〜5 患者のための腎障害進展予防とスムーズな腎代替療法への移行にむけた診療ガイドライン 2015」をぜひ参照してほしい[7]．

■慢性腎臓病の急性増悪

慢性腎臓病（CKD）の患者が，なんらかの誘因によってそれまでの腎不全低下速度に見合わない急速な腎機能低下を示したものを「急性増悪」とよび，"acute on chronic renal failure" "acute exacerbation of CKD" と呼ばれる．

現時点では国際的に確立した定義はないので，それまでの経過や検査値と比較し，急激な悪化をもって診断する．KDIGO の急性腎障害のガイドラインでは CKD に合併する AKI ならびに急性腎臓病（acute kidney disease）を定義しているので，今後の研究では，CKD+AKI，CKD+AKD をもって「慢性腎臓病の急性増悪」とみなすようになるかもしれない（図7−2）[8]．

慢性腎臓病は急性腎障害のリスク因子であり，米国の 752,566 人を対象とした研究では，透析が必要となった急性腎障害患者の 74% が eGFR < 60 mL/min/1.73 m^2 の慢性腎臓病患者の急性増悪であると報告されている[9]．Pannu らの 43,008 名を対象とした研究でも AKI 発症患者の 33% が慢性腎臓病患者である[10]．慢性腎臓病患者は AKI を発症しやすいだけでなく，急性増悪をきたした患者はその後の死亡率や透析移行率も高いといわれているので，慎重なフォローアップが必要である[11,12]．

慢性腎臓病患者では既存の形態的，機能的障害のため，脱水，感染症，腎毒性薬物などに対する感受性が高いこと，複数の薬物を服用していることが多いこと，糖尿病や心血管病変など腎障害のリスク因子を合併していることが多いことなどが，急性増悪をきたしやすい原因と考えられる．

急性増悪に対しては，通常の急性腎障害に対する管理・治療法を参照してほしい．

I 外来・病棟患者への初期アセスメント

AKI, CKD, AKD の定義

	機能的基準	構造的基準
AKI	7日以内に SCr が 50% 増加，または 2日以内に SCr が 0.3 mg/dl (26.5 μmol/l) 増加 または乏尿	基準なし
CKD	>3 カ月で GFR <60 ml/min per 1.73 m²	>3 カ月の 腎損傷
AKD	AKI，または <3 カ月で GFR <60 ml/min/1.73 m² または <3 カ月で GFR が ≧35% 減少，または SCr が >50% 増加	<3 カ月の 腎損傷
NKD	GFR 60 ml/min/1.73 m² 安定 SCr	腎損傷なし

測定 GFR または推算 GFR で評価した GFR. AKI では推算 GFR は CKD ほど正確には測定 GFR を反映しない. 腎損傷は病理, 尿または血液マーカー, 撮像で評価し, さらに CKD の場合は腎移植有無によって評価した. AKI, AKD, または CKD いずれかの定義によっても, NKD は機能的なあるいは構造的な基準を示さない. 腎機能と構造の評価に必要な評価範囲に関する各患者の意思決定には臨床的判断が必要.
AKD: 急性腎臓病, AKI: 急性腎障害, CKD: 慢性腎臓病, GFR: 糸球体濾過量, NKD: 腎臓病の既往なし, SCr: 血清 Cr.

血清 Cr 増加と GFR に基づく AKI, CKD, AKD の例

ベースライン GFR (ml/min/1.73 m²)	7日間の SCr 増加	その後3カ月の GFR	診断
>60	>1.5 ×	NA	AKI
>60	<1.5 ×	<60	AKI 無し AKD
>60	<1.5 ×	>60	NKD
ベースライン GFR (ml/min/per 1.73 m²)	その後7日間の SCr の変化	その後3カ月の GFR	診断
<60	>1.5 ×	NA	AKI + CKD
<60	<1.5 ×	>35% 減少	AKI + CKD 無し AKD
<60	<1.5 ×	<35% 減少	CKD

測定 GFR または推算 GFR で評価した GFR. AKI では推算 GFR は CKD ほど正確には測定 GFR を反映しない.
AKD: 急性腎臓病, AKI: 急性腎障害, CKD: 慢性腎臓病, GFR: 糸球体濾過量, NKD: 腎臓病の既往なし, SCr: 血清 Cr.

図 7-2

文献

1) NKF-K/DOQI：Clinical practice guidelines：chronic kidney disease. Evaluation, classification, and stratification. Am J Kidney Dis. 2002, vol.39, Suppl 1
2) 日本腎臓学会：CKD 診療ガイド 2012．東京医学社（日本腎臓学会のホームページからも参照することができる（http://www.jsn.or.jp/），2012．
3) 日本腎臓学会：エビデンスに基づく CKD 診療ガイドライン 2013．
4) Keith, D.S. Nichols, G.A. Gullion, C.M.Brown, J.B. Smith, D.H. Longitudinal follow-up and outcomes among a population with chronic kidney disease in a large managed care organization. Arch Intern Med. 2004；164：659-663.
5) Hallan, S.I. Dahl, K. Oien, C.M., et al. Screening strategies for chronic kidney disease in the general population：follow-up of cross sectional health survey. BMJ. 2006；333（7577）：1047.
6) Chronic kidney disease prognosis consortium, Matsushita K, et al. Association of estimated glomerular filtration rate and albuminuria with all-cause and cardiovascular mortality in general population cohorts：a collaborative meta-analysis. Lancet. 2010；375 (9731)：2073-81.
7) 山縣邦弘．CKD ステージ G3b〜5 患者のための腎障害進展予防とスムーズな腎代替療法への移行にむけた診療ガイドライン 2015．平成 26 年度厚生労働科学研究委託事業．慢性腎不全診療最適化による新規透析導入現象実現のための診療システム構築に関する研究報告書
8) Hsu CY. The risk of acute renal failure in patietns with chronic kidney disease. Kidney Int. 2008；74:101-107.
9) KDIGO. KDIGO Clinical Practice Guideline for Acute Kidney Injury. Kidney Int Supple. 2. 2012 (日本語訳が東京医学社から刊行されている)
10) Pannu N. Modification of outcome after acute kidney injury by the presence of CKD. Am J Kidney Dis. 2011；58：206-213.
11) Lafrance JP. Incidence and outcomes of acute kidney injury in a referred chronic kidney disease cohort. Nephrol Dial Transplant. 2010；25：2203-2209.

8 急性腎障害
Acute Kidney Injury

| Basic | 急性腎障害 | Update |

■診療ルール

1) 短期間(数時間から数週間)における腎機能低下の進行によって体液恒常性維持機構が破綻し,尿毒症や電解質異常などが出現する症候群を急性腎不全という
2) 「臓器不全」まではいたらない急性の腎機能低下でも,予後に悪影響があり,早期発見と治療によって予後を改善できる可能性がある.そのため,「急性腎障害(Acute Kidney Injury:以下 AKI)」という概念,用語が提唱されている.
3) 急性腎障害は以下のいずれかによって定義される.48時間以内に血清 Cr 値が 0.3 mg/dL 以上増加,あるいはそれ以前7日以内にわかっていたか予想される基礎値より 1.5 倍以上の増加があった場合,または尿量が6時間にわたって 0.5 mL/kg/時間未満に減少した場合.
4) AKI は病態から,①腎前性 ②腎性 ③腎後性,に分類される.腎前性 AKI とは,一時的に腎の血流量が減少した状態であり,適切な早期治療によって速やかな腎機能が回復が期待できる.腎性 AKI とは腎実質の器質的異常により糸球体濾過値(GFR)が低下した状態である.腎後性 AKI とは,尿路閉塞・狭窄によって腎機能が低下した状態である.
5) 乏尿,Cr 上昇などで AKI が疑われたら,治療の緊急度を判断したうえで鑑別診断をすすめる
6) AKI を診断する鍵は,病歴聴取,身体診察所見,超音波検査,尿所見である.まず腎前性と腎後性 AKI を除外し,つぎに腎性 AKI の原因を探る.
7) AKI と診断したら,可能な限り腎毒性物質を中止し,体液量と腎灌流圧を確保する.
8) 血清 Cr 値と尿量をモニターする.
AKI 予防目的に利尿薬(フロセミド)は使用しない.体液量過剰に対してはフロセミドを適切に使用する.
9) 体液量,電解質,酸塩基平衡の致死的になる変化があれば速やかに腎代替療法(血液透析療法など)を開始する.
10) AKI 発症の3か月後にその治癒,新規発症の CKD,既存の CKD の悪化を評価する.

8 急性腎障害

Case 倦怠感と下肢の腫脹を訴えて救急外来を受診した大酒家の65歳男性

現病歴 一昨日に大量に飲酒，酩酊状態となってずっと自宅で寝ていたという．本日朝目が覚めたが，倦怠感，ふらつきが続くうえ下肢の腫脹と尿の色が黒いことに気づき来院した．酔っ払って寝ているときに下肢が倒れた家具の下敷きになっていたらしい．

来院時検査成績 仰臥位の血圧は100/60 mmHg，脈拍数120/分．
 BUN 40 mg/dL, Cr 2.5 mg/dL, Na 142 mEq/L, K 5.6 mEq/L, Cl 92 mEq/L, HCO_3^- 18 mEq/L, Ca 8 mg/dL, P 5.0 mg/dL, Hb 16 g/dL, Ht 48%, 白血球数 10,000/μL, 血小板 38万/μL
尿（色調 濃褐色，比重 1.012, pH 6, 糖陰性
蛋白（試験紙法．定性）（＋），潜血（3＋），沈渣 赤血球0－1/hpf, 白血球0－1/hpf, 粗い顆粒状色素性円柱（＋）
CK 15,000 U/L
考えられる診断と治療法の選択は？

Point

腎障害と軽度の高K血症，高P血症，代謝性アシドーシスがある．現時点では治療の緊急性，すくなくとも透析療法の必要はなさそうである．腎障害は急性なのか慢性なのか．病歴聴取と，前医のデータあるいは健診データなどを取り寄せたい．

 体液量評価をバイタルサイン，身体診察所見から行う．血圧と脈拍数をみる限り細胞外液量減少はありそうである．

 腹部超音波検査を行い，腎臓のサイズ，エコー輝度，尿路閉塞の有無を確認する．同時に下大静脈径を測定することで体液量評価の参考にする．

 尿所見は蛋白尿陰性．尿沈渣で血尿がないのにもかかわらず尿潜血反応は強陽性である．ヘモグロビン尿やミオグロビン尿はないだろうか．

 CK高値，酔っ払って寝ていたことによる下肢の圧迫，家具の下敷きになったことなどと併せて考えると横紋筋融解による急性腎障害も考えられる．とすると，軽度の高K血症と判断するのは早計かもしれない．細胞崩壊がすすめば急速に高K血症が進行するかもしれない．

I 外来・病棟患者への初期アセスメント

Lecture

■急性腎不全と急性腎障害

担当患者の血清 Cr が上昇したり，尿量が減少して慌てることは診療科を問わずよく経験する．急激な腎機能低下の結果，体液の恒常性が維持できなくなった状態を「急性腎不全（ARF）」と呼ぶが，腎機能が廃絶し臓器「不全」に至らなくても，予後に悪影響があり，早期発見と治療によって予後を改善できる可能性がある．そのため，「腎機能低下の発生が予想されるような強い障害が腎臓に加わった病態」を「急性腎障害（AKI）」と呼ぶようになった[1]．AKI は，血清 Cr 値の増加か尿量の低下によって定義される．KDIGO の定義は，48 時間以内に血清 Cr 値が 0.3 mg/dL 以上増加，あるいはそれ以前 7 日以内に判っていたか予想される基礎値より 1.5 倍以上の増加があった場合，または尿量が 6 時間にわたって 0.5 mL/kg/ 時間未満に減少した場合，である[2]．GFR が 120 mL/min/1.73 m^2 という健常人の腎機能が，手術後に 60 mL/min/1.73 m^2 に低下すれば GFR は半減したことになるが，腎機能はまだ正常範囲にあるため，「不全」という言葉にはそぐわない．しかし，強い腎障害が加わったことは明らかであり，早期からの積極的治療介入が必要である．

急性腎障害は診療科を問わず日常診療のなかで遭遇することが多く，入院患者のおよそ 5〜7 %，ICU 患者の最大 30 %に合併する[3,4]．血清 Cr 値がもとのレベルに戻った場合でも，死亡リスクを有意に増加させる．ただし，急性腎障害そのものが死亡率を高める原因であるとは限らず，原疾患の重篤度を反映しているのかもしれない．

表 8−1 急性腎障害（Acute Kidney Injury）の定義と病期分類

定義
48 時間以内に血清 Cr 値が 0.3mg/dL 以上増加，あるいはそれ以前 7 日以内に判っていたか予想される基礎値より 1.5 倍以上の増加があった場合，または尿量が 6 時間にわたって 0.5mL/kg/ 時間未満に減少した場合．

AKI の病期分類		
	血清 Cr	尿量
Risk (Stage 1)	Δ Cr > 0.3 mg/dL，基礎値の 1.5〜1.9 倍	< 0.5 mL/kg/ 時間，6〜12 時間以上
Injury (Stage 2)	基礎値の 2〜2.9 倍	< 0.5 mL/kg/ 時間，12 時間以上
Failure (Stage 3)	基礎値の 3 倍以上．4.0mg/dl の増加．または，腎代替療法の開始	< 0.3 mL/kg/ 時間，24 時間以上あるいは 12 時間以上の無尿

8 急性腎障害

表 8-2 AKIの原因別頻度[4]

原因	院外	院内	
		ICU以外	ICU
腎前性	70%	30%	20%
腎性	10%	55%（ATN 40%）	55%（ATN 40%）
腎後性	20%	15%	1%

　急性腎障害といっても外来や一般病棟で遭遇する急性腎障害と集中治療室で発生する多臓器不全，敗血症による急性腎障害では病態も予後も治療法選択も異なる．本章では急性腎障害に共通する病態ならびに診療，治療アプローチに関して理解を深めたい．

■急性腎障害の分類

　AKIは原因から，1）腎前性（prerenal）AKI，2）腎性（renal）AKI，3）腎後性（post renal）AKIに分けて考える．頻度は対象患者，発症場所によって異なり，表8-2に示すように院外発症例の大部分は腎前性であるのに対して，院内発症例の大部分は腎性AKIであり，特にICU患者でみられるAKIの約8割は腎性AKIである[3]．

1）腎前性AKI

　腎前性AKIは外来患者の乏尿，急性腎障害の原因として最も多いものである．腎血流量が減少し，GFRが低下する病態であり，原因として血圧低下や有効動脈容量（effective arterial blood volume, EABV）の減少，アナフィラキシー，敗血症などによる末梢血管の拡張などがある．腎前性AKIは腎実質に器質的障害がないので，腎灌流が回復すればBUNやCrはただちに改善する．しかし，腎前性AKIが遷延すれば虚血による器質的な腎障害に進行する．その結果，急性尿細管壊死（Acute tubular necrosis, ATN）から腎性AKIに至る．

2）腎性AKI

　腎性AKIは，直接的な腎実質障害からGFRが低下するもので，腎血管系，糸球体，尿細管間質のいずれかの機能・形態異常が原因となる（表8-3）．GFRが低下する理由は，1）腎血流量低下による糸球体限外濾過圧低下，2）円柱による尿細管閉塞，3）障害された尿細管細胞を介する糸球体濾液の再吸収が考えられている．また，近位尿細管機能障害のために再吸収されず遠位尿細管に到達する電解質イオン（Clイオン）の量が増加すると，尿細管糸球

I 外来・病棟患者への初期アセスメント

表 8-3 AKI の原因

腎前性（prerenal AKI, ARF）
細胞外液量の減少（脱水，出血） 有効循環血漿量，腎灌流量の減少（ネフローゼ，肝硬変，うっ血性心不全，ショック） 体液のサードスペースへの移動（膵炎，横紋筋融解） 腎内血行動態の変化（NSAIDs，ACE 阻害薬など）
腎性（intrinsic renal AKI, ARF）
糸球体疾患 　急性糸球体腎炎 　急速進行性糸球体腎炎 尿細管間質疾患 　急性尿細管壊死（ATN） 　　虚血性（ショック，敗血症） 　　腎毒性物質（薬剤，造影剤，ミオグロビン） 　急性尿細管間質性腎炎（TIN） 血管病変 　動脈血栓，塞栓，静脈血栓 　thrombotic microangiopathy（HUS, TTP） 　血管炎
腎後性（postrenal AKI, ARF）
尿路閉塞（結石，腫瘍，後腹膜線維症）

体フィードバック（TGF，tubulo-glomerular feedback）がはたらき輸入細動脈が収縮され，糸球体の灌流，濾過がさらに抑制され急性腎不全の悪循環が形成される．

入院患者では腎毒性物質による腎障害をまず除外する．薬剤による急性腎不全は，腎内の血管収縮による場合（シクロスポリン，タクロリムス，造影剤など），薬物が尿細管に蓄積して細胞障害が生じる場合（抗癌剤，抗菌薬など）がある．

横紋筋融解による急性腎不全の機序は，1）円柱による尿細管閉塞，2）鉄ならびにミオグロビンのヘムによる尿細管障害，3）細胞外液量減少と腎虚血である．また血清 Cr 値の上昇が他の急性腎障害よりも早い傾向があり，原因としては筋肉からのクレアチンならびにクレアチニン放出量が増加することが想定されている．

血管障害による腎性 AKI には，溶血性尿毒症症候群（HUS）などの血栓性微小血管症（Thrombotic Microangiopathy：TMA），悪性高血圧などが代表である．

AKI の原因となる主な糸球体疾患には，溶連菌感染後の急性糸球体腎炎や ANCA 関連血管炎などの急速進行性糸球体腎炎があるが，前者の多くは自然回復するものの，後者では急速に末期腎不全にいたることも多い．

急性尿細管性間質性腎炎（ATIN）は，AKIの10～20％を占めるともいわれるが，血尿や蛋白尿は軽微なので疑わないと見逃されることも多い．多くは薬剤性だが，サルコイドーシスやシェーグレン症候群，SLEなどの免疫異常に合併したり，ブドウ膜炎を伴う特発性の尿細管間質性腎炎（TINU症候群）もある．

動脈硬化が強い患者では，血栓融解療法，血管カテーテル手技，手術後にコレステロール塞栓症による急性腎不全が生じることがあり，不可逆性のことが多い．

腎性AKIの代表は急性尿細管壊死（Acute tubular necrosis, ATN）であり，病理組織上，尿細管拡張，尿細管上皮の扁平化，刷子縁の減少・消失，間質浮腫，リンパ球浸潤を認めるので，この呼称がつけられた．原因としては敗血症，出血，ショック，外傷などによる腎虚血や薬剤，造影剤などの腎毒性物質への曝露がある．尿沈渣ではmuddy brown cast（泥状の褐色の顆粒状円柱），上皮細胞円柱，遊離上皮細胞などが特徴的である．

3）腎後性AKI

腎後性AKIは結石や腫瘍などによる尿路閉塞が原因であり，突然に無尿となったら尿路閉塞を考える．尿路閉塞が急激に生じた場合，画像上で水腎症が目立たないこともある．一側の尿路閉塞があっても片腎が機能していれば腎不全症状が出現することはまれである．腎後性急性腎不全が進行する症例では，両側尿路の閉塞，元々腎臓の予備力が低下しているところに発生した片腎閉塞，外部尿道と膀胱間の尿路閉塞などがみられることが多い．後腹膜線維症など外部からの圧迫が原因のこともある．

■急性腎障害の診断—治療の緊急性と進行を予測する

急性腎障害の原因は何か，治療の緊急性はどの程度か，どのような治療を選択するかを一瞬にして判断できるかどうかが臨床医の実力の見せ所である．尿量が低下したらすぐに利尿薬を投与したり，血清K＞6.5 mEq/Lだからすぐ透析が必要だ，と判断するようでは臨床医失格である．

腎後性，腎前性のAKIは原因を解除すればすぐに改善することが多いし，薬物性のAKIは一時的に腎機能が低下しても保存的に対処できることが多い．一方，横紋筋融解や多臓器不全による急性腎障害では急速に高K血症が進行したり，全身状態が悪化することも多いので，迅速な対処が求められる．

乏尿，BUN，Cr上昇などで急性腎障害を疑ったら，治療の緊急度を判断し

I 外来・病棟患者への初期アセスメント

表 8－4 病歴聴取のポイント

腎・泌尿器疾患の既往（蛋白尿，検査値異常）
糖尿病，高血圧，心臓病，肝障害
体重の変化，尿量の変化
尿の色調の変化
常用薬（特に腎毒性ある薬剤．NSAIDs，RA 系阻害薬）
新規に開始した薬剤
体液量減少をおこす病態（出血，嘔吐，下痢，高熱）
過激な運動，外傷
先行感染
造影剤を用いた検査
腎臓病の家族歴

たうえで鑑別診断をすすめる．生命の危険がある高 K 血症や体液貯留によるうっ血性心不全などがあれば，ただちに透析療法を含めた治療を開始する．ついで病歴聴取，身体診察所見，超音波検査，血液・尿検査などで診断を確定していく．

■急性腎障害の病歴聴取

基礎疾患の有無（糖尿病，高血圧，心疾患，腎疾患，肝疾患，先行感染，敗血症，手術の有無），薬物服用歴を注意して聞く．前医での検査所見や過去の健診結果があれば取り寄せてもらう．先行感染の有無，下痢・嘔吐など体液量喪失の原因となる症状の有無なども確認する（表 8－4）．

■急性腎障害の身体所見

腎前性 AKI を鑑別するためには体液量，循環血液量の評価が重要である．血圧，脈拍，体重の変化，浮腫，頸静脈拡張，粘膜の乾燥，腋窩の発汗減少，皮膚ツルゴール低下などをみる．

入院患者では体重の測定を毎日行う．ICU や CCU に入室している AKI 患者のなかには，各種モニタリングを行っているのに，体重は一度も測定していないことがある．入院直後は難しくても，緊急処置が終わったら必ず体重を測定すること．

循環血液量を評価するためには，起立位と仰臥位での血圧，脈拍の差も確認する．体重の 3％程度の軽度脱水では血圧の変化はほとんどないが，6％減少すると起立性低血圧が出現する．体重測定をする際には，同じ体重計を使用したい．ICU から一般病棟に移った際には体重計の誤差がないかどうかも確認しておく．絶食が続いた場合には，異化によって 1 日約 0.3 kg づつ体重が減

少していくので，体重が変わっていなければ体液貯留があるかもしれない．頚静脈怒張があれば体液過剰がある．

　細胞外液量減少を示す身体所見としては腋窩乾燥，口腔，鼻腔の粘膜乾燥，皮膚ツルゴール低下，毛細血管再充満時間（capillary refill time）延長，眼球陥没，錯乱状態などがある．皮膚ツルゴール低下（skin turgor）は前胸部の皮膚をつまんだ後に元に戻る速度が遅いことをさすが高齢者では評価が難しい．毛細血管再充満時間は中指の爪を 5 秒間圧迫し，圧迫を解除した後で白くなった爪が何秒で赤い色にもどるかをみるもので，成人では 2～3 秒，高齢者では 4 秒以内が正常である．これ以上かかるようなら体液量減少が疑われる．

　細胞外液量減少の有無を評価するのは難しく，臨床症状，身体所見，検査所見から総合的に判断するしかない．各種の身体所見の有用性を検討した研究によれば，有意な陽性所見は腋窩の乾燥のみであり，有意な陰性所見は口腔・鼻腔の粘膜乾燥，舌の縦走しわである．すなわち口腔粘膜が乾燥していなければ細胞外液量減少の可能性は低い．手袋をつけた手で腋窩の乾燥を評価することはできない．オリジナルの報告では腋窩の乾燥をみるのにティッシュペーパーの重量で判定している[5]．

　全身疾患に合併する AKI を鑑別するために皮膚所見も重要である．下肢，臀部の紫斑は紫斑病性腎炎でみられるし，livedo reticularis（網状皮疹）や blue toe はコレステロール塞栓でみられる．SLE などに伴う皮膚症状にも注意する．

■急性腎障害の血液検査

　総蛋白，アルブミン，BUN, Cr, Na, K, Cl, HCO_3^-, Ca, P, Mg, 血算，血液ガス分析は必須．糸球体腎炎を疑うときには，病歴や身体所見を参考に IgA, C3, C4, CH50, ANA, ANCA などを測定する．

　血清 Cr 値，BUN の解釈には注意が必要である．腎機能が安定している慢性腎臓病と異なり，急速に腎機能が低下する時期には，血清 Cr 値から推定される GFR は実際の腎機能を過大評価してしまう．腎機能が正常な人から両側腎を摘除することを考えればよくわかる．GFR 120 mL/min/1.73 m^2 で血清 Cr 値が 0.6 mg/dL の人から両側腎を摘出すれば，ただちに腎機能は廃絶し，GFR は 0 mL/min/1.73 m^2 になるが，直後の血清 Cr 値は 0.6 mg/dL のままである．その後ゆっくりと血清 Cr は 1 日あたり 1～2 mg/dL 程度上昇してい

くが，Cr の値にかかわらず GFR は 0 mL/min/1.73 m^2 のままである．

AKI 患者の GFR を血清 Cr 値の基礎値と時間当たりの変化量から推算する式も考案されているので，興味ある読者は参考にしてほしい[6]．

■急性腎障害の血液・尿検査

尿（比重，浸透圧，沈渣，蛋白定量）をみる．尿沈渣は必ず行い，円柱の有無と種類，赤血球の数，形態を確認する．糸球体腎炎では赤血球の形態変化を伴うことが多い．白血球尿（膿尿）は尿路感染症のほかにも活動性の糸球体腎炎，尿細管間質腎炎を示唆する．コレステロール塞栓では好酸球尿を認めることもある．

蛋白尿定量と同時に尿 Cr 定量も行い，尿蛋白/Cr 比を計算する．AKI 患者の尿蛋白/Cr 比は 1 日蛋白尿量を過大評価する可能性があることに注意したうえで解釈すること．「1 日尿蛋白量＝尿蛋白/Cr × 1 日 Cr 排泄量」の関係から，一般に「1 日 Cr 排泄量≒1g」の関係が成立するが，急性腎障害発症直後では，1 日 Cr 排泄量＜1g となるからである（p.40 参照）．血液生化学（総蛋白，アルブミン，BUN，Cr，電解質），血算，血液ガス分析を行う．

腎前性急性腎不全を示唆する検査所見として，FENa（Na 排泄分画）＜1 %，FEUN＜35 %，尿 Na 濃度＜10 mEq/L，尿浸透圧上昇（＞500 mOsm/kg），BUN/Cr 比上昇（＞20）などがあるが，単独で判断するのではなく他の臨床所見，検査所見とあわせて参考にする（表 8-5）．

■急性腎障害をみたらただちに超音波検査を行う

急性腎障害では必須の検査である．急性腎障害のコンサルテーションをうけたら，自ら超音波装置を運んで膀胱や尿管の拡張，水腎症の有無を観察し，腎後性 AKI を除外する．腎の大きさ，皮質エコー輝度で AKI か CKD の急性増悪かを推測する．下大静脈経の測定は体液量の評価の参考にもなる．

エコー所見が正常だからといって尿路閉塞を完全には除外できない．尿路閉塞の初期や，骨盤や尿管周囲の腫瘍に包み込まれる場合では，腎盂の拡大，水腎症がみられないことがあるからである．

8 急性腎障害

表 8-5 急性腎不全の鑑別

	臨床的特徴	検査所見
腎前性急性腎不全	体液量減少 起立性低血圧,粘膜乾燥 有効動脈容量減少(心不全,肝硬変)	BUN/Cr 上昇 FENa < 1.0 % 尿比重 > 1.018
腎動脈血栓・静脈血栓	側腹部痛	軽度の蛋白尿,血尿
コレステロール塞栓	網状皮斑	好酸球増多,低補体血症,好酸球尿など
糸球体腎炎	網状皮斑	変形赤血球尿,赤血球円柱 蛋白尿 腎炎・血管炎を示唆する検査所見(低補体血症,ANCA 陽性,抗GBM 抗体陽性,ANA 陽性など)
溶血性尿毒症症候群 TMA	血便,下痢 発熱,神経症状	末血塗抹標本での破砕赤血球,溶血性貧血,血小板減少,LDH,ビリルビン上昇
急性尿細管壊死		円柱尿 FENa > 1.0 % USG < 1.015

■急性腎障害の治療

　急性尿細管壊死や腎毒性の急性腎不全に対しては,障害予防や腎機能回復を促進させることを期待してさまざまな薬物療法が検討されてきた.低用量ドーパミン,心房性ナトリウム利尿ペプチド(hANP),エンドセリン拮抗薬,ループ利尿薬,プロスタグランジン類似薬,抗酸化薬,IGF1 などである.いずれも動物実験や少数の症例集積研究で有効性が期待されたものの,標準的な治療法とはみなされない.

　現時点における急性腎障害治療の原則は,
1) 疾患に対する根本的治療
2) 腎血流・灌流を維持し腎機能保護と回復をはかる
3) 水分,電解質異常や尿毒症に対する支持療法
4) 必要があれば透析療法などの血液浄化療法

である.

I 外来・病棟患者への初期アセスメント

1) 腎血流量，腎灌流の維持のため有効動脈容量を確保する

　明らかな体液過剰がなく腎前性急性腎不全を除外できなければ volume challenge として生食 300〜500 mL を 30〜60 分で投与し，利尿反応をみる．Surviving Sepsis Campaign では敗血症性ショックに合併した AKI では初期輸液は中心静脈圧 8 mmHg 以上（人工呼吸中であれば 12 mmHg 以上）を指標として生理食塩液などの晶質液 1,000 mL を 30 分以上かけて輸液することが推奨された[7]．2014年に報告されたEGDTの有効性を検討した研究(ProCESS trial) では，EGDT が生命予後，腎機能予後を改善するとはいえなかったので，中心静脈圧を指標に輸液することに関しては議論あるだろうが，適切な灌流量を維持することが重要であることにかわりはない[8]．

　腎前性腎不全では腎血流が回復すれば短期間に腎機能が回復するが，すでに腎性急性腎不全に移行していれば，回復には数日〜2 週間を要することが多い．敗血症患者の大規模観察研究SOAPでは体液過剰がAKIの予後不良因子であることが示されており[9]，有効動脈容量が確保された後は，過剰な水分投与はさける．腎血流を低下させる薬剤（ACE 阻害薬，NSAIDs 等）を可能な限り減量・中止することも大切である．

　尿量が減少している場合に，体液量の評価をしないで利尿薬を使ってはならない．利尿剤使用の目的は，時間尿量を確保することではなく，過剰な Na，水分を除去することである．腎前性 AKI の症例に対し，時間尿が少ないからといって利尿剤を投与すれば腎灌流がさらに低下し腎障害が悪化してしまう．

　臨床現場で判断に困るのは，体液量や輸液量をどのように評価するかである．循環血液量が明らかに欠乏している場合に初期輸液を投与することに異論を唱えるものはいないが，輸液の過剰投与は腎保護効果がないばかりか，生命予後を逆に悪化させる危険がある．初期輸液後の維持輸液適正量をどのように調整するかが最近のトピックスだが，輸液過剰で湿潤にするよりはむしろ輸液制限で維持することを推奨する専門家が多くなっている[9, 10]．

2) 体液過剰，溢水の対症療法—利尿薬の使い方

　重篤な肺水腫やうっ血性心不全に対しては利尿薬を投与するが，十分量投与しても無効ならば透析を行う．利尿剤に頼りすぎて透析導入のタイミングを誤らないように注意する．理論的にはフロセミド投与によって尿細管の Na 再吸収とエネルギー消費が抑制されるので腎保護に働くことが期待されたが，多くの研究によってフロセミドの腎保護効果，予後改善効果は否定されている．

AKI の予防および治療目的にループ利尿薬を投与することは推奨されない．体液過剰を補正する目的に限って使用する（処方例を以下に示す[11]）．

> 細胞外液量減少がないにもかかわらず尿量が低下した場合には，
>   ラシックス® を 80〜200 mg 静注する．
> 静注に反応がある場合には，その後は持続的に投与する方法がある．
> 腎機能別の投与量は，
>
> | 腎機能 (Ccr mL/min) | | 投与速度 (mg/hr) |
> |---|---|---|
> | CCr | < 25 | 20 − 40 |
> | CCr | 25 − 75 | 10 − 20 |
> | CCr | > 75 | 10 |

ラシックスの必要量は腎機能だけではなく基礎疾患によっても影響される．高血圧性心臓病などに伴う乏尿ならば 10〜20 mg を静注するだけでも十分な利尿がみられることもあるので少量から開始して反応をみてもよい．利尿剤に反応せず，溢水の症状が強ければ透析を開始する．

かつておこなわれていた Dopamine 少量持続投与は腎不全症例に対して有用とのエビデンスはなく，むしろ有害とされ，今では廃れてしまった．ANP を含めた Na 利尿ペプチドは GFR 増加作用ならびに髄質集合管での Na，水再吸収抑制効果がある．基礎研究で腎保護効果が示されているが，大規模研究では急性腎障害の発症予防および予後改善効果については否定的な報告が多い．現時点での適応は心不全，心臓外科術後の急性腎不全に限られる．

3) 高 K 血症に対する治療

高 K 血症の詳細は 17 章 p 198 を参照してほしい．

4) 薬物投与量の調整

腎障害を起こしうる薬剤は可能な限り減量，中止する．腎排泄性の薬物は腎機能に応じて投与量を調整する．

5) 栄養管理

①エネルギー，蛋白必要量

腎重量は体重のわずか 0.5 %だが，体内エネルギーの 7 %を消費する．急性腎障害では腎保護のためにも適切な栄養管理が求められるが，急性腎障害患者への栄養管理については不明な点が多い．昔は高エネルギー補充が推奨され，カロリー / 窒素比も急性腎不全では 300〜500 を投与するなどと記載してある教科書が多かったが，確固たるエビデンスはない．むしろエネルギー投与量，

I 外来・病棟患者への初期アセスメント

カロリー/窒素比を増加させても窒素バランスが正になるとは限らず，エネルギーの過剰投与，overfeedingはむしろ予後を悪化させると考えられる[12]．

ESPENのガイドラインでは，至適栄養量は未確定であるとしたうえで，非蛋白エネルギーは20～30 kcal/kg/日，蛋白質は透析が不要な保存期では0.8 g/kg，間欠的透析では1.0～1.5 g/kg/日，高度異化状態で持続的血液浄化療法（CRRT）が必要な状態では1.5～2.0 g/kg/日を推奨している[13]．25 kcal/kgのエネルギーと1.5 g/kgの蛋白を処方した時のカロリー/窒素比は約100なので，従来のわが国の教科書の記載とはだいぶ異なっている．一律に何gのアミノ酸，窒素投与と決めるのではなく病態，血液浄化療法の条件（アミノ酸除去率），必要に応じて窒素バランスを測定して栄養処方をすべきだろう．

急性腎障害に対する脂肪製剤の必要量に関してもコンセンサスはない．尿細管はエネルギー源として脂肪酸を用いることができるので，急性腎障害での脂肪製剤の投与に関して再検討が必要と思われる．

アミノ酸製剤も，腎不全での代謝異常を考慮し特別なアミノ酸製剤が開発されてきたが，あくまで病態生理からの推論に基づいて開発されたものであり，臨床的アウトカムを指標にした有効性の検証はまだ十分とはいえない．ESPENガイドラインでは，「大多数の患者には標準的なアミノ酸製剤が適切と考えられる」と述べている．腎不全用の特殊アミノ酸製剤（キドミン®，ネオアミユー®）は標準アミノ酸製剤に比べて水分量が多くなってしまう欠点がある．腎不全用特殊アミノ酸製剤の臨床的意義に関しても臨床研究での再検討が必要だろう．

②水分投与量

循環血液量減少が補正された後には，1日の水分摂取量は予想尿量＋不感蒸泄量（約15 mL×体重 mL）に制限する．ただし発熱患者では1℃上昇するごとに500 mL増量する．

集中治療室のAKIでは多臓器不全や感染症を合併したり，人工呼吸管理，複数のドレーンからの体液喪失，サードスペースへの体液分布がみられるので，水分管理は難しい．血圧低下に対しては輸液のみで血圧を維持するのではなく昇圧薬を併用して体液過剰にならないようにする．昇圧薬を使用すると血管収縮がおこり腎血流低下，腎虚血につながり腎障害が悪化することも懸念されていたが，現在は否定されている．

ATNならびに腎後性AKIの回復期には大量の利尿がみられることがある．

8 急性腎障害

　主因は尿素蓄積による溶質利尿と尿細管の濃縮力低下である．脱水（ECFV depletion）がすすんで腎前性 AKI にならないような補液を行うが，尿量を「追いかける」，すなわち尿量と同量の輸液をするといたちごっこになることがある．輸液量の上限を決めるか，尿量の 7 割程度にとどめ，体重減少が 3 ％ をこえるときに限り尿量分の輸液を指示するのが安全である．

③電解質補充のピットフォール

　1 日 K 摂取量は 50 mEq/ 日以下とする．高 K 血症があるときには K 補充を中止する．一方で，血液浄化療法を実施している患者に K 補充を全く行わないと低 K 血症が発生するので，定期的に血清 K 濃度を測定し，K 補充を行う（10～20 mEq/ 日程度となることが多い）．

　同様に，AKI 発症直後は高 P 血症，高 Mg 血症がみられることがありリン，マグネシウム補充を必要としないことが多いが，1 週間以上リン，マグネシウムを補充しないと反対に低リン血症，低マグネシウム血症が発生しやすい．リンは ATP をはじめとする高エネルギー化合物や核酸合成にも重要である．組織への酸素供給にも 2,3-DPG を介して関与する．マグネシウムは体内のイオンとして 4 番目に多い元素であり，各種の酵素反応の補因子として働いている．週一回以上は電解質を測定（Na, K, Cl だけではなく必ず Ca, P, Mg を含める），リン，マグネシウムを補充する．

エネルギー（非蛋白カロリー）	20～30 kcal/kg/ 日
炭水化物	3～5（最高 7）g/kg/ 日
脂肪	0.8～1.2（最高 1.5）g/kg/ 日
蛋白（必須および非必須アミノ酸）	
保存的治療—軽度異化亢進	0.6～0.8（max 1.0）g/kg/ 日
透析療法—中等度異化亢進	1.0～1.5 g/kg/ 日
CRRT—高度異化亢進	最高 1.7 g/kg/ 日
栄養投与ルート	
保存的治療	経口の食事，ONS
透析－中等度異化亢進	EN and/or PN
CRRT －高度異化亢進	EN and/or PN

I 外来・病棟患者への初期アセスメント

■急性腎障害に対する血液浄化療法

　支持療法で対処できない電解質異常，尿毒症，うっ血性心不全などの症状に対しては腎機能が回復するまでは透析療法を行う．透析療法の適応はAIUEO，すなわち高度な代謝性アシドーシス（Acidosis），薬物中毒（Intoxication），尿毒症（Uremia），電解質異常（Electrolyte abnormality），体液量過剰（Volume Overload）であるが，具体的な開始基準に関しては定まったものはない．表8－6にBellomoらの基準を示すが，数字にしばられるのではなく腎不全の進行速度や基礎疾患の経過，腎不全の合併症の程度，栄養・輸液必要量などから総合的に判断する．

　血液浄化療法には，①慢性維持透析患者と同様の間欠的血液透析（IHD, intermittent hemodialysis, 週3～4回，一回3～4時間），②持続的腎代替療法（CRRT, continuous renal replacement therapy, 24時間連続して実施）③その中間である緩徐低効率血液透析（SLED, sustained low-efficient hemodialysis, 週3～6回，一回6～12時間）がある．標準的な処方量では，1週間あたりの血液浄化量には大きな差はなく，CRRTは24時間かけて緩徐に治療を行うのに対して，IHDは短期間に集中的にて治療するという違いである．

　CRRTのほうがIHDにくらべて生命予後，腎機能予後がよいのではないかと期待されていた時期もあったが，現在は，急性腎障害に対する治療としてはどの治療法であっても同等に有効と考えられている．そのため，CRRTかIHDかといった透析療法の選択は施設の設備，担当医の経験や治療方針によって決められることが多い．水処理装置がない施設ではIHDは実施できないのでCRRTを選択せざるをえない．IHD, CRRT両者を選択できる施設でも，担当医が緩徐な血液浄化療法のほうが腎機能保護や全身管理に有用であると考えれば積極的にCRRTを選択する症例が多くなる．

　著者のCRRT選択基準は，1）循環動態が不安定なので長時間ゆっくり除水せざるを得ない場合，2）高度の異化亢進状態にあり，代謝性アシドーシス，高K血症の治療を24時間連続して実施する必要がある場合，としている．

　1日輸液量が2Lとなる患者では不感蒸泄600 mLとすれば1.4 L/日の除水が必要となる．2日に一回の血液透析では一回2.8 Lの除水が必要なので，4時間透析ならば時間あたり650 mLの除水が必要である．650 mL/時間の透析が可能ならばCRRTは不要，IHDを選択すればよい．一方，1日輸液量が

8 急性腎障害

表 8-6 急性腎不全（AKI）に対する血液浄化療法の開始基準[14]

適応（Bellomo らの基準）
乏尿（< 200 mL/12hr），無尿（< 50 mL/12hr）
高 K 血症（> 6.5 mEq/L）
代謝性アシドーシス（pH < 7.1）
高窒素血症（BUN > 84 mg/dL（30mmole/L）
肺水腫
尿毒症性脳症・心外膜炎・神経症
高 Na 血症（> 160），低 Na 血症（< 115 mEq/L）
悪性高熱症
薬物中毒（透析で除去される薬物）

3 L 必要な患者では，2 日に一回の IHD ならば時間あたり 800 mL の除水が必要である．昇圧剤を使用している ICU 患者に 800 mL/時間の IHD を実施することは危険なので，12 時間かけて時間あたり 200 mL の除水をおこなう SLED か，24 時間かけて時間あたり 100 mL の除水を行う CRRT を選択している．

急性血液浄化療法に関する詳細は 29 章（p384）を参照してほしい．

> **Tips 閉塞解除後の多尿（post obstructive diuresis）**
>
> 腎後性 AKI では尿路閉塞解除後に尿量が増加することがある．200mL/時間の尿量が 2 時間以上持続するか，24 時間尿量が 3L 以上の場合を post obstructive diuresis（POD）と呼ぶ．たいていは 24 時間以内に尿量は正常化するので，特別な対処は不要だが，48 時間以上持続する場合や，体液量減少がみられる場合を pathologic POD（病的 POD）と呼び，補液が必要となる．
>
> 膀胱出口部の閉塞や両側尿管閉塞が解除された後は，尿量を 2 時間毎に測定し，バイタルサインを 6〜8 時間毎に測定する．電解質，Cr を 1 日 1，2 回測定する．尿比重が 1.010 以上あれば尿量は自然に正常化することが多いが，尿比重が低ければ尿濃縮力が低下しているので多尿が持続する場合，時間尿量の 75% を 1/2 生理食塩液で補充することが推奨されている．高度な病的多尿が持続する場合には，症例毎に補液組成，投与量を調整し腎前性 AKI とならないよう対処する[1,2]．
>
> 1) Halbgewachs C. Postobstructive diuresis. Can Fam Physician 2015 ; 61 : 137-42.
> 2) Baum N, et al. Post-obstructive diuresis. J Urol 1975 ; 114 : 53-6.

I 外来・病棟患者への初期アセスメント

> **Tips** Na 排泄率（FENa, fractional excretion of sodium）

FENa とは糸球体で濾過された Na の何%が尿中に排泄されたかを示すものである．言い換えると FENa が 1 % ということは，99 % が尿細管で再吸収されたことを意味する．

健常人で 1 日 12 g（Na 204 mEq）の食塩を摂取し，尿中に同量の 204 mEq が排泄される場合を考えてみよう．糸球体で濾過される Na 量は毎分 GFR 100 mL の血漿水に含まれる Na 量とほぼ等しいので，毎分 140 mEq/L × 0.1 L = 14 mEq/ 分，24 時間あたりでは 14 × 60 × 24 = 20,160 mEq である．

すなわち FENa = 尿中 Na 排泄÷糸球体濾過 Na × 100 =（204/20160）× 100 ≒ 1 % となる．

乏尿性の AKI で，腎前性か腎性かを鑑別するのに FENa が役に立つ．尿細管機能が維持されている腎前性 AKI では，細胞外液量減少に対して Na を最大限再吸収し，尿中に排泄される Na 量を減らそうとする．腎性 AKI で尿細管での Na 再吸収能が障害されていれば尿中に排泄される Na 量が多くなる．

そこで，

　FENa < 1 %　　　腎前性 AKI
　FENa > 2 〜 3 %　腎性 AKI

と考えられる．

注意点としては，利尿薬を使用していると腎前性であっても FENa が高くなること，GFR が中等度以下に低下すると糸球体で濾過される Na 量が減少するので，相対的に FENa の基準値が高くなることである．またミオグロビン尿による急性尿細管壊死（ATN）や造影剤腎症，NSAIDs 腎毒性などでは腎性 AKI であっても FENa が 1%未満となることがある[15,16]．

$$FENa = \frac{Na \text{ 排泄量}}{\text{糸球体 Na 濾過量}} \times 100$$

$$= \frac{UNa \times \text{尿量}}{PNa \times GFR} \times 100 \qquad = \frac{UNa \times \text{尿量}}{PNa \times (UCr \times \text{尿量} \div Pcr)} \times 100$$

$$= \frac{UNa \times \text{尿量}}{PNa \times Ccr} \times 100 \qquad = \frac{UNa \times Pcr}{PNa \times Ucr} \times 100$$

文献

1) 南学正臣. 急性腎障害診療の重要性. 日内会誌 2014 ; 103 : 1047-1048.
2) KDIGO. KDIGO Clinical Practice Guideline for Acute Kidney Injury. Kidney Int Supple. 2. 2012 (日本語訳が東京医学社から刊行されている)
3) Mehta RL. International Society of Nephrology's 0by25 initiative for acute kidney injury. Lancet. 2015 Mar 9. pii: S0140-6736(15)60126-X. doi: 10.1016/S0140-6736(15)60126-X. [Epub ahead of print]
4) Singri, N. Acute renal failure. JAMA. 2003 ; 289 : 745-751.
5) McGee, S. ; Abernethy, W.B. 3rd et al. The rational clinical examination. Is this patient hypovolemic? JAMA. 1999 ; 281 : 1022-1029.
6) Chen S. Retooling the creatinine clearance equation to estimate kinetic GFR when the plasma creatinine is changing acutely. J Am Soc Nephrol. 2013 ; 24(6) : 877-88,
7) Dellinger RP, Levy MM, Carlet JM. et al. Surviving sepsis campaign : ingternational guidelines for management of severe sepsis and septic shock. Crit Care Med. 2008 ; 36 : 296-327.
8) ProCI,YealyDM,KellumJA,HuangDT,BarnatoAE,WeissfeldLA,etal.A randomized trial of protocol-basedcare for early. N Engl J Med. 2014 ; 370 : 1683-93.
9) Payen D et al. A positive fluid balance is associated with a worse outcome in patients with acute renal failure. Crit Care. 2008 ; 12(3) : R74.
10) Prowle JR, Echeverri JE, Ligabo EV, Roncon C, Bellomo R. Fluid balance and acute kidney injury. Nat Rev Nephrol. 2010 ; 6 : 107-115.
11) Brater DC. Diuretic therapy. N Engl J Med. 1998 ; 339 : 387-395.
12) Gervasio J, Cotton AB. Nutrition support therapy in acute kidney injury : Distingusishing dogma from good practice. Curr Gastroenterol Rep. 2009 ; 11 : 325-331.
13) Cano NJM, Aparicio dM, Brunori G. et al. ESPEN guidelines on parenteral nutrition : adult renal failure. Clinical Nutrition. 2009 ; 28 : 401-414.

I 外来・病棟患者への初期アセスメント

14) Bellomo, R. Indications and criteria for initiating renal replacement thrtapy in the intensive care unit. Kidney Int. 1998 ; 53（S66）, S106.
15) Klahr S, Miller SB. Acute oliguria. N Engl J Med. 1998 ; 338 : 671-675.
16) Espinel, C.H. The FENa test. Use in the differential diagnosis of acute renal failure. JAMA. 1976 ; 236 : 579-581.

Tea Break

英語力について（その3）
語彙力，文法力強化におすすめの本

　昔と違ってパソコン，iPadには辞書がついていますが，読むには最低限の語彙は必要です．「TOEFL英単語3800(旺文社)」を買ってください．米国の大学生レベルの単語が載っています．ランク3までの中で知らない単語があればとにかく暗記してください．医師国家試験に受かった頭で覚えられないはずがありません．

　「表現のためのロイヤル英文法(旺文社)」もお勧めです．「暗記用英文300」を暗記しようとせず繰り返し音読し体に覚えさせます．1つの文を音読するたびに「正」の字を書いていって，すべての文を最低50回以上，理想は100回以上音読してください．同時通訳で有名だった國広正雄氏は500回以上英語の教科書を音読することを提唱され（只管朗読），私も中学，高校時代まねをしていました．20回音読すると口が疲れてくるので，何日かにわけて音読を繰り返していけば，気がついたときには自然に口からでてくるようになります．

　英文を書く際に，前置詞のつけ方や表現に悩んだら，「表現のためのロイヤル英文法」を参照し，インターネットでパーデュー大学の「英作文ラボ」(POWL: Purdue Online Writing Lab) を参照しましょう．POWLはアメリカの学生間でも有名なサイトなので，パソコンの「お気に入り」に登録し，機会をみつけては親しんでください．

Tea Break　患者中心のケアと共同の意思決定

　21世紀医療のキーワードは患者中心のケア（Patient Centered Care）です．患者「中心」とは，「患者様」のいいなりになる医療ではなく，「個々の患者の好み，ニーズ，価値観を尊重し，対応する診療・ケア」「医療者と患者・家族との相互に有益な協力に基づいて，ケアを計画し，提供し，評価する創造的なアプローチ」のことを意味します[1]．疾病の完治が望めない状況が増えつつある今日，医療の目的は単なる生存率ではなく，QOLや満足度の向上など，患者の価値観が重視されることを反映しています．

　患者中心のケアをすすめるカギは「共同の意思決定（Shared Decision Making）」です[2]．治療法を選択する際，医師と患者がお互いの知識，価値観を共有しながら患者にとっての最善策を決定するプロセスをさします．医療者が一方的に決定したり（パターナリズム），医師が選択肢を示し，患者が最終決定する（インフォームド・コンセント）こととは異なり，医学的判断に加えて，患者の価値観や状況を重視し，医師と患者がいっしょに知恵をしぼり，決定に至ります．SDMは患者満足度，治療順守度，アウトカムを改善することが示されており，2011年には共同の意思決定プロセスを促進するためのザルツブルグ声明も発表されました．

　共同の意思決定プロセスを通じて患者中心のケアを提供するためには，医療者には医学知識・技術だけではなく，患者の価値観や状況を理解する姿勢と能力が求められるし，病院にはそれらを生かすための人的，時間的資源と体制をつくることが求められます．サイエンスとアートの結合であり，必要条件としてのEBMに十分条件としての個別化を加えることといえるでしょう．

1）Institute of Medicine. Crossing the quality chasm: a new health system for the 21st century. Washington, DC: IOM, 2001
2）Barry MJ et al. Shared Decision making-The pinnacle of patient-centered care. N Engl J Med 366:780-781, 2012

9 薬物と腎障害の基本的事項は

Basic 薬剤性腎障害 Update

■診療ルール

1) 入院患者にみられる急性腎障害の2割以上が薬剤性腎障害（Drug-induced Kidney Disease, DIKD）といわれている．
2) 急性腎障害を呈さなくても薬剤による糸球体病変や尿細管機能障害が生じうる．
3) 腎障害をみたら薬剤性腎障害を疑い薬剤服用歴を詳細に調べる．
4) 薬剤性腎障害は次のようにわけると考えやすい．
    ①腎前性急性腎障害（腎血行動態変化）
    ②急性尿細管壊死（用量依存性直接尿細管細胞障害）
    ③急性尿細管間質性腎炎（薬剤性過敏型腎障害）
    ④閉塞性・腎後性AKI（尿細管管腔内結晶沈着，尿路結石）
    ⑤血栓性微小血管症（血管障害によるAKI）
    ⑥糸球体病変（ネフローゼ症候群，糸球体腎炎）
    ⑦慢性尿細管間質障害
    ⑧尿細管機能障害（Fanconi症候群，尿細管性アシドーシス，SIADHなど）
5) 薬剤性腎障害の診断・分類基準は確立していないが，国際的に標準化する試みが提唱されている．①急性腎障害，②糸球体障害，③尿細管機能障害，④尿路結石・結晶尿症に4分類し，薬理学的機序から説明可能で用量依存性のA型と発症が予測できず用量依存性ではないB型に分類し，さらに薬剤服用からの発症期間に応じて急性（1〜7日），亜急性（8〜90日），慢性（90日を超えるもの）とするものである．
6) 同一薬剤が異なった機序で腎障害を生じることもある．代表例はNSAIDsであり，血行動態変化による急性腎障害，急性尿細管間質性腎炎，糸球体病変などを生じうる．
7) 体液量減少，心不全などRA系が亢進している状態では，NSAIDsは糸球体輸入細動脈の収縮を招き，急性腎障害を引き起こすので注意する．

9 薬物性腎障害

Case　痛風，高血圧ある 55 歳男性

　痛風，高血圧の既往ある 55 歳男性が，倦怠感を主訴に来院．
　2 週前に肺炎に対して近医からスルバクタムナトリウム・アンピシリンナトリウム（ユナシン®）を処方されたが，症状が改善したため中止．食欲なく食事摂取量は減少，体重も減少している．血圧 120/80 mmHg，脈拍 84/分，呼吸数 20/分，体温 36.7 ℃．身体所見に異常なし．
　血液検査 TP 7.0 g/dl, Alb 4.0 g/dl, BUN 30 mg/dl, Cr 1.5 mg/dl（1 年前は 0.8 mg/dL），Na 135 mEq/L, K 4.5 mEq/L, Cl 103 mEq/L, HCO_3^- 20 mEq/L, WBC 8,000/mm^3, Hb 13.5 g/dL
　尿蛋白（1＋），尿潜血反応（1＋），尿白血球 5－10/hpf, ANCA 陰性，補体価正常，ASO 正常範囲．肝機能正常，HBsAg（－）HCV（－），尿培養陰性．
　現在内服中の薬剤は，アロプリノール 100 mg 一日 2 回，ロキシプロフェン 60 mg 一日 3 回，バルサルタン 80 mg

Point

- 急性腎障害をみたら薬剤性腎障害を鑑別診断に入れる．
- 薬剤性急性腎障害の鑑別では，腎前性，腎性，腎後性の要素を考える．腎前性として薬剤による血管収縮があり，腎性としては薬剤による糸球体病変，尿細管間質性腎炎を，腎後性として尿細管への結晶沈着がある
- 本症例ではペニシリン，バルサルタン，ロキシプロフェンのいずれも腎障害を起こしうる．
- 薬剤による急性間質性腎炎も多い．血清 Cr 上昇や蛋白尿は軽度のことが多いが，透析を必要とする場合もある．尿白血球，好酸球尿の有無を検査する．
- 尿中白血球がみられるので，最近服用したペニシリンによる薬剤性間質性腎炎の可能性が高いが，脱水に伴い NSAIDs, ARB の腎障害が合併しているかもしれない．

I　外来・病棟患者への初期アセスメント

Lecture

■薬剤性腎障害の頻度

　薬剤性腎障害は日常診療でよく遭遇する．入院患者の急性腎障害のうち約20〜25％が薬剤性腎障害といわれている．合併症が多く，複数の薬剤を服用している高齢者では薬剤性腎障害の発症頻度は高い[1)2)]．腎障害をみたら薬剤性腎障害をまず疑い服用薬を確認する．サプリメントや民間薬を服用していることもあるので注意が必要である．

　一方で，薬剤を服用している患者の血清 Cr が上昇したからといってただちにその薬剤が原因とは断定できない．たとえばバンコマイシンを投与されている敗血症患者が急性腎障害を呈した場合，薬剤ではなく敗血症が原因のこともある．

■なぜ腎臓は薬剤障害が出やすいのか

　腎血流量は心拍出量の25％を占めるが，腎臓の重量は体重の1％にも満たない．重量あたりの血流量が多く，薬物の曝露量も多い．血中から腎臓に排泄された薬剤は，尿濃縮の結果，尿細管管腔内薬物濃度が上昇する．腎排泄性の薬剤の多くは，糸球体ろ過ではなく尿細管からの分泌によって排泄されるが，この過程で尿細管細胞内に薬物が蓄積することになり，細胞内の薬物濃度が高くなる．また，腎髄質は低酸素状態にあるため，虚血の影響を受け易いし，尿細管は物質輸送のためエネルギー消費量，酸素消費量も多い．こうしたことから腎臓は薬剤による障害を受けやすいといえる．また，尿細管上皮細胞は抗原提示能を持っていること，糸球体毛細血管，尿細管周囲の毛細血管の内皮細胞面積が広いため，抗体や免疫複合体に曝露されやすいことも腎病変をきたしやすい原因となる．腎臓は肝臓とならび薬物代謝を行う臓器でもあり，薬物代謝過程で産生される活性酸素が腎障害を引き起こす可能性もある[3)4)5)]．

■薬剤性腎障害の機序と分類（表9-1）

　薬剤性腎障害の診断・分類基準を国際的に標準化する試みが提唱されている．①急性腎障害②糸球体障害③尿細管機能障害④尿路結石・結晶尿症に4分類し，薬理学的機序から説明可能で用量依存性のA型と発症が予測できず用量依存性ではないB型に分類し，さらに薬剤服用からの発症期間に応じて急性（1〜

9 薬物性腎障害

表 9-1 薬剤性急性腎障害の主なメカニズム

機序	原因薬剤
腎血行動態の変化	NSAIDs, シクロスポリン, 造影剤, RA 系阻害薬
急性尿細管壊死	アミノグリコシド セフェム, カルバペネム, キノロン, サルファ剤, アムホテリシン B, NSAIDs, シスプラチン, イホスファミド, メトトレキセート, シクロスポリン, タクロリムス, 造影剤
尿細管障害（慢性）	鎮痛薬（フェナセチン）, シクロスポリン, カドミウム
急性間質性腎炎	ペニシリン, セファロスポリン NSIADs, リファンピシン サルファ剤, フロセミド, サイアザイド ニューキノロン シメチジン, アロプリノール
閉塞性・腎後性 AKI	サルファ剤, メトトレキセート, インジナビル, テノホビル, アシクロビル, ガンシクロビル
血栓性微小血管症 TMA	マイトマイシン C, ゲムシタビン, シクロスポリン, タクロリムス, ベバシズマブ, 抗血小板薬（チクロピジン, クロピドグレル）, キニン
糸球体障害 （足細胞）	リチウム, インターフェロン, パミドロネート, NSAIDs, インターフェロン製剤
糸球体障害 （免疫学的機序）	膜性腎症 金製剤, ペニシラミン, ヒドララジン, NSAIDs 急速進行性糸球体腎炎（ANCA 関連血管炎） ベンジルチオウラシル, ヒドララジン

7日），亜急性（8～90日），慢性（90日を超えるもの）とするものである[1]．まだ十分にコンセンサスが得られたものではなく，尿細管障害も急性腎障害を呈するものは急性腎障害に，GFRの低下はなく主として電解質異常を呈するものを尿細管機能障害に分類するなどわかりにくい点もある．そのため，ここでは多くの教科書などで説明されてきた分類で説明する．

薬剤性腎障害は次のようにわけて考える．

①腎前性急性腎障害（腎血行動態変化）②急性尿細管壊死（用量依存性直接尿細管細胞障害）③急性尿細管間質性腎炎（薬剤性過敏型腎障害）④閉塞性・腎後性 AKI（尿細管管腔内結晶沈着，尿路結石）⑤血栓性微小血管症（血管障害による AKI）⑥糸球体病変（ネフローゼ症候群，糸球体腎炎）⑦慢性尿細管間質障害 ⑧尿細管機能障害（Fanconi 症候群，尿細管性アシドーシス，SIADH など）．

急性腎障害の原因分類としては，腎前性が①に，腎性が②③⑤に，腎後性が④に相当する．

I 外来・病棟患者への初期アセスメント

1) 腎前性急性腎障害（腎血行動態変化）

　糸球体血圧は糸球体輸入細動脈，輸出細動脈の tone を調整することで一定に維持されている．腎血流量が低下した場合，輸入細動脈が収縮した場合，あるいは輸出細動脈が拡張した場合に GFR が低下し，急性腎障害となる．アンジオテンシン II（A II）は輸入，輸出細動脈の両者を収縮するが，AII はプロスタグランジン E（PGE）の産生を刺激し，PGE は輸入細動脈拡張作用があるので，糸球体血行動態は維持される．プロスタグランジンや A II の産生に影響する薬剤は，糸球体血行動態を介して GFR を変化させる．

a) NSAIDs

　NSAIDs の腎毒性は，脱水，心不全，敗血症，腎障害などを合併している患者で発生しやすい．こうした患者では，RA 系が亢進し，AII は輸入細動脈，輸出細動脈を収縮するが，同時に輸入細動脈拡張作用のある PGE の産生を刺激するので，輸入細動脈の血流量が維持されている[6]．NSAIDs は PG の合成に関与する Cyclooxigenase（COX）を阻害するため，糸球体内圧が低下し，結果的に GFR を低下させる．

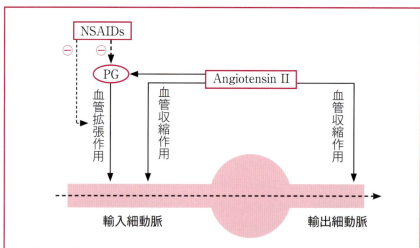

糸球体血行動態はアンジオテンシン II（AII）などの血管収縮因子とプロスタグランジン（PG）などの血管拡張因子との均衡で調節されている．AII は輸入細動脈，輸出細動脈ともに収縮させると同時に，PG の産生を刺激する．定常状態では AII の輸入細動脈収縮作用と PG の血管拡張作用が均衡し糸球体毛細血管の血流量は一定に保たれている．脱水などで AII 産生が亢進している状態で NSAIDs を投与すると，血管拡張因子である PG の産生が低下し，輸入細動脈の血管収縮が優位となる結果，糸球体毛細血管血流量，GFR が低下する．

図 9-1　NSAIDs による腎障害（血行動態の変化）

9 薬物性腎障害

NSAIDs の中では，インドメタシン の腎毒性が最も強く，アスピリンは弱い．イブプロフェン（ブルフェン®），ジクロフェナク（ボルタレン®），ナプロキセン（ナイキサン®）が中間になる．セレコキシブ（セレコックス®）は腎毒性が弱いのではと期待されたが，腎臓では COX2 が常に発現しており，腎機能の維持に関与している．そのため COX2 選択的阻害薬を使用したからといって腎毒性が軽減されることはない．

NSAIDs による急性腎障害のリスク因子は，進行した慢性腎臓病（eGFR < 60 mL/min/1.73 m^2），体液量減少，高齢者，RA 系阻害薬使用，肝硬変などである．こうした患者に対する NSAIDs 使用は避けるようにする．

NSAIDs の腎毒性は血行動態を介したもの以外にもみられる．糸球体障害，ネフローゼ症候群，間質性腎炎，電解質異常など，ほとんど全ての腎毒性機序を示している．

b) RA 系阻害薬

ACE 阻害薬ならびにアンジオテンシン受容体拮抗薬（ARB）は最も頻用されている降圧薬であるが，同時に腎障害の原因となることも多い．AII は輸入細動脈よりも輸出細動脈を収縮させるので，この作用に拮抗する RA 系阻害薬によって輸出細動脈が拡張し，糸球体内圧低下，GFR 低下，血清 Cr 上昇がみられる．

RA 系阻害薬を服用した直後には一時的に血清 Cr 値が上昇することがあるので前値の 30 ％未満であれば経過観察でよい．しかし，血清 Cr の 30 ％以上の上昇が 6〜12 週経っても改善しなければ，RA 系阻害薬による腎障害と考える．eGFR < 60 の患者に RA 系阻害薬を処方したら，その後の血清 Cr ならびに K 値を定期的に測定する．

腹水を伴った肝硬変患者の多くは RA 系が亢進することで血圧が維持されている．欧米の肝硬変ガイドラインは腹水を伴った肝硬変患者に対する RA 系阻害薬ならびに NSAIDs の使用を避けるよう推奨している[7)8)]．

c) カルシニューリン 阻害薬

移植患者や各種の免疫疾患に使用されるカルシニューリン阻害薬（シクロスポリン，タクロリムスなど）による腎障害は，輸出細動脈の収縮によると考えられる．平滑筋細胞では，Ca^{2+} による血管収縮と，PGE2，PGI2 などによる血管拡張が均衡を保っている．シクロスポリン投与下では細胞内 Ca^{2+} が上昇し，同時にプロスタグランジンが減少しやすいので，AII，ET などの血管収縮作用が優位となり輸入細動脈が収縮する．その結果糸球体内圧が低下し GFR が減少する．

I 外来・病棟患者への初期アセスメント

2) 急性尿細管壊死

薬剤が直接に尿細管細胞を障害すると急性尿細管壊死が起こる．薬剤が尿細管細胞内に蓄積する必要があるので投与後 1 週間以降してから発生することが多い．代表的な薬剤は，アミノグリコシド，アムホテリシン B，ヨード系造影剤，シスプラチンなどである．

a) アミノグリコシド

アミノグリコシドは陽性荷電をもつので，尿細管上皮細胞の膜リン脂質に結合しやすい．腎組織内の濃度は血中濃度の 10～20 倍にも達する．その後，近位尿細管細胞内に蓄積され近位尿細管障害を起こす．初期症状としては，尿細管性たんぱくや刷子縁膜の酵素が尿中に排泄される．治療開始後 5～10 日で症状が出現しはじめ，血清 Cr の上昇や尿量減少もみられるようになる．回復には時間がかかるものの，腎障害の初期に中止すれば可逆的なことが多い．

b) アムホテリシン B

アムホテリシン B の腎毒性は，約 8 割の患者にみられるともいわれ，特に蓄積投与量が 3～4 g になると腎障害発生率が高まる．直接の尿細管細胞障害に加え，血管収縮性プロスタグランジン産生刺激作用もあり，血行動態の変化を介した腎障害も起こしうる．尿細管細胞膜の Na，K に対する透過性も増加させるため，酸素需要が高まり，虚血性の障害が増強される．

アミノグリコシド腎毒性と同様に，血清 Cr，BUN の上昇，乏尿が見られるが，さらにナトリウム，カリウム，マグネシウムの腎臓からの喪失もみられる．

腎毒性の予防には，十分な補液を行い脱水，RA 系刺激による血管収縮をさけるようにする．アムホテリシン B リポソーマル製剤は腎毒性が少ない．

c) ヨード系造影剤

ヨード造影剤による急性腎障害は造影剤腎症として知られている．直接の尿細管細胞障害と，腎血行動態を介した腎虚血による腎障害が原因と考えられている．

腎機能低下，糖尿病，心不全，貧血，高齢者などは造影剤腎症の高危険群であり十分な注意が必要である．頻度や対処に関する詳細は 3 章 p 22 を参照してほしい．

d) シスプラチン

シスプラチンの腎毒性は近位尿細管の直接障害によるものと考えられる．シスプラチンが蛋白ならびに SH 基に結合し，酸化的リン酸化に影響を及ぼす．このため細胞のエネルギー産生が低下し，近位尿細管細胞傷害が生じる．

投与後 10～12 日で血清 Cr 値上昇がピークとなり，その後 21 日頃までに改善がみられる．しかしシスプラチン投与が繰り返された場合には，腎障害が不可逆的になることもある．低マグネシウム血症，低カルシウム血症，低カリウム血症などの電解質異常も有名である．なおシスプラチンに比べるとカルボプラチンの腎毒性は少ない．

予防には減量が望ましいが，原疾患の治療のために減量することは難しい．

脱水状態ではリスクが高まるので，一日 1～4 L の十分な補液を行う．

3）急性間質性腎炎

急性間質性腎炎は薬剤に対する過敏反応によって尿細管，間質が障害されるもので，急性腎障害の 3～15 ％を占める．急性尿細管壊死は投与量に関係するが，間質性腎炎はアレルギー機序によるので投与量に関係なく発症し，薬剤投与から発症まで約 2 週間（数日～数カ月）かかることが特徴である．典型例では発熱，好酸球増多，白血球尿（特に好酸球尿），皮疹が特徴である．どのような薬剤であってもおこしうるが，以下に記載した薬剤を服用中の患者で急性腎不全（AKI）をみたら，鑑別診断にあげること．

a）抗生物質

抗生物質の中ではペニシリン，セフェム系，キノロン，バンコマイシン，スルホナミドが急性間質性腎炎（AIN）を起こす原因として多い．間質浸潤細胞の多くは T 細胞なので，cell mediated な反応と考えられているが，リンパ球のほかに，単球，好酸球も認められる．

薬剤性の AIN は薬剤開始から 2 週間以内に発生し，非乏尿性 AKI であることが多い．ペニシリン，セフェム系の AIN では発熱，好酸球増多，皮疹がみられることが多いが，他の薬剤による場合にはこうした全身性の症状は軽微である．血清 Cr の軽度上昇，白血球尿，軽度の蛋白尿がみられる．薬剤中止によって改善がみられるが，回復には数週から数カ月かかることもある．プレドニン（0.5～1 mg/kg）を 1～4 週間投与することもある．

b）バンコマイシン

バンコマイシンによる AIN の報告も散見されるので，バンコマイシン投与患者の腎障害をみたら鑑別診断に加える．

c）NSAIDs

NSAIDs による AIN は，他の薬剤による AIN と臨床経過が異なっている．症状発現までは 6 カ月かかることもあり，発熱，皮疹，好酸球増多がみられ

I 外来・病棟患者への初期アセスメント

表 9-2 薬剤性糸球体病変

病理組織所見	原因薬剤
微小変化型	NSAIDs，トリメタジオン
巣状分節状糸球体硬化症（FSGS）	リチウム，パミドロネート
膜性腎症	金製剤，D-ペニシラミン NSAIDs，
膜性増殖性糸球体腎炎（MPGN）	ヒドララジン
半月体形成性糸球体腎炎	ベンジルチオウラシル，ヒドララジン，リファンピシン

るのはわずか1割未満である．一方，7割の患者で，一日 3.5 g 以上の蛋白尿がみられる．腎障害は可逆性なので，早期に診断し，薬剤を中止する．

d）カルシニューリン阻害薬

カルシニューリン（シクロスポリン，タクロリムスなど）による尿細管間質腎炎は，急性ではなく慢性である．急性腎障害は血行動態の変化を介するが，6～12カ月の投与後に認められる腎障害は慢性間質性腎炎が多い．Endothelin-1の放出を刺激し，NO 産生を抑制する．

4）閉塞性・腎後性 AKI（尿細管管腔内結晶沈着，尿路結石）

腎排泄性の薬剤では，尿が濃縮されて尿細管腔内の薬物濃度が増加すると結晶が析出し尿細管閉塞から腎機能低下にいたることもある．尿酸性化によって尿 pH が低下し薬物溶解度が変化することも結晶析出に関連する．腎障害は尿細管レベルの腎後性腎不全とみなすことができる．結晶化をおこす薬剤としてはサルファ剤，メトトレキセートや抗ウイルス薬である インジナビル（プロテアーゼ阻害薬），テノホビル（Reverse Transcriptase Inhibitor），アシクロビル，ガンシクロビル 等がある．アンピシリン，シプロフロキサシンでも結晶化による腎障害が報告されている．

5）血栓性微小血管症（血管障害による AKI）

血栓性微小血管症（TMA）は微小血管性溶血性貧血，破壊性血小板減少，細血管内血小板血栓を3主徴とする症候群であり，薬剤が原因となることもある．薬物の直接毒性ないし免疫を介した機序で血管内皮細胞が傷害され，内皮細胞の膨化と血小板血栓による腎糸球体毛細血管の内腔狭小化，溶血性貧血が生じる．

マイトマイシンCやゲムシタビンによる TMA は用量依存性で，回復しにくく，長期的な腎障害を残すことが多い．シクロスポリン（ネオーラル®）やタクロリムス（プログラフ®）も用量依存性に TMA の原因となる．

表 9-3 電解質異常と薬剤

	薬剤	機序
低 Na 血症	トリメトプリム シプロフロキサシン ビンクリスチン	ENaC 阻害 ADH 刺激 ADH 刺激
高 Na 血症	アムホテリシン B デメクロサイクリン	AQP2 抑制 ADH 抑制
低 K 血症	アムホテリシン B ペニシリン アミノグリコシド ループ利尿薬 サイアザイド利尿薬	膜透過性変化 再吸収されない陰イオン増加による管腔内陰性荷電 CaSR 刺激
高 K 血症	ACE 阻害薬 AII 受容体拮抗薬 β遮断薬 NSAIDs ヘパリン K 保持性利尿薬 トリメトプリム カルシニュリン阻害薬 ペニシリン アムホテリシン B ナファモスタット	RA 系阻害 尿細管での K 分泌抑制
腎性尿崩症	シスプラチン, イフォスマイド, ペメトレキセド	
Fanconi 症候群	シスプラチン, イフォスマイド, イマチニブ	

　血管新生阻害剤であるベバシズマブ (アバスチン®) は血管内皮細胞増殖因子 (VEGF) を標的とするヒト化モノクローナル抗体製剤であるが，高率に高血圧，蛋白尿をきたす．腎生検では TMA に特徴的な所見を呈するが，微小血管性溶血性貧血がみられるのは半数以下である．ポドサイト (たこ足細胞) が VEGF を産生し，VEGF は糸球体毛細血管の構造と機能の維持に重要な役割を果たしており，抗腫瘍効果と腎障害は比例するという．他の原因の TMA と異なり薬剤中止とともに症状は軽快する[3)9)10)]．

6) 糸球体病変 (ネフローゼ症候群, 糸球体腎炎)

　リチウム，インターフェロン，パミドロネートは微小変化型ネフローゼ症候群や巣状糸球体硬化症の原因となる．NSAIDs は微小変化群ネフローゼ症候群や膜性腎

I 外来・病棟患者への初期アセスメント

症を生じることがある．ヒドララジン，抗甲状腺剤であるPTU（プロピルチオウラシル）は薬剤性ANCA関連血管炎の原因となる．

7) 慢性尿細管間質障害

わが国の腎生検レジストリによる薬剤性腎障害の約20％は慢性尿細管間質性障害であり，原因としてシクロスポリンなどのカルシニューリン阻害薬とNSAIDsが多い[2]．シスプラチンやリチウムも慢性尿細管間質障害の原因となる．

8) 尿細管機能障害（電解質異常）(表9－3)

血清CrやGFRに変化はきたさないが，尿細管の機能障害をおこし電解質異常をきたす薬剤も多い[11]．GFRにも尿細管機能にも直接影響を与えないが，視床下部などでのバゾプレシン（AVP）の産生や分泌を介して水バランス異常，血清Na濃度の異常を引き起こす薬剤もある．

アミノグリコシドやテトラサイクリンは近位尿細管のミトコンドリアでのATP産生に影響する．その結果，近位尿細管のNa,K-ATPase活性およびNa輸送が低下する．Na輸送に共役したブドウ糖，アミノ酸，リン酸，HCO_3^-の再吸収も低下する結果，全般的近位尿細管機能障害すなわちFanconi症候群が生じることになる．

アミノグリコシドはヘンレループでのK調節にも影響を与えBartter症候群（低K血症，代謝性アルカローシス）をきたしたり，遠位曲尿細管に作用しMg喪失をきたすこともある．

アムホテリシンBはGFRを低下させるほかに，皮質集合尿細管に影響し低K血症を起こす．

皮質集合尿細管のK分泌を抑制し，高K血症をきたす薬物としてはtrimethoprim，ヘパリン，ナファモスタット，NSAIDs，RA系抑制薬などが有名である．

■薬剤性腎障害を予防・治療するには

薬剤性腎障害の多くは可逆性であるが，一部の患者では腎障害が持続したり，慢性腎臓病の進行速度が加速することもある．薬剤投与にあたっては，腎機能を評価し，腎毒性ある薬剤を避けるか，あるいは用量調整を行う．薬剤性腎障害発症のリスクが高い患者群に対しては特に注意が必要である．

薬剤性腎障害が発症した場合には，可能な限り原因薬物を中止し，急性腎障害に対する他の支持療法を行う．急性尿細管間質性腎炎が疑われる場合にはステロイド療法が有効なこともある．

9 薬物性腎障害

表 9-4 薬剤性腎症発症のリスク因子

1. 絶対的, 相対的な血管内容量の減少
2. 高齢者（60 歳以上）
3. 糖尿病
4. 心不全
5. 敗血症
6. 腎血流低下
7. 複数の腎毒性物質の服用, 曝露

文献

1) Mehta RL, et al. Phenotype standardization for drug-induced kidney disease. Kidney International. 2015 ; 88 : 226-234.
2) Yokoyama H, et al. Drug-induced kidney disease: a study of the Japan Renal Biopsy Registry from 2007 to 2015. Clin Exp Nephrol. 2015 Nov 21. [Epub ahead of print]
3) Markowitz GS, et al. Drug-induced glomerular disease: direct cellular injury. Clin J Am Soc Nephrol. 2015 ; 10 : 1291-1299.
4) Hogan JJ, et al. Drug-induced glomerular disease: immune-mediated injury. Clin J Am Soc Nephrol. 2015 ; 10 : 1300-1310.
5) Nigam SK, et al. Handling of drugs, metabolites, and uremic toxins by kidne proximal tubule drug transporeters. Clin J Am Soc Nephrol . 2015 ; 10 : 2039-2049.
6) Endlich K, Loutenhiser R. Regulation of vasomoter tne in the afferent andefferent arterioles. in Turner N et al ed. Oxford Textbook of Clinical Nephrology. 4th Edition. pp. 1733-1734, Oxford University Press, 2016.
7) Runyon BA. The American association for the study of liver diseases. Management of adult patients with ascites due to cirrhosis: Update 2012.
http://www.aasld.org/sites/default/files/guideline_documents/141020_ Guideline _Ascites_4UFb_2015.pdf
8) European Association for the Study of the Liver. EASL clinical practice guidelines on the management of ascites, spontaneous bacterial peritonitis, and hepatorenal syndrome in cirrhosis. Journal of Hepatology 2010 ; 53 j : 397-417.
9) Perazella MA. Onco-nephrology: renal toxicities of chemotherapeutic agents. Clin J Am Soc Nephrol. 7 : 1713-1721.
10) Izzedine H, et al. Thrombotic microangiopathy, cancer, and cancer drugs. Am J Kidney Dis. 2015 ; 66 (5) : 857-68.
11) Zietse, R. ; Zoutendijk, R. ; Hoorn, E.J. Fluid, electrolyte and acid-base disorders associated with antibiotic therapy. Nat Rev Nephrol. 2009 ; 5 : 193-202.

10 慢性腎臓病患者に対する降圧療法をどうするか

| Basic | 慢性腎臓病患者に対する降圧療法 | Update |

■診療ルール

1) 30歳以上の日本人男性の60%，女性の45%が高血圧（収縮期血圧140 mmHg以上，または拡張期圧90 mmHg以上，または降圧薬服用中）と判定されている．
2) 本邦の高血圧患者数は約4300万人と推定される．
3) 至適血圧（収縮期血圧120 mmHg未満かつ拡張期血圧80 mmHg未満）を超えて血圧が高くなるほど，全心血管病，脳卒中，心筋梗塞，慢性腎臓病などの罹患リスクおよび死亡リスクは高くなる．
4) 高血圧に起因する死亡者数は年間約10万人と推定され，喫煙に次いで多い．心血管病死亡の約50%，脳卒中罹患の50%以上が，至適血圧を超える血圧高値に起因するものと推定される．
5) 高血圧と腎臓は相互に密接に関連している．腎臓は高血圧の成因に関与するし，高血圧は腎障害を引き起こし慢性腎臓病（CKD）の原因となり，一旦CKDが発症すると高血圧が重症化し，障害された腎機能を一層低下させるという悪循環が形成される．
6) CKD患者に対しては，腎障害の進行を抑制するために，さらに心血管病のイベント予防のために厳格な降圧療法を行う．
7) 糖尿病のあるCKD患者の降圧目標は130/80 mmHg未満とし，RA系阻害薬が第一選択となる．
8) 糖尿病のないCKD患者では，蛋白尿があれば（尿蛋白/Cr > 0.15 g/gCr），降圧目標は130/80 mmHg未満とし，RA系阻害薬が第一選択となる．
9) 糖尿病のないCKD患者では，蛋白尿がなければ，降圧目標は140/90 mmHg未満とし，RA系阻害薬，カルシウム拮抗薬，利尿薬が推奨される．
10) RA系阻害薬は，透析患者を含むすべてのCKD患者に投与可能だが，高齢者やGFR < 30 mL/min/1.73 m^2のCKD患者では，投与開始後に急速な腎機能の悪化や高K血症がみられることがある．少量から開始し，腎機能や血清K値を緊密にモニターする．

10 慢性腎臓病患者に対する降圧療法

Case 57歳男性　健診で腎機能障害を指摘された糖尿病患者

10年来の糖尿病患者．健診で腎機能障害を指摘され，腎臓内科を受診した．これまで高血圧を指摘されたことはなく，降圧薬も服用していない．
外来血圧 135/85 mmHg，心拍数 72/分，呼吸数 14/分．
検査所見　TP 7.2 g/dL, Alb 4.1 g/L, BUN 20 mg/dL, Cr 1.2 mg/dL (eGFR 49.8 mL/min/1.73 m^2), Na 138 mEq/L, K 5.2 mEq/L, Cl 95 mEq/L, HCO$_3^-$ 24 mEq/L
尿蛋白定性（±），尿蛋白/Cr = 0.3 g/gCr，尿沈渣　異状なし
・降圧療法は必要だろうか？
・血圧コントロールの目標，降圧薬の選択は？
・降圧療法を開始する際の注意点は？再診は何週間後にするのが安全か？

症例の解説・入院後の経過

・日本人のGFR低下速度は0.3 mL/min/1.73 m^2/年程度と報告されているが[1]，高血圧を合併すると4〜8 mL/min/1.73 m^2/年の低下にもなる．RENAL研究の対象者である糖尿病性腎症患者のGFR低下速度は約5 mL/min/1.73 m^2/年であった[2,3]．
・無治療で放置した場合，5 mL/min/1.73 m^2/年の速度でGFRが低下すれば，この患者は10年以内に透析が必要な末期腎不全に至る可能性が高い．
・腎不全の進行を抑制し，心血管イベントの発症を予防するには130/80 mmHg未満を目標とした降圧療法が推奨される．
・RA系阻害薬を第一選択とするが，開始後に高カリウム血症が出現することがある．この患者の血清K値は5.2 mEq/Lと若干高めなので，カリウムを多く含む食品の過剰摂取を避けるよう指導する．
・再診の間隔として，米国腎臓財団のCKD患者の高血圧，降圧療法ガイドラインはベースラインのGFRが30未満であったり，血清K値が5.0 mEq/L以上の場合には，RA系阻害薬を開始したり，増量した際には2週以内に再診することを推奨している．

Ⅰ　外来・病棟患者への初期アセスメント

Lecture

■高血圧の疫学と治療

　高血圧は自覚症状に乏しいが, 心血管病の危険因子であり, サイレントキラーである. 人口の高齢化, 都市への人口集中, 不適切な生活習慣の広まりによって高血圧の頻度が世界的にも増加していることをうけ, WHO は 2013 年に "A global brief on Hypertension : Silent killer, global public health crisis" という報告書を発表した[4].

　WHO によれば, 心血管病は世界全体で, 1700 万人の死亡をひきおこし, 全死因の約 3 割を占めている. このうち, 高血圧に関連するものが 940 万件であり, 心臓病の 45％, 脳卒中の 51％ が関係する. 本邦の疫学データも同様に, 心血管死亡, 脳卒中死亡の約 50％ が至適血圧を超える血圧高値に起因すると推定されている. Non communicable disease の代表であるが, 予防と治療が可能な疾患なので, 公衆衛生学的な対策を講じるとともに, 全ての医師には担当患者の血圧を評価すること, 必要な予防・治療をおこなうことが求められる. 眼科, 皮膚科, 歯科など内科以外の診療科も,「全ての初診患者」の血圧を測定し, 高血圧があれば, かかりつけ医を含めた内科医に紹介することが期待されているわけである.

　高血圧の機序, 分類, 診断手順, 治療法一般は「高血圧治療ガイドライン 2014」引用文献や他の成書に譲り, 本項では「慢性腎臓病患者に対する降圧療法」の要点をまとめたい.

■高血圧と腎臓

　高血圧というと循環器内科を思い浮かべることが多いが, 欧米では, 腎臓内科医が高血圧診療の中心を担っている. 米国の病院で「腎臓内科」に相当する部門は, Division of Nephrology and Hypertension と称していることが多い. 高血圧は心血管病の危険因子であること, 二次性高血圧の多くは内分泌疾患であることを考えれば, 循環器内科や内分泌専門医の役割が重要であるが, 腎臓内科においても高血圧の診断と治療は重要な課題である.

　本態性高血圧の病態には腎臓が深く関与している. 高血圧患者の腎臓を移植すると, レシピエントの血圧が高くなること, 難治性高血圧患者に正常血圧のドナーから腎臓を移植すると血圧に正常化することが報告されている. 高血圧

10 慢性腎臓病患者に対する降圧療法

ラットの腎臓を正常血圧ラットに移植すると，移植をうけたラットの血圧が上昇することは多くの実験で示されている．腎臓自体の機能障害が高血圧を生じる機序としては，（1）レニンアンジオテンシン系（2）腎臓のNa，体液調整（3）腎・交感神経系の相互作用（4）未知の昇圧物質の産生亢進ないし排泄障害，などが想定されている[5]．

■慢性腎臓病と高血圧

高血圧は糖尿病性腎症をはじめとする慢性腎臓病を進行させる最大の因子である．また，降圧療法がCKDの進行を抑制し，心血管病の発症リスクや死亡リスクを軽減することを示す多くのエビデンスがある．1980年代にMogensenらが，糖尿病性腎症患者に降圧療法を行うことで腎不全の進行速度が半分以下に改善したことを報告しているが[6]，その後，降圧療法，特にRA系阻害薬が腎不全進行を抑制することが多数報告されている．

腎障害を進行させる重要な因子の一つは，糸球体高血圧と糸球体過剰濾過である．RA系が活性化している条件では，アンジオテンシンIIが輸出細動脈を収縮させる結果，糸球体高血圧が生じる．反対に，RA系阻害薬を用いれば，輸出細動脈が拡張するので，GFRが低下する．GFRが一時的に軽度低下しても，その後GFRが回復したり腎不全の進行が抑制されることが多い．

糖尿病性腎症や蛋白尿を伴なった慢性腎臓病ではRA系阻害薬を用いた降圧療法が，蛋白尿を軽減し，腎不全進行を抑制する，蛋白尿の程度と腎不全進行速度には強い正の相関がある．多くの腎臓内科医は，蛋白尿が多い患者で腎不全の進行が速く，RA系阻害薬などによって蛋白尿が減少すると腎不全進行速度が抑制される患者を多数経験している．蛋白尿自体が腎障害や腎不全進行に影響を与える原因なのだろうか，あるいは腎障害が強い患者では結果として蛋白尿が多くなるのだろうか．

健常人では，糸球体で濾過された微量のアルブミンは尿細管で再吸収されるが，大量のアルブミン尿がみられる状態では，尿細管は高濃度，過剰なアルブミンに暴露され，炎症反応が惹起される．アルブミンは，近位尿細管刷子縁（brush border）のmegalinとcubulin受容体を介して再吸収され，エンドソーム内でcublin-megalin複合体に分解され，樹状細胞に輸送されて炎症反応を惹起する抗原性ペプチド（antigenic peptides）に合成される．アルブミンは近位尿細管や遠位尿細管に対して，細胞内シグナル伝達系（ERK, NK-kB, PKCな

ど）を活性化させ細胞障害を示すこと，その結果，活性酸素，エンドセリン，TGF-βなどを誘導し，間質障害，尿細管間質機能障害，最終的に，非可逆的腎障害に至ると考えられる[6)7)]．

■慢性腎臓病患者の降圧療法

　慢性腎臓病患者に対する降圧療法の目的は，（1）腎障害の進展を抑制・阻止する（2）心血管病の発症や再発を予防する，ことである．降圧目標と第一選択薬は糖尿病や蛋白尿の有無で異なる(表10-1)．蛋白尿のある糖尿病患者では，血圧が正常高値であっても尿蛋白の減少を目的としてRA系阻害薬で治療を開始することが勧められる．

　糖尿病ないし蛋白尿を伴う患者ではRA系阻害薬を用いて，血圧を130/80 mmHg未満にすることで腎不全進行速度が抑制される．尿蛋白陰性の糖尿病非合併CKD患者では，RA系阻害薬の腎保護に関する有効性は十分に確立されていないので，RA系阻害薬，Ca拮抗薬，利尿薬のいずれもが第一選択となりうる(表10-1)．

　降圧目標は130/80 mmHg未満であるが，低ければ低いほどよいというわけではない．1988年にJカーブ現象という概念が提唱された．血圧を低下すれば心血管病や死亡率が低下するが，あるところまで低下させるとそれ以上さげても効果が強まることはなく，むしろ有害となる現象である．ARBであるイルベサルタンが糖尿病患者に対して腎保護効果があることを示したIDNT研究(Irbesartan Diabetic Nephropathy Trial)では，血圧が高い患者群と低すぎる患者群で予後が不良だった．腎保護効果が最もみられたのは収縮期圧が120～130 mmHgの範囲にある患者で，収縮期圧が120 mmHg未満となると死亡率が増加している．2010年に発表されたACCORD試験は2型糖尿病の患者4733名を対象とし，収縮期圧を120 mmHg未満にする強化群と，140 mmHg未満とする標準群にわけ約5年間追跡したものである．その結果，両群ともに心血管病や脳卒中発生率に差はなかったが，降圧強化群では血清Crが高く，eGFRが低く，高K血症の頻度が高かった．この試験の結果は，降圧療法の効果は収縮期圧が120～140 mmHgの範囲のいずれかでプラトーに達することを示している．

　過剰な降圧は，臓器灌流を低下させる危険がある．特に高齢者や全身の高度な動脈硬化が強く疑われる症例に対しては，過剰な降圧とならないよう十分な配慮が必要である．

10 慢性腎臓病患者に対する降圧療法

表 10 − 1　慢性腎臓病患者に対する降圧薬の第一選択		
機序	蛋白尿なし 尿蛋白/Cr＜0.15g/gCr	蛋白尿あり 尿蛋白/Cr≧0.5g/gCr
糖尿病合併	RA系阻害薬	
糖尿病なし	RA系阻害薬，Ca拮抗薬 あるいは利尿薬	RA系阻害薬

■ RA系阻害薬を開始する際の注意点

　RA系阻害薬はCKD患者の降圧療法の中心的薬剤であるが，高齢者やGFR 30 mL/min/1.73 m^{2}未満の患者では急速に腎機能が悪化したり高K血症が出現することがあるので，注意が必要である．今では信じ難いことかもしれないが1990年代には多くの医師が「血清Cr値が2～2.5 mg/dL以上ではRA系阻害薬は禁忌」と考えていた．RA系阻害薬は輸出細動脈を拡張させ糸球体高血圧，糸球体過剰濾過を是正するので，長期的には腎保護効果を発揮するが，短期的にはGFRが低下する場合がある．RA系阻害薬開始直後にGFRが軽度低下する症例のほうが，長期腎保護効果が強いとの報告もあるので，Crの軽度上昇やGFRの軽度低下を恐れすぎる必要はない．しかし高度の両側腎動脈狭窄などでは，RA系が亢進し，輸出細動脈を収縮させることで糸球体濾過圧，GFRを維持していることがあり，こうした患者にRA系阻害薬を用いると，急速にGFRが低下する．ガイドラインや教科書には「GFRの低下が30％未満にとどまる場合はRA系阻害薬を中止する必要がなく，慎重に経過を観察する」と書かれているが，GFRの変化を経時的に評価しないと足をすくわれることがある．すなわち，RA系阻害薬開始後2週間でGFRの低下が25％で，その後，GFRが維持されればよいのだが，2週間後に25％低下，その4週間後にさらに25％低下し，その4週間後にさらに25％低下した場合，それぞれは「30％未満の低下」であるが全体の経過をみると腎不全が加速することになる．

　RA系阻害薬を新規に開始した場合，2週間後に血清Cr，血清K値を再検することが勧められるが，遠方から通院している患者に頻回に受診を勧めるのが難しいこともある．こうした場合に著者は，「次回来院の1～2週間前から，RA系阻害薬を服用する」ように指示している．次回診察時の採血が，RA系阻害薬を開始した1～2週間後にあたるからである．

I　外来・病棟患者への初期アセスメント

■ CKD 患者では多剤併用療法が必要となることが多い

　CKD 患者では降圧目標を達成するために多剤併用が必要となることが多い．糖尿病性腎症や蛋白尿のある非糖尿病性 CKD では，RA 系阻害薬が第一選択だが，十分な降圧がみられない場合には，Ca 拮抗薬や利尿薬を併用する．利尿薬は少量のサイアザイド系利尿薬が用いられるが，GFR が 30 mL/min/1.73 m^2 未満ではループ利尿薬を用いることが一般的である．今は RA 系阻害薬と Ca 拮抗薬の合剤，RA 系阻害薬とサイアザイド利尿薬の合剤があるので，患者アドヒアランス向上の点でも使いやすい．

■ 後期高齢 CKD 患者に対する降圧療法

　高血圧を伴う後期高齢者で進行した CKD（GFR < 45 mL/min/1.73 m^2）の患者のみを対象として降圧療法が末期腎不全の進展や心血管疾患の合併を抑制し，生命予後を改善するか否かを前向きに検証した研究はない．「CKD ステージ G3b～5 患者のための腎障害進展予防とスムーズな腎代替療法への移行に向けた診療ガイドライン 2015」は，高齢高血圧患者を対象とした大規模試験等の結果から検討を加え，降圧目標や薬剤選択について報告している[9]．後期高齢者に対しても降圧療法が有効であるが，血圧コントロールの目標値は収縮期血圧を 150 mmHg 未満に緩徐に降圧すること，ただし，他の合併症やフレイル（Frailty）により全身状態における個体差が大きいことから，降圧目標の上限値は目安として担当医の判断で柔軟に降圧療法を行うことを推奨している．過剰な血圧低下は生命予後を悪化させるので，収縮期血圧が 110 mmHg 未満に低下したり，めまい，ふらつきなどの症状が出現する場合には降圧薬を減量したり中止する．

　降圧薬の第一選択についてはエビデンスが限られる．先の報告書は長期的な腎保護，心血管保護と，腎血流低下による急性腎障害のリスクを考慮したうえで，降圧療法の第一選択として RA 系阻害薬や利尿薬に比較し腎血流を低下させるリスクが少ないことからカルシウム拮抗薬が望ましいとしている．後期高齢者の降圧療法は，合併症，全身状態，患者のセルフケア能力と意欲などを考慮したうえで慎重にすすめていくことになる．

文献

1) Imai e et al. Slower decline of glomerular filtration rate in the Japanese general population. Hypertens Res. 2008; 31:433-441.
2) Bakris GL et al. Preserving renal function in adults with hypertension and diabetes: a consensus approach. Am J Kidney Dis 36:646-661, 2000.
3) Brenner BM et al. Effects of losartan on renal and cardiovascular outcomes in patients with type 2 diabetes and nephropathy. N Engl J Med. 2001; 345:861-9.
4) WHO. A global brief on Hypertension : Silent killer, global public health crisis. http://apps.who.int/iris/bitstream/10665/79059/1/WHO_DCO_WHD_2013.2_eng.pdf?ua=1
5) Rettg R. Grisk O.The kidney as a determinant of genetic hypertension evidence from renal transplantation studies. hypertension. 2005; 46:463-468
6) Mogensen CE.Long-term antihypertensive treatment inhibiting progression of diabetic nephropathy. Br Med J (Clin Res Ed). 1982; 285(6343):685-8.
7) Zoja C, Remuzzi G. How does proteinuria cause progressive renal damage? J Am Soc Nephrol. 2006; 17:2974-2984.
8) Lambers Heerspink HJ, Gansevoort RT. Albuminuria Is an Appropriate Therapeutic Target in Patients with CKD: The Pro View. Clin J Am Soc Nephrol. 2015;10 :1079-88.
9) 山縣邦弘．慢性腎不全診療最適化による新規透析導入減少実現のための診療システム構築に関する研究 研究班（編集） CKDステージG3b～5診療ガイドライン．東京医学社，2015.

11 血圧 210/120 mmHg の患者が外来に来たら

| Basic | 高血圧緊急症 (hypertensive emergencies) | Update |

■診療ルール

1) 血圧の高度の上昇によって脳，心，腎，大血管などの標的臓器に急性の障害が生じ，進行する病態を高血圧緊急症（hypertensive emergency）という．診断基準となる血圧の基準値はないが，180/120 mmHg 以上であることが多い．

2) 高血圧緊急症に対しては，迅速に診断，病態の把握を行い，ただちに治療を開始する．原則として，集中治療室で経静脈的薬物療法で計画的な降圧をはかる．

3) 高血圧緊急症に対する降圧速度は，原則として，はじめの1時間以内に平均血圧で 20～25％，次の2～6時間で 160/100-110 mmHg を目標とする．

4) 小児と妊婦では高血圧緊急症として治療を開始する基準を低くする．けいれんの有無にかかわらず妊婦の収縮期血圧 ≧ 180 mmHg あるいは拡張期血圧 ≧ 120 mmHg が認められたら高血圧緊急症と診断し，降圧治療を開始する．

5) 大動脈解離，急性冠症候群，以前には血圧が高くなかった例での高血圧性脳症に対しては，治療開始の血圧レベル，降圧目標を低くする．

6) 脳血流の自動調節能が障害されている脳血管障害の急性期においては，原則として急速，過度の降圧を避ける．

7) 緊急症では，初期降圧目標に達したら病態を考慮したうえで，長期間作用型のカルシウム拮抗薬，RA 系阻害薬，利尿薬，β遮断薬などの経口投与を開始し，注射薬は漸減，中止する．

8) 高度の高血圧を示すが，急速かつ進行性の臓器障害がない場合は高血圧性切迫症（hypertensive urgency）である．切迫症では緊急降圧による予後改善のエビデンスはない．

9) 切迫症は，24〜48時間かけて比較的緩徐に160/100 mmHgまで降圧をはかる．中間・長時間作用型のカルシウム拮抗薬や，ACE阻害薬，ARBなどの経口薬で血圧のコントロールが可能である．
10) 過剰な降圧は脳，冠動脈などへの血流を低下させる可能性があるので危険．ニフェジピンカプセル内容物の投与は行わない．

> **Case** 嘔気，頭痛で救急外来を受診した55歳男性．
> **現病歴** 入院4カ月前に健診で高血圧，蛋白尿を指摘されたが，放置していた．入院3日前より頭痛，当日朝も気分不快があり，救急外来を受診．来院時，血圧200/110 mmHg，心拍数100/分，呼吸数12/分，SpO₂ 100%（room air）．
> **来院時検査所見** WBC 11,300 /μL，Hb 14.6 g/dL，血小板15万/μL
> Na 138 mEq/L，K 3.5 mEq/L，Cl 95 mEq/L，
> BUN 30 mg/dL，Cr 2.0 mg/dL

・緊急の降圧が必要だろうか？
・追加すべき質問項目，身体診察・検査項目は？
・降圧療法が必要だとしたら，血圧コントロールの目標，降圧薬の選択はどうするか？

Point

・頭痛を伴っている著明な高血圧であるが，これだけでは標的臓器障害の有無，すなわち高血圧緊急症か切迫症かは判断できない．
・以前から血清Cr値が高値であったならば，高血圧性切迫症として経口薬での外来加療も可能である．一方，急速な腎機能障害の進行，眼底で網膜出血，乳頭浮腫などの所見，肺水腫を生じた高血圧性急性左心不全などがあれば高血圧緊急症であり，集中治療室での降圧療法が必要である．

症例の解説・入院後の経過

 高血圧緊急症の診断にて，集中治療管理下にてニカルジピンの経静脈的投与を開始したところ，治療開始後数時間で頭痛・嘔気など自覚症状は改善した．目標血圧を達成したのち，経口降圧薬に変更し，一般病棟に転床できた．

 検査所見として軽度のビリルビン上昇（T-Bil 2.3 mg/dL），LDH上昇（818）が認められた．補体価は正常，IgA上昇なく，P-ANCA，C-ANCAともに陰性であった．

 尿潜血反応は陽性だが，尿沈渣では血尿は認めなかった．蛋白尿は約1g/日．腎臓の超音波所見ではエコー輝度，腎の大きさともにほぼ正常範囲で，水腎症などの所見も認めなかった．精査では腎実質性以外の二次性高血圧は明らかでなかった．治療後にはビリルビン，LDH，血小板数ともに正常化し，蛋白尿の減少と腎機能の改善も認めている．

 本例は従来いわれていた「悪性高血圧」に典型的な検査所見と経過を示している．血圧上昇から血管内皮細胞障害をきたし，続発性のThrombotic microangiopathy（TMA）を呈したため，血小板減少症，ビリルビン，LDH上昇をきたしたと考えられる．尿潜血が陽性なのにもかかわらず尿沈渣で血尿を認めないこともThrombotic microangiopathyによる溶血とヘモグロビン尿で説明ができる．オランダからの報告では，10年間で97例の悪性高血圧入院症例のうち27%が血小板減少，LDH上昇，塗抹標本での破砕赤血球を認めるmicroangiopathic hemolysis（微少血管性溶血）を示している．これらの症例では有意に蛋白尿と血清Crが高く，半数以上で透析療法を必要としていた[1]．

11 高血圧緊急症

Lecture

■ 高血圧緊急症とは？

　初診患者の血圧が 200/110 mmHg だったら困ってしまう．間違いではないかと期待して再検しても高かったら，覚悟をきめて病歴聴取，身体診察，各種検査を行い診断，治療をすすめていく．

　1）高血圧緊急症かどうかを判断し，2）入院の適応を判断し，3）降圧目標と降圧薬の選択を決定する．高血圧患者の 1% は少なくとも一度は高血圧緊急症ないし切迫症を経験し，救急外来を受診する内科患者の 2，3 割は高血圧緊急症ないし切迫症に該当するとの報告もある[1]．

　米国の JNC7 では血圧 ≧ 180/120 mmHg を高血圧性急症（hypertensive crisis）とし，標的臓器障害のあるものを高血圧緊急症（emergency），標的臓器障害のないものを高血圧性切迫症 (urgency) と定義していたが，最新の JNC8 版では高血圧性急症に関しては触れていない[2]．わが国の「高血圧治療ガイドライン 2014」[3]には，「高血圧緊急症は単に血圧が異常に高いだけの状態ではなく，血圧の高度の上昇（多くは 180/120 mmHg 以上）によって，脳，心，腎，大血管などの標的臓器に急性の障害が生じ，進行する病態である」「高度の高血圧レベルであるが，臓器障害の急速な進行がない場合は切迫症として扱う」と記述されている．

　高血圧緊急症ないし切迫症の最大の原因は，降圧薬の中断，患者の服薬遵守不良である．血圧が異常に高い患者に対する治療目的は，短期的には標的臓器障害を防ぐこと，長期的には心血管病による死亡や QOL 低下をさけることである．高血圧緊急症として治療を行う対象は，単に血圧の絶対値で決まるのでなく，基礎疾患，血圧上昇速度，標的臓器障害の有無である．ある時点の状態ではなく，背景と経過（context，文脈）から判断する．

　高度の血圧上昇はメカニカルストレスと内皮細胞障害を起こし，血管透過性亢進，凝固系カスケードと血小板活性化，フィブリン沈着を招く．さらに細動脈の内皮細胞障害とフィブリノイド壊死が生じる．その結果，虚血と血管作動性メディエータが分泌され，障害の悪循環が形成される．レニン・アンジオテンシン系 が活性化され，血管収縮と IL－6 などの好炎症サイトカイン産生が進み，圧利尿による体液量欠乏も腎臓からの血管収縮因子を放出させる．最終的に，標的臓器の低灌流，虚血，機能不全に至る．

I 外来・病棟患者への初期アセスメント

■高血圧緊急症・切迫症の診断と検査

　血圧が異常に高い患者に対しては，的を絞った病歴聴取，診察，検査を行い，集中治療室での緊急治療を必要とする高血圧緊急症かどうかをまず判断する．

　降圧薬の中断が最も多い原因なので，高血圧の既往，治療歴，コントロールの程度，降圧薬服用について確認する．さらに頭痛，視力障害，神経系症状，悪心・嘔吐，胸・背部痛，心・呼吸器症状，乏尿，体重の変化などについて確認する．頻脈，発汗，振るえなどは褐色細胞腫を，皮膚の thinning や体重増加があれば Cushing 症候群，中枢神経症状，発熱，頻脈，脈圧の増大，なら甲状腺クリーゼを疑う．慢性腎臓病，左室肥大，脳卒中や心筋梗塞などの心血管病変の既往，服用している薬剤やきちんと服用しているかも確認する．薬剤では経口避妊薬，MAO 阻害薬，NSAIDs，シクロスポリン，副腎皮質ホルモンなどが重要である．

　血圧測定は，適切な方法で，精度管理された血圧計で，複数回，左右ともに測定する．眼底所見，頸静脈波，心臓の聴診，腹部聴診（腹部血管雑音の有無），末梢の脈拍を評価する．高血圧患者で腹部血管雑音を聴取したら腎血管性高血圧で除外する．肺水腫がないかどうか，呼吸音の聴取と，神経学的所見も欠かせない．

　ただちに生化学検査（電解質も含む），尿検査，心電図，胸部 X 線，神経症状があれば頭部 CT を，胸・背部痛があれば胸腹部造影 CT を指示する．

■高血圧緊急症・切迫症，緊急降圧の必要性を判断する

　高血圧緊急症かどうか，すなわち緊急降圧療法が必要な急性，進行性の標的臓器障害の有無と程度を判断する．緊急症ならば臓器障害の進行を阻止するために入院のうえ，緊急降圧療法を原則とする．

　高血圧の随伴症状も臓器症状もなければ高血圧緊急症ではなく，高血圧切迫症である．切迫症では緊急降圧による予後改善のエビデンスはないので，あわてることなく 24〜48 時間かけて比較的緩徐に 160/100 mmHg まで降圧をはかる．中間・長時間作用型のカルシウム拮抗薬や，ACE 阻害薬，ARB などの経口薬で血圧のコントロールが可能である．

■高血圧緊急症の治療

　高血圧緊急症では組織血流量の低下や内皮細胞障害から臓器障害が進行し，生命の危険を伴う．一方，過度の降圧は組織の虚血を招くので，集中治療室で

11 高血圧緊急症

表 11－2 高血圧性緊急症に用いられる注射薬（降圧薬）

薬剤	用法・用量	効果発現	作用持続	主な適応
ニカルジピン	持続静注 0.5～6μg/kg/分	5～10分	15～30分	ほとんどの緊急症. ICP亢進やACSでは要注意
ジルチアゼム	持続静注 5～15μg/kg/分	5分以内	30分	ACSを除くほとんどの緊急症
ニトログリセリン	持続静注 5～100μg/kg/分	2～5分	5～10分	ACS. ICP亢進では要注意
ニトロプルシド・ナトリウム	持続静注 0.25～2μg/kg/分	瞬時	1～2分	ほとんどの緊急症. ICP亢進や腎障害で注意
ヒドララジン	静注 10～20 mg	10～20分	3～6時間	子癇（第一選択ではない）
フェントラミン	静注 1～10 mg 初回投与後 0.5～2 mg/分で持続投与してもよい	1～2分	3～10分	褐色細胞腫 カテコールアミン過剰 他薬による頻脈
プロプラノロール	静注 2～10 mg (1 mg/分) →2～4 mg/4～6時間毎			

ACP：acute coronary syndrome, ICP：intracranial pressure

治療する．降圧の程度や速度が予測でき，即座に調整が可能な薬物を用いることが望ましいので，経静脈的な薬剤投与が原則である．初期目標に達したら，内服薬を開始し，注射薬の用量を少しずつ減量し，注射薬を中止する（表11－2）．

降圧目標は，はじめの1時間以内では平均血圧で25%以内（20～25%），次の2～6時間で160/110 mmHgを目標とする．ただし，大動脈解離，急性心筋梗塞，急性冠症候群，高血圧性脳症などでは治療開始血圧も降圧目標値も低くなる．

わが国で使用できる薬剤には，ニカルジピン，ジルチアゼム，ニトロプルシドがある．ニトロプルシドは即時に効果が発現し作用持続時間は1～2分と短いので降圧速度，程度を調節しやすい．Ca拮抗薬であるニカルジピン（ペルジピン®），ジルチアゼム（ヘルベッサー®）などを用いることが多いが，作用持続時間が比較的長いため用量調整に注意する．

基礎疾患によって薬剤選択を考慮する．高血圧性脳症ではニカルジピン，ジ

I 外来・病棟患者への初期アセスメント

ルチアゼム，ニトロプルシドのいずれかを用いることができる．細胞外液量の増加，うっ血性心不全などを伴っていればフロセミドを併用する．高血圧性急性左心不全では，後負荷とともに静脈系も拡張させ前負荷を軽減するニトロプルシド静注が望ましいが，わが国ではニカルジピン持続静注が広く用いられている．虚血性心疾患に伴う場合にはニトログリセリンも有用である．肺水腫に対しては，フロセミドを併用すると共に，肺うっ血が強い場合にはカルペリチド（α型ヒト心房性ナトリウム利尿ポリペプチド製剤）を併用する．褐色細胞腫クリーゼはカテコールアミンの過剰分泌による急激な血圧上昇である．フェントラミン 2～5 mg を血圧が安定するまで 5 分毎に静注する．同時に選択的α遮断薬であるドキサゾシンなどの内服薬も開始する．β遮断薬を単独で用いるとα受容体を介した血管収縮により血圧上昇を引き起こすため禁忌とされており，必ず十分量のα遮断薬と併用する．

処方例：心不全，虚血性心疾患がない場合 （添付文書より）
ニカルジピン塩酸塩注射液 （10mg/10 mL）
生理食塩液又は5％ブドウ糖注射液で希釈し，ニカルジピン塩酸塩として 0.01～0.02 ％（1 mL 当たり 0.1～0.2 mg）溶液を点滴静注する．
1 分間に，体重 1kg 当たり 0.5 μg から開始し，反応不十分であれば 0.5～1.0 μg/kg/ 分ずつ増量し，最大 6 μg/kg/ 分まで増量できる．
目的値まで血圧を下げ，以後血圧をモニターしながら点滴速度を調節する．

■高血圧性切迫症の治療

切迫症は内服薬で治療するが，急速，過度な降圧にならないように注意する．
薬剤選択は，初診患者であれば作用発現が比較的速く，持続が長すぎない短時間作用型や中間作用型の Ca 拮抗薬，ACE 阻害薬，αβ遮断薬のラベタノール，β遮断薬の内服を行い，病態によってはループ利尿薬を併用する．主な Ca 拮抗薬の作用発現時間，半減期を**表 11-3** に示した．ニカルジピン経口薬の有効性，安全性は多施設の RCT で確認されている[4)5)]．腎機能障害例では，長期的には ACE 阻害薬が第一選択となるが，急性期の治療では注意が必要である．両側腎動脈狭窄や単腎性の腎血管性高血圧では急性腎障害が生じるので，疑わしければ避けたほうが安全であろう．

初期治療は外来で可能である．標的臓器障害や心血管病変がなければ外来で

11 高血圧緊急症

表 11-3 Ca拮抗薬の作用発現時間,持続時間の比較

薬剤名	商品名	作用発現時間	半減期	持続時間
ニフェジピン（短時間型）	アダラート®	30分以内	約1時間	6時間
ニフェジピン（中間型）	アダラートL®	0.5～1時間	約4時間	約12時間
ニフェジピン（長時間型）	アダラートCR®	緩徐	持続	24時間
ニカルジピン（短時間型）	ペルジピン®	30～60分	1.5時間	8時間
ニカルジピン（中間型）	ペルジピンLA®	30分	約8時間	24時間
アムロジピン（長時間作用型）	ノルバスク®	6時間	35時間	24時間以上

1～3時間観察し,72時間以内に再診とする.降圧薬を中断した患者ならば,従来の降圧薬を再開してもよい.標的臓器障害や心血管病変があっても安定しているならば,外来で3～6時間観察し,24時間以内に再診とする[6].

■一過性の血圧上昇

圧反射機構の障害,不安に伴う過換気,パニック発作,偽性褐色細胞腫,褐色細胞腫などでは,一過性の著明な血圧上昇がみられることがある.進行性あるいは臓器障害がなければ,褐色細胞腫を除き緊急降圧の必要はない.

高齢者で圧反射機構の障害がある場合には,血圧変動が大きく血圧は180～200/110～120 mmHg以上になることがある.病的な血圧上昇の原因があればとり除き,それにもかかわらず高血圧が持続するようならば中間持続型（1日2回投与）のCa拮抗薬やARB,ACE阻害薬を使用する.

■高血圧性脳症

急激,著しい血圧上昇によって脳血流の自動調節能が破たんし,必要以上の血流量と圧のため脳浮腫が生じる状態である.長期の高血圧患者では220/110 mmHg以上,正常血圧患者では160/110 mmHg以上で発症しやすい.適切に治療しなければ脳出血,昏睡,死に至る重篤な病態である.迅速に降圧をはか

I 外来・病棟患者への初期アセスメント

る必要がある一方，急激で大きな降圧により脳虚血に陥りやすい．そのためニカルジピンなどの持続静注で，血圧値と神経症状を入院しモニター監視しながら，降圧速度を調整する．最初の2～3時間で25％程度の降圧がみられるように降圧を行う．

■脳血管障害急性期の降圧療法

　脳血管障害急性期には脳血流の自動調節が消失し，わずかな血圧の下降によっても脳血流は低下する．降圧によって病巣部および周辺のペナンブラ領域（血流の回復によって機能回復が期待できる可逆性障害の領域）の局所脳血流が低下し，病巣の増大をきたす可能性もある．さらに血管拡張性を有する薬物は健常部の血管のみ拡張し，病巣部の血流は逆に減少する．そのため，脳血管障害急性期には積極的な降圧治療は原則として行わない．

　超急性期に降圧療法の対象となる状況は以下の通りであり，薬剤はニカルジピン，ジルチアゼム，ニトログリセリン，ニトロプルシドの微量点滴静注が推奨される．

　高血圧治療ガイドライン2014の要点を以下に示す[3]．

1）脳梗塞の超急性期には，血栓溶解療法を行った患者では治療後24時間以内は180/105 mmHg 未満にコントロールする．
2）脳梗塞で血栓溶解療法の対象とならない発症24時間以内の超急性期，急性期（発症2週間以内）では，収縮期血圧220 mmHg，拡張期血圧120 mmHg を超える場合，降圧前値の85～90％を目安とする．
3）発症24時間以内の超急性期，急性期，亜急性気では収縮期血圧180 mmHg または平均血圧130 mmHg を超える場合に降圧対象とし，降圧の程度は前値の80％を目安とする．
4）発症から脳動脈瘤処置までの破裂脳動脈瘤によるくも膜下出血では，収縮期血圧160 mmhg を超える場合に，前値の80％を目安に降圧する．

■加速型・悪性高血圧 (accelerated, malignant hypertension)

　日本の高血圧治療ガイドライン2014年では，「拡張期血圧が120～130 mmHg 以上であり，腎機能障害が急速に進行し，放置すると全身症状が急激に増悪し，心不全，高血圧性脳症，脳出血などが発症する予後不良の病態」を

加速型・悪性高血圧と定義している．長期の高度の高血圧による細動脈の内皮障害，血管壁への血漿成分の浸入に続くフィブリノイド壊死，増殖性内膜炎が病理学的特徴であり，腎の病理所見は悪性腎硬化症と呼ばれる．この病態では進行性の腎機能障害と昇圧の悪循環を生じる．眼底では網膜出血，軟性白斑，網膜浮腫や乳頭浮腫を認める．脳においては，血管障害によって血流の自動調節能が破綻し，脳浮腫が生ずれば，高血圧性脳症となりうる．

　放置すれば細動脈病変が進行する病態なので，緊急症に準じて治療するが，多くは経口薬で治療目的が果たせる．急速な降圧は重要臓器の虚血をきたす危険を伴うため，最初の24時間の降圧は拡張期血圧100〜110 mmHgまでにとどめる．圧利尿によって体液減少状態にあることも多く，本態性高血圧に起因する例や膠原病の腎クリーゼではRA系の亢進が病態形成に深く関与しているので，ACE阻害薬やARBを少量から開始する．

■急性大動脈解離に対する降圧療法

　急性大動脈解離は高血圧緊急症の一つであり，迅速な降圧，心拍数コントロール，鎮痛，絶対安静を必要とする．降圧は速やかな作用のあるCa拮抗薬（ニカルジピン，ジルチアゼム），ニトログリセリン，ニトロプルシドとβ遮断薬を組み合わせて持続注入し，収縮期血圧を100〜120 mmHgに維持することが望ましいが，降圧目標値およびβ遮断薬の併用効果について明確なエビデンスはない．慢性期には再解離及び破裂の予防を目的として収縮期血圧130〜135 mmHg未満を目標とする厳格な血圧コントロールが望まれる[3]．

■妊娠高血圧症候群

　妊娠高血圧症候群の薬物治療は通常160/110 mmHg以上で開始するが，妊婦あるいは産褥女性に収縮期血圧≧180 mmHgまたは拡張期血圧≧120 mmHgを認めた場合は，高血圧緊急症と診断し，降圧療法を開始する[3]．

　妊娠高血圧に対する降圧薬選択は，妊娠20週未満では第一選択薬としてメチルドパ，ヒドララジン，ラベタロールとする．妊娠20週以降では3剤にニフェジピンを加えた4剤が第一選択となる．ニフェジピンは全ての剤形で（20週以降の妊婦に対し）有益投与（治療上の有益性が危険性を上回ると判断される場合にのみ投与する）となっているが，長時間作用型の使用が基本でありカプセル製剤の舌下投与は行わない[3]．

I 外来・病棟患者への初期アセスメント

> **Tips　アダラートの舌下投与はなぜ禁忌？**
>
> 　1990年前後までは，病棟で重症高血圧がみられるとニフェジピンの舌下投与をすることが日常茶飯事であった．小児ではアダラートカプセルの内容物をシリンジに吸引し，直腸から投与することも行われていた．Kaplanによる代表的な高血圧の教科書にも「少しゆっくりに，おそらくより安全に効果を発揮させるためには舌下ルートで使用すべきである」と記載されていたのだから当時の医師を責めるわけにはいかない[5]．しかし，急激な降圧によって脳梗塞や急性心筋梗塞を発症することが報告される一方で[7]，急速に降圧しなくてはならない積極的理由が証明されていない現在，リスクを伴うニフェジピン舌下投与は禁忌となっている．
>
> 　ちなみにニフェジピンは舌下投与しても吸収されないので，舌下投与で効果があったと思い込んでいただけで，実際は単に腸管からの吸収だったようだ[7]．

> **Tips　高血圧性緊急症，加速型・悪性高血圧，高血圧性網膜症の違いは？**
>
> 　悪性高血圧（malignat hypertension），加速型高血圧（accelerated hypertension），悪性相高血圧（malignant phase hypertension），高血圧性急症（crisis），高血圧性緊急症（emergency），高血圧性切迫症（urgency）という用語は混乱しやすい．降圧療法が限られていた50年前には臓器障害を伴う高血圧の生存率はほぼ0だったため悪性高血圧と呼ばれ，現在でも無治療で放置すれば1年生存率は50％未満である．適切な治療を行えば予後の改善が期待でき，臓器障害の一部は可逆的でもある．
>
> 　2007年の欧州高血圧学会のガイドラインでは，「悪性高血圧とは著明な血圧上昇（拡張期圧は通常＞140mmHg）で，網膜出血，乳頭浮腫などの血管障害を呈する症候群をさし，乳頭浮腫がなければ加速型高血圧とよぶこともある」「悪性相高血圧（malignant phase hypertension）のなかでも最も重症なものは高血圧性脳症である」と記載しているが[9]，2013年の欧州高血圧ガイドラインからは「悪性相高血圧」「加速型高血圧」の用語は消え，「悪性高血圧」は臓器障害を伴う著明な高血圧であり，高血圧性緊急症に含まれると記載されている[10]．UpToDateでは，中等度の高血圧性網膜症（hypertensive retinopathy）を加速型高血圧，重度の高血圧性網膜症は，以前は「悪性高血圧」と呼んでいたが，これらの用語は使わないようにすることを提唱している[11]．

文献

1) van den Born B, Honnebier U, Koopmans R et al. Microangiopathic hemolysis and renal failure in malignant hypertension. Hypertension. 2005 ; 45 : 246-251.
2) Papadopoulos. hypertension crisis.Blood Pressure. 2010 ; 19 : 328-336.
3) 日本高血圧学会 高血圧治療ガイドライン 2014. ライフサイエンス出版.
4) Habib, G.B. et al. Evaluation of the efficacy and safety of oral nicardipine in treatment of urgent hypertension : A multicenter, randomized, double-blind, parallel, placebo-controlled clinical trial. Am Heart J. 1995 ; 129 : 917-923.
5) Kaplan, N.M. 猿田享男, 斉藤郁夫, 河邊博史, 中里優一訳. カプラン臨床高血圧, 6版, 医学書院 MYW. p.308, 1995.
6) Vidt DG. Hypertensive crises: emergencies and urgencies. J Clin Hypertens 2004 ; 6 : 520-525.
7) Grossman, E. et al. Should a moratorium be placed on sublingual nifedipine capsules given for hypertensive emergencies and pseudoemergencies? JAMA. 1996 ; 276 : 1328-1331.
8) Harten J et al. Negligible sublingual absorption of nifedipine. Lancet. 1987 Dec 12 ; 1363-1364.
9) Mancia G, De Backer G, Dominiczak A, et al. ESH ESC Practice Guidelines for the Management of Arterial Hypertension: J Hypertens. 2007 ; 25 : 1751 62.
10) Mancia G.2013 ESH/ESC Guidelines for themanagement of arterial hypertension. J Hypertension. 2013 ; 31 : 1281-1357.
11) Elliot WJ. Moderate to severe hypertensive retinopathy and hypertensive encephalopathy in adult. In UpToDate, post tw (ed), uptodate waltham, ma (accessed on April, 2016)

12 初期輸液療法の基本は

Basic　初期輸液を理解する　Update

■診療ルール

1) 体水分は体重の 60 % を占め，その 2/3（体重の 40 %）は細胞内に，1/3（体重の 20 %）は細胞外に存在する．
2) 細胞外液の 1/4（体重の 5 %）は血管内に血漿として，残りは細胞間質に間質液として存在する．
3) 細胞内液の浸透圧，細胞外液の浸透圧，血漿浸透圧は等しい．
4) 生理食塩液はほとんどが細胞外液に分布する．血管内には 20～25 % が残るので，1 L の生理食塩液を投与すると血漿水は 250 mL 増加する．
5) 5 %ぶどう糖液を投与すると，代謝されて電解質を含まない水（自由水）になる．自由水は細胞内外に均等に分布するので，投与した量の 1/3 が細胞外液に，2/3 が細胞内液に移行する．
6) 1 L の 5 %ブドウ糖液を点滴すると，細胞内液に 670 mL，細胞外液に 330 mL 分布し，血漿水は約 80 mL 増加する．
7) いわゆる「脱水」は体内の水分，Na が欠乏した状態である．厳密には，水分喪失が Na 喪失より多い狭義の脱水（dehydration）と，Na 欠乏と水分欠乏が同等か，Na 欠乏が多い細胞外液容量欠乏（ECF volume depletion）に分けられる．
8) いわゆる「脱水」に対する輸液療法の主目的は，細胞外液補充によって有効循環血漿量を確保し，循環動態を安定化させることである．
9) いわゆる「脱水」の初期急速輸液には，原則として細胞外液製剤（生理食塩液，乳酸加リンゲル液など）を使用する．

12 初期輸液療法

Case 75歳女性．数日前から嘔吐，下痢．食事摂取も減少
本日朝から元気なく家族とともに救急外来を受診．意識清明，見当識正常だが元気なく，会話もつらそう．
血圧 75/55 mmHg，脈拍 120/分，呼吸数 16/分，体温 36.5 ℃．
眼もやや落ち窪み，皮膚ツルゴール低下．爪を圧迫解除後の capillary refill time も延長．腋窩乾燥，口腔内も乾燥．

Q1 輸液製剤として選択するものは？投与速度は？
 1)生理食塩液 2)乳酸リンゲル液 3)KN1A®(2.5 %ぶどう糖, Na 77 mEq/L)
 4) 3号液 (Na 35 mEq/L, K 20 mEq/L)
Q2 追加する血液，尿検査は？

Question
1) 血圧低下，頻脈，身体診察所見から ECF volume depletion が疑われる．
2) 血圧低下，ショックの原因を迅速に鑑別，除外する．ショック体位をとり，輸液ルートを確保し，血液，尿検査も行うが，検査結果を待つ前に生理食塩液投与による初期急速輸液を開始する．
3) 本人，家族から普段の体重を聞き出すとともに，病歴を聴取する．
4) 検査は，鑑別診断と今後の治療計画に重要である．電解質検査，腎機能（BUN，Cr），血糖，血算，血液ガスは知りたい．血漿浸透圧，尿浸透圧も知りたいところだが，緊急検査項目には含まれていないことが多い．排尿の有無を聞きだし，尿量を測定し，排尿があれば尿比重を測定する．
5) 初期輸液が奏功し，循環動態が安定すれば輸液処方の変更を考える．
6) 基礎疾患に対する検査，治療も計画する．

I 外来・病棟患者への初期アセスメント

Lecture

■輸液療法は薬物療法の一つであり,不適切な処方は医療事故につながる

病棟医は毎日のように点滴,輸液をオーダーし,看護師は日常業務の一つとして点滴ラインを接続し,点滴投与速度を調整している.日常のありふれた光景であるが,輸液療法は,薬物療法の一つである.適切な輸液は,病態の改善につながるが,不適切な処方の結果,患者に危害が加われば「医薬品関連事故」になってしまう.

英国で1999年に実施された周術期死亡に関する調査では,死亡の一因として輸液の過不足が相当するあることが判明した[1].輸液関連の合併症は入院患者の約20%とも想定されるが,ほとんどの場合,現場スタッフはそれに気づいていないという.そのため,2013年,英国国立医療技術評価機構(NICE)は成人入院患者の輸液療法ガイドラインを作成した[2].

輸液療法は今日の医療に欠かせないものであり,すべての医療スタッフに求められる必須知識・技能でもある.本稿では,輸液療法の基本原理をまとめたい.

■体水分の分布を理解する

輸液療法を理解するために体水分の分布について復習しよう.

人間の体重の約60%は水である.組織によって水が占める比率は異なっている.筋肉では50%,脂肪組織では10%が水分なので,脂肪が多い女性では体水分量は体重の50%程度となる.年齢,身長,体重から体水分量をもっと正確に予測するためにはWatson, Watson, Battらの式を用いるが,今日ではバイオインピーダンスを用いて直接に測定することができるようになった[3].

体水分量予測式(Watsonら)
男性　TBW = 2.447 − (0.09156 × 年齢) + (0.1074 × 身長) + (0.3362 × 体重)
女性　TBW = − 2.097 + (0.1069 × 身長) + (0.2466 × 体重)

体水分は細胞内液(ICF:Intracellular fluid)と細胞外液(ECF:extracelluar fluid)に分けられ,両者の比率はおおよそ2:1である.細胞外液は循環血漿(血漿蛋白と血漿水 plasma water)と間質(interstitial fluid)から構成され,循環血漿量は細胞外液の25%を占める.循環系は体循環系と肺循環系にわけられる.循環系の84%は体循環系に,16%が肺循環系に存在

12 初期輸液療法

する．さらに体循環系のなかでは，動脈に約 15 %，細動脈・毛細血管・静脈系に 85%の血液・血漿量が分布する[4]．血圧を規定するのは動脈系にある血液量（EABV：effective arterial blood volume, 有効動脈容量）である（表 12 − 1）．

体重 50 kg の人では，体水分量が 30 L，細胞内液が 20 L，細胞外液が 10 L でそのうち約 2 L が循環血漿量である．血液量は体重の 7.5 %あるいは体重の 1/13 なので，約 3.8 L であるが，血液量と血漿量の差は血球が占めている．赤血球の水分は細胞内液なので，血液は細胞内液と細胞外液から構成されているのである．

表 12 − 1 有効動脈容量

	分布 (%)	
肺循環	9	16
心臓	7	
動脈	13	84
細動脈および毛細血管	7	
静脈，細静脈，静脈洞	64	

循環系の 84 %は体循環系に存在し，64 % が静脈系，13 % が動脈，7 % が細動脈と毛細血管にある．
体循環系のうち，動脈は約 15 %（13/84），細動脈・毛細血管・静脈系に 85 %
血圧を規定するのは動脈系にある血液量（EABV：有効動脈容量）

特殊な病態では体液の分布が変わる．たとえば肝硬変や心不全では腹水や胸水が貯留するし，敗血症などでは細胞外液の一部が 3 rd space といわれる皮下組織，腹腔などに移動する．毛細血管孔の増大も有効循環血漿量を変化させる．敗血症などの病的な状態では，毛細血管から間質へのアルブミン移動率が亢進し，健常時の 5 %/ 時間から 13 %/ 時間まで（最大 300 %/ 時間）増加する．アルブミンが間質に移動し，血管内の膠質浸透圧が低下すれば，血管内容量が減少する[5]．

体位によっても細胞外液の分布は変化する．ショック時に Trenderenberg 体位を取れば，間質液が血管内に移行し，有効循環血漿量が増加する．透析患者では，クリットライン® という透析中の血液濃縮度，ヘマトクリットの推移を簡単に連続的に測定する装置があり，座位から仰臥位，さらに下肢挙上すればヘマトクリットが低下する（間質から血管内に水分が移動する）のが一目瞭然である．

入院当日の Hb が 12 g/dL だったのに，入院翌日の Hb が 10.5 g/dL に低下して，出血を心配した経験はないだろうか．仰臥位から立位になると血漿量が減少し，ヘマトクリットが 4.1 ± 1.3 %上昇することが知られている[6]．反対にずっと立位だった人が，入院して坐位になった直後に採血し，翌朝仰臥位で採血した場合には Hb が 1〜2 前後低下することがあっても不思議はない．

I 外来・病棟患者への初期アセスメント

■輸液療法は補充輸液と維持輸液に分けて考える

輸液を指示する主な目的は次の3つである．

1）体液の管理（水分・電解質，循環血漿量の維持，体液電解質異常の是正）
2）栄養補給（主に中心静脈栄養）
3）他の薬剤（抗生物質・昇圧薬）投与の溶解剤や血管確保（輸液ルート確保）

十分な栄養補給は末梢静脈からは難しく，中心静脈栄養（TPN）が中心となる．本章では体液管理を目的とする輸液について学ぶ．

輸液製剤の選択や投与量，投与速度を決めるときには，
（1）体液バランス（量・質）の是正を目的とする補充（是正）輸液と，
（2）現在の体液バランスを維持する維持輸液 (routine maintenance fluid) に分けて考える（表12−2）．

補充輸液はさらに，
（1）ショック状態など循環不全があるときに有効循環血漿量を補充して循環不全を改善させるための初期急速輸液 (fluid resuscitation) と，
（2）細胞外液・細胞内液全体で欠乏している体液電解質を補充する(狭義の)補充輸液 (replacement fluid) に分類することができる[7]．

表 12−2 輸液の種類

輸液の種類		目的
補充輸液（広義）	初期急速輸液	有効循環血漿量を補充する
	補充輸液（狭義）	欠乏している体液電解質を補充
維持輸液		現在の体液バランスを維持する

■投与された輸液はどこに分布するか

輸液を処方するときは，体液・電解質不足の程度を評価し，病態に応じた輸液製剤を選択し，投与量や投与速度を決定する．投与された輸液が，最終的に細胞内液，細胞外液のどの分画にどのくらい分布するかを理解しておきたい．

生理食塩液は0.9％食塩水で，Na^+濃度は154 mEq/Lである．これは血漿水 Na 濃度（152mEq/L）とほぼ等しい．血漿は93％が血漿水，7％が蛋白質によって構成されるので，93％の血漿水 Na 濃度が152 mEq/L のとき，最終的な血漿 Na 濃度は約 140 mEq/L となる．

等張液である生理食塩液を1000 mL輸液すれば，生理食塩液はすべて細胞外液に分布する．生理食塩液を投与しても細胞外液の浸透圧は変わらないので，

12 初期輸液療法

細胞膜を介した細胞内外の水の移動がおこらないからである．体重 50 kg, 細胞外液量 10 L の成人男子に 1 L の生理食塩液を輸液すると, 細胞外液は 1000 mL 増加し, 間質液は 750 mL 増加, 血漿水は 250 mL 増加する．

5 ％ブドウ糖液は点滴バッグ内では血漿浸透圧とほぼ等しい浸透圧を示すが, ひとたび血管内に投与されれば代謝されて自由水（電解質を含まない水）となる．輸液を考えるときには, 5 ％ブドウ糖液は蒸留水と同じと考えればわかりやすい．5 ％ブドウ糖液を 1000 mL 輸液した時には, 細胞内液と細胞外液に均等に分布する．その結果, 細胞外液量は 333 mL 増加（間質液は約 250 mL 増加, 血漿水は約 80 mL 増加), 細胞内液は 667 mL 増加する．1000 mL の自由水が細胞外液に加わると細胞外液の浸透圧が低下するので, 水が細胞外から細胞内に浸透圧が等しくなるまで移動するからである．

KN1A® は 5 ％ぶどう糖液 500 mL と生理食塩液 500 mL なので, 1 L 投与後に細胞内液には 667/2 = 333 mL, 細胞外液には 333/2 + 500 = 667 mL 分布する．細胞外液の 25 ％が血管内に分布するので, 血漿水は約 160 mL 増加する．

Hypovolemic shock の初期輸液として, 生理食塩液を 1L 投与すると血漿水が 250 mL 増加するが, 5 ％ブドウ糖ではわずか 80 mL しか増加しない．初期輸液製剤に等張輸液製剤を使用するのはこのためである．

■電解質輸液の種類

市販されている電解質輸液の種類は多いが, 基本的には
（1）等張電解質輸液：生理食塩液など
（2）自由水（電解質を含まない水）：5 ％ブドウ糖など
の 2 種類のカクテルと考えれば理解しやすい．

わが国で市販されている主な輸液製剤の組成を示す（表 12 − 3）

1）等張電解質輸液（細胞外液補充液）

細胞外液と浸透圧, Na 濃度がほぼ等しい．投与された輸液は細胞内に移動せず細胞外液に分布するので細胞外液量を増加させる．1 L の生理食塩水を投与すると細胞外液が 1 L 増加し, 血漿水は 200〜250 mL 増加する．

乳酸（酢酸, 重炭酸）リンゲル液は Na^+ のほかに K^+, Ca^{2+} を含むリンゲル液にアルカリ剤として乳酸などを含んでいる．生理食塩液を大量に投与すると希釈性アシドーシスを招くが, この点で乳酸リンゲル液は優れている．Na 濃度

I 外来・病棟患者への初期アセスメント

が 130 mEq/L であることは生理食塩液よりも血漿 Na 濃度に近いと錯覚しがちであるが，前述したように血漿水 Na 濃度は 152 mEq/L なので，血漿 Na 濃度に比べるとやや低張であるが臨床的に問題となることはないだろう．

2）低張性電解質輸液

低張電解質輸液は電解質濃度が細胞外液よりも低張な輸液であるが，ブドウ糖を含むことで浸透圧は細胞外液と等しくなっている．しかしブドウ糖は体内で代謝されて水になるので，最終的な浸透圧は細胞外液より低くなる．わが国では Na 濃度によって 1〜4 号液という名前で分類されてきた(表 12 − 3, 4)．

表 12 − 3 各種輸液製剤一覧

	Na	K	Cl	Ca	Mg	P	ブドウ糖	アルカリ
細胞外液製剤								
生理食塩液	154		154					
乳酸リンゲル液（ラクテック®）	130	4	109	3				L 28
ブドウ糖加乳酸リンゲル液（ラクテックD®）	130	4	109	3			5%	L 28
重炭酸リンゲル（ビカーボン®）	135	4	113	3	1			B25 C5
開始液（1 号液）								
ソリタ T1®	90		70					L20
KN 補液 1A®	77		77					
脱水補液（2 号液）								
ソリタ T2®	84	20	66			10	L 20	
ソルデム 2®	77.5	30	59					L 48.5
維持液（3 号液）								
ソリタ T3®	35	20	35					L20
術後回復液（4 号液）								
ソリタ T4®	30		20					L 10

B 炭酸水素ナトリウム　C クエン酸　L 乳酸

表 12 − 4 代表的な低張性輸液製剤分類

	Na 濃度	用途
1 号液（開始液）	Na 濃度　77〜90 mEq/L K を含まない	軽度の脱水，細胞外液量欠乏のいずれにも使用できるものとして開発された．
2 号液（脱水補給液）	Na 濃度　60〜84 mEq/L K^+, Mg_2^+, HPO_4^{2-}, 乳酸イオンなどを含む	下痢による脱水などに便利．術後など ADH 分泌亢進があり，自由水排泄が障害されている状況での維持輸液として使用できる
3 号液（維持液）	Na 濃度　30〜60 mEq/L K 濃度　10〜35 mEq/L	ADH の過剰分泌がない比較的健常人に対する維持輸液としては便利．ADH 分泌亢進状態で自由水排泄が障害されている場合には低 Na 血症をまねくことがある
4 号液	Na 濃度　30 mEq/L K を含まない	腎不全患者の維持輸液製剤として用いることができる．

12 初期輸液療法

■「脱水」とは

「脱水」はよく遭遇する病態である（表12-5）.「脱水」とは体内の水とNaが減少し，体液量，特に有効循環血漿量が減少した状態である．高度の下痢では水分欠乏がNa欠乏を上回る結果，高Na血症になることが多いが，水分を過剰に摂取すれば低Na血症になることもある．砂漠などの高温環境で，水分摂取ができなければ相対的に水の喪失が多くなり，高Na血症を伴う脱水（高張性脱水）となる．

「脱水」という用語は，細胞内液量不足である狭義の「脱水」(intracellular dehydration) と細胞外液量不足 (extracellular fluid volume depletion) の両者を含めて使用されることが多かった．Overhydration（補液過剰），rehydration(補液) という用語も，単に「純粋な水」過剰，「水」の補充ということでなく，水とNaの過剰や補正を意味していることが多い．身体所見で脱水がなくみずみずしい状態を"well hydrated"と表現するが，自由水が十分にあるというより，体液量は十分量であるという意味で使われている．「血管内脱水」という語も有効循環血漿量不足を意味し，血管内の自由水不足を意味しているわけではない．

近年，純粋な水分欠乏を「脱水 dehydration」，水分とNaの両者が欠乏している状態を「細胞外液量欠乏 volume depletion」と区別して使用することが提唱されている．治療する際に，自由水を補充するのか，水とNaの両者を補充するのかを明確にするために重要と考えられるからである[8]．本項では，わかりやすくするためあえて両者をあわせて「脱水」として話をすすめる．

■「脱水」は病歴，身体診察，検査所見から総合的に診断する

「脱水」の有無は，身体所見や病歴から判断できることも多いが，診断にあたってのキーポイントがある．体重の測定は基本中の基本である．残念ながら緊急入院となった患者では，何日間も体重が測定されていないことがある．全身状態が悪い場合緊急の処置が優先されることはやむをえないが，病棟に移動した後でよいから体重測定は欠かさないでほしい．

本人に聞いても，普段の体重がわからないこともある．その場合には病歴と身体診察所見から推察する．病歴から嘔吐，下痢など消化管からの水分，電解質喪失の有無や，食事摂取量，飲水量を，さらに多飲多尿など糖尿病を疑わせる疾患がないか，発熱など不感蒸泄量の変化がないかを聞き出す．薬剤服用歴も重要である．

I 外来・病棟患者への初期アセスメント

表 12-5 脱水の分類と特徴

	水分欠乏性脱水 (高張性脱水)	Na 欠乏性脱水 (等・低張性脱水)
英語	dehydration	ECFV depletion
病態	高浸透圧状態	循環不全
口渇	(++)	(+)
脈拍	正常	頻脈
血圧	正常	低下
起立性頻脈	(−)	(++)
ヘマトクリット	正常	正常 〜 上昇
血清蛋白	正常	正常 〜 上昇
血清 Na	上昇	正常 〜 低下
血漿浸透圧	上昇	正常 〜 低下
尿 Na 濃度	> 20mEq/L	< 20mEq/L (注1)

注1 腎性 Na 喪失 (Renal Salt Wasting) では尿 Na>20mEq/L
注2 水分欠乏性脱水でも高度であれば血液濃縮や血圧低下などの症状が出現する
ECFV depletion: Extracellular fluid volume depletion

血圧低下,特に起立性低血圧,頻脈は脱水を強く示唆するし,表在静脈の虚脱,皮膚弾力性(turgor),口腔粘膜の乾燥,眼球陥凹,腋窩の乾燥,capillary refill time(爪床を圧迫し解除後のピンク色の回復時間)などから脱水の程度を推測する.

高張性脱水では高 Na 血症を伴うので血漿浸透圧は上昇し,水分は細胞内から細胞外へ移動する.そのため循環血漿量はそれほど低下しないので,通常は,頻脈,起立性低血圧は目立たない.主な症状は口渇,皮膚乾燥,意識障害である.

血液検査では,BUN や BUN/Cr 比の上昇は脱水を示唆するし,尿量,尿比重,尿浸透圧も参考になる.尿比重は屈折計(比重計)を使って簡単に測定できる.

尿比重の小数点以下 2,3 桁の数字を 15〜40 倍すれば尿浸透圧が推測できる.すなわち尿比重 1.020 ならば尿浸透圧は 300〜800 mOsm/kg・H_2O の範囲であることが多い.ルーチン検査の尿検査として報告される尿比重は,比重計で実測したものではなく,試験紙法で推定された尿比重であることも多い.

以前の試験紙法では,尿比重の最低値は 1.005 で,それ以下の希釈尿を評価することはできなかったが,最新の検査法ではより正確な値が推測できるようになっている.

いわゆる「脱水」(hypovolemia)の有無と程度を診断する単一の方法はない[9].

個々の指標単独では感度，特異度ともに不十分であるが，組み合わせることによって診断の精度が上がる[10)11)]．病歴，身体所見，検査所見，治療への反応から総合的に判断するしかないのは歯痒いが，逆に，体液量のアセスメント能力を高めるべく日々の努力を重ねたい．

■「脱水」に対する初期輸液は循環を維持し組織灌流を回復させるのが目的である．

「脱水」に適切な治療が行われなければ hypovolemic shock となり，進行すれば生命の危険を伴う．輸液療法の歴史をひもとけば，1983 年に英国で流行したコレラに行きつくが[12)]，WHO の発表によれば今でも毎年約 200 万人の子供たちがコレラなど急性下痢による脱水で命を落としている[13)]．

経口摂取，経口補液が可能であればそちらを優先する．経口摂取が困難な場合や，ショックなどで緊急の対応が必要な場合には経静脈輸液を選択する．

循環を維持し組織灌流を回復させるための輸液療法が初期（急速）輸液（fluid resuscitation）である．細胞外液に分布させるために細胞外液製剤（生理食塩液や乳酸リンゲル液）を成人ならば 500〜1000 mL を 30〜60 分で急速点滴静注する．均等に投与するのではなく，血圧上昇がみられるまでは開始時には比較的急速に投与してよいが，高齢者，心不全ある患者では注意する．英国の成人に対する輸液ガイドラインは，Na 濃度が 130〜154 mEq/L の輸液 500 mL を 15 分で急速投与することを推奨している．

透析室勤務の看護師・臨床工学技士は初期急速輸液の効果を実感している．透析患者では 1 回の透析で 3 L 以上除水することもあり，hypovolemic shock に遭遇することもまれではない．循環血漿量をはるかに超える量を除水するので，間質から血管内への体液の移動（refilling）が遅ければ hypovolemic shock となる．こうした場合，透析ポンプの血流量を 100 mL/ 分にして生理食塩液を 1 分程度注入する（時間あたりにすれば 6000 mL の速度である！）．

わずか 100 mL 補充しただけで顔面蒼白，意識朦朧とした患者が，血圧も正常化し，顔色もみちがえるように改善する．

敗血症性ショックに対しても，循環不全を改善させるために大量急速初期輸液が選択される．投与後に血行動態（心拍数，血圧，尿量など）を評価し改善が不十分であれば再度急速輸液を行う．有効循環血漿量が確保されれば，病態に応じた補充輸液や維持輸液に変更する．

Ⅰ 外来・病棟患者への初期アセスメント

「初期輸液」という用語は、人によって「循環不全を改善させるための急速輸液 (fluid resuscitation)」を意味するときと「入院患者に最初に投与する輸液 (initial fluid)」をさす場合がある。本書では循環不全改善を目的とする初期急速輸液, fluid resuscitation の意味で用いている。軽度・中等度の「脱水」でショックを伴わない患者に対しては生理食塩液ではなく Na 濃度が 1/2〜2/3 程度の KN 補液 1A®(Na 濃度 77 mEq/L)やソリタ T1 号®(Na 濃度 90 mEq/L)を用いてもよいが、これは厳密な意味での fluid resuscitation ではなく、循環不全改善も含めた緩徐な欠乏量補充液と考えるのが妥当であろう。

■初期輸液製剤の選択．生理食塩液か乳酸リンゲル液か？膠質液か鉱質液か？

初期輸液として生理食塩液, 乳酸リンゲル液, 酢酸リンゲル液のどれがよいのだろう。また, 乳酸リンゲルにはブドウ糖を含むほうがよいだろうか。乳酸リンゲル液に含まれる K は問題にならないのだろうか。

内科的な初期輸液ではどの製剤を用いても臨床的に大きな問題となることは少ないが、救急・集中治療領域でみられるような、一日 5〜10 L 以上もの細胞外液製剤を投与する際には無視できない問題となる。

生理食塩液の Na 濃度は 154 mEq/L, Cl 濃度は 154 mEq/L なので、理論上の浸透圧は 308 mOsm/kg となるが、実測された浸透圧は 286 mOsm/kg となり、血漿浸透圧と等しい。(**Basic4 p145**) Na 濃度と浸透圧に関してはまさに「生理的」である。これに対し、生理食塩液の Cl 濃度は 154 mEq/L で、生理的な 90 mEq/L をはるかに超えるため代謝性アシドーシスになることを懸念し、乳酸リンゲル液を推奨する考えもある。

1,000 mL の各種輸液製剤を 40 分で輸液した場合の pH, BE の変化を測定した研究がある。生食 1 L では pH が 7.40 から 7.39 に, BE は −1.6 低下, 乳酸リンゲルでは pH が 7.42 から 7.42 と変化なく, BE の変化はわずか −0.3 であった[14]。右室梗塞や重症膵炎など、あるいは手術中に短時間に大量の輸液を投与する際には十分注意する必要があるが、1〜2 L 程度の輸液では臨床的な問題をひき起こすことは少ないだろう。

Fluid resuscitation の輸液選択, すなわち生理食塩液, 乳酸リンゲル液などの Balanced solution, あるいはアルブミンなどの膠質液のどれがよいかについてはまだ結論はでていない。徹底したシステマティック・レビューに基づく

12 初期輸液療法

作成を試みた英国輸液ガイドラインも,現時点ではエビデンスが不足しているとしたうえで,(1)Na濃度130～154mEq/Lの鉱質液(crystalloids)を選択(2)重症の敗血症患者に対してのみ4～5%のアルブミン液を検討する,ことを推奨している[2].

文献

1) National Confidential Enquiry into Perioperative Deaths. Extremes of age: the 1999 report of the National Confidential Enquiry into Perioperative Deaths, 1999.
   http://www.ncepod.org.uk/pdf/1999/99full.pdf
2) National Clinical Guideline Centre. Intravenous fluid therapy. Intravenous fluid therapy in adults in hospital. Clinical Guideline<CG174>. December 2013.
   https://www.nice.org.uk/guidance/cg174/evidence/cg174-intravenous-fluid-therapy-in-adults-in-hospital-guideline2
3) Watson PE, Watson ID, Batt RD. Total body water volumes for adult males and females estimated from simple anthropometric measurements. Am J Clin Nutr. 1980 ; 33 : 27-39.
4) Guyton AC, Hall JE. Textbook of Medical Physiology. 9th edition. WB Sounders, 1995.
5) Fleck A et al.Increased vascular permeability: a major cause of hypoalbuminaemia in disease and injury. Lancet. 1985 ; 1(8432) : 781-4.
6) Jacob G, Raj SR, Ketch T, et al. Postural pseudoanemia：Posture-dependent change in hematocrit. Mayo Clin Proc. 2005 ; 80 : 611-614.
7) 小松康宏. 輸液療法. 日本小児腎臓病学会編. 小児腎臓病学. P76-83, 小児腎臓病学, 診断と治療社 2012.
8) Mange, K. Language guiding therapy：The case of dehydration versus volume depletion. Ann Intern Med. 1997 ; 127 : 848-853.

I 外来・病棟患者への初期アセスメント

9) Armstrong LE. Assessing hydration status: the elusive gold standard.J Am Coll Nutr. 2007 Oct；26(5 Suppl)：575S-584S.
10) Gorelick MH. Validity and reliability of clinical signs in the diagnosis of dehydration in children. Pediatrics 1997；99：E6.
11) McGee S. Is this patient hypovolemic? JAMA 1999；281：1022-1029,
12) Sherif Awad, Simon P. Allison, Dileep N. Lobo.The history of 0.9% saline. Clinical Nutrition. 2008；27：179e188.
13) WHO. The Treatment of Diarrhea：A manual for physicians and other senior health workers. 2005.
14) 河野克彬，他．糖質加乳酸化リンゲル液の急速輸注に関する臨床的検討．新薬と臨床．1975；24：1417-1434.

Tea Break　　知識，スキル，態度（KSA）

　国際的病院評価機構である JCI (Joint Commission International) の審査官から「貴院では医師の採用時にどのようにして候補者の態度（attitude）を評価しているか」と問われました．「医師を評価する基準には，知識（knowledge），スキル（skill），態度（attitude）がある，知識やスキルは教育研修によって伸ばすことができるが，医師としての根本的な資質，態度は簡単には変わらず教えることは難しい，いったん医師を採用したら簡単には解雇できないので，態度・資質の評価が重要である」と教えられました．
　私が学生，研修医だった時代にくらべれば，医学教育に対する関心が高まっていますが，知識，技能に対する「カリキュラム」中心の感があります．「医学教育に関心がある」という若手医師も，鑑別診断能力や技能を教えることを念頭においているようです．臨床医に最も必要なのはプロフェッショナリズムともいうべき資質，態度だと思うのですが，教えることも評価することもたやすくはありません．Dr.Gのような格好良さはなくても，病棟や外来で苦労しつつ reflection（省察）していく姿を示し，ともに成長していくしかないと感じています．先輩医師から教えてもらった知識は忘れても，真摯に患者と向き合う姿は脳裏に焼きついて忘れられません

12 初期輸液療法

Basic 1　輸液・電解質を理解するために

輸液, 電解質を理解するために絶対必要な基礎知識をまとめる.
中学, 高校化学の復習だが, 確実に復習, 理解してほしい.

1. 代表的な原子, 分子の原子量 (atomic weight), 分子量 (molecular weight)

輸液製剤ならびに腎臓病を理解するのに必要な主な原子, 分子の原子量・分子量を表1に示した.

表 1　主な原子量表

元素名	元素記号	原子番号	原子量	元素名	元素記号	原子番号	原子量
水素	H	1	1.00	リン	P	15	30.97
炭素	C	6	12.01	硫黄	S	16	32.07
窒素	N	7	14.01	塩素	Cl	17	35.45
酸素	O	8	16.00	カリウム	K	19	39.10
ナトリウム	Na	11	22.99	カルシウム	Ca	20	40.08
マグネシウム	Mg	12	24.31	ヨウ素	I	53	126.9

各種物質の分子量

物質名	分子量	物質名	分子量	物質名	分子量
尿素	60	グルタミン	146	ブドウ糖	180
乳酸	90	ビタミン B6	167	クエン酸	294
グリセロール	92	尿酸	168	ショ糖	342
Cr	113	ビタミン C	176	ビタミン B12	1,355

2. モル, モル濃度, 当量

モルは「0.012 kg の炭素十二の中に存在する原子の数と等しい数の要素粒子または要素粒子の集合体 (組成が明確にされたものに限る.) で構成された系の物質量」である[1]. 別の言いかたをすれば, 1 モルとはアボガドロ数個 (6.02×10^{23}) の粒子 (原子, 分子, イオンなど) の集団であり, アボガドロ数とは質量数 12 の炭素原子 ^{12}C 12 g 中に含まれる ^{12}C の数である. どのような物質であっても, その 1 モル中に存在する粒子の数は 6.02×10^{23} 個である. 酸素分子の分子量は 32 なので, 1 モルの酸素分子は 32 g, 水の分子量は 18 なので, 1 モルの水分子は 18 g, ブドウ糖の分子量は 180 なので 1 モルのブドウ糖は 180 g となり, 6.02×1023 個の粒子を含んでいる. なお, 1 モルの理想気体は, 標準状態では同じ体積 (22.4 L) を占める[2].

I 外来・病棟患者への初期アセスメント

> モル＝重量÷原子量（分子量）

　Naの原子量は23なので，Na 23 gが1モルに相当し，Na 1 gは1÷23＝0.043 mol＝43 mmolである．塩化ナトリウム（NaCl）1モルはNaの原子量23と塩素の原子量35.5の合計である58.5 gに相当し，NaCl 1 gは1÷58.5＝0.017 mol＝17 mmolに相当する．

　心不全や腎不全の食事療法ではNaや食塩を何gに制限と指示される．研修医の多くはNa（sodium）と塩分（salt）の差に気づいていない．Na 2 g/日とは，2÷23＝0.087 mol＝87 mmolなので，同量のNaを含む食塩，NaClに換算すると58.5×0.087＝5 gに相当する．「Na 2 g制限なんて信じられない」と思うかもしれないが，Na 2 g制限は食塩2 g制限ではない．Na 2 g食は食塩5 g制限食となるので優秀な栄養士が作れば十分おいしく食べることができる．

　当量（equivalent, Eq）は電荷をもった（イオン化した）溶質の量を示すために用いられ，溶質のモル数を原子価で除したものである．

> 1 Eq ＝ 1 mol ÷原子価，1 Eq ＝ 1000 mEq

の関係がある．

　Naイオン（Na^+）の原子価は1なので，Na 1 Eqは1÷1＝1 molとなる．Caイオン（Ca^{2+}）はCaの原子価が2なので，Ca 1 Eqは1÷2＝1/2 molとなる．1モルの塩化カルシウム（$CaCl_2$）は溶液中で2当量（Eq）のカルシウムイオン（Ca^{2+} 2価）と2当量の塩素イオン（Cl^-×2）に解離する．したがってCa^{2+}濃度1 mmol/Lは2 mEq/Lに相当する．

　血清総Ca濃度の基準値は8.5〜10.3 mg/dLだが，これをmmol/L，mEq/Lで表示するとどうなるだろうか．Caの原子量は約40なので，モル＝重量÷原子量　の関係から，8.5 mg/dL（1 Lあたりに換算すると85 mg/L）は85÷40＝2.125 mmol/L，10.3 mg/dLは同様に103÷40＝2.575 mmol/Lとなる．モル濃度（mol/L）は溶液1 Lあたりの溶質のmol数で，化学実

験などでは mol/L を M（モーラー）と表示することもある．Ca イオンでは 1 mmol = 2 mEq の関係があるから mEq/L で表示すると 4.25 〜 5.15 mEq/L となる．すなわちカルシウム濃度を mmol/L から mg/dL に換算するときは 4 倍，mEq/L であれば 2 倍すればよい．

「イオン化」カルシウムは血清総 Ca 濃度の約半分（約 5 mg/dL）なので基準値は約 1.25 mmol/L である．報告されたイオン化カルシウム濃度から血清「総 Ca 濃度」を推測するときには mmol/L ならば 8 倍，mEq/L ならば 4 倍する．

3. 浸透圧

「浸透圧」という言葉をよく使うが，臨床現場で使用する単位は Pa（パスカル）や mmHg ではなく浸透モル濃度である．浸透モル濃度には溶液 1 L 中のモル濃度を示す osmolarity と溶液 1 kg あたりのモル濃度を示す osmolality とがあり，医学で使用されるのは後者，水 1 kg あたりの浸透圧物質のモル数である．「浸透圧 300」というのは，正確には 300 mOsm/kg・H_2O と表示され，1 kg の水に浸透圧効果を示す粒子が 300 mOsm/kg・H_2O 存在していることを意味する．本書では特にことわらないかぎり「浸透圧」は「浸透モル濃度」も含んだものとして使っている．また，電解質異常の計算では理解しやすくするために osmolality（単位は mOsm/kg・H_2O，略して mOsm/kg）と osmolarity（単位は mOsm/L）を同等に使用していることをお断りしておく．

浸透モル濃度＝溶液中の粒子のモル濃度

生理食塩液（0.9% NaCl）1 kg = 1 L には，Na が 154 mmol，Cl が 154 mmol 存在するので，「理論的には」浸透圧効果を示す粒子数は 154 mmol + 154 mmol = 308 mmol，浸透圧は 308 mOsmole/kg・H_2O である．実際の浸透圧は約 280 mOsmole/kg・H_2O となるがその理由は **Basic 4** を読んでほしい．

5% ぶどう糖液 1 L には，50 mg = 0.2777 mol = 277 mmol のぶどう糖が含まれているので，浸透圧は約 280 mOsm/kg・H_2O となる．

I 外来・病棟患者への初期アセスメント

　溶液の浸透圧は，すべての溶質のモル数濃度で表される．血漿の浸透圧を規定する主な粒子はNa, K, ぶどう糖，尿素なので，血漿浸透圧の概算として，

> 血漿浸透圧（mOsm/kg・H_2O）＝血漿（Na＋K）×2＋血糖値/18＋尿素窒素/2.8

という式がよく使われる．

　NaとKの合計を2倍する理由は，溶液中の陽イオンの数と陰イオンの数は等しいので，Na^+，K^+と同数の陰イオン（主にCl^-とHCO_3^-）があるためである．

　血糖の単位はmg/dLで表示されるが，モル数を計算するには1L中の重量が必要なので，ぶどう糖の分子量180で除したものを10倍するため，最終的には18で除している．

　1分子の尿素（$CO(NH_2)_2$）には2個の窒素（N）が含まれ，Nの原子量は14なので，尿素のモル数は尿素窒素重量÷28で計算される．血漿浸透圧の式中では28ではなく，2.8で除しているがこの理由は検査室から報告される血液尿素窒素（BUN）の単位はLあたりではなくdLあたり，mg/dLで表示されているためである．

　血漿有効浸透圧を規定するものは主にNa, Kなどの電解質であり，さらに大部分はNaなので，前述の式は次のように簡略化することができる．

> 血漿浸透圧（mOsm/kg・H_2O）≒血漿Na濃度×2

12 初期輸液療法

| Basic 2 | 1L の生理食塩液を投与すると細胞外液は何 L 増加するだろうか |

わかりやすくするために，血漿水 Na 濃度は 140 mEq/L，生理食塩液の Na 濃度は 140 mEq/L として考える．この輸液製剤には Na^+ 140 mmol，Cl^- 140 mmol，合計 280 mmol の粒子が含まれている．

体重 50 kg，体水分量 30L，細胞内液 20L，細胞外液 10L，血漿 Na 濃度 140 mEq/L の人を例にとって考えてみよう．

この人の体水分に含まれる浸透圧物質の総量はいくらだろうか．

血漿浸透圧＝血漿 Na 濃度×2

の式と，

浸透圧＝溶液中の粒子のモル濃度＝浸透圧物質モル数÷水分量

の関係から，

$$\text{血漿浸透圧 (mOsm/kg·H}_2\text{O)} = 140 \times 2 = 280 = 浸透圧物質モル数 \div 体水分量$$

の関係が導き出される．
体水分量＝30L なので，

浸透圧物質モル数＝ 30 × 280 ＝ 8,400 mmol

となる．浸透圧を考えているので以下 mmol は mOsmol と書き換える．

輸液製剤の Na は原則として細胞外液に留まる．輸液を投与した結果，細胞外液の量が A（L）増加したと考えよう．細胞内液と細胞外液と血漿浸透圧は等しい（等しくなければ等しくなるまで水が移動して平衡状態になる）．

細胞外液は 10 ＋ A（L）になり，細胞内液は 20 ＋（1 － A）（L）となる．

新しい血漿浸透圧＝浸透圧物質モル数÷体水分量　の関係が成立するが浸透圧物質モル数は，もともとの 8,400 mmol に輸液に含まれる 280 mmol が加わり 8,400 ＋ 280 ＝ 8,680 mmol となる．
体水分量はもともとの 30L に生理食塩水 1L が加わっているので，31L になっている．

新たな浸透圧＝ 8,680 ÷ 31 ＝ 280 mOsm/kg·H_2O

となり，浸透圧は変わらない．

細胞外液（ECF）だけで考えると,

もともと含まれていた粒子数は 280 mmol/L × 10L = 2,800 mmol
あらたに輸液製剤中の 280 mmol が加わり 3,080 mmol になっている.
浸透圧 = 280 = 浸透圧物質モル数 ÷ ECF 水分量 = 3080 ÷ ECF 水分量
これを解くと，ECF 水分量 = 3,080 ÷ 280 = 11L となる.

10 + A = 11 なので，細胞外液量の増加分は A = 1L, すなわち輸液した水分はすべて細胞外液にとどまることになる.

Basic 3　5％ブドウ糖液を 1L 投与すると細胞外液は何 L 増加するだろうか

5％ブドウ糖液のぶどう糖は代謝されて最終的に水と CO_2 になるので，輸液の分布を考える上では 5％ブドウ糖液 1L を投与することは蒸留水を 1L 投与することと同様に考えてよい.

5％ぶどう糖液には電解質が含まれず，ぶどう糖が代謝されてしまえば，追加される浸透圧粒子数は 0 である.

新たな浸透圧 = 8,400 ÷ 31 = 270.96

なので浸透圧は低下する（同時に血漿 Na 濃度は 270.96 ÷ 2 = 135 mEq／L に低下する）.

細胞外液量の増加分を AL とすれば，

270.96 = 細胞外液中の浸透圧粒子数 ÷（10 + A）= 2800 ÷（10 + A）

これを解いて A = 0.333 = 333 mL となる.

5％ぶどう糖液 1L を投与すると，約 3 分の 1 の 333 mL が細胞外液に，のこり 667 ml が細胞内液に分布することがわかる. すなわち自由水は，細胞内液，細胞外液に均等に，それぞれの比率どおりに分布することがわかるだろう.

12 初期輸液療法

Basic 4　生理食塩液のNa濃度は154 mEq/Lなのになぜ「生理的」なのか？

　血漿 Na 濃度は 140 mEq/L だが，血漿は水の部分である「血漿水」と，蛋白質，脂質の層から構成されている．蛋白や脂質が占める比率は血漿全体の約 7 %，残り 93 % を血漿水が占めている．血漿水の Na 濃度は約 150 mEq/L なので，血漿全体としては 150 ÷ 0.93 = 140 mEq/L となる．Na 濃度から考えると，生理食塩液はきわめて生理的といえる．

　浸透圧の面ではどうだろうか．理論的には生理食塩液の浸透圧は 154 × 2 = 308 mOsm/kg となるが，実際に浸透圧計で測定すると 282 mOsm/kg である．透析室にいけば浸透圧計があるのでぜひ一度は自分で確認するとよい．
　理論値と実測値とが異なる理由は，実際の溶液は「理想溶液」ではないためである．生理食塩液の実測浸透圧が 282 mOm/kg となることを説明する理論は 2 つある．
（1）生理食塩液の Na と Cl は完全に電離していないという説．154 mEq の NaCl のうち 75% が Na^+ と Cl^- に電離，のこり 25 % は NaCl として存在すると仮定すれば，308 × 0.75 + 154 × 0.25 ≒ 270 となる．
（2）Debye-Huckel（デバイ・ヒュッケル）理論に基づく活量係数やイオン強度による説．実際の溶液 1 L 中では，154 mmol の Na イオンと 154 mmol の Cl イオンがあり，完全に電離しているのだが，イオン間の静電的相互作用，クーロン相互作用によって，あたかも一部は電離していないかのようにふるまう結果，308 mOsm/kg ではなく 282 mOsm/kg となる．たとえていえば，サッカー場に 10 名の選手しかいなければほぼ障害なく自由に走れるが，100 名の選手がいればお互いに遠慮したりぶつかったりして自由には走れないということである．

　生理食塩液は 100 % 電離しているのか，あるいは一部は電離していないのか，というのは化学会における長年の論争だった．完全に電離はしているが，完全に電離していないかのようにふるまう，との説が主流のようである．

13 維持輸液療法の基本は

| Basic | 維持輸液を理解する | Update |

■診療ルール

1) 維持輸液とはNaと水分の欠乏がない患者が経口摂取できないときに水分,電解質バランスを維持するのに必要な輸液である.
2) 輸液処方の際には,患者の体液量,電解質欠乏の有無を評価し,欠乏があれば維持輸液ではなく補充輸液を処方する.
3) 輸液療法のキーポイントは,Naと水分の出納(In/Out balance)である.
4) 維持水分量
 　　　　＝予測尿量＋不感蒸泄量＋便中水分－代謝水
 　　　　＝予測尿量＋15 mL/kg
5) 成人の維持水分量はおおよそ2,000 mL/日(25〜30 mL/kg/日)
6) 成人のNa投与量は60〜100 mEq(食塩にして約3.5〜6 g相当)
7) 成人のK必要量は40〜80 mEq
8) 不感蒸泄量はおおよそ15 mL/kg/日
9) 腎機能障害やADH分泌刺激がある場合,予測尿量が低下する.漫然と「3号液」を投与すると自由水過剰,低Na血症の危険がある.
10) 輸液療法中は,定期的に再アセスメントをおこなう(体重測定,尿量測定,輸液総量測定,水分の出納,体液量評価,電解質異常の有無など)

13 維持輸液療法

Case　貧血の精査目的で骨髄穿刺を実施した 26 歳女性

　貧血の精査のため骨髄穿刺を予定し入院．意識清明，全身状態，栄養状態ともに良好．体重 50 kg．血圧 125/70 mmHg，脈拍数 72/分．体温 36.5 ℃．BUN 10 mg/dL, Cr 0.6 mg/dL, 血清 Na 140 mEq/L, 血清 K 4.0 mEq/L, 血清 Cl 95 mEq/L. Hb 8.0 g/dL. 尿蛋白（－），尿潜血反応（－）．

　午前 10 時に順調に骨髄穿刺が終了．血圧は安定，全身状態も安定していたが，食欲がないとのことで，翌朝まで点滴を継続することにした．

Question

1）検査後にあなたならどの輸液を処方しますか？投与速度はどのくらい？
　a）生理食塩液　（Na 154 mEq/L, K 0 mEq/L, ブドウ糖 0 g/dL）
　b）1/2 生理食塩液 + 2.5％ブドウ糖（Na 77 mEq/L, K 0 mEq/L）
　c）「3 号液」（Na 35 mEq/L, K 20 mEq/L, ブドウ糖 4.3 g/dL）

2）維持輸液，「3 号液」といわれる輸液製剤の代表的組成は次のようになっている．Na 35 mEq/L, K 20 mEq/L, Cl 35 mEq/L, 乳酸 20 mEq/L, ブドウ糖 4.3 g/L
　この組成は，細胞外液の組成とも，細胞内液の組成とも異なっている．Na 濃度は血清 Na の 1/4 しかなく，K 濃度は血清 K の 4 倍もある．この組成が「維持輸液」といわれるのはなぜだろうか？

I 外来・病棟患者への初期アセスメント

Lecture

■維持輸液とは何か

　維持輸液とは体液バランスは正常だが，経口摂取ができない患者に対し，体液バランスを正常範囲に維持するために必要な輸液である．適切な維持輸液を投与すれば，24 時間後，48 時間後も体重は不変，血清電解質濃度も不変，血圧も維持されているはずである．維持輸液を投与されているにもかかわらず，血圧が下がったり，低 Na 血症になったり，肺水腫になるようでは困る．しかし現実には，不適切な輸液による医原性低 Na 血症などの合併症報告がなくならない．

　絶飲食状態の患者に輸液を処方し，体水分量，電解質バランスを維持するには，一定時間内に失われる量と同量の水分，電解質を投与し，体内外への出納（Intake と Output）が等しくなるようにすればよい．

　絶飲食患者では食事中の水分量＝0 なので維持輸液量は次のようになる．

> 水分の摂取量（intake）＝維持輸液量＋代謝水＋（食事中の水分量）
> 水分の排泄量（output）＝尿量＋不感蒸泄＋便中水分

　intake ＝ output　ならば

　維持輸液量＋代謝水＝尿量＋不感蒸泄＋便中水分

　維持輸液量＝予測尿量＋不感蒸泄量＋便中水分—代謝水

となる．

　　不感蒸泄 600〜900 mL（10〜15 mL/kg）

　　便中水分 100〜200 mL

　　代謝水 300 mL なので，

> 維持輸液量 ≒ 予測尿量＋（10〜15）mL/kg

となる．

■予測尿量が決まれば維持輸液量を決めることができる．

　腎臓から排泄される溶質は 1 日あたり約 10〜15 mOsm/kg なので，体重 60 kg の患者ならば約 600〜900 mOsm である．

　600 mOsm の溶質を排泄するために必要な尿量は何 mL だろうか．

　腎臓の最大尿濃縮能を 1,200 mOsm/kg とすれば，

尿浸透圧＝溶質÷尿量

の関係から，

尿量 = 600 mOsm/1,200 mOsm/kg = 0.5 kg = 500 mL

となる．輸液を指示するときにわざわざ腎臓を最大限酷使して最大尿濃縮させる必要はない．尿量を 1,000～1,500 mL くらいにすればよいだろう．予測尿量を 1,500 mL とすれば維持輸液に必要な水分量は約 1,500～2,000 mL（約 25～30 mL/kg/ 日）となる．

一般的には 25～30 mL/kg/ 日が維持輸液として必要な水分量である．高齢者，腎機能や心機能障害がある患者，栄養不良状態の患者では少なめの 20～25 mL/kg/ 日とするのが安全である．また，極端な肥満患者の場合には，実測体重ではなく理想体重を用いる．

> 維持輸液量 ≒ 25～30 mL/kg/ 日

■維持輸液の Na 組成はなぜ 35 mEq/L なのか？

日本で維持輸液，「3 号液」といわれる輸液製剤の代表は 1962 年に販売開始されたソリタ T3 号である．電解質濃度は Na 35 mEq/L, K 20 mEq/L, Cl 35 mEq/L, Lactate 20 mEq/L, ブドウ糖 4.3 g/dL（4,300 mg/dL）だが，細胞外液の組成とも，細胞内液の組成とも異なっている．Na 濃度は血清 Na の 1/4 しかなく，K 濃度は血清 K の 4 倍，ブドウ糖濃度は血糖の 100 倍以上もある．なぜこの組成が「維持輸液」といわれるのだろうか．

維持輸液として必要な水分量は 1 日 2,000 mL だが，維持輸液には Na や K も必要である．尿中，便中に喪失される電解質を補充するための電解質維持量は Na 60～100 mEq, K 40～80 mEq なので，水分 2,000 mL, Na 70 mEq, K 40 mEq をひとつの点滴バッグにまぜると最終濃度は Na 35 mE/L, K 20 mEq/L という日本でもっとも標準的な維持輸液，3 号液ができあがる．

26 歳，50 kg の女性に上記の輸液製剤を一日 2,000 mL 投与しても，腎機能が正常で，レニン－アンジオテンシン系が刺激されておらず，ADH（抗利尿ホルモン）の過剰な分泌もなければ，体水分量と血清 Na 濃度が正常範囲になるよう過剰な水分，電解質は尿中に排泄されるので，体水分量や血清 Na 濃度に変化はない．

1 日だけならば K を全く含まない生理食塩液を 2L 投与しても，あるいは 1/2 生理食塩液を 2L 投与しても低 K 血症になることはないだろう．生理食

塩液 2L に含まれる塩分は食塩にして 18 g なので，短期的には生理食塩液をを投与したからといって全身浮腫や高血圧になることもないだろうから，設問はいずれを選択しても誤りとはいえない．全身状態が安定した患者ならば著者は 3 号液を選択するだろうが，侵襲的処置後やストレス状態にある患者ではその限りではない．

■維持輸液のピットフォール：ADH 分泌亢進状態の患者

　入院患者の低ナトリウム血症の原因として低張輸液製剤の使用がある．
　ADH の分泌が亢進すれば尿が濃縮され，
　維持輸液量 ≒ 予測尿量 +（10～15）mL/kg
の「予測尿量」が減少する．

　尿量は 1500mL 位だろうと予測して輸液を処方したのに，尿量が 500mL ならば 1000mL の水が蓄積することになる．過剰な水分貯留によって体液は希釈され，低ナトリウム血症となる．入院患者では ADH 分泌が刺激されやすい．

　有効循環血漿量低下，疼痛，ストレス，悪心，各種薬剤，中枢神経疾患，肺病変などは ADH 分泌を刺激するので，このような病態下で漫然と「3 号液」を通常量投与すれば医原性低 Na 血症が発症する危険がある．

　輸液処方にあたっては ADH 分泌刺激状態にないかどうかを常に評価し，ADH 分泌が亢進している可能性があれば，投与水分量を通常の 1/2～2/3 程度に減らすのが安全である．

　ADH 分泌が亢進した患者に対しては，安全な維持輸液濃度を一律に決めることはできない．生理食塩液ならば安全かといえばそうとも限らない．低 Na 血症の項でも解説するが，生理食塩液を投与しても尿が濃縮され，投与された水分が尿として排泄されなければ自由水が蓄積し，血清ナトリウム濃度は徐々に低下していく（これを Desalination 現象とよぶ．）．定期的に臨床症状，水分の In/Out，体重，血液検査を評価し，輸液の量と組成が適切かどうかを確認，必要に応じて輸液処方を修正することが大切である．

■輸液のピットフォール：必須元素であるリン，マグネシウムを忘れずに

　ここで述べた維持輸液は，数日単位での輸液である．1 週間以上にわたって経口摂取が困難となり，点滴だけで水分，電解質，エネルギー補充が必要になった場合には，Ca, P, Mg といった必須元素，ビタミンや微量元素，さらに十

分なエネルギーや必須脂肪酸をも必要になる．そのためには中心静脈による完全静脈栄養（TPN）が必要となる．

絶飲食の状態で水分，電解質の供給源が輸液だけの場合には，最低週1回は電解質濃度を測定すること．Na，K，Clはもちろんのこと，Ca，P，Mgも必ず測定し，適宜補充しなくてはならない．リンやマグネシウムは微量元素ではなく，「必須元素」である．

文献

1) National Clinical Guideline Centre. Intravenous fluid therapy. Intravenous fluid therapy in adults in hospital. Clinical Guideline<CG174>. December 2013.
https://www.nice.org.uk/guidance/cg174/evidence/cg174-intravenous-fluid-therapy-in-adults-in-hospital-guideline2

Tea Break　　夢，成功とは

If you can dream it, you can do it.
　夢見ることができれば実現できる（Walt Disney）

Success is not the key to happiness. Happiness is the key to success.
If you love what you are doing, you will be successful.
　成功は幸福のカギではない．幸福が成功へのカギである．
　自分がしていることが好きならば，きっと成功するだろう（Albert Schweitzer）

Real success is finding your lifework in the work that you love.
　真の成功は，好きな仕事の中にライフワークを見出すことだ
　（David McCullough　米国のピューリツァー章受賞作家）

　夢みることとは，自分がやりたいこと，めざすことを見出し，持続させていくことであり，それ自体，幸運で才能があるといえるかもしれません．利己的な目標は永続しません．自分のやりたいことが，愛する人々，地域，社会，歴史の発展に少しでも貢献できると感じられることが，やりがいにつながるような気がします．

14 低Na血症の初期診療：診断

Basic　低Na血症の診断　Update

■診療ルール

1) 低Na血症はNaバランスの異常ではなく水分バランスの異常である．
2) 低浸透圧性低Na血症は「高自由水血症」ともいうべきもので，水排泄障害のため過剰に自由水が貯留した状態である．
3) 体内水バランスと血漿浸透圧を調整する主な因子は，
    ① 口渇刺激による飲水量，
    ② ADHにより調節される自由水排泄量．
4) ADHは集合尿細管の水再吸収を増加させ尿を濃縮させる．
    尿浸透圧が100 mOsm/kg以上ならばADHが作用している．
5) 低Na血症の診断ステップは，
    ① 血漿浸透圧を評価する．
    ・偽性低Na血症を除外する．
    ② 尿浸透圧を評価する．
    ・Uosm < 100 mOsm/kgなら多飲，
    ・Uosm > 100 mOsm/kgならADH作用過剰によると判断する．
    ③ 体液量の評価を行う．
    ・細胞外液量の減少があれば，Na喪失による細胞外液量低下に伴うADH分泌刺激が考えられる．
    ・細胞外液が不変ならば，SIADHや副腎不全を疑う．
    ・細胞外液量が増加していれば腎不全，心不全が考えられる．
6) 偽性低Na血症を疑ったら，血漿浸透圧を測定する．血漿浸透圧をすぐに測定できなければ血液ガス分析装置のイオン選択電極直接法でNaを測定する．

Lecture

■低 Na 血症は入院患者に最も多くみられる電解質異常である

　低 Na 血症は血清 Na 濃度が 135 mEq/L 未満と定義される．緊急入院患者の 15 ～ 20% に低 Na 血症がみられるとの報告もあるが[1]，低 Na 血症は特異的な症状に乏しいため，検査結果で偶然に発見されることが多い．高度に重篤で急性の低 Na 血症は脳細胞の腫脹や脳ヘルニアを起こすため致命的だが，慢性の中等度低 Na 血症も侮れない．低 Na 血症は入院期間，人工呼吸器使用，入院死亡の独立した危険因子であると同時に，集中力欠如と歩行障害による，転倒の危険も増すことが知られている[2]．

　低 Na 血症の原因は多岐にわたり，診断と治療に苦慮することも多い．各種学会から 10 を超える診療ガイドライン，声明が発表されているが，2013 年に発表された欧州内分泌学会・腎臓学会・集中治療学会が合同で作成した低 Na 血症の診断・治療ガイドラインがわかりやすい．マラソンランナーなどにみられる運動誘発性低 Na 血症については国際コンセンサス会議のガイドラインがある[3]．本稿ではこれらのガイドラインも踏まえて，低 Na 血症の病態，診断アプローチを解説する．

■低 Na 血症の臨床症状—軽症でも転倒のリスクが高くなる

　低 Na 血症の臨床症状には，無気力，筋力低下，嘔気嘔吐，食欲低下，興奮，見当識障害などがある．

　軽度の低 Na 血症では，症状に気づかれないことが多いが，血清 Na 濃度 126 mEq/L は血中アルコール濃度 0.06 % と同等の意識障害，歩行障害を示し，入院・外来患者ともに転倒リスクが高くなる[4]．

　神経障害の機序としては，(1) 細胞容量の増大 (2) 神経伝達物質であるグルタミン酸などの神経細胞内濃度の変化，が考えられている．低 Na 血症では細胞内の浸透圧を下げるために Na や K などの電解質だけでなく，アミノ酸も細胞外に移動し，その結果グルタミン酸などの細胞内濃度も低下する．

　急性，高度低 Na 血症では，細胞の容量が増加する．頭蓋骨内にある脳細胞が腫脹すれば脳ヘルニアをきたし，死に至ることもある．筋細胞が腫脹し横紋筋融解 (rhabodmyolysis) をきたすこともある．身体所見としては深部腱反射低下，見当識障害，感覚障害，低体温，昏睡などがみられる．いずれも低 Na 血症の程度だけではなく進行速度にも関連する．

I 外来・病棟患者への初期アセスメント

■低 Na 血症の病態生理
—低 Na 血症は自由水の排泄障害すなわち水バランス調節異常である

　血清 Na 濃度の異常の多くは，水バランス調節異常が原因であり，Na 調節の異常ではない．治療が必要な低浸透圧性低 Na 血症は自由水が相対的に過剰な希釈性の低 Na 血症である．

　Na 喪失だけでは低 Na 血症にはならない．Na 喪失は体液量の喪失に伴って生じるが，胃液，下痢，ドレーンからの排液中の Na 濃度は血清 Na 濃度以下なので，水の喪失量が Na の喪失量を上回り，高 Na 血症となることはあっても，低 Na 血症にはなりえない．Na と水の喪失と同時に，水分負荷と貯留があってはじめて低 Na 血症となる．

　短時間に大量の水を飲めば，血液が希釈され低 Na 血症となることもあるが，重症化することはまれである．体内の水バランス調節機構が体水分量や血漿浸透圧を一定に維持しようとし，負荷された過剰の水を排泄するからである．

　低 Na 血症が進行するのは，水バランス調節機構が破綻し，過剰な自由水（電解質を含まない水）が体内に貯留する時である．血清 Na 濃度の異常を診断するには体内水バランス調節機構を理解する必要がある．

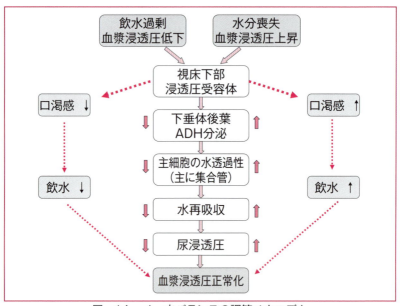

図 14-1　水バランスの調節メカニズム

14 低Na血症の診断

■水バランス調節メカニズム

水バランス調節メカニズムは，①口渇中枢によって調節される水分摂取量，②抗利尿ホルモン（ADH）によって調節される腎臓からの水分排泄量である[5]．

1）口渇中枢が水摂取量を調節する

体内の自由水が不足し，血漿浸透圧が上昇すると視床下部にある口渇中枢細胞が刺激され，飲水行動が促される．飲水によって血漿浸透圧が正常化すればそれ以上の水を飲むことはなく，血漿浸透圧は正常化する．

口渇中枢を刺激する最大因子は血漿浸透圧の上昇だが，血液量減少，血圧低下，アンジオテンシンⅡも口渇を刺激する．

2）抗利尿ホルモンが水分排泄量を調節する

体水分量と血漿浸透圧はADHによっても調節されている．ADHは視床下部の視索上核・室傍核で合成されるポリペプチドであり，下垂体後葉に貯蔵され，血漿浸透圧上昇などの刺激によって放出される．ヒトの抗利尿ホルモンはarginine vasopressinであり，vaso（血管）press（圧）という言葉から連想されるように血管収縮，血圧上昇作用も有している．集合尿細管の主細胞の基底側膜にはADHに対する受容体（V2受容体）があり，水チャネル（アクアポリン2，AQP-2）を管腔側膜に移動・挿入する．その結果，集合尿細管の水透過性が亢進し，水は細胞内に再吸収される．細胞内再吸収された水は，基底側膜に存在するAQP-3，AQP-4水チャネルを通って体循環系に戻っていく．

3）血漿浸透圧上昇がADH分泌を刺激する

ADH分泌を刺激する最大の因子は血漿浸透圧の上昇である．血漿浸透圧のセットポイント（浸透圧閾値）は約280 mOsm/kgだが，個人差があり275～290 mOsm/kgの範囲にある．血漿浸透圧がセットポイント未満ではADH分泌は抑制され，セットポイントを超えると血漿浸透圧が1％増加するごとにADHが1 pg/mL増加し尿が濃縮される[6]．

血液量や血圧の低下もADH分泌を刺激する．左心房，頸動脈洞，動脈弓にある伸展感受性（stretch-sensitive）受容体が循環血液量の変化を感知する．血圧が5％低下したころからADH分泌が刺激されはじめ，20～30％の低下ではADH濃度は20～30倍にも増加する[7]．

I 外来・病棟患者への初期アセスメント

4）疼痛，嘔吐などのストレスも ADH 分泌を刺激する

　嘔吐は強力な ADH 分泌刺激因子で，即効性があるうえに基礎値の 100〜500 倍の濃度に達することもある[7]．嘔気だけでも十分量の ADH が分泌される．疼痛，心理的，運動によるストレスや，外科手術で腸管をひっぱることも ADH 分泌を刺激する．消化器外科術後には ADH 分泌が刺激されやすい状況なので，術直後の輸液には低張輸液を使用しないようにしたほうが安全である（表 14 − 1）．

　副腎不全で低 Na 血症がみられることもある．糖質コルチコイドは ADH 分泌抑制作用があり，健常人では ADH の基礎分泌調整にかかわっている．副腎不全ではこの抑制がなくなるので ADH 分泌が亢進する．

　ADH 分泌に影響を与える薬剤も多い（表 14 − 2）．低 Na 血症をみたら注意深く薬物服用歴を聴取すること．

表 14 − 1 ADH 分泌刺激因子

浸透圧	血漿浸透圧
血行動態	血液量（絶対的，有効血液量），血圧
嘔吐	嘔気，乗り物酔い，催吐薬
低血糖	細胞内低血糖，薬剤（インスリンなど）
その他	ストレス，気温，アンギオテンシン，薬剤（表 14 − 2）

表 14 − 2 ADH 分泌に影響する薬剤

ADH 分泌刺激	ADH 分泌抑制
Acetylcholine	Fluphenazine
Morphine（高用量）	Haloperidol
Epinephrine	Promethazine
Histamine	Oxilorphan
Bradykinin	Opioids
Prostaglandins	Morphine（低用量）
β-Endorphin	Carbamazepine
Cyclophsophamide	
Vincristine	
Lithium	

14 低Na血症の診断

■尿細管での尿希釈・濃縮メカニズムを理解する

　糸球体で濾過された原尿（限外濾液）の電解質組成は血漿の電解質成分とほぼ等しい．浸透圧も血漿と同じで約 300 mOsm/kg である．ヘンレループの細い下行脚には水透過性はあるが，イオン透過性はない．近位尿細管からヘンレループの細い下行脚を下る間に水が再吸収され，ヘンレループ先端では約 1200 mOsm/kg まで濃縮される．ヘンレループの太い上行脚ではイオン透過性はあるが水透過性はない．そのためヘンレループの上行脚では水の再吸収を伴わない Na などの溶質再吸収のために尿細管管腔液の浸透圧は低下していき，遠位尿細管に到達するときには約 100 mOsm/kg まで希釈される（自由水が産生される）．この過程で，水は再吸収されないが，Na や尿素などの溶質は再吸収されるので髄質の間質は高浸透圧となっている．

　尿細管管腔液が集合管を下るときに尿が希釈されたままか，濃縮されるかはADH の作用しだいである．ADH が働かなければ集合管の水透過性は低いので尿は希釈されたままである．さらに Na 再吸収が加わり尿はいっそう希釈される．一方，ADH が働けば集合管の水透過性が高まるので水が再吸収され，尿は濃縮される．

　体内の水が過剰になれば血漿浸透圧が低下する．ADH 分泌は抑制され，自由水排泄が増加し，血漿浸透圧は正常化にむかうはずである．このとき自由水排泄が障害されれば血漿浸透圧は低いままで，低 Na 血症が持続する．
自由水排泄が障害されるのは，

　①ヘンレループならびに遠位尿細管での自由水産生が減少する場合，

　② ADH が作用し集合管での水再吸収が増加する場合である（表 14 − 3）．

表　14 − 3　腎臓からの自由水排泄を低下させる因子

1. ヘンレ係蹄ならびに遠位尿細管での自由水産生減少
　A　希釈部位に到達する尿流量が低下
　　1）有効循環血漿量低下
　　2）腎不全
　　3）甲状腺機能低下症
　B　利尿薬によって NaCl 再吸収が低下
2. ADH 作用による集合管での水透過性亢進
　A　SIADH
　B　有効循環血漿量低下
　C　副腎不全

I　外来・病棟患者への初期アセスメント

表　14-4　低 Na 血症の原因　（病態からの分類）

I　自由水排泄障害
　　A　有効循環血漿量（有効動脈容量）の減少
　　　1）腎臓からの Na 喪失と水貯留（尿 Na 濃度＞20mEq/L）
　　　　利尿薬，塩類喪失症候群
　　　2）腎臓以外からの Na 喪失と水貯留（尿 Na 濃度＜20mEq/L）
　　　　消化液からの喪失（嘔吐，下痢，経鼻胃管からのドレナージ）
　　　3）皮膚からの喪失
　　　4）うっ血性心不全，肝硬変
　　B　抗利尿ホルモン不適切分泌症候群（SIADH）
　　C　進行した腎不全
　　D　その他（副腎不全などでの ADH 亢進）
II　自由水の大量負荷
　　心因性多飲症，淡水での溺水

Basic　尿浸透圧から尿量を予測する

尿浸透圧と尿中浸透圧物質，尿量のには次のような関係がある．

$$尿浸透圧（mOsm/kg \cdot H_2O）= \frac{尿中浸透圧物質\ mol\ 数}{尿量}$$

蛋白質 60 g，食塩 6 g，K 50 mmol を摂取している人を考えよう．
　蛋白質は代謝されて尿素となり尿中に排泄される．蛋白質 60 g から産生される尿素のモル数はどのくらいだろうか．蛋白質 6.25 g 中に約 1 g の窒素が含まれるという関係があるので，蛋白質 60 g には 9.6 g の窒素が含まれる．
　窒素の原子量は 14，尿素の分子式は $CO(NH_2)_2$ であり，尿素 1 分子には 2 個の窒素が含まれるので 60g の蛋白から生成される尿素の分子数は 9.6÷28 = 0.342 mol = 342 mmol となる．
　食塩 6 g は 6÷58.5 = 0.102 = 100 mmol に相当，浸透圧は Na と Cl で 2 倍になるので 200 mOsm，KCl 50 mmol は浸透圧粒子として 100 mOsm に相当する．
　結果として，尿中に排泄される浸透圧粒子数は 342 + 200 + 100 = 642 mOsm となる．
　尿量が 1L ならば尿浸透圧は 642 mOsm/L だし，尿量が 2L ならば 320 mOsm/L となる．尿浸透圧は最大 1,200 mOsm/L まで濃縮できるが，このときの尿量は 1,200÷642 ≒ 500 ml となる．言い換えると尿量が 500 mL あれば，溶質負荷を排泄できることになり，尿量 500 mL 以下を乏尿というのはこのためである．

■低 Na 血症の鑑別診断の進めかた

低 Na 血症の鑑別診断の進めかたを図 14-2 に示した．

① 検査結果で低 Na 血症があれば，採血ミス，測定ミスではないか確認する．
② 血漿浸透圧を測定し治療が必要な低浸透圧性低 Na 血症であることを確認する．
（高蛋白血症，高血糖などがなければ省略してもよい）
③ 多飲による水中毒を除外するため尿量と尿浸透圧をみる．
④ 低 Na 血症があるにもかかわらず最大希釈尿になっていなければ（尿浸透圧が 100 mOsm/kg 未満でなければ）ADH の作用過剰が低 Na 血症の一因である．細胞外液量，尿 Na 濃度，病歴等を参考に原因鑑別を進める．
⑤ 尿 Na 濃度を評価する．20 mEq/L 以下ならば有効動脈容量の低下を，20 mEq/L を超える場合には利尿薬の使用，ADH 分泌刺激をきたす病態，塩類喪失症候群を考える．尿 Na 濃度＜ 20 mEq/L は「有効動脈容量」の低下を意味するが，かならずしも「細胞外液量欠乏」を意味しない．心不全では細胞外液量は増大しているが，有効動脈容量は低下しているので，Na 再吸収が増加するとともに ADH 分泌が亢進する．細胞外液量の評価は低 Na 血症の治療で，高張食塩液を使用するかループ利尿薬を使用するかの選択にあたって重要となる．

次に具体的な症例を通して学んでいこう．

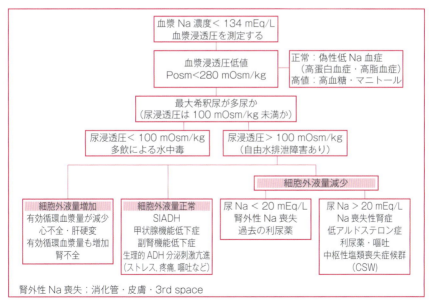

図 14-2 低 Na 血症の鑑別診断の進め方

I 外来・病棟患者への初期アセスメント

■ Na 喪失だけでは低 Na 血症にならない
― 低 Na 血症の原因は AVP 分泌亢進と相対的な水摂取過剰である

> **Case 1** 　　　　生来健康な 25 歳男性
>
> **現病歴** 　3 日前から多量の水様便が続いている．
> 　食欲がないため，スポーツドリンクやスープ類を飲んでいた．体調不良で救急外来を受診．来院時，
> **来院時検査所見** 　意識清明．血圧は 100/60 mmHg．脈拍数 90/ 分．体重減少は 3 kg．一日 4 回程度は排尿があるが，普段よりは尿量が少ない印象がある．
> **検査所見** 　TP 7.0 g/dL, Alb 4.0 g/dL, BUN 30 mg/dL, Cr 1.0 mg/dL, 血清 Na 130 mEq/L, 血清 K 3.7 mEq/L, Cl 95 mEq/L, 血糖 100 mg/dL, 尿浸透圧 520 mOsm/kg, 尿 Na 28 mEq/L, 尿 K 20 mEq/L.

　Na が喪失し，体内総 Na 量が減少すれば，低 Na 血症となるだろうか？答えは，原則として No である．体内 Na 量が減少し，一時的に低 Na 血症になれば，ADH の分泌は抑制され，尿は希釈されて過剰な水が排泄されるので，血清 Na 濃度は正常域にもどる．

　下痢をして低 Na 血症になる患者をみることがあるが，Na 喪失だけで低 Na 血症になったわけではない．低 Na 血症になるのは自由水の排泄障害が合併し，さらに Na にくらべて水摂取量が多いときである（図 14 − 3）

　下痢便の Na 濃度は血清 Na 濃度にくらべて著しく低値なので，下痢患者は Na 喪失量よりも水喪失量が多くなる[8)9)]．本来ならば高 Na 血症になるはずだ．下痢便の Na + K が 80 mEq/L，下痢便が 1L と仮定する．体重 50 kg，体水分量 30 L，血清 Na 140 mEq/L の患者では，Na + K の喪失量は 80 mEq，体水分量は 30 − 1 = 29 L となる．
Edelman の式を使って考えると

$$\text{血清 Na 濃度 (mEq/L)} = \frac{\text{体内 (Na + K) (mEq)}}{\text{体水分量 (L)}}$$

14 低 Na 血症の診断

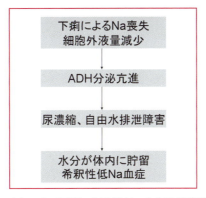

図 14-3 下痢による低 Na 血症の発症機序

下痢をする前の体内 (Na + K) 総量 = 140 mEq/L × 30 L = 4200 mEq
下痢で喪失した Na+K 量は 80 mEq, 下痢で喪失した水の量は 1 L
下痢のあとの体内 (Na + K) 総量 = 4200 − 80 = 4120 mEq
下痢のあとの血清 Na 濃度 = 4120 mEq ÷ 29 L = 142 mEq/L

下痢をすればするほど血清 Na は増加するはずである。低 Na 血症になった患者は、細胞外液量欠乏によって ADH 分泌が亢進し尿が濃縮、自由水排泄障害となったところに比較的低張の水分を摂取したと考えられる。その結果、相対的な水過剰となり細胞外液が希釈された、低 Na 血症となる。例外はコレラなどの分泌性下痢である。重症のコレラでは便の Na + K 濃度が血清 Na 濃度を超えることもあるので、Na 喪失によって低 Na 血症になることがある。

まとめると、本症例にみられる低 Na 血症の原因は、低浸透圧血症があるにもかかわらず持続する ADH 分泌と、水分摂取の相対的過剰である。

下痢便の電解質組成[8),9)]

	Na	K	Cl	HCO_3^-	浸透圧
コレラ	88〜111	30〜25	86〜103	32	300
コレラ（成人）	140	13	104		
大腸菌*	38	38	22	6	300
ロタウイルス	37	37	24	18	300

*ETEC（enterotoxigenic E. coli, 腸管毒素原性大腸菌）

I 外来・病棟患者への初期アセスメント

■ビールを 6 L 飲めば低 Na 血症になるだろうか？

　短時間に大量の水を飲むと，血液が希釈され低 Na 血症となることは「水中毒」として知られているが，大量の水とはどの程度のことをいうのだろう．ビールを 6 L 飲んだ場合には低 Na 血症になるのだろうか．

　低 Na 血症にならずにすむ水分摂取量を考えてみよう．

$$\text{尿浸透圧} = \frac{\text{尿浸透圧物質 mOsm 数}}{\text{尿量}} \quad (1)$$

の関係があることは前に述べた．

この式を書き換えると

$$\text{尿量} = \frac{\text{尿浸透圧物質 mOsm 数}}{\text{尿浸透圧}} \quad (2)$$

となる．水を大量に飲んでも，そのぶん大量の尿が排泄されれば自由水貯留，低 Na 血症は生じない．飲んだ水にみあった量の尿がでないのは，上の式の分子が小さいか，分母が大きいかのどちらかである．

　最大希釈尿では浸透圧は 50 mOsm/kg まで低下する．
そして通常の食事をとっていれば尿浸透圧物質は 600 mOsmole 以上である．
そこで，(2) 式に代入すると

　尿量 = 600 mOsmole ÷ 50 mOsm/kg = 12 L　となる．

ADH 分泌が抑制され，最大尿希釈となっていれば 1 日 12 L までは水を飲んでも低 Na 血症にはならないはずである．しかし，自由水排泄が障害されている状態（表 14－3）では低 Na 血症が生じうる．

　ADH が分泌され，尿浸透圧が 500 mOsm/kg ならば，

　尿量 = 尿浸透圧物質 mOsmole 数 ÷ 尿浸透圧 = 600 mOsmole ÷ 500 mOsm/kg = 1.2 L
となるので，3 L 飲水すれば 1.8 L の自由水が体に貯留するし，6 L 飲水すれば，4.8 L の自由水が貯留するので，低 Na 血症となってしまう．
(2) 式の分子が小さくなるのは溶質摂取不足の場合である．溶質摂取不足で自由水排泄が障害され，低 Na 血症となるのは「ビール飲み（beer potomania）の低 Na 血症」として知られている[10][11]．食事をほとんどとらず（溶質摂取不足）ビールばかり飲んでいると尿量が減少し低 Na 血症になってしまう．
　ビールばかり飲んでつまみを食べなければ（蛋白質，食塩摂取が少ない），

尿中の浸透圧物質量が減少する．仮に尿中浸透圧物質量を 300 mOsmole とすれば，尿浸透圧が 100mOsm/kg に希釈されたとしても

　尿量 = 300 ÷ 100 = 3 L

となるので，ビールを 4 L 飲めば 1 L の水分が過剰に蓄積され，低 Na 血症が進行する．低 Na 血症の治療として高張食塩液を投与するが，これは Na 補充と同時に，溶質負荷により尿量を増加させる作用もある．

■低 Na 血症の診断アプローチ

―低 Na 血症をみたら血漿浸透圧を評価する．
―血漿浸透圧を測定できないときは血液ガス分析装置のイオン選択電極直接法で Na を測定する．

Case 2　健診で貧血を指摘された 35 歳男性

現病歴　精査の結果 multicentric Castleman disease と診断された．血液内科に通院加療中であったが，軽度腎障害が出現したため腎臓内科に紹介された．

来院時検査所見　全身状態，栄養状態は良好．意識清明．血圧 148/96 mmHg．身体所見に異常なし．

　TP 10.8 g/dL, Alb 3.1 g/dL, BUN 52 mg/dL, Cr 2.2 mg/dL, 血清 PNa 131 mEq/L, K 4.8 mEq/L, Cl 103 mEq/L, HCO_3^- 22.8 mEq/L

　WBC 8000/μL, RBC 270 万/μL, Hb 7.8 g/dL, Hb 23.8%, 血小板 39 万/μL

この患者にみられる低 Na 血症は治療が必要だろうか？

低 Na 血症は，血漿浸透圧から①低浸透圧性低 Na 血症，②等浸透圧性低 Na 血症，③高浸透圧性低 Na 血症に分類され，治療の必要があるのは低浸透圧性低 Na 血症である．

血漿は水層と蛋白・脂質などの粒状層から構成されるが，Na は水層に存在し，水層の Na 濃度は血漿水 Na 濃度であり，健常人では 150 mEq/L となる．正常では蛋白・脂質が血漿の約 7% を占めているので，血漿水と蛋白・脂質層をあわせた血漿全体に占める Na の濃度は 150 × 0.93 = 140 mEq/L となる（図 14-4）．

中央検査室では臨床化学自動分析装置を使って血漿 Na 濃度を測定することが多く，検体を希釈してから測定するイオン選択電極間接法を用いている．血漿中の蛋白や脂質の濃度が増加すれば，血漿水中の Na 濃度が正常であっても，

I 外来・病棟患者への初期アセスメント

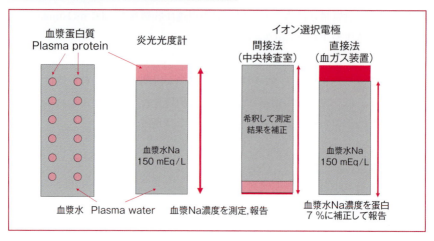

図 14－4 血漿 Na 濃度測定法, 炎光光度計, イオン選択電極（間接・直接）

測定値は低 Na 血漿を示すことになり, これを"偽性低 Na 血症"と呼んでいる. 血漿水の Na 濃度は等張であり, 細胞の膨化や脳浮腫となることはないので治療の必要はない.

高蛋白血症では TP 1 g/dl の上昇につき血漿 Na 濃度は 1～1.5 mEq/L, TG 460 mg/dl の上昇につき 1 mEq/L 低下する. 偽性低 Na 血症を疑ったら血漿浸透圧を測定すればよいが, 夜間・休日などで血漿浸透圧が測定できないときは血液ガス分析装置のイオン選択電極直接法で Na を測定すればよい.

ICU などの血液ガス分析装置の電解質測定法は検体を希釈せず直接測定するので, 血漿蛋白や脂質の影響を受けない. 筆者が以前お世話になった Minhtri Nguyen 先生（UCLA 腎臓内科）は低 Na 血症の専門家である. TP 7.4～28.4 g/dL, Na 濃度 143 mEq/L に調節した実験的血漿の血漿 Na 濃度をイオン選択電極直接法と間接法で測定した結果をアメリカ生理学雑誌（American Journal of Physiology）に発表している. 直接法では蛋白濃度にかかわらず常に 143 Eq/L だが, 間接法では血漿蛋白濃度が増加するにつれ Na 濃度が低下し, TP 28.4 g/dL では血漿 Na 濃度 110 mEq/L と誤って測定される [12]. Nguyen 先生は, かって米国腎臓学会で毎年, 低 Na 血症の治療予測式を改訂・発表されていた. Adrogue-Madias 式のような尿量も不感蒸泄も無視した式ではなく, すべての Intake/output を含めた式を考案されているが, 複雑で実用には難しそうだ. 日本腎臓学会の英文誌, Clinical and Experimental Nephrology に発表さ

れているので，興味ある読者はぜひ一読していただきたい[13)14)].

なお，本例は血清総蛋白濃度が 10.8 g/dl まで上昇しているので，血漿 Na 濃度は 見かけ上 4〜6 mEq/L 低下することになる．測定値 131 mEq/L は本来ならば 135〜137 mEq/L なので治療の必要はないだろう．

高血糖，マニトール投与，グリセロール投与などで高浸透圧になると細胞内から細胞外へ水分の移動が生じて血漿 Na 濃度が低値となる．この場合には，血漿水 Na 濃度も低下しており，「真の低 Na 血症」である．しかし，血漿浸透圧が高いので，脳浮腫となることはない．原疾患の治療を行えば血清 Na 濃度は改善するので，低 Na 血症そのものに対する治療は不要である．一般に，血糖が 100 mg/dl 上昇するごとに血漿 Na 濃度が 1.6 mEq/L 低下する[15)16)]．

■低 Na 血症の診断アプローチ
―低 Na 血症をみたら尿浸透圧と時間尿量を評価する．
―U_{osm} < 100 mOsm/kg で時間尿が多ければ水中毒を考える

Case 3　精神疾患があり，福祉施設に入所している 38 歳男性．

現病歴　普段から 3 L/日程度は飲水している．普段と変わりなく過ごしていたが，17 時頃ふらつくように歩いており，異変を感じた施設職員に抱えられ徒歩にて救急外来を受診した．来院時は意識 JCS Ⅰ-3，血圧 154/63 mmHg，脈拍 86/回，体温 36 ℃，呼吸 20/分，SpO_2 98％（room air）．尿道カテーテルを挿入したところ短時間で多量の排尿が得られた（尿比重は当初 > 1.030 であったが，再検にて 1.010 に低下）．意識レベル：JCS Ⅰ-3．瞳孔：正円同大，左右差なし，対光反射異常なし両眼周囲に挫傷，口唇には裂傷，血痂が付着している．四肢はよく動かしており，明らかな麻痺はない．胸腹部理学所見に異常なし．皮膚：ツルゴール低下なし．頭部 CT で異常なし．

入院時検査所見　Na 114 mEq/L，K 3.3 mEq/L，Cl 82 mEq/L，血糖 114 mg/dL，TP 6.5 g/dL，Alb 4.2 g/dL，BUN 4.1 mg/dL，Cr 0.61 mg/dL，肝機能正常，血算正常，CRP 0.04 mg/dL

入院後経過　入院後約 300 mL/h の排尿を認め，尿比重も低下したため，水中毒が疑われた．低 Na 血症の急速な補正を予防するため，5％ブドウ糖液を投与し，自由水を補充した．CK 上昇（> 30,000 U/L）し，横紋筋融解症を合併した．

I　外来・病棟患者への初期アセスメント

　血漿浸透圧を評価し，低浸透圧性低 Na 血症であることを確認したら，ついて尿浸透圧と尿量を評価する．夜間などで尿浸透圧が測定できなければ次の式で尿比重を測定する．

> 尿浸透圧 ≒ 尿比重の小数点以下 3,4 桁× 15 ～ 40

　尿比重が 1.010 ならば尿浸透圧はおおよそ 150 ～ 400 mOsm/kg の範囲にある．尿比重の値は屈折鏡で目測したものを用いる．最近は試験紙を用いて自動的に尿比重を測定する装置もあるが，1.005 未満は測定できないものが多く，希釈尿の判定には注意が必要である．

　尿浸透圧が 100 mOsm/kg 以上なら ADH が作用している．尿浸透圧が 100 mOsm/kg 未満ならば ADH は作用しておらず希釈尿となっている．希釈尿で尿量が多ければ，最大限に自由水が排泄されているので特別な治療をしなくても急速に血漿 Na 濃度が改善していくことが多い．心因性多飲や低張輸液の過剰投与による水中毒が原因の場合の低 Na 血症である．

　水中毒の診断は，多飲多尿の病歴，多尿，肉眼的に薄い尿で疑われ，尿浸透圧と尿量を測定することで確定される．多飲による水中毒ならば飲水を中止するだけで血清 Na が改善するので高張食塩液を使用するのは昏睡やけいれん重積など重篤な神経症状がみられるときに限られる．

　血清 Na 濃度の補正速度が速すぎる場合には，急速な補正をさけるために自由水を投与したり，抗利尿ホルモン作用のある dDAVP を投与する．

　ADH 分泌刺激や尿浸透圧は突然変化することがある．入院時の初回尿検査では濃縮尿で，時間尿量も少なかったのに，ADH の分泌刺激がなくなったとたんに希釈尿が大量に排泄されて驚くこともまれではない．Hypovolemia 患者の輸液後や，嘔吐，疼痛がなくなった場合などである．こうした場合には，急速に自由水が排泄されて，血清 Na 濃度が過剰に補正されることがある．一回の尿 Na, K 濃度，浸透圧で判断するのではなく，時間尿量の変化をみることも大切である．

14 低 Na 血症の診断

■低 Na 血症の診断アプローチ
―低 Na 血症をみたら体液量を評価する．
―細胞外液量の減少があれば，Na 喪失とそれに伴う ADH 分泌刺激を考える．
―細胞外液が不変ならば，SIADH や副腎不全を疑う．
―細胞外液増加があれば腎不全，心不全が考えられる．

> **Case 4** うつ病のため精神科に通院している 70 歳女性
>
> **現病歴** 倦怠感と血痰を主訴に外来受診．
> **来院時検査所見** 血圧 130/75 mmHg，脈拍数 90/分，呼吸数 18/分，SpO_2 96%（room air），TP 7.0 g/dL，Alb 4.0 g/dL，BUN 6 mg/dL，Cr 0.5 mg/dL，UA 4 mg/dL，Na 122 mEq/L，K 4.0 mE/ql，Cl 28 mEq/L，血漿浸透圧 250 mOsm/kg，尿浸透圧 630 mOsm/kg，尿 Na 85 mEq/L，尿 K 40 mEq/L．甲状腺機能正常，副腎機能正常
> 胸部 X 線ならびに胸部 CT で腫瘤陰影を認めた．

　血漿浸透圧を測定し，低浸透圧性低 Na 血症であることを確認し，尿浸透圧が 100 mOsm/kg 以上なので水中毒を除外したら，細胞外液量を評価して，低 Na 血症の原因をさぐる．

　体液量減少や溢水があるかどうかの判断はときに難しい．高度なら身体所見と臨床症状から判断できる．皮膚のツルゴール，口腔粘膜，舌の乾燥度，腋窩乾燥度，中心静脈圧，頸静脈拡張，浮腫，腹水，胸水の有無，エコーでの下大静脈系などが参考になる．身体所見だけからは細胞外液量の評価に迷うときは，ふだんの体重，最近の食事摂取状況，病歴，身体所見，検査所見などから総合的に判断する．

　体液量過剰の原因としてはうっ血性心不全，肝硬変，ネフローゼ症候群，腎不全などがある．うっ血性心不全，肝硬変では細胞外液量は増加しているのにもかかわらず，動脈系に存在する有効循環血漿量（有効動脈容量）が低下しているために RA 系と ADH 分泌が刺激され，ADH 作用のために自由水貯留と低 Na 血症が発生する．この場合，尿 Na 濃度も低下している（＜ 20 ～ 30mEq/L）．「尿 Na 濃度が低下している」から「細胞外液量欠乏」と判断してはならない．

　細胞外液量が減少している患者が低 Na 血症となるのは ADH 分泌が刺激され自由水が貯留するためである．

I 外来・病棟患者への初期アセスメント

　細胞外液量が正常～軽度増加で，低 Na 血症の場合には，ADH の分泌過剰が考えられる．副腎機能低下でも，二次的に ADH の分泌が刺激され，自由水貯留となる．

　ADH 分泌刺激は，生理的な場合と，不適切な分泌（生理的な原因がない）の場合があり，後者を SIADH（バゾプレシン分泌過剰症，不適切 ADH 分泌症候群，Syndrome of Inappropriate secretion of Antidiuretic Hormone）と呼ぶが，必ずしも ADH 濃度が上昇しているとは限らないので，最近は SIAD（Syndrome of Inappropriate Antidiuresis）と呼ぶことも提案されている[17]．

　表 14 − 5 に SIADH の診断基準案を示したが，SIADH 診断の基本は，低浸透圧性の低 Na 血症があるにもかかわらず尿が不適切に濃縮されており（Uosm > 100 mOsm/kg），他の原因がないことである．わが国の SIADH 診断基準（表 14 − 6）は国際的な診断基準とは異なり，尿浸透圧 > 300 mOsm/kg となっているが，低浸透圧性低 Na 血症があるにもかかわらず最大希釈尿（UOsm < 100 mOsm/kg）となっていなければ尿希釈障害が存在するといってよい．

　生理的な ADH 分泌刺激には，浸透圧上昇による場合と，浸透圧以外（疼痛，嘔吐，嘔気，手術侵襲など）がある（表 14 − 7）．ADH 分泌刺激となる原因が見当たらないときには，病歴から SIADH を起こしやすい疾患，薬剤服用の有無を確認する．

表 14 − 5　SIAD の診断基準（Ellison DH らによる）

必須事項
　有効血漿浸透圧低下（< 275 mOsm/kg・H_2O）
　尿浸透圧 > 100 mOsm/kg（低 Na 血症があるにもかかわらず）
　臨床的 euvolemia
　　　　細胞外液欠乏の臨床症状がない（起立性低血圧，頻脈，
　　　　皮膚ツルゴール低下，口腔粘膜乾燥など）
　　　　細胞外液過剰の臨床症状がない（浮腫や腹水がない）
　尿 Na 濃度 > 40 mEq/L（通常の食塩摂取において）
　甲状腺機能正常，副腎機能正常
　最近の利尿薬使用なし
参考所見
　血漿尿酸値 < 4 mg/dL
　BUN < 10 mg/dL
　FENa > 1.0％；FEUA > 55％
　0.9％食塩水（生理食塩水）投与では低 Na 血症が改善しない
　水分制限で低 Na 血症が改善する
　水負荷試験の異常値（20 mL/kg の水負荷に対し 4 時間で 80％以上の　排泄）あるいは不適切な尿希釈（尿浸透圧 < 100 mOsm/kg・H_2O）
　血漿浸透圧低下，臨床的 euvolemia にもかかわらず AVP が高値

14 低 Na 血症の診断

表 14-6 わが国の SIADH 診断基準
（2001 年度厚生労働省間脳下垂体機能障害調査研究班）

Ⅰ．主徴候（特異的症状は乏しい）
 1. 低 Na 血症による倦怠感，食欲低下，意識障害など
 2. 脱水所見なし
Ⅱ．検査所見
 1. 血清 Na 濃度が 135 mEq/L 未満
 2. 血清 Na 濃度が 135 mEq/L 未満にもかかわらず血漿 AVP 濃度が測定感度異常
 3. 血漿浸透圧が 270 mOms/kg・H_2O 未満
 4. 尿浸透圧が 300 mOsm/kg・H_2O を超える
 5. 尿中 Na 濃度は 20 mEq/L 異常
 6. 血清 Cr が 1.2 mg/dL 以下
 7. 血清コルチゾール：6 μg/dL 以上
Ⅲ．参考所見
 1. 血漿レニン活性：5 ng/mL/h 以下
 2. 血清尿酸値：5 mg/dL 以下
 3. 水制限により低 Na 血症の改善
診断基準
確実例　Ⅱの全項目をみたし脱水所見を認めないもの

表 14-7 SIADH をきたしやすい疾患

悪性腫瘍
　　　肺小細胞癌，悪性中皮腫，胃癌，十二指腸癌，膵癌，膀胱癌，前立腺癌，悪性リンパ腫，骨肉腫
肺疾患
　　　肺炎，肺結核，アスペルギルス症，気管支喘息，COPD
中枢神経系疾患
　　　頭部外傷，脳腫瘍，くも膜下出血，硬膜外血腫，脳血管障害，水頭症
　　　脳膿瘍，脳炎，髄膜炎，Guillain-Barré 症候群，急性間欠性ポルフィリン症，
薬剤*
　　　AVP 分泌刺激や作用増強
　　　　　　クロルプロパミド，SSRIs，三環系抗鬱薬，カルバマゼピン，クロフィブレート，ビンクリスチン，ニコチン，イフォスファミド，シクロフォスファミド，NSAIDs，MDMA（エクスタシー）
　　　AVP analogues
　　　　　　デスモプレッシン，オキシトシン，バゾプレッシン
その他
　　遺伝性
　　特発性
　　一過性*
　　　　　　過度な運動，全身麻酔，嘔吐，疼痛，ストレス
* SIADH に含めない専門家もいる

I 外来・病棟患者への初期アセスメント

Tips　Edelman 式を極める：血清 Na 濃度異常を理解するための基本

血清Ｎａ濃度異常や輸液後の血清Ｎａ濃度の変化を予測するために Edelman の提唱した式をしっかり理解しよう．

血漿 Na+ 濃度と体内陽イオン数とには次の関係が成り立つ（Edelman 式）．

$$\text{血漿 Na 濃度} = \frac{\text{体水分中の陽イオン総数}}{\text{体水分量}} = \frac{\text{体水分中の総（Na + K）}}{\text{体水分量}}$$

その理由は以下のように説明できる．

$$\text{血漿浸透圧} = \frac{\text{体水分中の（総陽イオン＋総陰イオン）数}}{\text{体水分量}} = \frac{\text{（体水分中の総陽イオン数）} \times 2}{\text{体水分量}} \quad (1)$$

$$\text{血漿浸透圧} = \text{血漿 Na 濃度} \times 2 \quad (2)$$

(1)(2) から　$\text{血清 Na 濃度} \times 2 = \dfrac{\text{（体水分中の総陽イオン数）} \times 2}{\text{体水分量}}$

体水分中の総陽イオン数＝体水分中の総（Na$^+$ + K$^+$）量　なので

$\text{血漿 Na 濃度} = \dfrac{\text{体水分中の陽（Na + K）}}{\text{体水分量}}$ と書き換えられる．

Na 欠乏（喪失）によって血漿 Na 濃度が 140 mEq/L から PNa（mEq/L）に低下した場合の Na 欠乏量を Edelman 式を用いて考えてみる．

血漿 Na 濃度が 140 mEq/L である場合，すなわち本来の体内総 Na + K 量は，

$140 = \dfrac{\text{体水分中の陽（Na + K）}}{\text{体水分量}}$ の関係から，

　　本来の体水分中の総 Na + K 量 = 140 ×体水分量

Na 喪失の結果，新たな血漿 Na 濃度が PNa となった場合に，

$\text{PNa} = \dfrac{\text{新たな体水分中の総（Na + K）}}{\text{体水分量}}$

∴　新たな体水分中の総 Na + K 量 = PNa ×体水分量

Na 欠乏は［本来の体水分中の総（Na + K）量］－［新たな総（Na + K）量］であるから，Na 欠乏量 =（140 ×体水分量）－（PNa ×体水分量）
　　　　　　　=（140 － PNa）×体水分量
　　　　　　　=（140 － PNa）×体重× 0.6

これは血漿 Na 濃度が 140 から PNa に変化したときの Na 欠乏量である．低 Na 血症の補正目標を 140mEq/L とする必要はないので，目標 Na 濃度に応じた Na 欠乏量（補充量）は以下のように計算できる．

Na 補充量 =（目標血漿 Na 濃度－現在の血漿 Na 濃度）×体重× 0.6

14 低Na血症の診断

文献

1) Spasovski G. Clinical practice guideline on diagnosis and treatment of hyponatremia. Eur J Endocrinol 170:G1-G47, 2014, Nephrol Dial Transplant. 29 Suppl 2014 ; 2 : i1-i39,.
2) Rondon-Berrios H et al.Mild chronic hyponatremia in the ambulatory setting: significance and management. Clin J Am Soc Nephrol 2015 ; 10 : 2269-2278.
3) Hew-Butler T et al. Statement of the Third International Exercise-Associated Hyponatremia Consensus Development Conference, Carlsbad, California, 2015. Clin J Sport Med. 2015 ; 25 (4) : 303-20.
4) Renneboog, B. et al. Mild chronic hyponatremia is associated with falls, unsteadiness, and attention deficits. Am J Med. 2006 ; 119, 71.e1-71. e8.
5) Bourque, CW. Central mechanisms of osmoregulation and systemic osmoregulation. Nature Rev Neuroscience. 2008 ; 9 : 519-531.
6) Koenig MA, et al.. Reversal of transtentorial herniation with hypertonic saline. Neurology. 2008 ; 70 : 1023-9.
7) Verbalis JG.Disorders of body water homeostasis. Best Pract Res Clin Endocrinol Metab. 2003 Dec ; 17 (4) : 471-503.
8) Moll, A. et al. Stool electrolyte content and purging rates in diarrhea caused by rotavirus, enterotoxigenic E. coli and V. cholerae in children. J Pediatr. 1981 ; 98 : 835-838.
9) Mahalanabis D. et al. Water and electrolyte losses due to cholera in infants and small children : a recovery balance study. Pediatrics. 1970 ; 45 : 374-385.
10) Thaler SM et al. "Beer potomania" in non-beer drinkers: effect of low dietary solute intake. Am J Kidney Dis. 1998 ; 31 : 1028-1031.
11) Berl T.Impact of Solute Intake on Urine Flow and Water Excretion. J Am Soc Nephrol 2008 ; 19 : 1076-1078.
12) Nguyen MK et al. A new method for determining plasma water content:application in pseudohyponatremia. Am J Physiol Renal Physiol 2007 ; 292 : F1652-1656.

I 外来・病棟患者への初期アセスメント

13) Nguyen MK.Kurtz I.Whole-body electrolyte-free water clearance: derivation and clinical utility in analyzing the pathogenesis of the dysnatremias. Clin Exp Nephrol. 2006 ; 10 (1) : 19-24.
14) Nguyen MK.Kurtz I. Analysis of current formulas used for treatment of the dysnatremias. Clin Exp Nephrol. 2004 ; 8 (1) : 12-6.
15) Katz, M. A. Hyperglycemia-induced hyponatremia：calculation of expected serum sodium depression. N Engl J Med. 1973 ; 289 : 843-844.

Tea Break　　診療ガイドラインの適用範囲

　自らの限られた経験や，先入観にしばられた判断ではなく，できるだけ科学的，客観的なエビデンスに基づいて判断するというEBMの哲学は21世紀医学の大前提であり，診療ガイドラインに沿った診療をすすめることは社会に対する責任でもあります．筆者はEBM，診療ガイドライン，Quality Improvementの推進者ですが，同時に，ガイドラインを金科玉条のごとく盲信する若手医師をみると一言いいたくなることがあります．

　専門外の領域でも標準的な診療をすすめることを支援するようにつくられたのがガイドラインです．しかし，診療ガイドラインを適切に活用するには，使い手である臨床医の力量（病態生理の理解，患者の特殊性・価値観を配慮できる経験と能力）にも左右されます．ガイドラインの適用範囲を超え，「ガイドラインに書いてあるから」といって一律な処方をすることは，「（ガイドラインという）権威者のいうことを盲信する」ことにつながりEBMの考え方に反するものではないでしょうか．

　ガイドラインの適用を誤れば作成者が意図していなかった弊害も生じてしまいます．推奨の強さ，適用範囲を知ること，未解決の問題を見出し，新たな発見につなげることが臨床医に求められます．

16) Milionis, H. J.；Liamis, G. L.；Elisaf, M. S. The hyponatremic patient：a systematic approach to laboratory diagnosis. CMAJ. 2002；166：1056-1062.
17) Ellison, D. H.；Berl, T. The Syndrome of inappropriate antidiuresis. N Engl J Med. 2007；356：2064-2072.

Tea Break　医療の質指標：Quality Indicator

　患者のアウトカムに影響を与える経営・管理・診療の質を測定し評価するための定量的指標を Quality Indicator と呼びます．産業界では Key Performance Indicator（KPI）と呼ばれることもあります．診療の質を客観的に示した記録で，(1) 予想(期待)と現実を明らかにする，(2) 経時的な変化を比較できる（施設内，施設間），(3) 改善課題を見出す参考になる，といったことから Quality Improvement 活動に欠かせないものです．行政や社会への説明責任を果たすうえでも使われますが，施設間の数値を比較する際には施設ごとの患者背景を考慮に入れる必要があります．

　指標の例として，(1) 構造：救急外来の医師，看護師数，(2) プロセス：微量アルブミン尿を測定している糖尿病患者の比率，(3) アウトカム：透析患者の5年生存率，患者満足度などがあるでしょう．

　医療の質指標目標を達成することはそれ自体が最終目的ではなく，患者にとって最善の医療を達成するための必要条件です．「指標達成を目標にするのは患者の個別化を考慮していない」と誤解されることもあるのですが，糖尿病患者の微量アルブミンをほとんど測定していない糖尿病クリニックと原則として年一回は測定しているクリニックでは，長期的にはどちらが患者のためになるでしょうか．必要条件を満たし，個々の患者の声に耳を傾け，状況にあわせて治療選択をすることが個別化，tailored medicine につながります．

15 低 Na 血症の初期診療：治療

Basic 低 Na 血症の治療 Update

■診療ルール

1) 低 Na 血症をみたら重症度，原因，体液量を評価し，治療の必要性・緊急性を判断する
2) 低 Na 血症の重症度は，(1) 症状の有無と程度，(2) 低 Na 血症の発症期間（48 時間以内か），(3) 血清 Na 濃度，で判断する
3) 体液量評価は，身体診察所見，体重の変化，尿 Na 濃度を参考にする
4) 体液量減少を伴う低 Na 血症に対しては生理食塩液などを用い，細胞外液量欠乏を補充する．
5) 痙攣，嘔吐，昏睡などの<u>重篤な症状を呈する低 Na 血症</u>は脳浮腫による神経障害，生命の危険がある．血清 Na 濃度の 5 mEq/L 上昇で危険は回避される．高張食塩液投与で迅速な血清 Na 濃度の補正が期待できる．
6) 3% 食塩液を「体重×2 mL」投与すれば血清 Na 濃度は 2 mEq/L 上昇する．
7) 尿 Na ＋ 尿 K ＞血清 Na，尿浸透圧＞血清浸透圧は ADH が作用し，自由水排泄が障害されていることを示唆するが，これらの指標を過信してはならない．瞬時にして尿浸透圧，尿張度は変化しうる．状態が変化したら（尿量増加など）尿検査を再検する．
8) 低 Na 血症に対する治療介入を行ったら，過剰補正を防ぐために患者の意識状態，血清 Na 濃度，尿量を注意深くモニターする．
9) 浸透圧性脱髄症候群を防ぐため，血清 Na 濃度補正の上限は治療開始後 24 時間で 10 mEq/L 以下，その後の 24 時間毎に 8 mEq/L 以内にする．
10)「24 時間で 10 mEq/L 以内」は治療「目標」ではなく「上限」である．血清 Na 濃度が補正開始時から 5 mEq/L 上昇し，危険な状態が回避されたならば，それ以上の補正を急ぐ必要はない．

15 低Na血症の治療

> **Case** 救急外来で血清Na濃度が121 mEq/Lだったら？
> 55歳男性．数日前から咳嗽，発熱があり救急外来を受診．全身状態は比較的安定，血圧，脈拍も正常範囲．意識は清明．頭痛も嘔気もない．
> 血液検査で血清Na濃度121 mEq/Lの低Na血症が判明

Lecture

■低Na血症の治療は「数値正常化」ではなく予後改善をめざす

　症候性・高度の低Na血症を放置すれば脳浮腫が進行し，重篤な神経障害や死に至ることがある．急速，過度な補正を行えば浸透圧性脱髄症候群をおこし，重篤な神経障害を招いてしまう．外来でみられる軽度の低Na血症のなかには，あえて積極的な治療を必要としない場合もある．

　低Na血症はcommon diseaseであるが，診断と治療に苦慮することが多い．そのため2013年に米国専門家パネル提言が，2014年に欧州3学会（腎臓病学会・集中治療学会・臨床内分泌学会）合同診療ガイドラインが，2015年に国際運動関連低Na血症コンセンサスカンファレンス声明が発表されている．これらガイドラインを含めた10件の低Na血症の治療指針を対象にしたシステマティック・レビューも報告されている[1][2][3][4]．

　低Na血症の治療目的は，「血清Na濃度を正常化する」という検査値改善ではなく，あくまで患者予後，QOLの改善である．最優先事項は低Na血症による脳浮腫，神経障害を防ぐこと，ついで過剰治療による弊害（浸透圧性脱髄症候群，過度な検査・治療介入による患者・医療スタッフへの負担）を防ぐことである．因果関係は不明だが，低Na血症と転倒，骨折リスク，入院期間，生命予後，認知機能には関連があるので，低Na血症の原因に対する治療は必要だろう[5]．

　低Na血症の治療アプローチは貧血の治療に似ている．急性大量出血で，ショック状態にある患者には赤血球輸血をするが，輸血の目標はHbを正常化することではなく全身状態の安定化である．再生不良性貧血にみられる慢性的な貧血ならばHbが6 g/dLでも，安定していれば輸血はしない．血圧が正常で自覚症状が軽微だから貧血を放置してよいとはいえない．緊急輸血はしない

にしても原因に応じた治療をすすめていく．低Na血症も同様に，緊急治療が必要な患者を見分け，安全で効果的な治療を選択する．慢性・無症候性の患者に対しては原因を明らかにし，個別の治療目標を定めていく．

欧州ガイドラインをはじめとして近年のガイドラインの根底にある考え方は「病態に応じて」「安全な」「検査値正常化でなく患者予後を重視した」治療である．ガイドラインの「ステートメント」だけを表面的に読んでしまうと足をすくわれることがある．ガイドライン解説文も，行間を読み取る力，すなわち病態生理の基礎知識がないとわかりにくい．そのため本章では，教科書，ガイドラインを理解するための基本についてまとめたい．

■低Na血症の分類：症候，発症速度，検査値から重症度を予測する

低Na血症の治療法と補正目標を決めるには，(1)重症度（血清Na濃度，発症期間，症状），(2)原因，(3)体液量・有効動脈容量，(4) ADH（バソプレッシン）作用の程度（尿濃縮による自由水排泄障害があるか）を参考にする．

重症度は血清Na濃度だけではなく，発症期間，神経症状を含めて考える（表15-1）．「急性」と断定できる状況は限られる．手術前や運動競技前に異常がなかった患者が，数時間後に低Na血症を呈した場合には，急性低Na血症と診断できるが，48時間前の血清Na濃度が不明な時には，状況から推測せざるを得ない．嘔吐があるからといって直ちに「高度に重篤」と分類することには注意を要する．胃腸炎など他に嘔吐をおこす原因が明らかで，低Na血症の程度も軽く，進行がなければ，後述する「高度に重篤な低Na血症の治療」が不要なこともある．

表 15-1　低Na血症の重症度分類（欧州ガイドラインに準ずる）	
生化学的（血清Na値）分類	
軽度 (mild)	130～135mEq/l
中等度 (moderate)	125～129mEq/L
高度 (profound)	< 125mEq/L
発症期間による分類	
急性 (acute)	< 48時間
慢性 (chronic)	≧ 48時間
神経症状による重篤度分類	
中等度重症 Moderately severe	嘔気（嘔吐なし），Confusion 頭痛
高度に重篤　Severe	嘔吐，循環呼吸不全 傾眠，痙攣，昏睡

15 低Na血症の治療

■無症候性・慢性低Ｎａ血症：放置はできないが過度な治療にも注意する

　日常診療で最も頻回に遭遇する低 Na 血症である．外来や入院患者の定期検査で偶然に見つかる場合が多い．血清 Na 濃度が 130～134 mEq/L の軽度低 Na 血症ならば，慌てて血清 Na 濃度を補正するのではなく，輸液や薬剤処方内容をみなおし，低 Na 血症を悪化させる要因を取り除くとともに，原因に対する治療を行う．血清 Na 濃度がこれより低値でも慢性無症候性低 Na 血症では，低 Na 血症自体による脳浮腫・脳ヘルニアの危険は少なく，むしろ急激な補正による浸透圧性脱髄症候群に注意する．補正速度は 24 時間で 10 mEq/L 以内，その後は 24 時間あたり 8 mEq/L を越さないように血清 Na 濃度をモニターする．

1）細胞外液量が増大している患者

　心不全や肝硬変の患者に軽度～中等度の低 Na 血症をみることも多い．塩分制限に加え，有効動脈容量減少のため尿細管での Na 再吸収が亢進する結果，希釈部に到達する尿流量が低下し自由水を産生できない．さらに ADH 作用亢進が加わる．高張食塩液投与は体液貯留を悪化させるので，高度・症候性低 Na 血症でなければ血清 Na 値改善のみを目的とした治療は控える．水分制限を基本とし，原疾患の状態改善をはかる．病態を考えると vaptan の効果は期待できるが，欧州ガイドラインは vaptan の使用を推奨せず，米国専門家パネル推奨は，症例に応じて判断するように提言している．

2）SIADH の患者

　無症候性で慢性の低 Na 血症に対しては，水分制限を行う．自由水排泄を促すには，経口的な食塩摂取負荷とループ利尿薬投与（尿浸透圧を低下させ，自由水排泄を促す）を考慮する．病態生理からは vaptan の効果が期待できるが，反応が予測できず過剰補正になる危険を懸念し欧州ガイドラインは使用を推奨していない．

　ADH 分泌の閾値が正常より低下している reset osmostat 症候群では，軽度～中等度の低 Na 血症を示すが，低 Na 血症が進行すると ADH の分泌は抑制されるので，血清 Na 濃度はある一定値以下には低下しない．このような患者に対する治療は不要である．

3）細胞外液量欠乏の患者

　下痢，嘔吐などによる体液量減少は慢性低 Na 血症を引き起こす．Na と水分がともに欠乏しているが，相対的には体液中の総陽イオン（Na + K）より

I 外来・病棟患者への初期アセスメント

も体水分量が上回るため血清 Na 濃度が低下する．治療は輸液療法で Na, K, 水分欠乏を補充することである．生理食塩液などの細胞外液製剤を 0.5〜1.0 mL/kg/時間の速度で投与する．いったん有効動脈容量が確保されれば尿希釈部であるヘンレ係蹄上行脚に到達する尿流量が増加するとともに，ADH の分泌が抑制される．その結果，尿量が増加し，自由水が排泄され，血清 Na 濃度が上昇していく．過度な補正とならないように尿量，血清 Na 濃度のモニターを行う．

■重篤な神経症状がある急性・慢性低 Na 血症

循環呼吸不全，傾眠，痙攣，昏睡などの高度に重篤な神経障害を呈し，**脳ヘルニアの危険が切迫している症例**に対しては，救命・神経学的後遺症回避をめざし積極的な治療介入を行う．急性低 Na 血症では頭部 CT の異常（脳浮腫）が認められる前に重篤な症状が出現することもある．

脳ヘルニア発症のリスクが高い場合には，高張食塩液を投与し脳浮腫を軽減する．脳ヘルニア（transtentorial herniation）に対して高張食塩液投与をうけた 63 例に対する研究では，血清 Na 濃度の 5 mEq/L 以上の補正が予後改善の独立した予測因子だった[6]．血清 Na 濃度を 5 mEq/L 上昇させると脳圧を 50% 減弱できる．重篤な症候性低 Na 血症では，初期治療で血清 Na 濃度が 4〜6 mEq/L 上昇すると脳浮腫ならびに症状が改善する[7]．そのため欧州ガイドラインも米国専門家パネル推奨も，高張食塩液（3% 食塩液）を静注し，血清 Na 濃度を上昇させることを推奨している．

欧州ガイドラインでは 3% 食塩液 150mL（あるいは 2 mL/kg）を 20 分かけて静注し，血清 Na 濃度を測定しながら，さらに 20 分間かけて 3% 食塩液を 150 mL 投与することを推奨している．体重 75 kg の患者であれば，理論的には血清 Na 濃度が 4 mEq/L 以上増加するはずである（Tips P.185）．血清 Na 濃度が 5 mEq/L 上昇するか，症状の改善がなければもう一度この手順を繰り返す．症状が改善すれば 3% 食塩液の投与は中止し，原因に応じた治療を開始するまでひとまず生理食塩液を最小量投与しておく．原因が判明すればそれに応じた治療を開始する．浸透圧性脱髄症候群を防ぐため，血清 Na 濃度上昇の上限は，血清 Na 濃度が 130 mEq/L に達するまでは，最初の 24 時間で 10 mEq/L 以内，その後は 24 時間毎に 8 mEqL 以内とする．治療開始後 1 時間で，血清 Na 濃度が 5mEq/L 上昇しても症状が改善しない場合には，血清 Na 濃度

が時間あたり 1 mEq/L 上昇するように 3％食塩液を点滴する．症状が改善するか，血清 Na 濃度の上昇が 10 mEq/L あるいは 130 mEq/L に達したら 3％食塩液の点滴投与を中止する．低 Na 血症以外で神経症状をおこす原因を検索する．3％食塩液を投与している間は，4 時間毎に血清 Na 濃度を測定する．

3％高張食塩液の作り方

1）10％塩化Ｎａ液と 5％ブドウ糖液を 3:7 の比率で混合
　例）10％NaCl 液　150 mL　＋　5％ブドウ糖液　350 mL
2）10％塩化Ｎａ液と生理食塩液を混合する
　例）生理食塩液 380 mL　＋　10％NaCl 液　120 mL
3）8.4％メイロン® (炭酸水素 Na 液，1 mol/mL) を 5％ブドウ糖液で 2 倍希釈
　3％NaCl 液ではなく，4.2％NaHCO$_3$ 液となるが Na 濃度は 3％NaCl 液と同じ 0.5 mEq/mL なので，同等の Na 補正効果が期待できる[8]

■中等度に重篤な症状を呈する低 Na 血症

　嘔気，錯乱，頭痛などの症状は脳細胞が腫脹しはじめていることを反映している可能性があるので，脳ヘルニアの危険はすくないにせよ低 Na 血症がそれ以上進行しないように対応する必要がある．原因によって対応が変わるので，基礎病態の診断・評価を行う．低 Na 血症を悪化させるような輸液，薬剤服用を中止し，原因に応じた治療を開始する．欧州ガイドラインはただちに高張食塩液（3％NaCl）150 mL を 20 分かけて静注し，血清 Na 濃度を 24 時間で 5mEq/L 上昇させることを推奨している．浸透圧性脱髄症候群を防ぐため，補正の上限は 130 mEq/L に達するまでは，治療開始 24 時間で最大 10 mEq/L，その後は 24 時間毎に 8 mEq/L としており，高度に重篤な神経症状がみられる患者と変わりない．

　嘔気や頭痛は低 Na 血症以外の原因でもみられるので，「嘔吐・頭痛があれば 3％NaCl 静注」とする欧州ガイドラインは過剰治療・過剰補正につながる危険がある．特に，多飲による低 Na 血症や体液量減少による低 Na 血症に対しては，高張食塩液投与によって過剰補正となりかねない．体液量欠乏が明らかなら生理食塩液を補充するが，現実には体液量評価に迷うことも多い．そうした場合，明らかな体液量過剰（volume overload）がなければ生理食塩液を 0.5～1 L 投与し反応をみればよい．体液量減少による低 Na 血症であれば，補液

I　外来・病棟患者への初期アセスメント

によって ADH の分泌が抑制されるとともに，近位尿細管での Na 再吸収も低下し，尿細管希釈部への尿流量が回復し，低張尿が排泄されるようになる．一方，生理食塩液を投与しても血清 Na 濃度が改善せず，尿浸透圧，尿張度（（尿 Na＋尿 K）×2）が血漿浸透圧（≒血漿張度）より高いままならば自由水は排泄されず血清 Na 濃度も改善しない．その場合，欧州ガイドラインに準じ，3％食塩液を投与する．24 時間で 5 mEq/L の血清 Na 濃度上昇に必要な Na 補充量は（体重×0.6×5 mEq）となる．3％食塩液は 0.5 mEq/mL なので，24 時間で投与する 3％食塩液量は（体重×0.6×5）÷0.5＝体重×6 mL，時間当たりではこれを 24 時間でわるので（体重×0.25）mL となる．

■運動関連低 Na 血症の治療

　近年，ランナーが増えている．笹川スポーツ財団の調査では，年一回以上走るランナーは約 1000 万人，週一回以上のランナーも 500 万人以上である[9]．

　昔だったら飛脚や忍者になれただろうと思われるようなウルトラマラソン選手だけでなく，中高年のランナー，ハイカーも増えている．運動競技中や終了後 24 時間以内に発生する低 Na 血症（施設基準値以下，概ね 135 mEq/L 未満）を運動関連低 Na 血症（EAH: Exercise Associated Hyponatremia）とよぶ．

　EAH は，飲水過剰と ADH 分泌亢進による自由水貯留によって生じる希釈性低 Na 血症である．頻度は競技の種類や環境によって異なるが，ウルトラマラソンではレース中 67％が低 Na 血症を示し，42.2 km マラソンでは 0～13％と報告されている．トライアスロンやウルトラマラソンでは 2，3 割が症候性の EAH を呈するとの報告もある．重症例では死に至ることもあり，1981 年以降，少なくとも 14 名のアスリートが死亡している[3]．

　EAH による死亡を防ぐため，EAH 国際コンセンサス会議は過酷な運動競技選手が，痙攣，昏睡など重症 EAH を疑わせる症状をみせたら，脳ヘルニアの危険を回避するため血清 Na 濃度の結果をまたずに（現場では緊急検査が常に可能とは限らない）3％食塩液を 100 mL，10 分かけて静注し，改善がなければ 2 回繰り返すことを推奨している[3]．痙攣，昏睡の原因が低 Na 血症でなかったとしても，一時的に血清 Na 濃度が上昇することの実害はほとんどないので，EAH の危険を防ぐことが優先されるからである．

15 低Na血症の治療

■重篤な症状も中等度に重篤な症状もない急性低Na血症

手術後に低Na血症となったり，入院後の低張輸液が原因で急性低Na血症が発生することがある．急性低Na血症は，症状が軽微でも油断はできない．脳浮腫が現在進行中で，数時間後に重篤な神経症状に発展することがあるからである．

血清Na濃度の測定法が以前と同じであること，検体間違いがないことを確認し，低Na血症を生じうる一切の輸液，薬物，他の因子を中止する．ただちに原因精査をすすめ，原因に応じた治療を行う．

急性の血清Na濃度低下が10 mEq/Lを超える場合には，脳浮腫の進行を回避するため高張食塩液を投与し血清Na濃度を上昇させる．欧州ガイドラインは「3％NaClを150 mL，20分かけて投与する」ことを推奨しているが，日本人ならば「3％NaCl液を体重×2 mL」となるだろう．

■浸透圧性脱髄症候群

細胞周囲環境（細胞外液）の浸透圧が低下すると水は細胞外液から脳細胞に移動するため細胞容積が増大する．これに対し，脳細胞は細胞内のK，Clなどのイオンを細胞外に排泄し細胞内浸透圧を低下させる．次に有機浸透圧物質（有機オスモライト）を減少させることでいっそう細胞内浸透圧を低下させ，低Na血症による脳浮腫悪化を防いでいる[11]．主な有機浸透圧物質はグリシン，タウリンやグルタミン酸などのアミノ酸やCr，ミオイノシトールなどである．Kなどの移動は数分で始まるが，細胞内の有機浸透圧物質が減少するには最大48時間程度かかってしまう．低Na血症が改善し細胞外の浸透圧が上昇すると反対に細胞内のオスモライト数が増加していくが，この回復にも数時間から数日かかる．そのため慢性低Na血症を急速に補正すると細胞内浸透圧は低いままなので浸透圧による脳細胞の突然の収縮をきたし，浸透圧性脱髄症候群（ODS：Osmotic demyelination syndrome）とよばれる神経学的異常が発生し，ときには死に至る．橋の希突起膠細胞（oligodendrocyte）が浸透圧ストレスの影響をうけやすく，橋ニューロンの髄鞘の破壊によって弛緩性麻痺，構音障害，嚥下障害，昏睡，死に至るため橋中心髄鞘崩壊症（CPM：central pontine myelinolysis）として知られている[12]．低Na血症の治療にあたっては，脳ヘルニアの危険が回避された時点で緩徐な補正に切り替える．ODSの発症リスクを避けるために24時間あたりの血清Na補正の上限は10 mEq/L以内，その後は24時間毎に8 mEq/L以内にすることが推奨されている．

I 外来・病棟患者への初期アセスメント

慢性的低Na血症では脳細胞内のグルタミン酸濃度が30％減少している[13].

グルタミン酸は興奮性神経伝達物質の一つであり，記憶・学習などの脳高次機能や運動機能に重要な役割を果たしているので，低Na血症にみられる転倒，認知機能障害などの一因となっている可能性もある.

■予想外に急速に血清Na濃度が上昇したときの対処法

低Na血症に対して高張食塩液を投与した場合や，心因性多飲による自由水過剰による低Na血症では，予想以上に血清Na濃度が上昇することもある．救急外来受診時に尿浸透圧が高値で，尿量も低下しADH分泌亢進と思われたのに，突如として希釈尿が多量に排泄されることもある．嘔気，疼痛などのADH分泌刺激因子がなくなってADH分泌が抑制されれば，腎臓は希釈尿を大量に排泄し，血清Na濃度は上昇する．血清Na濃度が120 mEq/L未満の入院患者に3％食塩液を投与した場合，7割が予測補正値の2倍以上の補正になったとの報告もある[14].

対処法は，（1）デスモプレシンを投与し尿浸透圧を再度上昇させ，自由水排泄を抑制する方法と，（2）自由水（5％ブドウ糖液）を補液し血清Na濃度の上昇を抑える方法がある．5％ブドウ糖液を補充する方法は簡単に実施できるが，多量の補液は高血糖を招くのでその場合にはデスモプレシンを投与する．Sternsらが，具体的な方法を症例とともに解説しているので参考にしてほしい[15]．5％ブドウ糖液の投与法は，高Na血症の治療法に準ずる．「時間あたり1mEq/Lの速度で血清Na濃度を低下させるには[体重×4 mL/時間]の速度で5％ブドウ糖を補充する」という原理を応用するのである．（16章p188を参照）．

欧州ガイドラインは過剰補正に対し次のような提案をしている．

低Na血症が急速に補正された際の対処法

- 浸透圧性脱髄症候群を防ぐために，最初の24時間で10 mEq/L，次の24時間で8 mEq/Lを超える補正となった場合には迅速に血清Na濃度を低下させる．
- 血清Na濃度を上昇させる積極的治療を中止する．
- 専門家と相談し，尿量と体液バランスを厳重にモニターしながら10 mL/kgの自由水（5％ブドウ糖液など）を1時間で投与することを検討*.
- 専門家に相談し，デスモプレシン2 µg（8時間以上の間隔で）の投与を検討する．

＊筆者注：自由水やNaの出納を考慮しなければ，理論的には10 mL/kgの自由水負荷で血清Na濃度は約2.5 mEq/L低下するはずである．

15 低Na血症の治療

■ ショックの患者が高度の低Na血症を呈している場合
—生理食塩液の急速補充は安全か？

> **Case 1** ショック患者の血清Na濃度が110 mEq/Lだったら？
>
> 下痢がつづいてショック状態で搬送された患者．体重は50 kg．
> 血清Na濃度は110 mEq/Lだった．Fluid resuscitationとして生理食塩液を1 L急速投与してよいだろうか．血清Na濃度の急激な上昇を防ぐために低張Na濃度の輸液を選択するほうが安全だろうか？

Adrugue-Madias式を応用して考える

循環動態が不安定な場合には，血清Na濃度の補正よりもfluid resuscitationが優先される．しかし高度低Na血症に生理食塩液を投与し過剰補正にならないかとの疑問が残る．このような場合にAdrogue-Madias式が参考になる[16]．Adrogue-Madias式は輸液製剤を1 L投与した後の血清Na濃度の変化（ΔPNa）を予測する式で

$$\Delta PNa (mEq/L) = \frac{\{(輸液Na濃度 + 輸液K濃度) - 血清Na濃度\}}{体水分量 + 1}$$

の関係がある．
体水分を25 Lとすれば，生理食塩液1 L投与後の血清Na濃度変化は

$$\Delta PNa = \frac{((輸液Na + K濃度) - 血清Na濃度)}{体水分量 + 1} = \frac{154 - 110}{26} = 1.7 \ mEq/L$$

となり，血清Na濃度は1.7 mEq/L上昇し111.7 mEq/lとなることが予測される．短時間の血清Na濃度上昇は，24時間以内の上昇が10 mEq/L未満であるかぎり浸透圧性脱髄症候群のリスクは低いので，生理食塩液の急速投与は心配ないといえる．

ただし循環動態が安定した後に，尿量，自由水排泄が増加し，血清Na濃度が上昇しつづけることがある．治療を開始したら血清Na濃度を注意深くモニターすること．

低ナトリウム血症に対するフロセミド投与法

Tips

　Lauriet は米国腎臓学会誌でフロセミドを用いて血清 Na110 mEq/L を 10 時間で 120 mEq/L に補正する方法を紹介している．体液量過剰などで 3％食塩液を使用しにくい場合に有用な方法である．

1）血清 Na 濃度を 120 mEq/L にするために必要な過剰な自由水量を計算する

　現在の PNa ×体水分量 (TBW) ＝目標 PNa ×新たな TBW

体重が 50 kg とすれば

TBW ＝体重×0.6 ＝ 50 × 0.6 ＝ 30 L

新たな TBW（過剰な自由水を排泄した後の TBW) ＝現在の PNa × TBW ÷目標 PNa ＝ 110 × 30 ÷ 120 ＝ 27.5

血清 Na 濃度を上昇させるために必要な自由水排泄量は

＝現在の TBW −新たな TBW ＝ 30 − 27.5 ＝ 2.5 L

2）時間あたりの補正速度を 1 mEq/L にするための自由水排泄速度を計算

　血清 Na 濃度を 10 時間で 110 から 120 にするためには，過剰な自由水 2.5 L を 10 時間かけて除去（排泄）すればよい．すなわち 1 時間当たり 250 mL の「自由水」を排泄すればよい．

3）フロセミドを投与し，尿量を測定し，尿中に喪失された Na，K，必要以上に排泄された水を補充する．

　フロセミド投与後 1 時間で 1 L の尿がでて，尿 Na 濃度 75 mEq/L，尿 K 濃度 20 mEq/l だったとしよう．血清 Na 濃度補正に必要なのは 250 mL の自由水排泄である．それ以上の自由水排泄も，Na,K 排泄も必要ない．そのため，750 mL の水，75 mEq の Na，20 mEq の K を患者に補充する．500 mL の生理食塩液，250 mL の 5 ％ブドウ糖液，20 mEq の KCl を混合し，1 時間で投与すれば，Na と K の出納は 0 であり，自由水は 1000 − 750 ＝ 250 mL マイナスとなる．

4）同じように尿量をモニターし，尿中に喪失された Na,K と必要以上に喪失された自由水を補充する

　2 時間目には尿量が 800 mL，尿 Na 濃度 75 mEq/L，K 濃度 30 mEq/L だったとする．尿中に喪失された Na は 60 mEq，K は 25 mEq，必要以上に喪失された自由水量は 550 mL なので，次の 1 時間では 550 mL の水に Na60,K25 mEq を混合して投与すればよい．具体的には生理食塩液 400 mL，5% ブドウ糖液 150 mL に 20 mEq の KCl を混合する．

　尿量が減ってくればフロセミドを追加投与し，上記の方法を繰り返せば 1 mEq/L/ 時間の速度で血清 Na 濃度が上昇する．

15 低Na血症の治療

> Laurietが紹介した原法は血清Na濃度を10時間で110 mEq/Lから120 mEq/Lに補正するもので，欧州ガイドラインの「補正の上限」である．安全のためには（1）の計算で過剰な自由水を計算する際に，目標PNaを120ではなく115にするのがよいだろう．1時間当たりに必要な尿量は250 mLではなく125 mLになる．「10時間で5 mEq/L」が達成されたなら，それ以上の補正は中止する．「24時間で目標5 mEq/L，上限10 mEq/L」とするためである．のこり14時間は血清Na濃度，尿量をモニターし，血清Na濃度が上昇しないように，少なくとも過剰補正に注意し，14時間後（フロセミド投与開始後24時間）に，新たな補正を開始する．

Basic 3%NaCl液を1mL/kg投与すると血清Na濃度は1mEq/L上昇する

NaをXmEq投与した後の血清Na濃度の変化をEdelman式から考えてみよう．

$$\text{血清Na濃度} = \frac{\text{体内総Na + K量（mEq）}}{\text{体水分量(L)}} \quad ①$$

$$\text{Na補充後の新たな血清Na濃度} = \frac{\text{体内総Na + K量(mEq) + X(mEq)}}{\text{体水分量(L)}} \quad ②$$

$$\text{血清Na濃度の変化} = ② - ① = \frac{X(mEq)}{\text{体水分量(L)}} \quad ③$$

③式を変形すれば、X(mEq) = 血清Na濃度の変化（mEq/L）×体水分量（L）となる．

血清Na濃度の変化が1mEq/Lならば必要なNa量は体水分量≒体重×0.6(mEq)となる．
Na濃度が510mEq/L=0.51mEq/mlである3%NaCl液で補充するならば必要な量は（体重×0.6mEq）÷0.51mEq/L≒体重mLとなる．

Basic 低Na血症の治療にはなぜ3%高張食塩水を使用するのだろうか

実は重症低Na血症を救命できた最初の症例報告では5%高張食塩液を用いていた．5%ブドウ糖液と間違わないようにするため3%が一般的になったという[16]．わが国で入手できる高張Na注射液には10%食塩液，8.4%炭酸水素Ｎａ液（メイロン®）がある．10%食塩液は透析中の足けいれんや血圧低下予防に用いられることもあり，メイロン®は代謝性アシドーシスの治療に用いられる．低Na血症の緊急時に手元に高張食塩液がない場合には，3%高張食塩液のかわりに炭酸水素Naを使用することを推奨する専門家もいる[17]．メイロン®のNa濃度は1 mEq/mLなので，1 mEq/Lだけ血清Na濃度を上昇させるには体重×0.6 mL（体重50 kgの人には30 mL）投与すればよい計算になる．

> ### Tips　　Adrogue-Madias 式の導き出し方
>
> 　Adrogue-Madias らは，輸液1L投与後の血清Na濃度の変化を予測する次の式を提唱した．
>
> $$\Delta \text{PNa (mEq/L)} = \frac{\{(輸液Na濃度+輸液K濃度)-血清Na濃度\}}{体水分量+1}$$
>
> 一見，複雑にみえるが，Edelman 式を書き換えたにすぎない．
>
> Edelman 式は　　血清Na濃度 $= \dfrac{体液中Na+K量}{体水分量}$
>
> である．
> この式を変形すると，輸液前の体内総陽イオン量＝血清Na濃度×体水分量
> 輸液1L後の体内総陽イオン量は，輸液1Lに含まれる陽イオン量が加わるので
> 輸液1L後の体内総陽イオン量＝[（輸液Na＋輸液K）]　＋　**血清Na濃度×体水分量**
> となる．
> 輸液1L後の血清Na濃度は
>
> $$= \frac{輸液1L後の体内総陽イオン量}{体水分量+1} = \frac{[(輸液Na+輸液K)] + 血清Na濃度×体水分量}{体水分量+1} \quad (2)$$
>
> となる．分母は，もともとの体水分量に輸液量1Lが加わっている．
> 血漿Na濃度の変化量は，（2）と血清Na濃度の差なので
>
> $$\Delta \text{PNa} = \frac{[(輸液Na+輸液K)] + 血清Na濃度×体水分量}{体水分量+1} - 血清Na濃度$$
>
> $$= \frac{\{(輸液Na濃度+輸液K濃度)-血清Na濃度\}}{体水分量+1}$$
>
> となる

文献

1) Spasovski G, Vanolder R, Allolio et al. Clinical Practice guideline on diagnosis and treatment of hyponatremia. Eur J Endocinol. 2014 ; 170 : G1-G47.

2) Verbalis JG, Goldsmith SR, Greenberg A, et al. Diagnosis, Evaluation, and Treatment of Hyponatremia: Expert Panel Recommendations. Am J Med. 2013 ; 126 : S1-S42.

3) Hew-Butler T, Rosner MH, Fowkes-Godek S, et al. Statement of the third international exercise-associated hyponatremia consensus development conference, Carlsbad, California, 2015. Clin J Sport Med. 2015 ; 25 : 303-320.

4) Nagler EV, Vnmassenhove J, van der Veer SN, et al. Diagnosis and treatment of hyponatremia: a systematic review of clinical practice guidelines and consensus statement. BMC Medicine. 2014 ; 12 : 231.

5) Rondon-Berrios H et al.Mild Chronic Hyponatremia in the Ambulatory Setting: Significance and Management. Clin J Am Soc Nephrol. 2015 ; 10: 2268-2278.
6) Koenig MA, et al.. Reversal of transtentorialherniation with hypertonic saline. Neurology. 2008 ; 70 : 1023-9.
7) Sterns RH,et al.The Treatment of Hyponatremia. Semin Nephrol 2009 ; 29 : 282-299.
8) Kokko JP. Symptomatic hyponatremia with a hypoxia is a medical emergency. Kidney Int. 2006 ; 69 : 1291-1293.
9) 笹川スポーツ財団 http://www.ssf.or.jp/research/sldata/population.html
10) Lauriat SM et al. The hyponatremic patient : practical focus on therapy. J Am Soc Nephrol. 1997 ; 8 : 1599-1607.
11) Pasantes-Morales H et al. Mechanisms of Cell Volume Regulation in Hypoosmolality. Am J Med 2006 ; 119 : S4-S11.
12) Lien YH. Role of organic osmolytes in myelinolysis. A topographic study in rats after rapid correction of hyponatremia. J Clin Invest. 1995 ; 95 : 1579-1586.
13) Verbalis JG et al. Hyponatremia causes large sustained reductions in brain content of multiple organic osmolytes inrats. Brain Res. 1991 ; 567 : 274-282.
14) Mohmand HK, Issa D, Ahmad Z, et al. Hypertonic saline for hyponatremia: risk of inadvertent overcorrection. Clin J Am Soc Nephrol. 2007 ; 2 (6) : 1110-7.
15) Sterns RH et al. Treating profound hyponatremia: A strategy for controlled correction. Am J Kidney Dis. 2010 ; 56 : 774-779.
16) Adrogue HJ et al. Hyponatremia. N Engl J Med. 2000 ; 342 : 1581-1589.

16 高 Na 血症の初期診療をどうする

Basic 高 Na 血症の初期診療 Update

■診療ルール

1) 高 Na 血症の原因，自由水欠乏または Na の過剰負荷である．多くの場合，消化管（下痢・嘔吐），皮膚（発汗），腎臓（尿崩症）からの水喪失による．
2) 尿崩症などで尿濃縮障害があっても，口渇中枢が正常で，自由に飲水ができるならば高 Na 血症にはならない
3) 高 Na 血症患者の多くは，意識障害患者，高齢者，乳幼児など，自由に水分摂取ができない状態にある．
4) 高 Na 血症では細胞内脱水によって脳細胞容積が縮小する．クモ膜下出血，脳内出血のリスクが増大するとともに，容易刺激性，嘔気・嘔吐，脱力，意識障害，昏睡，痙攣などの神経症状が出現する．
5) 高 Na 血症をみたら次の項目を評価する
   ①患者に口渇感があるか
   ②自由に飲水ができるか（意識障害や移動の制限がないか）
   ③細胞外液量は増加しているか
   ④尿浸透圧，尿量を測定
6) 最大濃縮尿（> 800 mOsm/kg）が最小量（尿量 < 500 mL/日）ならば不感蒸泄，消化管などからの自由水喪失が原因である．
7) 尿浸透圧が 800 mOsm/kg 未満で尿中浸透圧物質排泄量が 900 mOsm 以上ならば浸透圧利尿を疑う．浸透圧利尿が否定されれば，腎臓の濃縮力障害が原因であり，DDAVP に対する反応から中枢性尿崩症か腎性尿崩症かを鑑別する．
8) 治療の基本は自由水補充であるが，高 Na 血症の補正速度は 10～12 mEq/L/日以内にするのが安全である．

9) 自由水欠乏量 = $\dfrac{\text{血清 Na 濃度} - 140}{140} \times$ 体水分量

10) 体重 ×（1.5～2）mL の自由水補充で血清 Na 濃度は 0.5mEq/L 低下する

11) 体重 ×（3～4）mL の自由水補充で血清 Na 濃度は約 1.0mEq/L 低下する

Case　75 歳男性．脳梗塞の既往があり在宅介護中である

現病歴　数日前から元気がなくなり，意識レベルも低下．食事摂取ができず，朝から意志疎通が困難となったため，家族が心配し，救急外来を受診．
来院時　血圧 95/55 mmHg，脈拍 110/ 分．呼吸数 14/ 分．体温 38.5℃．
皮膚ツルゴール低下．体重 50 kg．
項部硬直なし．右上肺野に湿性ラ音聴取．
心雑音なし．腹部理学所見異常なし．
血液検査：血清 Na 168 mEq/L，K 4.8 mEq/L，Cl 120 mEq/L，BUN 38 mg/dL，Cr 1.8 mg/dL，血糖 100 mg/dL
胸部 X 線所見：右上肺野の肺炎像

Point

1) 高 Na 血症をみたら，①口渇感があるか，②自由に飲水ができていたか，を確認する．
2) ADH の合成・分泌，腎臓の ADH に対する反応が正常かどうかを判断するには尿浸透圧を測定する．
3) 尿浸透圧が 800 mOsm/kg H_2O 以上になっているならば尿濃縮は正常なので，水欠乏の原因は腎臓以外，すなわち消化管からの喪失，発汗，不感蒸泄などを考える．
4) 尿浸透圧が血漿浸透圧より低ければ腎臓からの自由水喪失があり，原因は中枢性ないし腎性尿崩症である．
5) 高 Na 血症に対する治療の基本は自由水補充であるが，慢性高 Na 血症に対する補正速度は 12 mEq/L/24 時間以下とするのが安全である．急性高 Na 血症に対しては比較的迅速な補正を行う．

Lecture

■高 Na 血症は絶対的ないし相対的体水分量欠乏

　高 Na 血症は血清 Na 濃度が 145 mEq/L を越えた状態と定義され，体内 Na 量に比べて体内水分量が欠乏している状態である[1～4]．体液量が減少した状態を「脱水」，dehydration とよぶが，狭義の「脱**水**」de**hydration** は，体内の<u>自由水</u>が減少した状態を意味し，高 Na 血症をともなっている．頻度は低 Na 血症に比べるとそれほど多くはなく，入院患者の 1％弱である[1]．聖路加国際病院の入院患者にみられる高 Na 血症（PNa ≧ 150 mEq/L）の頻度を電子カルテから調べたところ約 2％であった．

　Edelman 式に示されるように，血漿 Na 濃度は体内総（Na ＋ K）量と体水分量の比率で決まる．高 Na 血症の原因は 体内 Na 量の増加あるいは水分の過剰な喪失によるものだが，健常者では Na 負荷や水分喪失があれば血漿浸透圧が上昇し，口渇中枢が刺激される．その結果，飲水行動につながるため高 Na 血症にはならない．高 Na 血症が生じるのは，口渇中枢が障害されている場合，意識障害か自発的に飲水が出来ない状態にあるため水が飲めない場合である．高齢者の中には血漿浸透圧が上昇しても口渇感が欠如していたり，反応が低い者がおり，こうした人達は高 Na 血症になりやすい[5]．

■高 Na 血症の原因—過剰な Na 負荷ないし自由水喪失が基礎にあり，飲水摂取ができないときに発生する

　体内 Na 量の増加は，高張食塩液や炭酸水素 Na（メイロン®）が過剰に投与されたときに起こる．メイロン® の 250 mL ボトルは高 Na 血症の元凶ともいえる．

　自由水喪失は消化管あるいは腎臓からの喪失（尿崩症や浸透圧利尿など）でおこる．腎臓からの自由水喪失は中枢性や腎性尿崩症でみられ，尿濃縮能が障害されているため，大量の希釈尿が排泄される．

　健常人では，血漿浸透圧が上昇すると，口渇中枢が刺激され飲水がうながされるとともに，視床下部にある浸透圧受容体が刺激され，下垂体後葉から抗利尿ホルモン（ADH）の分泌が刺激される．ADH は集合管の血管側基底側膜の V2 受容体に結合し，ついで水チャネル（AQP2）が尿細管管腔側膜に挿入され，水の再吸収が促進される．

16 高Na血症の初期診療

　中枢性尿崩症はADHの脳下垂体での合成が減少している状態で，特発性あるいは続発性に発症する．中枢性尿崩症の30～50％は特発性である．続発性の原因としては頭部外傷，術後，悪性腫瘍などがある．尿崩症患者では尿量は5～20Lにもおよぶが，意識が正常ならば飲水するので高Na血症にはならない．治療はADH補充であり，長時間作用型で経鼻投与できるdDAVPを用いる．

　腎性尿崩症は集合管がADHに反応しない状態で，ADHに対する受容体（V2受容体）変異ないし水チャネル，AQP2遺伝子変異が原因である．前者はX連鎖性，後者は常染色体優性ないし劣性の遺伝形式が報告されている[6]．後天性腎性尿崩症の原因として，低K血症，リチウム治療などが知られているが，多飲ができる限り高Na血症になることはまれである．

　脳外科術後患者でグリセオール®を投与されている患者が高Na血症となることがある．研修医の中には，グリセオール®のNa濃度が高いから高Na血症になるのだと勘違いしている人がいるが，グリセオールのNa濃度は154 mEq/Lなので生理食塩液と等しい．10％グリセリン，5％果糖，0.9％ NaClはグリセオールの組成なので，浸透圧は2000 mOsm/kg H_2O以上，血漿浸透圧の7倍である．そのため浸透圧利尿によって自由水が喪失する結果，高Na血症となる．

　過激な運動や痙攣後には，筋細胞に水が移動して高Na血症となることもある[7]．

　高Na血症の原因を表16－1に示す．

表 16－1　高Na血症の原因

自由水欠乏
　不感蒸排泄，多量の発汗
　下痢・嘔吐
　尿崩症（中枢性・腎性）
　浸透圧利尿
　口渇中枢・浸透圧受容体の機能障害
　　（特発性 hypodipsia, reset osmostat）
細胞内への水移動
　過激な運動ないし痙攣
Na過剰

I 外来・病棟患者への初期アセスメント

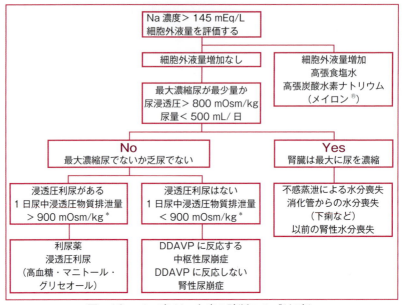

図 16-1 高Na血症の診断アルゴリズム

■高Na血症の診断—病歴，細胞外液量の評価と尿浸透圧測定

　高Na血症では血漿浸透圧が上昇するため口渇がみられる．脳細胞の容量が減少する結果，意識障害，せん妄，けいれん，昏睡など種々の神経症状が出現する．脳細胞の容量が減少すると脳の bridging vein が破綻し脳出血を起こすこともある．

　高Na血症では，体水分量が減少しても，細胞外液量は最後まで維持されることが多く，いわゆる「脱水」（正確には細胞外液量減少，volume depletion）でみられる頻脈，起立性低血圧は出現しにくい．高Na血症にもかかわらず低血圧があれば高度の脱水を示唆している．

　血液検査では血液濃縮のため血清Na濃度に加え，ヘマトクリットや血清総蛋白も上昇することが多い．

　高Na血症の患者をみたら，尿崩症を鑑別するために，尿浸透圧を測定する．ADHの分泌と作用が正常ならば高Na血症患者の尿浸透圧は 800mOsm/kg 以上となるはずである．尿浸透圧が血漿浸透圧より低ければ尿崩症を疑う．バゾプレシン分泌も血漿浸透圧（または血清Na濃度）に比較して相対的に低下する．中枢性尿崩症（バゾプレシン分泌低下症）ではバゾプレシン負荷試験（水

溶性ピトレシン 5 単位皮下注後 30 分ごとに 2 時間採尿）で尿量は減少し，尿浸透圧は 300 mOsm/kg 以上に上昇する[8]．尿浸透圧が高い場合には（＞ 400 mOsm/kg）過度の発汗，消化器からの水分喪失，浸透圧利尿による腎からの水分喪失（糖尿病による高血糖，マニトール使用）を考える．

尿浸透圧×尿量＝尿中浸透圧オスモル数　の関係があり，この値が 900 以上ならば浸透圧物質の過剰負荷による浸透圧利尿が考えられる．

尿浸透圧が 300〜800 mOsm/kg の場合には診断が難しいが，部分的な中枢性あるいは腎性尿崩症が原因となることもある．また中枢性尿崩症であっても高度な脱水下では，ADH が分泌されたり尿が濃縮されることもある．

■慢性高 Na 血症の治療—体重× 1.5 mL/ 時間の自由水補充で血清 Na 濃度は 0.5 mEq/L/ 時間の速度で補正される

中枢性尿崩症などの原因があるならばその治療を行う．血圧低下など細胞外液量の低下があれば生理食塩液などで循環血漿量を是正し，次に欠乏した水分を補充する．慢性の高 Na 血症で飲水が可能な場合には，経口摂取による飲水量増加をまず行う．経口摂取が困難であれば，輸液による補正を行うが，高 Na 血症の急激な補正は脳浮腫をまねく懸念があるので，補正速度は 24 時間あたり 10〜12 mEq/L（時間当たりでは 0.4〜0.5 mEq/L）以下とするのが安全と考えられている．Tips で示すように，体重あたり 1.5 mL/ 時間の速度で 5 ％ブドウ糖液を点滴すれば 24 時間あたりで 12 mEq/L 低下すると予測される．

1）循環血漿量減少がある場合

生理食塩液あるいは 1/2 生理食塩液（生理食塩液と 5 ％ブドウ糖液を 1：1 に混合）を血圧が安定するまで投与する．冒頭の症例に対する初期治療は生理食塩液ないし 1/2 生食の投与で循環動態を安定させることである．

高度の高 Na 血症の症例がショック状態に陥り，生食を時間 1 L の速度で急速投与しようとする．血清 Na 濃度が過剰補正されないだろうかと心配する読者もいるかもしれない．Adrogue – Madias 式を使って考えれば，

$\Delta PNa = (154 - 168) \div (25 + 1) = -0.53$ mEq/L

生理食塩液 1 L 投与後の血清 Na は － 0.5 mEq/L だけ低下すると予想されるので，過剰補正の心配はない．

> **2） 循環動態が安定したら自由水補充と維持輸液を投与する．**
> ①高Na血症を補正するための自由水補充
> 5％ブドウ糖 1.0〜1.5 mL/kg/時間
> ②引き続く水分欠乏や塩分欠乏があればその分を追加補充する
> 24時間あたりの尿量・不感蒸泄分に相当する水分・塩分（維持輸液）

消化管からの嘔吐・下痢喪失などがあればその分を補充する
治療開始後は2〜6時間後に血清Na値を測定し，投与速度を調整すること．

■急性高Na血症の治療

手術時の高張食塩液投与（点滴ないし洗浄）や自殺目的などで食塩・醤油などの大量摂取による急性高Na血症が報告されている．高度急性高Na血症では，脳細胞容積が縮小し，数時間で死亡することもある．Furukawaらは700 mLの醤油（食塩約75 g，Na 1300 mEq）を摂取し肺水腫とくも膜下出血で死亡した例を報告している[9]．手術中の大量Na負荷による急性高Na血症（血清Na濃度200 mEq/L）に対して急速な自由水負荷とフロセミドによるNa利尿で24時間以内に血清Na濃度を46 mEq/L低下させ，神経症状なしに回復した症例も報告されている[10]．そのため急性高Na血症（発症48時間以内）に対しては1〜2 mEq/L/時間の比較的速い速度での補正が提案されている[4]．

大量のNa負荷の結果生じた急性高Na血症では，体水分量は体重の60％と考えれば，Exerciseの式から，**体重×4 mLの自由水負荷**で血清Na濃度は約1 mEq/L低下することが予想される．治療開始後は血清Na濃度の実際の変化をモニターして補正量を調整し，5％ブドウ糖液の大量投与では高血糖にも注意する．自由水補充だけではなく過剰なNaを排泄するために，利尿薬（フロセミド®など），腎障害がある場合には血液透析による是正も考慮する．

16 高Na血症の初期診療

> **Tips** 1時間あたりの血清Na補正を 0.5 mEq/L 未満にするには

体重×（1.5〜2 mL）mL の自由水補充で血清Na濃度は 0.5 mEq/L 低下する
体重×（3〜4 mL）mL の自由水補充で血清Na濃度は 1.0 mEq/L 低下する

Basic（196頁）に解説したように

$$\text{自由水欠乏量} = \text{体内水分量} \times \frac{\text{血清Na濃度} - 140}{140} \quad ①$$

の関係がある．
1時間あたり 1.0 mEq/L の速度で補正するためには，上記の欠乏量を
（血清Na濃度 − 140）時間かけて補充すればよい．
時間あたりの自由水補充量は
① ÷（血清Na濃度 − 140）

$$= \{\text{体内総水分量} \times [\frac{\text{血清Na濃度} - 140}{140}]\} \div (\text{血清Na濃度} - 140)$$

= 体重 ×（0.4〜0.6）÷ 140
≒ 体重 ×（2.8〜4.3）mL

となる．
　時間あたり 0.5 mEq/L の速度で補正するには上記の半量を投与すればよい．たとえば，50 kg 男性ならば 5％ブドウ糖液を時間あたり 50 × 1.5 = 75 mL 投与すれば 1 時間あたり 0.5 mEq/L の速度で血清Na濃度が低下することになる．
高度脱水がある場合には，体水分量は体重の 60％ではなく 40〜50％ となる．
　上記の式で体重 ×（0.4〜0.6）としたのはこの理由による．
　この式は治療中の Na, K, 水の喪失は考慮していない．かならず血清Na濃度をモニターし，自由水補充量ならびに維持輸液としての Na, K, 水補充量を適宜調整する．

I 外来・病棟患者への初期アセスメント

Basic 自由水欠乏量の計算

高Na血症の自由水欠乏量を推定する2つの考え方を示す.

【体内総溶質量から考える】

体内の総溶質量は,血漿浸透圧(Posm)と体水分量(TBW)を乗じたものである. Posmは血清Na濃度の2倍で近似できるので
 体内総溶質量 = TBW × Posm = TBW × PNa × 2
高Na血症の原因が純粋な水欠乏によるものならば
 現在の体内総溶質量 = 正常時の体内総溶質量
正常時の血清Na濃度を140 mEq/Lとすれば,
 現在の体水分量 × 現在のPNa × 2 = 正常時の体水分量 × 140 × 2
この式を変形し,
 正常時の体水分量 = 現在の体水分量 × PNa ÷ 140
水分欠乏量は正常時と現在の体水分量の差なので,
 水分欠乏量 = 正常時体水分量 − 現在の体水分量
$= (現在の体水分量 × PNa ÷ 140) − 現在の体水分量 = 現在の体水分量 × \left(\dfrac{PNa - 140}{140}\right)$
$= 体重 × 0.5 × \left(\dfrac{PNa - 140}{140}\right)$
となる. 体水分量は,体重の50%としている.

【Edelman式を用いて考える】

Edelman式によれば $PNa = \dfrac{体内総 Na + K 量}{体水分量}$ の関係がある
高Na血症の原因が純粋な水欠乏ならば体内の総Na + K量は不変である.
 現在の体内総Na + K量 = 正常時の体内総Na + K量 = PNa × 体水分量
正常時の血清Na濃度を140 mEq/Lとすれば,
 現在の体水分量 × PNa = 正常時の体水分量 × 140
 正常時の体水分量 = 現在の体水分量 × PNa ÷ 140
水分欠乏量は正常時と現在の体水分量の差となるので,
 水分欠乏量 = 正常時体水分量 − 現在の体水分量
$= (現在の体水分量 × PNa ÷ 140) − 現在の体水分量$
$= 現在の体水分量 × \left(\dfrac{PNa - 140}{140}\right) = 体重 × 0.5 × \left(\dfrac{PNa - 140}{140}\right)$
となる.

文献

1) Liamis, G. et al. Clinical and laboratory characteristics of hypernatremia in an internal medicine clinic. Nephrol Dial Transplant. 2008；23：136-143.
2) Lindner, G. et al. Hypernatremia in the critically ill is an independent risk factor for mortality. Am J Kidney Dis. 2007；50（6）：952-957.
3) Adrogue HJ, Madias NE. Hypernatremia. N Engl J Med. 2000；342（20）：1493-1499.
4) Sterns RH. Disorders of plasma sodium--causes, consequences, and correction. N Engl J Med. 2015；372 (1) : 55-65.
5) Phillips PA, Bretherton M, Johnston CI et al. Reduced osmotic thirst in healthy elderly men. Am J Physiol. 1991；261, 1 Pt 2, R166-71.
6) Knoers N. Nephrogenic Diabetes Insipidus.GeneReviews® [Internet]. PMID: 20301356. http://www.ncbi.nlm.nih.gov/books/NBK1177/)
7) Lindinger MI, Heigenhauser GJ, McKelvie RS et al. Blood ion regulation during repeated maximal exercise and recovery in humans. Am J Physiol. 1992, 262（1 Pt 2）：R126-36.
8) バゾプレッシン分泌低下症（中枢性尿崩症）の診断と治療の手引き．厚生労働科学研究費補助金 難治性疾患克服研究事業．間脳下垂体機能障害に関する調査研究班．平成22年度 総括・分担研究報告書
　　http://rhhd.info/pdf/001008.pdf
9) Furukawa S et al. Fatal hypernatremia due to drinking a large quantity of shoyu (Japanese soy sauce). J Forensic Leg Med. 2011；18(2)：91-2.
10) Albi A et al. Severe hyponatremia after hypertonic saline irrigation of hydatid cysts. Anesth Analg. 2002；95：1806-1808.

17 高カリウム血症の診断と治療は？

Basic　高 K 血症の初期診療　Update

■診療ルール

1) RA 系阻害薬の使用が広まるとともに高 K 血症に遭遇する機会が増えている．RA 系阻害薬を処方したら，定期的に血清 K 濃度を測定し，適切な食事療法と薬物療法を行う．
2) 高度の高 K 血症は，不整脈，心停止など重篤な結果をもたらすので，治療の緊急性を判断する．
3) 横紋筋融解，腫瘍崩壊症候群などに伴う高 K 血症は緊急対応が必要である．
4) 糖尿病患者では腎機能がそれほど低下していなくても，高 K 血症をきたすことがある．
5) 体内 K バランスを調整する主役は腎臓の集合尿細管である．この部位からの K 排泄は，①尿流量，②同部位に到達する Na の量，③アルドステロンならびに尿細管管腔内の陰性荷電によって調節されている．
6) 高 K 血症の治療のうち，体外に K を排泄するのは，ループ利尿薬，K 交換樹脂，透析である．ブドウ糖・インスリン，β 作働薬，炭酸水素 Na（アシドーシスが高度の場合）は細胞外から細胞外に K を移動させる．炭酸水素 Na はループ利尿薬と併用することによって，尿中の K 分泌を促す働きも有している．

17 高K血症の診断と治療

Case 高血圧, 糖尿病性腎症で外来通院している65歳男性

現病歴 数日前から感冒, 発熱あり解熱鎮痛剤を服用していた. 知人から腎臓に良いからとスイカの差し入れがあり, 2日で2個食べた後に全身脱力, 筋力低下が強まり, 歩行困難のため救急外来を受診した. なお, 食欲もなく, トイレに行く回数や尿量も普段より少なくなっていたとのことである.

来院時検査所見 血圧150/90 mmHg, 脈拍数75/分. Alb 4.1 g/dL, BUN 52 mg/dL, Cr 3.9 mg/dL, Na 143 mEq/L, K 7.6 mEq/L, Cl 109 mEq/L, HCO_3^- 25.7 mEq/L, Ca 9.1 mg/dL, P 4.1 mg/dL.

外来処方薬 ロサルタン 50 mg, アムロジピン 5 mg

Point

1) アンジオテンシン受容体拮抗薬を服用していた糖尿病患者が脱水, 鎮痛薬服用によって腎臓からのK排泄が低下しているところに, スイカによるK摂取量が増加したため危険な高K血症が発症したと考えられる. 高K血症をみたら, 溶血などによる偽性高K血症ではないことを確認したうえで, 危険度を判断する. 急速に進行する高K血症かどうか. いいかえると1時間後の血清K値は現在と同じか, あるいは急速に上昇していく病態か. また心電図変化があるかどうかを確認する.

2) 横紋筋融解, 腫瘍崩壊症候群などによる高K血症は急速に進行する. 心電図変化があれば直ちに, 透析療法を含めた高K血症に対する積極的治療を開始する. 一方, レニン・アンジオテンシン (RAS) 系阻害薬を使用している慢性腎臓病患者にみられる慢性的な高K血症では, K制限の強化やイオン交換樹脂の増量などで対処できることもある.

Lecture

■体内 K の大部分は細胞内に分布する

　K は細胞内で最も多い陽イオンで，細胞内液の K 濃度は 120～150 mEq/L である（表 17－1）．細胞外液の K 濃度は 4 mEq/L なので約 40 倍の濃度差があり，この細胞内外の K の濃度勾配が細胞膜の静止膜電位を形成する主要素となっている．細胞内外の K の濃度差を形成するのは，すべての細胞膜に存在している Na,K-ATPase（Na ポンプ）で，ATP の加水分解によって発生するエネルギーを使って K^+ を細胞内に，Na^+ を細胞外に輸送している．

　体内の K 総量は約 4000 mEq（50～55 mEq/kg）である．体重 60 kg の人の場合，細胞外液中には 5 mEq/L × 12 L = 60 mEq，細胞内液には 140 mEq/L × 24 L = 3600 mEq 存在し，細胞外液中の K は体内総 K 含量の 2% 未満である．そのため血清 K 濃度が総体内 K 量を反映しているとは限らない．

　細胞内 K の 75%（2700 mEq）が筋肉内，赤血球中には 250 mEq，肝臓には 250 mEq，骨に 300 mEq 存在する．横紋筋融解や溶血で高 K 血症になりやすいのはこのためである．

■細胞内外へのカリウムの移動

　細胞外液，血漿中の K 濃度はきわめて狭い範囲に調整されている．食事から摂取する K 量は約 1～2 mEq/kg/ 日（40～120 mEq/ 日）だが，グルメの人が一回の食事で 50 mEq の K を摂取したときに，この K は血管，細胞外液を通って細胞内に移動する．短時間にせよ K が細胞外液にのみ存在するとしたら，血清 K はおよそ 4 mEq/L 程度上昇し，8 mEq/L という危険な値に到達するはずである．実際は K が多い食事を食べても血清 K 濃度は 0.5 mEq/L 程度しか上昇しないが，これは細胞内に K を取り込む作用が働くからである．

　細胞内外の K の輸送は，Na,K-ATPase, Na-K-2Cl 共輸送体，K-Cl 共輸送体，K チャネルを介して行われており，これらを調節する主な因子はインスリン，カテコラミン，細胞外 pH，血漿浸透圧である[1)2)3)4)]．

1）インスリン

　細胞内外の K 分布を調整する主役はインスリンである．血清 K 濃度がわずか 1～1.5 mEq/L 上昇しただけでもインスリン濃度は 2～3 倍増加し，K を細胞内に移動させる．インスリンは直接に細胞膜の Na,K-ATPase 活性を亢進さ

17 高K血症の診断と治療

表 17-1 細胞内外の電解質濃度

イオン	細胞外液中の濃度 (mEq/L)	細胞内液中の濃度 (mEq/L)
Na^+	140	10
K^+	4	150
Ca^{2+}	2.4	0.0001
Mg^{2+}	1.4	58

せ, 肝臓, 骨格筋, 心筋, 脂肪細胞へのK取り込みを促進させる. 脂肪細胞のNa-K-2Cl共輸送体や骨格筋のK-Cl共輸送体もインスリンによって活性化される. 高K血症にグルコース・インスリン療法が有効なのは, Na,K-ATPase活性が増加する結果, 細胞内にKが移動するからである.

2) β刺激薬

β2受容体刺激も, Na,K-ATPaseを介して細胞内へのK移動を促進する. β2受容体刺激は直接的に膵臓からのインスリン分泌を刺激するし, 間接的にはglycolysisを刺激し, その結果生じる血糖上昇がインスリン分泌を刺激する. さらに骨格筋ではNa-K-2Cl共輸送体の活性も刺激する.

3) 甲状腺ホルモン

甲状腺ホルモンも筋肉細胞のNa,K-ATPase活性を高めKを細胞内に取り込む. 作用機序は直接的なNa,K-ATPase刺激に加えて, β受容体の発現亢進と感受性亢進作用である. 甲状腺中毒での低K血症の治療にβ遮断薬を使用するのは理にかなっている.

4) 酸塩基平衡

酸-塩基平衡と細胞内外へのK輸送にも関連があり, アシドーシスでは細胞外にKが移行し, アルカローシスでは細胞内にKが移動することが知られている. 無機酸によるアシドーシスではpHが0.1低下するごとに血清K濃度は0.5〜0.6 mEq/L, 呼吸性アシドーシスでは0.1〜0.3 mEq/L上昇するといわれるが実際には個人差が大きい. 乳酸アシドーシスなどの有機酸によるアシドーシスでは細胞外にKを移動させる効果は少ない.

5) 浸透圧

高浸透圧では細胞内から細胞外へKが移動する. 血漿浸透圧10 mOsm/kgの上昇につき血清K濃度が0.3〜0.6 mEq/L上昇するといわれ, 高血糖や造影剤投与後に見られることがある.

I 外来・病棟患者への初期アセスメント

■消化管でのK輸送

　平均的な食事から40〜120 mEq/日，あるいは1 mEq/kg/日のカリウムが摂取される．蛋白質1gあたり1 mEqのKが含まれるので，蛋白摂取量が増加すればK摂取量も増加する．Kの吸収率は高く，食事中に含まれるKの90％は腸管で吸収される．

　摂取されたKは細胞外液，血液中に移行するが，前述したように，血清K濃度が急上昇しないように細胞内外のK移行機序によって緩衝され，その後，主に腎臓から摂取量と同量のKが排泄され，体内K量ならびに血清K濃度が調節される．同量のK負荷であっても経口摂取した場合と点滴で投与した場合では，腎臓からのK分泌の反応が異なる．経口摂取後には血清K濃度が上昇する前に腎臓からのK分泌が増加するのだが，消化管にK負荷を感知し血清K上昇を防ぐ何らかの機構が存在することが考えられている[4]．

　食事から摂取されたKの80〜95％が腎臓から，5〜20％が消化管から排泄されるが，腎不全が進行すると腸管からのK排泄量が代償的に増加する[5]．

■腎臓でのK輸送

　腎臓は体内のKバランスを調節するうえで最も重要な働きをしているが，最終的なKの調節部位は遠位曲尿細管と皮質集合管主細胞である[1][2][3][4]．

　糸球体では一日に600〜700 mEqのKが濾過されるが，濾過されたK^+の50〜70％が近位尿細管で，残りはヘンレ係蹄の太い上行脚（TAL）で再吸収される．

（1）ヘンレ係蹄でのK輸送

　ヘンレ係蹄太い上行脚（TAL）では，管腔側膜にNa，K，2Cl共輸送体とKチャネル（ROMK）が，基底側膜にNa,K-ATPaseが存在する．ROMKは腎外髄質Kチャネル（Renal Outer Medullary K channel）を意味している．ヘンレループに到達したK^+はNa-K-2Cl共輸送体を通ってTALの細胞内に入り，その後管腔膜のROMKを通って管腔内に逆拡散する．このためヘンレ係蹄で再吸収されるKは糸球体で濾過されたK^+の20％程度にすぎない．Na-K-2Cl共輸送体を通って2個の陽イオン（NaとK）と2個の陰イオン（2個のCl）が細胞内に輸送されるが，ROMKを通って1個の陽イオン（K）が管腔内に戻るので，管腔内は正の電位差が形成されることになる．Ca^{2+}，Mg^{2+}などの二価陽イオンの再吸収を駆動させるのはこの管腔内の正電位である．

再吸収された Cl は側底膜にある Cl チャネル（CLCNKB）を通って血中に移行する．バーチンは Cl チャネルを細胞膜表面に輸送する際に必須の蛋白である．

（2）皮質集合管での K 輸送

糸球体濾過された K^+ の 90%以上は遠位尿細管に達する前に再吸収されるので，最終的な K 排泄を規定するのは遠位尿細管（主に皮質集合管（CCD）の主細胞）である．

皮質集合管には 3 種類の細胞がある．Na 再吸収，K 分泌に関わる主細胞（Prinicple cell），H^+ 分泌に関わる A 型間在細胞（type A Intercallated cell），HCO_3^- 分泌に関わる B 型間在細胞（type B Intercallated cell）である．

CCD での K 分泌は，管腔側膜に存在する Na チャネル（ENaC），K チャネル，側底膜にある Na,K-ATPase が関与する．管腔側膜に存在する K チャネルには，ROMK と Maxi-K（BK，Big-K とも呼ばれる）の 2 種類があり，主に ROMK が生理的な K 分泌に関係し，Maxi-K チャネルは CCD での尿流速が増加した際の K 分泌に関わっている．低 K 血症では皮質集合管 A 型間在細胞ならびに髄質集合管の H,K-ATPase が活性化され，H^+ 分泌とともに H^+ 再吸収を行うことが知られている．

CCD での K^+ 分泌を調節する代表的な因子は，① CCD 管腔内への Na 到達量，②尿流量，③アルドステロン作用である．これらによって形成される管腔内陰性の電気勾配が K^+ 分泌を促進する．

アルドステロンは皮質集合管細胞内にある mineralocorticoid 受容体に結合し，産生されたアルドステロン誘導蛋白が直接的には ENaC の活性を刺激する．その結果細胞内の Na^+ 濃度が上昇し，2 次的に側底膜の Na,K-ATPase 活性が亢進，ROMK からの K^+ 分泌も亢進する．

Na 到達量が多く，陽イオンである Na 再収量が多ければ，尿細管腔内は陰性荷電が増加するため，陽イオンである K^+ が分泌されやすくなる．また尿流量が多ければ尿細管腔に分泌された K^+ がすぐに流れてしまうので，尿細管腔内の K^+ 濃度は低下し，細胞内外の濃度勾配も K^+ 分泌に有利にはたらくことになる．

尿流量はずり応力によって Na チャネルの活性を増加させるので，いっそう K^+ 分泌を刺激することになる．ずり応力は Maxi-K チャネルも活性化するので K^+ 分泌が増加する．

I　外来・病棟患者への初期アセスメント

■高K血症に遭遇する機会が増えている

　血清K値が5 mEq/L以上を高K血症と定義し，6~7 mEq/L以上では致死的不整脈が出現する可能性があるので迅速な診断と治療が必要である．高齢患者や糖尿病患者，さらにRA系阻害薬の使用頻度が増えるに従って高K血症に遭遇する機会も増えており，入院患者の1~10％で高K血症を認める．スピロノラクトンが重症心不全患者の予後改善効果があるというRALES研究が発表されてから，カナダでは高齢心不全患者に対するスピロノラクトン処方量が3倍増加し，それとともに高K血症に対する入院率も約3倍増加している[6]．高K血症の診断と治療は臨床医にとって必須知識・技術である．

■高K血症の原因はK負荷，細胞内から細胞外へのK移動と腎臓でのK排泄低下

　K過剰負荷の原因となるのは，大量の保存血輸血や大量の消化管出血などである．腎機能が正常でも一度に大量のK（160 mEq以上）を摂取すると血清K濃度が7.0~8.0 mEq/L以上となることがある[7]．

　細胞内から細胞外へKが移行して高K血症が生じることもある．外傷，横紋筋融解，腫瘍崩壊などの細胞の崩壊に伴うものでは急速に高K血症が進行する．β遮断薬，スキサメトニウムなどの薬剤や無機酸が原因の代謝性アシドーシスも細胞内から細胞外へKを移動させる．

　GFRが10 mL/min/1.73 m^2以下になると腎臓からのK排泄が障害され高K血症が出現する．GFRが10 mL/min/1.73 m^2以上の軽度・中等度腎機能低下例であっても，尿細管からのK分泌が障害されていれば高K血症が出現する．アルドステロンの分泌障害や尿細管の反応低下があればこうした状況となる．糖尿病患者では低レニン・低アルドステロン症となることも多いし，他の腎疾患でも尿細管間質障害が進むにつれてK分泌能が低下することがある．

　薬剤が原因となることも多く，ACE阻害薬，ARB，スピロノラクトン，NSAIDsなどの薬剤投与時には注意が必要である．ACE阻害薬とNSAIDsを服用中のCr 1.22 mg/dLの糖尿病患者が血清K値10.4 mEq/L，徐脈となって救急入院となり，適切な対症療法で改善した症例も報告されている[8]．

■高 K 血症の臨床症状と診断

　高 K 血症では危険な不整脈が出現するのでただちに心電図を記録する．血清 K 濃度と心電図変化を表 17－2 に示すが，個人差があり高 K 血症が存在するにもかかわらず心電図変化がないこともあるので注意する．

　消化器症状として悪心，嘔吐，神経筋症状として顔面の舌筋の刺激過敏性，四肢や骨格筋のこわばり，四肢知覚異常，筋脱力感なども出現する．

　高 K 血症をみたら偽性高 K 血症を除外し，病歴・症状・心電図所見から治療の緊急性を判断する．高 K 血症の原因になる薬剤（表 17－3）服用歴を詳しく聞き出す．

　偽性高 K 血症とは，採血管内で細胞内から血漿中へ K が移動した結果，高 K 血症と報告されるもので，治療の必要はない．偽性高 K 血症の原因には，採血時の溶血，採血後の試験管を冷所で長時間放置した場合，また血小板数，白血球数が増加している場合などがある．

　高 K 血症の原因として，腎臓からの排泄障害を疑ったら，レニン・アルドステロン系の評価と，腎機能（GFR），腎臓での K 分泌能の評価を行う．24 時間蓄尿でK 排泄量を評価するのが望ましいが，随時尿で TTKG（211 頁）を測定することでも尿細管の K 分泌能を推測できる．

　TTKG は K 分泌部位である皮質集合管の尿細管管腔内の K 濃度が血清 K 濃度より何倍高いかを示すものである[9)10)]．血清 K 濃度が 5 mEq/L のときに TTKG が 8 ということは，尿細管管腔内 K 濃度が血清 K 濃度の 8 倍，40 mEq/L ということを意味する．高 K 血症があれば，尿細管（皮質集合尿細管

表 17－2 血清 K 値 (mEq/L) と心電図変化	
>9	心室細動
8~9	P 波消失，QRS 幅延長
7~8	P 波平坦化，PR 間隔延長，ST 低下，テント状 T 波
6~7	テント状 T 波

表 17－3 高 K 血症の原因になる薬剤
K 分泌抑制 　　スピロノラクトン，ACE 阻害薬，A Ⅱ受容体拮抗薬，NSAIDs，シクロスポリン，ヘパリン，ナファモスタット，トリメトプリム（ST 合剤） 細胞内からの移行 　　β遮断薬，サクシニルコリン，ジギタリス，アルギニン

I 外来・病棟患者への初期アセスメント

主細胞）から K が最大限分泌されるので，尿細管管腔内 K 濃度が上昇するはずであり，十分に上昇していなければ K 分泌障害（アルドステロン分泌障害ないし作用障害）があると判断する（Basic TTKG p211 参照）．

■高 K 血症の急性期治療

原疾患，高 K 血症の進行速度，腎機能の程度，症状（心電図所見を含む）によって治療の緊急性を判断する．心電図変化などの症状がある場合や，急速に高 K 血症が進行し血清 K ＞ 6.0 mEqL となった場合には直ちに治療を開始する．

治療は，1）不整脈発生の予防，2）細胞内への K 移動，3）体外への K 排泄，4）高 K 血症の原疾患への治療に分けられる（表 17 − 4）

1）不整脈発生予防

Ca 投与は心筋が興奮する閾値電位を上昇させることで心毒性を軽減する．Ca を投与しても血清 K 濃度は変わらない．10 ％グルコン酸 Ca を数分かけて 10〜20 mL 投与すると，1〜3 分間で効果が発現し，効果は 30〜60 分持続する．5〜10 分経過しても効果がなければ再投与してもよい．

2）細胞内への K 移動を促進する治療

①インスリン・ブドウ糖

インスリンを静注すると主に筋肉，肝細胞内への K 取り込みが促進されるので，血清 K 濃度が低下する．低血糖を防ぐためにインスリンと同時にブド

表 17 − 4 高 K 血症の各種治療法

治療法	投与法	作用発現時間	持続時間
カルチコール®	10〜20 mL 2〜5 分で静注*	数分	30〜60 分
グルコース・インスリン療法	50％ブドウ糖 50 mL，ヒューマリン® 10 単位．15〜30 分で静注	15〜30 分	4〜6 時間
炭酸水素 Na**	50 mL を 5 分かけて静注	15〜30 分	1〜2 時間
気管支拡張 β 刺激薬	2％アロテック® 0.2〜0.5 mL ネブライザーで吸入	30 分以内	2〜4 時間
ループ利尿薬	ラシックス® 20〜80 mg 静注	15〜30 分	6 時間
イオン交換樹脂	ケイキサレート® 15〜30 g を微温湯に懸濁し注腸ないし経口投与	1〜2 時間	4〜6 時間
血液透析	十分な透析量で 3〜4 時間	数分	比較的長時間

＊ジギタリス服用例にカルチコール®を投与するときは中毒による不整脈の誘発に注意し 30 分以上かけて点滴静注
＊＊高度のアシドーシス症例のみ．Na 負荷となるので，心不全，腎不全では注意．

ウ糖を投与するが,血糖＞200～250 mEqL の患者ではブドウ糖を投与せずにインスリンを投与し,血糖が 150～200m EqL になったらブドウ糖を一緒に投与する.通常は 50 g のブドウ糖とともに 10 単位のインスリンを投与する.約 15～30 分で作用しはじめ,効果は 4～6 時間持続する.1～2 時間以内に血清 K 濃度は 0.5～1.5 mEq/L 低下する.投与は何回繰り返してもよい.

②炭酸水素 Na

炭酸水素 Na 投与によって血清重炭酸イオン濃度,pH が上昇すると K が細胞内に移動し,血清 K 濃度が低下すると言われてきたが,その効果は小さい.図 17 - 1 は無尿の透析患者に炭酸水素 Na を投与した場合の血清 K の変化を示したものだが,ブドウ糖インスリン(GI)療法や透析療法では血清 K が低下するのに対して,炭酸水素 Na 投与では血清 K の変化は見られない[11].

腎機能がある程度保たれていれば,炭酸水素 Na を投与すると遠位尿細管に達する Na,HCO_3^- が増加するので,集合管からの K 分泌が増加する.フロセミド(ラシックス®)を投与すれば腎臓からの K 分泌がさらに促進される.末期腎不全患者,うっ血性心不全患者などでは K 低下作用はみられずむしろ炭酸水素 Na 投与によって容量負荷となるため使用すべきではない.

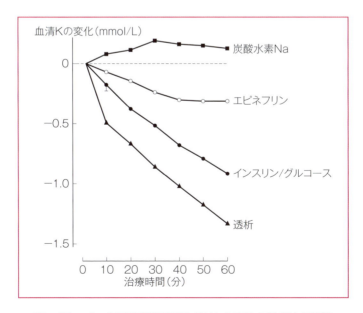

図 17 - 1 無尿の透析患者に高 K 血症の各種療法の比較
（対象は無尿の透析患者）

Ⅰ 外来・病棟患者への初期アセスメント

③β2作動薬

β2選択的アドレナリン作動薬は細胞内へのK取り込みを促進する．気管支喘息の治療と同様に吸入することで血清K濃度を低下させると言われているが，効果には個人差が大きい．

3) Kを体外へ排泄する治療

①腎臓からの排泄促進

フロセミド投与（40～120 mg）などで尿流量や遠位尿細管へのNa到達量を増やせばK分泌が増加する．ブドウ糖，炭酸水素Naを含んだ輸液を同時に投与すれがいっそう効果は高まる．

②陽イオン交換樹脂

高度の高K血症に対しては15～30 g/回を4～6時間毎に経口ないし注腸する．外来でみられる軽度の高K血症に対しては，1回5 gを1日1，2回投与で対処できることも多い．注腸する際には30～60分は停滞させ，1日4～6回繰り返すことができる．腸管が穿孔することがあるのでソルビトールの注腸は行わない．

③透析による排泄

対症療法の効果が不十分な場合や，細胞崩壊などで高K血症の進行が予想される場合には躊躇することなく間欠的血液透析を選択する．通常の透析条件であれば，最初の1時間で0.14 L × 60分 = 8.4 Lの細胞外液に含まれるKを処理することができる．K除去量は開始時の血清K濃度によるが，血清K濃度が7 mEq/Lの場合，1時間で30～40 mEqのKを除去できることになる．

Liらは高K血症（最大 9.5 mEq/L）のため心肺停止状態になった3例に，心マッサージをしながら血流量150～200 ml/minの血液透析を実施し，25～35分後には洞調律に戻った症例を報告している[12]．われわれも高K血症による心停止患者に，心マッサージをしながら血流量200 ml/minの血液透析を行い，Kの正常化と洞調律に戻った症例を2例経験している．

腹膜透析も処方を工夫すれば高K血症に対して有効な治療である．

腹膜透析では，一回の排液で除去されるK量はせいぜい10 mEq程度なので，標準的な1日4回交換のCAPDでは高K血症に対する急性血液浄化療法としての効率は悪いが，自動腹膜透析装置を用いて，貯留時間5～10分で頻回交換すれば時間あたり10～20 mEのKを除去することができ，通常の持続緩徐

17 高 K 血症の診断と治療

式血液濾過術（CHDF）による K 除去効率を凌駕する．

血清 K 濃度 7 mEq/L とすれば，日本の標準的 CHDF（QD+QF 800 ml/hr）ならば，時間あたり K 除去量はわずか 4 mEq である．

新生児に対しては continuous flow through peritoneal dialysis（CFPD）という 2 本のカテーテルを留置し，一方から持続的に注液，他方から持続的に排液する方法がある[13]．CFPD は高 K 血症に対してきわめて有効で，あっという間に低 K 血症，低 P 血症となる可能性がある．いざというときのために知っておくとよい方法である．

Tips　血液透析による K 除去量は？

血液透析による K 除去量は，その時の血清 K 値，透析条件によって異なる．血流量 200 mL/分（＝血漿流量 140 ml/分）透析液流量 500 mL/分，透析液 K 濃度 2 mEq/L のときの K 除去量を推測してみよう．1 時間あたりの血漿処理量は 0.14 L/分 × 60 分 = 8.4 L である．透析開始 1 時間の平均 K 濃度が 6 mEq/L，透析液 K 濃度が 2 mEq/L とすれば 1 時間の治療で (2〜6) mEq/L × 8.4 L = 32.8 mEq の K が除去される．透析後半には血清 K 濃度が低下するので，その分，K 除去量は減少する．

透析による K 除去に関し，Agar らは種々の条件での検討を行っている．透析前血清 K 濃度 5.1 mEq/L，体重約 70 kg の患者に，血流量平均 370 mL/分，透析液流量平均 693 mL/分の条件で 206 分（約 3.4 時間）の透析を実施すると，82.3 ± 26.2 mEq の K が除去された．

Agar BU. Potassium kinetics during hemodialysis. Hemodial Int. 2015 ; 19 : 23-32.

I 外来・病棟患者への初期アセスメント

■外来で高K血症を管理するには

　心血管病変や慢性腎臓病の腎保護目的で ACE 阻害薬や ARB を処方する機会が増えている．腎障害のある患者（GFR < 60 mL/min/1.73 m^2）に ACE 阻害薬や ARB を新たに開始するときには，1〜2 週後に血清 K 濃度，Cr 濃度を測定する．

1）処方薬の確認

　NSAIDs やアルドステロン・ブロッカー（スピロノラクトンやエプレレノン）など高 K 血症の原因となる薬剤を服用していないか．服用している場合に，減量や中止を検討する．

2）食事摂取内容の確認と食事指導

　K が多い食品（果物，生野菜，芋，刺身）を食べていないか，減塩醤油を使っていないかを聞き出す．減塩醤油の中には Na のかわりに K を含んでいるものがあるので注意が必要である．

　極端な塩分制限も高カリウム血症を引き起こす原因となる．極端な塩分制限をすると，遠位尿細管に到達する Na 量が減るため，皮質集合管からの K$^+$ 分泌が抑制されてしまう．

3）K コントロールの薬物療法

　利尿薬ならびにイオン交換レジンを使用することで，大部分の患者では K のコントロールが可能である．

a）利尿薬：サイアザイドならびにループ利尿薬は皮質集合管からの K 分泌を促進する．GFR が 30〜40 mL/min/1.73 m^2 以上あればサイアザイド，それ以下ならループ利尿薬を第一選択とする．

b）イオン交換レジン：ケイキサレート®，カリメート®，アーガメイトゼリー®，カリエード® などが代表的な薬剤である．1 g が約 1 mEq の K を排泄できるといわれており，欧米の標準的な処方は 1 回 15 g を一日 1〜4 回だが，わが国では 1 回 5 g を一日 1〜3 回程度とすることが多い．

　ボストンのベス・イスラエル・デコネス医療センターの Charytan らは，心電図変化がなく，イオン交換樹脂を服用でき，他に合併症もない中等度高 K 血症（6.5〜8.0mEq/L）は救急外来で治療可能，重症高 K 血症（> 8mEq/L，peaked T 波以外の不整脈）は入院治療とすることを提案している．安全上は数値で一律に決めるのではなく，腎機能，高 K 血症の原因，症状と進行速度などをあわせて判断するのがよいだろう[14]．

17 高K血症の診断と治療

Basic TTKG（Trans Tubular K gradient）は集合管のK分泌を評価する

　高K血症のときには腎臓は最大限にKを排泄しようとする．尿K濃度で腎臓のK排泄能を評価できればよいのだが，最終尿は希釈・濃縮されるので判断しにくい．Kの最終調節部位である皮質集合管（以下CCD）の尿細管管腔内のK濃度が50 mEq/Lとしても，尿の濃縮の程度によって最終尿K濃度は15～200 mEq/Lの範囲で変化する．

　そこで用いられるのがTTKGである．TTKGはCCDの管腔内K濃度と血清K濃度の比を示したもので，血清K濃度が5 mEq/LのときにTTKGが8ということはCCD管腔内のK濃度は5×8＝40 mEq/Lであることを示す．

　ADHが十分に作用している状態ではCCDの管腔内尿浸透圧は血漿浸透圧と等しく300 mOsm/kgとなる．尿がCCDから髄質に流れるにつれて水が再吸収され尿は濃縮される．尿が3倍濃縮されれば（尿浸透圧が900になれば）最終尿のK濃度はCCDの管腔内K濃度の3倍になるはずである．

　すなわち　最終尿K濃度＝CCDのK濃度×（尿浸透圧÷血漿浸透圧）の関係がある．
　書き換えると　CCDのK濃度＝尿K濃度÷（尿浸透圧÷血漿浸透圧）　なので，
　TTKG＝CCDのK濃度／血清K濃度
　＝［尿K濃度÷（尿浸透圧÷血漿浸透圧）］÷血清K濃度　となる．

　図17-2のように尿K濃度＝120 mEq/L，尿浸透圧900 mOsm/kg，血漿浸透圧300 mOsm/kgならば尿は3倍濃縮されているので，CCDのK濃度は120÷3＝40 mEq/Lである．
　TTKGは40÷5＝8となる．

　TTKGの基準値は5以上である．低K血症ではK分泌が抑制されるのでTTKG＜3～4となり，高K血症では最大限にKを分泌しようとするのでTTKG＞7～8となるはずである[9）10)]．

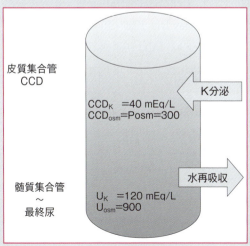

図17-2 TTKG
TTKGは尿浸透圧＞血漿浸透圧でなければ上記仮定が成立しない．また，尿中に十分Naが排泄されないと（CCDに十分量のNaが到達していないと）アルドステロンが作用していてもK分泌が障害されるので，TTKGを使ってアルドステロンの作用を評価しようとするならば尿Na＞25 mEq/Lであることを確認する．

文献

1) Palmer BF. Regulation of Potassium Homeostasis. Clin J Am Soc Nephrol 2015；10：1050-1060.
2) Gumz ML. Wingo CS. An integrated view of potassium homeostasis. New Engl J Med 2015；373：60-72.
3) Muto, A. Potassium transport in the mammalian collecting duct. Physiol Rev. 2001；81：85-116.
4) Greenlee M, Wingo CS, McDonough AA et al. Evolving concepts in potassium homeostasis and hypokalemia. Ann Int Med. 2009；150：619-625.
5) Rebelink TJ, Koomans HA, Hene RJ et al. Early and late adjustment to potassium loading in humans. Kidney Int. 1990；38（5）：942-947.
6) Juurlink DN, Mamdani WJ et al. Rates of hyperkalemia after publication of the randomized aldactone evaluation study. N Engl J Med. 2004；351：543-551.
7) Illingworth RN, Proudfoot, A.T. Rapid poisoning with slow-release potassium. Br Med J. 1980；2：485-486.
8) Carvalhana V, Burry L, Lapinsky SE. Management of severe hyperkalemia without hemodialysis：case report and literature review. J Crit Care. 2006；21：316-321.
9) West ML et al. New clinical approach to evaluate disorders of potassium excretion. Mineral Electrolyte Metab. 1986；12：234-238.
10) Ethier JH et al. The transtubular potassium concentration in patients with hypokalemia and hyperkalemia. Am J Kidney DIs. 1990；15：309-315.
11) Blumberg A, Weidmann P, Shaw S et al. Effect of various therapeutic approaches on potassium and major regulating factors in terminal renal failure. Am J Med. 1988；85：507-512.
12) Li JL, Lim PS, Leu ML. Outcomes of severe hyperkalemia in cardiopulmonay resuscitation with concomitant hemodialysis. Intensive Care Med. 1994；20：287-290.
13) 小松康宏．腹膜透析（持続注入腹膜透析：CFPD）．小児急性血液浄化療法マニュアル．伊藤 克己(監修)．p.112-119，医学図書出版, 2002
14) Charytan D et al. Indications for hospitalization of patients with hyperkalemia. Arch Intern Med 2000；160：1605-1611.

17 高K血症の診断と治療

> **Tips**　輸血と高K血症：急速・大量輸血に注意！

　保存血を大量輸血すると高K血症となって危険な不整脈や心停止に至ることがある．反対に，赤血球内にKが取り込まれて低K血症となることもある[1]．

　濃厚赤血球2単位は，全血400 mLから調整される．放射線照射やNa, K-ATPaseの活性低下によって細胞内のKが細胞外に移動するので，輸血製剤血漿のK濃度は10～40 mEq/Lまで上昇するが，輸血時に問題になるのは，輸血製剤血漿のK濃度ではなくK量である．時間あたりに負荷されるK量である．

　濃厚赤血球2単位の大部分は赤血球であり，血漿成分はわずか70 mL（0.07 L）程度なので，負荷されるK量は10～40 mEq/L × 0.07 L = 0.7～3 mEqである．この程度のKならば1時間で輸血したからといって高K血症が発生することはない．しかし集中治療室，手術室，分娩室など輸血量が多くなれば話は別である．短時間に大量に輸血する場合にはK負荷量が増えるのでK除去フィルターを用いたり透析を併用する．Mayo Clinicでは，1988～2006年の間，輸血関連の高K血症による心停止が16例（成人11例，小児5例）発症し，全例で急速輸血を受けている（最大54単位）[2]．

　高K血症が発症するリスクは7単位（米国単位）以上[*]，100～150 mL/分の速度での輸血で増加するという．

　輸血によって低K血症が生じることもある[1)3)]．輸血後には赤血球膜のNa,K-ATPase活性が戻り，細胞内にKを取り込み始めること，輸血とともに生理食塩液などの輸液が投与され，腎臓からのK排泄が促進することが考えられている．

1) Sihler, KC. Complications of massive transfusion. Chest 2010；137；209-220.
2) Smith HN. Cardiac arrests associated with hyperkalemia during red blood cell transfusion. Anesth Analg. 2008；106：1062-1069.
3) Lee TL. Review of problems of massive blood transfusion in a surgical intensive care unit. Ann Acad Med Singapore. 1985；14：175-184.

＊米国の輸血1単位は約450 mLの全血から調整されるので，日本の単位では約15単位に相当する

18 血清K濃度 3.5 mEq/L 以下にどのように対処するか

Basic 低K血症の初期診療 Update

■ 診療ルール

1) 低K血症は入院患者によくみられる電解質異常である．
2) 血清K濃度の低下は，軽度であっても心不全患者，脳卒中患者の予後を悪化させる．
3) 高度の低K血症は危険な不整脈，横紋筋融解などの原因となる
4) 低K血症の原因検索は，1) K摂取不足，2) Kの細胞内への移動，3) 消化管，腎臓からのK喪失を検討する．
5) 糖尿病性ケトアシドーシスの初期治療では，低K血症の発生に注意が必要である
6) 低K血症の治療の原則は，K喪失を防ぎKを補充することである．
7) 低K血症の治療は医療安全の問題である．大量・短時間のK投与は，高K血症から致死的不整脈を引き起こす可能性がある．低K血症の治療によって高K血症とならないように注意が必要である
8) 経口的にKを補充するのが安全である．K製剤は塩化K（スローケー®）を第一選択とする．
9) 一般病棟で点滴でKを補充するときには，必ず心電図モニターをとること．輸液中のK濃度は最高で 40 mEq/L，時間あたりのK投与量は 10〜20 mEq 以内とする（小児では 0.3〜0.5 mEq/kg/時間）．
10) 集中治療室でK補充を行うときには，K濃度が 40 mEq/L を超える輸液組成を用いることもある．この場合も，時間あたりのK投与量は 10〜20 mEq 以内とし，各施設で承認されたK補充に関する方針手順に従っておこなうこと．

18 低K血症の診断と治療

Case 28歳女性. 四肢の筋力低下, 起立困難, 倦怠感を主訴に来院

現病歴 特記すべき既往歴なし. 家族歴にも特記すべきことはない. 身長 160 cm, 体重 50 kg, BMI 19.5 時折筋力低下, 倦怠感に気づいていた. 数日前から症状が増悪し, 起立困難も感じるようになったため外来を受診.

来院時検査所見 意識清明. 血圧 110/62 mmHg, 脈拍 72/分. 身体診察所見では筋力低下以外, 特に異常なし. 神経学的所見も正常. 見当識正常. 血液検査では Na 134 mEq/L, K 2.4 mEq/L, Cl 86 mEq/L, HCO_3^- 35 mEq/L, BUN 12 mg/dL, Cr 0.7 mg/dL, 血糖 90 mg/dL. 心電図で平定 T 波および U 波を認める. 血算, 尿所見は正常.

Point

1) 低 K 血症, 代謝性アシドーシス, 心電図の U 波が明らかな異常所見である.

2) U 波の増高はエピネフリン, ジギタリスなどの薬剤や, 心肥大, 徐脈, 甲状腺機能亢進などでも認められるが, 低 K 血症との関連が最も強い. 低 K 血症のよくみられる原因として, 消化管からの喪失, 利尿薬の過剰使用, 鉱質コルチコイド過剰があるのでこれらに関する病歴を十分聴取する.

3) 血圧は正常なので低 K 血症と高血圧を合併する内分泌疾患は否定できる. 消化管からの K 喪失を示唆する病歴, 身体所見もなかった. 細胞内への K 移動をきたす明らかな原因もみあたらない. 腎臓からの K 排泄量を評価するために, 24 時間蓄尿での K 排泄量を測定できればよいが, 結果が判明するまでに随時尿での FEK, TTKG 測定が有用だろう.

4) 24 時間蓄尿の K 排泄量は 100 mEq/日だった. あらためて問診をすると, 患者は減量目的に 2 カ月前に利尿薬を服用開始したことを認めた. 利尿薬による低 K 血症ならびに代謝性アルカローシスと診断され, KCl 内服を開始した.

Lecture

■はじめに—入院患者の半数が低K血症を呈する

　Kは細胞内液の主要な陽イオンであり，細胞膜内外の電気勾配を維持している．静止膜電位を形成し，細胞機能に影響を与える．さらにKはフリーラジカル産生を抑制し，血管内皮細胞増殖や動脈の血栓形成，血管壁へのマクロファージ接着を減少させる．K摂取量を増やすと高血圧が改善し，脳卒中のリスクも軽減する（表18−1）[1]．

　高度の低K血症は不整脈や筋力低下といった重大な症状を示すが，無症状の軽度低K血症であっても放置できない．特に心不全，冠動脈疾患，高血圧患者では長期予後に影響する．サイアザイド，ループ利尿薬を服用している患者では低K血症の出現に注意し，定期的に血清K値を測定することが大切である．

　軽度の低K血症まで含めると急性疾患で入院した患者の2～5割に低K血症がみられる[2)3)4]．高齢者に対する降圧利尿薬の効果を検討したRCT（SHEP: Systolic Hypertension in the Elderly Program）では，サイアザイド投与群の7.2%に血清K値3.5 mmol/L未満の低K血症が発生している[3]．適正に血清K濃度を維持するために，低K血症の診断，治療の基礎能力をつけてほしい．

■低K血症の頻度と意義

　血清K濃度3.5 mEq/L以下を低K血症と定義するが，臨床症状が出現するのは血清K濃度が2.5 mEq/L以下のことが多い．

　血清K濃度は心臓のペースメーカー機能，横隔膜などの呼吸筋，神経伝達にも関係する．臨床的に重篤な症状がないからといって安心はできない．心不全患者では血清K濃度が低くなるほど長期予後が不良であり，脳卒中患者ではK摂取量が10 mmol増加するごとに脳卒中リスクが40%軽減するといわれている[5)6)7)8]．

18 低K血症の診断と治療

表 18-1 Kの細胞・臓器への作用

心臓	抗不整脈作用	↓活動電位持続時間 ↓ electric inhomogeneity ジゴキシン毒性を軽減
	拡張機能	低カリウム血症は拡張能を悪化させる
血管	内皮機能	Na, 高血圧依存性の血管収縮を緩和
	血管平滑筋細胞	細胞増殖を抑制
	血栓	血栓形成, 血小板活性化を抑制
	動脈硬化	新内膜増生 (neointimal proliferation) 抑制 動脈硬化病変の形成を抑制 フリーラジカル産生を抑制
腎臓	アンモニア産生	近位尿細管細胞のアンモニア産生抑制 (低K血症でアンモニア産生増加と補体活性化)

■臨床症状と診断

血清 K 濃度と臨床症状の関係は個人差が大きいが, おおまかな目安を表に示した (表 18-2).

表 18-2 低K血症の臨床症状

血清K濃度 (mEq/L)	臨床症状
≧ 3.0	無症状のことが多い
2.5 ~ 3.0	筋力低下, 倦怠感, ときに筋肉痛
2.0 ~ 2.5	CK, アルドラーゼ, AST 上昇など
< 2.0	横紋筋融解やミオグロビン尿, 呼吸筋低下 腸管の運動低下, 便秘, 麻痺性イレウス

低 K 血症でみられる代表的な心電図異常は T 波陰転化, ST 低下, U 波出現, QRS 電位低下などである. Surawicz らによれば, 1) ST の 0.5 mm 以上の低下, 2) U 波＞1 mm, 3) U 波の高さが T 波を越える, の 3 つがすべてみられるのは血清 K 濃度 2.7 mEq/ 未満では 78％, 2.7~3.0 mEq/L では 35％である. さらにこれらのうち 2 つ以上がみられるのは血清 K 濃度 2.7 mEq/L 未満では 89％, 2.7~3.0 mEq/L では 70％であった[9].

心室性不整脈を含む不整脈の発生頻度も血清 K 濃度が低下するにつれ増加する. ジギタリス製剤を服用している場合は注意が必要である. 急性心筋梗塞患者の入院時血清 K 濃度と心室細動の頻度に関する研究によれば, 血清 K 濃度が 4.6 mEq/L 以上では 0％, 4.3~4.6 mEq/L では 1％であるのに対し, 血清 K 濃度 3.5~3.8 mEq/L では 4％, 血清 K 濃度 3.5 mEq/L 未満では 8％である[10]. 心臓外科術前の血清 K 濃度が 3.5 mEq/L 未満の患者では, 周術期の

I 外来・病棟患者への初期アセスメント

表 18-3 心血管疾患での血清K濃度維持目標

	推奨濃度
高血圧	3.5～5.0 mEq/L
脳卒中	不明
急性心筋梗塞	4.5～5.5 mEq/L
心不全	4.5～5.5 mEq/L

不整脈発生の危険が高くなる[11]．表18-3に各種病態での血清K濃度の推奨維持範囲を示した[1]．

低K血症による尿細管機能障害として尿濃縮力低下がある．長期間持続すれば間質障害，腎不全に進行することもあり，機序としては低K血症による近位尿細管でのアンモニア産生亢進とアンモニアによる補体活性化が想定されている[12]．

高度の低K血症は横紋筋融解やミオグロビン尿を引き起こすこともある．運動時には筋細胞から放出されたKが血管を拡張させ血流量を維持する．高度の低K血症では血流量低下をきたし虚血性に横紋筋融解をきたすと考えられる高度の横紋筋融解では，急性腎不全となり高K血症を示すこともある[13]．

■原因・病態生理

低K血症の原因はK摂取量低下，細胞内への移行，体外への喪失に分けられる（表18-4）．

1）K摂取量低下

食事からのK摂取量は50～100 mEq/日（1～2 mEq/kg/日）である．K欠乏時には腎臓からのK排泄は5～25 mEq/日まで低下するので，K摂取量が低下しただけでK欠乏状態になることは多くはない．K摂取不足が原因となるのは不適切な中心静脈栄養（TPN）を長期に行った場合である．透析患者にTPNを処方するときには，市販のTPN製剤は使いづらいので高濃度ブドウ糖液にNaClやアミノ酸を混ぜて自作することが多い．しかしKを含まないTPN製剤を数日間連続して使用すると，透析患者でも低K血症となることがあるので注意が必要である．

2）細胞内への移行

インスリン，β2刺激薬やアルカローシスは細胞内へのK流入を増加させるので低K血症をひきおこす．

18 低K血症の診断と治療

表 18-4 低K血症の原因

1. 摂取不足
2. 細胞内へのK移動
    - インスリン過剰
      β刺激薬（気管支喘息の吸入薬など）
    - 低K血性周期性四肢麻痺
    - 細胞増殖（白血病，悪性貧血へのビタミンB12，葉酸補充，飢餓後のTPN開始時）
    - バリウム・トルエン中毒
3. 消化管からのK喪失
    - 感染性下痢（コレラ，サルモネラ，エルシニアなど）
    - 悪性腫瘍（VIPoma，大腸絨毛腺腫，Zollinger-Ellison症候群）
    - 嘔吐，腸管バイパス
4. 腎臓からのK喪失
    - 鉱質コルチコイド過剰
        - 原発性アルドステロン症，先天性副腎過形成，Cushing症候群，レニン分泌腫瘍など
    - 薬剤
        - 利尿薬，抗生物質（ペニシリン，アムホテリシンB，アミノグリコシド，ステロイド，シスプラチン）
    - 尿細管機能異常
        - Bartter症候群，Gitelman症候群，Liddle症候群，低K血性遠位尿細管性アシドーシス，近位尿細管性アシドーシス）
    - Mg欠乏

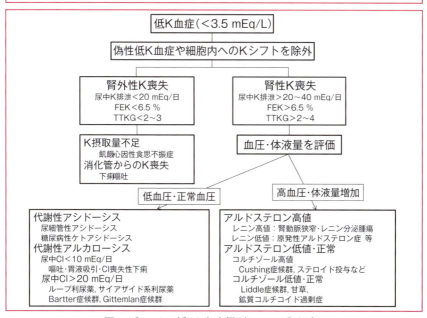

図 18-1 低K血症鑑別のアルゴリズム

表 18−5 糖尿病性ケトアシドーシスでの K 補充プロトコール（米国糖尿病学会）

成人（初期輸液は生理食塩液 15〜20 mL/kg/ 時間）
pH ≧ 6.9 であれば NaHCO$_3$（メイロン®）を投与しないこと

血清 K 濃度（mEq/L）	K 補充量
< 3.3 mEq/L	インスリンは投与しない K を 20〜30 mEq/ 時間で補充
3.3〜5.2	輸液製剤に K 混注．濃度は 20〜30 mEq/L
> 5.2 mEq/L	目標 K 濃度は 4.0〜5.0 mEq/L K は補充せず 2 時間毎に血清 K 濃度を測定

　細胞が急速に成長・増加する状況でも，K が細胞内に取り込まれるので血清 K 濃度が低下する．具体例としては，飢餓状態から TPN を開始するとき，悪性貧血に Vitamin B12，葉酸を投与する場合，白血病などである．

　糖尿病性ケトアシドーシスの初期治療後には致死的な低 K 血症が発生することがある．糖尿病性ケトアシドーシスでは，もともと経口摂取低下や嘔吐が続いているので K 欠乏状態である．そこに，生食を大量投与すれば皮質集合管からの K 排泄増加が最大限に刺激され，さらにインスリン投与による細胞内 K 取り込み増加が加われば重篤な低 K 血症が発生する．

　米国糖尿病学会（ADA）のガイドラインは成人の糖尿病性ケトアシドーシスでは，尿量が時間 50 mL 以上認められ，K が正常上限値（施設により異なるが概ね 5.0〜5.2 mEq/L）未満であれば血清 K 値を 4〜5 の間に維持するように K 補充を行うことを推奨している．輸液 K 濃度は 20〜30 mEq/L で十分なことが多い．血清 K 濃度が 3.3 mEq/L 未満の時にはインスリンを一時保留とし，血清 K が 3.3 mEq/L 以上になるまでは時間あたり 20〜30 mEq の K を補充することを推奨している（表 18−5）[14]．

　さまざまな原因で低 K 血性周期性四肢麻痺が発生する．遺伝性の低 K 性周期性四肢麻痺の最も多い原因は，骨格筋のジヒドロピリジン感受性 Ca チャネルのα1サブユニットを code している遺伝子変異であるが，Ca チャネル異常が周期的な K の細胞内移動をひきおこす機序はよくわかっていない．急性期の治療は経口的な K 補充であるが(30 分毎に 10〜30 mEq)，発作が改善した後の高 K 血症に注意が必要である．甲状腺中毒にみられる低 K 血症は，男性，特にアジア人男性に多い．甲状腺ホルモンによる Na,K-ATPase の活性化が関係する．

18 低K血症の診断と治療

3) Kの体外への喪失

慢性低K血症の原因は腎性のK喪失であることが多い．

鉱質コルチコイド過剰では，皮質集合管の管腔側 Na チャネル，K チャネル，Na,K-ATPase の活性化が起こり K 分泌が亢進する．

ループ利尿薬やサイアザイド系利尿薬は遠位尿細管への Na 到達量と尿流量が増加することで皮質集合管からの K 分泌を増加させる．皮質集合管に到達する Na 量が増加すれば，amiloride 感受性 Na チャネル（ENaC）を通って再吸収される Na^+ 量が増加し，同時に尿細管管腔内の陰性電位が増大し，陽イオンである K^+ が ROMK チャネルを通って分泌されやすくなる．尿流量が増加した際には，皮質集合管の BK（Maxi-K）チャネルも活性化されて，K 分泌に働くようである．

先天的な尿細管機能異常で低 K 血症をきたすものには Bartter 症候群，Gitelman 症候群，Liddle 症候群などがある．いずれも皮質集合管の Na 再吸収が増加し，管腔側の陰性荷電増加，Na,K-ATPase 活性増加によって K 分泌が亢進する．

腎外性の K 喪失の原因として下痢，下剤乱用，嘔吐などによる消化管からの K 喪失もある．大腸の上皮細胞では，基底側膜の Na,K-ATPase, Na, K, 2Cl 共輸送体から K が取り込まれ，管腔側膜に存在する BK チャネルから K が排泄される[15]．便からの1日あたり K 排泄量は健常人では 10 mEq（2～20）だが重症下痢（コレラ）では最高 500 mEq，内分泌・腫瘍性下痢では 179 mEq，慢性炎症性腸疾患では 28.5 mEq である[16]．開発途上国の急性胃腸炎に対する初期輸液後に低 K 血症が悪化し，突然死することもある[17]．下痢，嘔吐で体内の K 量が少ないところに，K を含まない大量の生理食塩液や細胞外液製剤を投与されると，皮質集合管の K 分泌が促進され，腎外 K 喪失にくわえて腎性 K 喪失が起こると考えられる．

Mg 欠乏患者では，約 2～4 割に低 K 血症が合併する．すべての細胞膜に存在する Na,K-ATPase は Mg を必要とするので，Mg 欠乏では細胞内の K 濃度が低下する．遠位尿細管では細胞内 Mg が K チャネル（ROMK）を調節して K 排泄を抑制している．そのため低 Mg 血症は K 喪失，低 K 血症をひき起こすと考えられる[18]．

I 外来・病棟患者への初期アセスメント

■低 K 血症の特殊検査

　蓄尿による尿 K 排泄量から腎性の K 喪失なのか腎外性なのかを判断できる．尿中の K 排泄が 15 mEq/ 日未満なら嘔吐，下剤乱用などの腎外性低 K 血症を疑い，K 排泄が 15〜30 mEq/ 日以上なら利尿薬乱用，Bartter 症候群，Gitelman 症候群，遠位尿細管性アシドーシスなどの腎性 K 喪失を考える．しかし，腎性の K 喪失であっても慢性的なものならば体内の K 蓄積量が低下するため尿中 K 排泄が低下することがある．

　24 時間蓄尿は手間と時間がかかる．FEK や TTKG を使えば，随時尿を用いて腎臓からの K 排泄の程度を評価できる[19)20)]．血液と尿の Cr，浸透圧，K 濃度を測定すれば簡単に計算できる．

　FEK は糸球体で濾過された K のうち何パーセントが最終的な尿に排泄されるかを示しているし，TTKG は尿細管の K 分泌の主要部位である皮質集合尿細管（CCD）の尿細管腔内の K 濃度と，血清 K 濃度の比率を示したものである．GFR が比較的正常範囲であれば低 K 血症があるにもかかわらず FEK ＞ 6.5％ならば腎性の K 喪失が考えられる．また，低 K 血症があるにもかかわらず TTKG ＞ 4 ならば同様に腎性の K 喪失が考えられる．

FEK ＝ 尿 K (mEq/L) ÷ 尿 Cr (mg/dL) ÷ 血清 K (mEq/L) × 血液 Cr (mg/dL) × 100
TTKG ＝ 尿 K (mEq/L) ÷ 尿浸透圧　　　　÷ 血清 K (mEq/L) × 血清浸透圧

　TTKG の概念を提唱した Halperin は，TTKG の限界を指摘しているが[21)]，確定診断に用いるのではなく，傍証として参考にするには今もなお有用で便利な指標である．

　腎性の K 喪失があった場合には，尿細管機能異常症，利尿薬，内分泌疾患を鑑別する．原発性アルドステロン症を除外するためには血漿レニン活性（PRA），血漿アルドステロン濃度の測定を行う．また，血液ガス分析を行い代謝性アシドーシスや代謝性アルカローシスの有無を判断する．外来では動脈血ガス分析ではなく静脈血を用いた血液ガス分析や，静脈血 総 CO_2 含量を測定してもよい．

■低 K 血症の急性期治療

　低 K 血症は放置すると不整脈をはじめとした重篤な結果を招く．しかし不注意な K 補充は高 K 血症を引き起こし，致死的な医療事故につながってしま

18 低K血症の診断と治療

う．低K血症に対して治療が適切に行われているかどうかを検討したところ，入院患者の 2.6 % に低K血症が認められ，適切な治療が行われたのはわずか 24 % との報告がある[22]．

1) 体内K欠乏量の推定

体内総K量（約 50 mEq/kg）の 98 % が細胞内に存在するので，血清K濃度からK欠乏量を知ることはできない．しかし，経験的には細胞内外のKシフトを起こす要因がなければ体内K貯蔵量が 100 mEq 減少するごとに血清K濃度が 0.3 mEq/L 低下すると言われている[23)24)]．

2) 軽度・中等度低K血症の治療

> 経口的なK製剤補充を第一選択とする　スローケー（KCl）2錠を一日2回投与

K製剤の baioavailability は高く，消化管から大部分が吸収される．市販のK製剤としてはスローケー®（KCl）1錠 600 mg（K 8.0 mEq），グルコン酸K 5 mEq 錠　1錠 1170 mg（K 5.0 mEq）などがある．利尿薬服用や嘔吐などによる低K血症では Cl 喪失を伴うのでスローケー®（KCl）を第1選択とする．補充量はわが国の添付文書では「1回2錠を1日2回」（32 mEq 相当）とされるが，症状に応じて増量する．米国の添付文書では低K血症の治療としては1日 40〜100 mEq とされている．クエン酸Kやアスパラギン酸Kは，アルカローシスを増悪させるので血清K上昇効果が期待できない．ただし遠位尿細管性アシドーシスに伴う低K血症の治療はクエン酸Kが適切である．

3) 高度低K血症の治療

症候性や高度の低K血症（K < 2.5 mEq/L）に対しては経静脈的治療が必要となることが多い．ブドウ糖を含む輸液製剤に混注すると，インスリン分泌を促し細胞内へのK移動を促進するのでK製剤は生理食塩液に混注し，濃度は 40 mEq/L 以下にすることが安全である．

> 高度な低K血症に対して経静脈的にKを補充する場合には，医原性高K血症を防ぐために以下の原則を守る．
>   ①時間あたりのK投与量は 10〜20 mEq を超えない
>   ②点滴内のK濃度は 40 mEq/L を超えない
>   ③心電図をモニターしながら，定期的なK濃度測定を行い，投与量を調整する

> 生理食塩液 500 mL に「KCL 補正液 1 mEq/L®」20 mL を添加
> 1時間以上の時間をかけて点滴静注する．

4）特殊な状況でのK補正

> 低K血症による心停止が切迫している場合には集中治療室にて複数の専門医の指示のもと高濃度K製剤を使用する場合もある．

　心臓外科の術後などに高度の低K血症がみられることがある．発展途上国の急性胃腸炎による低K血症も一般的なK補充では対処が困難なこともある．重篤な不整脈が発生し急速なK補充が必要なときには，集中治療室で熟練した複数の専門医の指導下で高濃度K投与を行う．医療安全の見地からは，病院全体として経静脈的なK補充に関する方針，手順を定めておく必要がある．

　こうした症例に遭遇することは極めてまれであり，著者も過去数例経験したのみである．Kruseらは100 mLの生理食塩液に20 mEqのKを混注（K濃度は200 mEq/L），1時間で点滴投与することで，平均0.25 mEq/LのK上昇が得られたことを報告している．ICUで1,351症例に対して実施し，大きな合併症，問題が生じなかったという．しかし，患者の状態が安定しだい投与速度を緩徐に変更し，リスクマネジメント上の見地からは，1本の点滴でなく，複数の点滴にわけて投与することで，シリンジポンプなどの誤作動による急速大量投与を防ぐことが望ましい[25]．

Tips　高度低K血症の治療の実際

　急速・大量のK補充は高K血症を引き起こす可能性があるため，点滴静注時には心電図モニター下で行い，投与速度（量）は10～20 mEq/時を超えないようにする（小児では0.3～0.5 mEq/kg/時間，1日最高量3～5 mEq/kg/日）．

　一般病棟において治療を行う際には点滴内のK濃度は40 mEq/L以下とする．ルートは中心静脈，末梢静脈のいずれでもよいが，中心静脈を使用する際には，カテーテルの先端は右房内に入れないこと．

18 低K血症の診断と治療

 病院ルールを定めて医原性高K血症を防ぐ

　高濃度電解質液（20 mmol/20 mL 塩化カリウムなど）の管理は国際的な医療安全の重点課題となっている．米国では病院評価機構である The Joint Commission（TJC）が警鐘事例報告プログラムを実施した最初の2年間に10件のK注射死亡事故が報告され，カナダでも1993年～1996年に23件のインシデントが報告されている．最近ではルイジアナ州で，救急外来患者のKCl投与による死亡事故が発生し病院が敗訴となっている．

　こうした高濃度KCl注射液誤投与による死亡事故を防ぐため英国，オーストラリア，カナダでは国家的な予防策が講じられているし，2007年にはWHO，TJC，JCI が高濃度電解質液の取り扱いに関する合同声明を発表した[1]．

　その要旨は
- 高濃度KCl注射液の保管場所を限定し，可能ならばすべての病棟から除去する
- 希釈・調剤は薬局で行うか，研修をうけ資格ある医師，看護師，薬剤師が実施
- 調剤後に別の有資格者が確認すること
- 投与前に「ハイリスク警告ラベル」を貼付すること．
- 可能な限りポンプを使用すること
- 医師の指示は投与速度を含んでいること
- 病院組織は方針，手順，毎年の資格更新などを通じて研修を支援すること

　内科系の医師にとっては驚くべきことだが，集中治療室，心臓外科術後管理などでは添付文書の記載を超える高濃度カリウム注射液が使用されることもある．心臓外科・循環器領域では輸液量に制約があるなかで高度の低K血症を補正するために高濃度カリウムを投与せざるをえない状況もある．事故を防ぐためには，病院全体でKCl投与に関する方針・手順を定め，そのなかでKCl注射液の希釈法，濃度，調剤者，投与法などを明確に定める必要がある．Googleで"intravenous potassium policy"で検索すると海外病院のK投与に関する方針・手順をみることができるので参考にしてほしい．自分だけのメモや診療科内のルールにするのではなく，「病院全体」の「公式」な方針として定めることが重要である．

1) WHO. Control of concentrated electrolyte solutions.Patient Safety Solutions. May 2007
http://www.who.int/patientsafety/solutions/patientsafety/PS-Solution5.pdf
（2016/4/19 アクセス）

I 外来・病棟患者への初期アセスメント

■低 K 血症の慢性期外来診療

　心血管リスクのある患者では血清 K 濃度を定期的に測定し適正範囲に維持する（表 18 − 3）．食事からの K 摂取だけでは目標値を維持できなければ，KCl などの K 製剤を投与したり，K 保持性利尿薬（spironolactone, eprelenon）を併用する．

　低 K 血症の予防には 1 日 20 mEq 程度の K 補充，低 K 血症の治療には 40 〜 100 mEq ／日が目安となる．

　心血管リスクのある患者は，腎障害を有することも多い．糖尿病患者では低レニン低アルドステロン症を示し，腎機能が軽度〜中等度低下であっても高 K 血症を示すこともあるので，K 補充や K 保持性利尿薬を処方した場合には，血清 K 濃度を定期的に測定し，低 K 血症も高 K 血症にもならないように注意する（図 18 − 1）．

**Tips　コメディカル（医療スタッフ）を
メディカル・スタッフと呼ぶのは誤訳である**

　最近，コメディカルをメディカル・スタッフと呼ぶ学会が見受けられます．コメディカルは和製英語なので海外で通じないというのが理由らしいのですが，メディカル・スタッフと呼んだ場合，海外で重大な誤解をうみかねません．

　コメディカルに相当する英語は"allied healthcare profession (professional)"であり，英語で"medical staff"といえば，「医師，歯科医」をさします．

　Google で"medical staff bylaws"と入力すれば，海外の病院の「医師就業規則」が見つかります．用語の定義（glossary）をみれば"medical staff"の定義が"医師,歯科医である"と明確に示されています．医療スタッフの「医療」を"healthcare"でなく，"medical"と訳したのが誤訳につながったのでしょう．

　私は日本語として定着した「コメディカル」を使っていますが，「コメディカル」という呼称が日本語英語であることに抵抗があれば，せめて「医療スタッフ」とよんでほしいと思います．

文献

1) Macdonald, JE et al. What is the optimal serum potassium level in cardiovascular Patients? J Am Coll Cardiol. 2004；43：155-161.
2) Lin, SH, Halperin, ML Hypokalemia. A practical approach to diagnosis and its genetic basis. Current Medicinal Chemistry. 2007；14：1551-1565.
3) Paice, BJ, Paterson KR, Oyanga-Omara, F et al. Record linkage study of hypokalemia in hospitalized patients. Postgrad Med J. 1986；62：187.
4) Jensen HK, Brabrand M, Vinholt PJ, et al.Hypokalemia in acute medical patients: risk factors and prognosis. Am J Med. 2015；128 (1)：60-7.
5) Franse, LV, Pahor M, Bari, MD et al. Hypokalemia associated with diuretic use and cardiovascular events in the systolic hypertension in the elderly program. Hypertension. 2000；35：1025-1030.
6) Ahmed A, Zannad F, Love, TE et al. A propensity-matched study of the association of low serum potassium levels and mortality in chronic heart failure. Eur Hear J. 2007；28：1334-1343.
7) Khaw, KT, Barrett-Connor, E. Dietary potassium and stroke-associated mortality：a 12-year prospective population study. N Engl J Med. 1987；316：235-240.
8) Cohn JN, Kowery PR, Whelton, PK et al. New guidelines for potassium replacement in clinical practice. Arch Int Med. 2000；160：2429-2436.98.
9) Suraawicz B, Braun AH, Crum WB et al. Quantative analysis of the electrographic pattern of hypopotassemia. Circulation 1597；16：750.
10) Hulting J. In-hospital ventricular fibrillation and its relation to serum potassium. Acta Med Scand Suppl 1981；647：109-116.
11) Wahr JA, Parks R, Boisvert D et al. Preoperative serum potassium levels and perioperative outcomes in cardiac surgery Patients. JAMA. 1999；281（23）：2203-2210.
12) Tolins JP, Hostetter MK, Hostetter TH.Hypokalemic nephropathy in the rat. Role of ammonia in chronic tubular injury. J Clin Invest. 1987；79(5)：1447-58.
13) Knochel JP, Schlein EM. On the mechanism of rhabdomyolysis in potassium depletion. J Clin Invest 1972；51：1750.
14) Kitabchi E et al. Hyperglycemic crises in adult patients with diabetes：A consensus statement from the American Diabetes Association. Diabetes Care 2009；32：1335-1343.
15) Sandle GI. Apical potassium(BK) channels and enhanced potassium secretion in human colon. Q J Med 2010；103：85-89

16) Sorensen MV. Colonic potassium handling. Pflugers Arch 2010 ; 459 : 645-656.
17) Welfare W, Sasi P Englsih M. Challenges in managing profound hypokalemia. BMJ. 2002 ; 324 : 269-270.
18) Huang C. Mechanism of hypokalemia in magnesium deficency. J Am Soc Nephrul. 2007 ; 18 : 2649-2652.
19) Lin SH, Lin Y F, Chen DT et al. Laboratory tests to determine the cause of hypokalemia and paralysis. Arch Intern Med. 2004 ; 164 : 1561-1566.
20) Elisaf M, Siamopoulos KC. Fractional excretion of potassium in normal subjects and in patients with hypokalaemia. Postgrad Med J. 1995 ; 71 : 211-212.
21) Kamel KS, Halperin ML. Intrarenal urea recycling leads to a higher rate of renal excretion of potassium: an hypothesis with clinical implications.Curr Opin Nephrol Hypertens. 2011 Sep ; 20(5) : 547-54
22) Paltiel O, Salakhov E, Ronen I et al. Management of severe hypokalemia in hospitalized patients. Arch Int Med 2001 ; 161 : 1089-1095.
23) Sterns RH, Cox M, Feig PU et al. Internal potassium balance and the control of the plasma potassium concentration. Medicine（Baltimore）. 1981 ; 60 : 339-354.
24) Gennari FJ. Hypokalemia. New Engl J Med 1998 ; 339 : 451-458.
25) Kuruse JA. Rapid correction of hypokalemia using concentrated IV KCl infusions. Arch Intern Med. 1990 ; 150 : 613.

Tea Break　　　常に初心にかえる

It is what we know already that often prevents us from learning.
「それはもう知っている」と思うことが，新しいことを学ぶ機会をなくしている．
—　Claude Bernard

Tea Break

医師がストライキをすると死亡率が減少する？！

　現代医療は常に危険と隣り合わせです．医師が良かれと思って行った行為が，結果として患者に害をもたらすこともあります．2000年の米国医師会雑誌の論文では，世界一の医療費と医学研究費をかけているにもかかわらず米国民が享受する医療の成績が他の先進諸国に比べて劣ること，医療関連の有害事象が死因の第3位になりうることを報告しています[1]．

　医師がストライキを起こして，救急外来，手術室が閉鎖されるとどうなるでしょうか．死亡率が上昇すると思いきや，なんと短期的な死亡率が低下したことが複数報告されています．医師がストライキを起こして緊急以外の診療を停止したところ，1976年のコロンビアの首都ボゴタと1976年のロサンゼルスで死亡率が低下し，2000年のイスラエルで埋葬数が減少したことが報告されています[2)3)]．

　もちろん，短期的な侵襲的処置による死亡数が減少したのであって，長期的には国民の健康に悪影響を及ぼすことはいうまでもありません．

　100万分の1の確率で発生する事故（99.9999％大丈夫）は，日本全体でみれば毎日数件発生することになります．よく知っている患者であっても，処置前には名前と生年月日を名乗ってもらい患者誤認を防止すること，病室の入退室にあたって，必ず手指衛生を行うこと，おかしいと感じたら，たとえ上司の指示であっても確認すること，こうした基本的な行為がいかに大切か，病院の医療安全を担当するようになってつくづく身に染みて感じています．

1) Starfield B. Is US health really the best in the world? JAMA. 2000；284：483-485.
2) Cunningha, SA. Doctors' strikes and mortality: A review. Social Sci Med. 2008；67：1784-1788.
3) Metcalfe D. What are the consequences when doctors strike? BMJ 2015；351：h6231.

19 Naバランスの異常と利尿薬の使用法をどうするか

| Basic | 浮腫と利尿薬 | Update |

■診療ルール

1) 体内Na量を調節するのは腎臓である．体内Na量が増加すると細胞外液量が増加する．
2) 血液量の85％は静脈系に，15％が動脈系に存在するが，血圧を規定するのは動脈系に存在する有効動脈容量（Effective arterial blood volume）である．
3) 体内Na量減少を感知するセンサーは動脈系圧受容体で，有効動脈容量低下に反応し，RA系，交感神経系を刺激する．
4) 体内Na量を調節するエフェクターにはレニン・アンギオテンシン・アルドステロン系，交感神経系がある．
5) 体内の水バランスの調整は抗利尿ホルモン（ADH）によっておこなわれる．
6) 全身浮腫，うっ血性心不全，肝硬変の腹水貯留は細胞外液量過剰の結果である．
7) 浮腫とは間質液量が増加した結果みられる触知できる腫脹である．
8) 浮腫の主な原因は，①毛細血管から間質への体液移動の増加をおこす血行力学の変化，②Naと水の貯留である．
9) ネフローゼ症候群の全身浮腫や肝硬変の腹水を説明するメカニズムにはunderfill説とoverfill（overflow）説がある．
10) underfill説とは「有効動脈容量」が低下した結果，RA系，交感神経系，vasopressinが刺激され腎臓でのNa再吸収が亢進し，体内にNa，水が貯留するという考え方である．
11) Overfill説とは，RA系とは独立した別の原因によって腎臓でのNa再吸収が亢進し，細胞外液量が増加することが浮腫，腹水の原因であるとする考え方である．

12) 利尿薬は尿細管の各種 Na 輸送体を阻害し Na 再吸収を抑制する．
13) 利水薬（V2 受容体拮抗薬）は腎集合尿細管での水再吸収を抑制し，水利尿をもたらす．
14) ループ利尿薬はヘンレ係蹄にある Na,K,2Cl 共輸送体に作用し，Na 再吸収を抑制する．
15) ループ利尿薬のなかで頻用されるのはフロセミド（ラシックス®）である．他にも，作用時間が長い azosemide（ダイアート®），消化管吸収がよい bumetanide（ルネトロン®），RA 系抑制作用がある torsemide（ルプラック®）がある．

Case 1 糖尿病と高血圧の既往がある 72 歳の男性

現病歴　外来通院を 2 年前に中断．1 カ月ほど前から下肢のむくみに気づき，1 週間前から歩行時の息苦しさを感じるようになった．一昨日から息ぎれで目をさますようになり，本日は息ぎれで目を覚まし，胸部の圧迫感もあるため救急車で搬送された．頻脈，高血圧，下肢の浮腫，吸気時に両側肺野でクラックル（水泡音）を聴取した．

来院時検査所見　BUN 50 mg/dL，Cr 3.0 mg/dL，Na 138 mEq/L，K 5.0 mEq/L，Cl 98 mEq/L，CKMB 上昇なし．troponin T も陰性．心電図では左室肥大と陳旧性心筋梗塞の所見を認め，胸部 X 線では心拡大を認めた．

Case 2 急に全身浮腫が生じ，蛋白尿がある 25 歳女性

現病歴　1 カ月前から尿の泡立ちが気になっていた．2 週前から眼瞼周囲のむくみが気になり，その後，下肢もむくんできた．普段の体重は 45 kg だが，本日の体重は 60 kg あったため驚いて外来を受診した．

来院時検査所見　血圧 130/80 mmHg．脈拍数 72/ 分．体温 36.0 ℃．意識清明．身体所見では眼瞼浮腫，全身浮腫を認めるほかに異常なし．

　検査所見は TP 4.0 g/dL，Alb 1.8 g/dL，BUN 15 mg/dL，Cr 0.6 mg/dL，T-Chol 520 mg/dL，尿蛋白（3 +），尿潜血反応（−）

　胸部 X 線では心拡大なく，胸水貯留を軽度認めた．

I 外来・病棟患者への初期アセスメント

Lecture

■人間は何gの食塩摂取に耐えられるか

　日本人の食塩摂取量に関する興味深い研究がある．1935（昭和10）年の秋田県由利町住民の食塩摂取量は 35 g，現在の日本人平均の3倍である．東北地方の味付けが濃く，塩分摂取量が多いことはよく知られているが，当時の大阪（八尾市）の食塩摂取量も 25 g なので，昔の日本人は，塩分摂取量が多かったと言える[1]．食塩摂取量と高血圧の関係は有名だが，食塩を多く摂取しても直ちに全身浮腫や腹水が生じるわけではない．

　14名の健常人ボランティアに Na 摂取量を緩徐に増やした研究がある．1日 Na 摂取量を 10 mEq/日（食塩で 0.6 g 相当），300 mEq（食塩17g），600 mEq（食塩35 g），800 mEq（食塩47 g），1200 mEq（70 g），1500 mEq（88 g）とゆっくり増加させたところ，尿 Na 排泄量は最大 1443mEq/日まで増加し，血圧は軽度増加したが，全身浮腫や心不全兆候はなく，血漿 Na 濃度も正常範囲であった[2]．短期間に大量の Na を投与すると急性高 Na 血症や心不全を招いて死亡することがあるので決してまねはしてはならないが，人間の体には Na バランス，体液量，血圧を維持する機構が備わっているのである[3]．

■Na 調整メカニズム

　細胞外液量，体内 Na 量，血圧を調整する中心は腎臓である．体液過剰状態では過剰な Na を尿中に排泄し，体液欠乏状態では Na 再吸収を亢進し Na を貯留する．
　腎臓での細胞外液量調整には，
　①細胞外液量の変化を感知するセンサー機構（afferent sensing mechanism）
　②それに対応して腎臓での Na 調整に作用するメカニズム（effector mechanism）
が必要である．
　細胞外液量低下を感知するセンサーには，動脈系（頸動脈洞，大動脈弓）や静脈系（心房，肺）に存在する圧受容体と，肝臓，中枢神経系に存在する容量受容体，腎臓の傍糸球体装置がある．動脈系に存在する圧受容体が最も重要で，細胞外液量が低下すると，交感神経系やレニン・アンギオテンシン系を刺激し，血管を収縮させ，腎臓からの Na 排泄を抑制する．細胞外液量が増加すれば，心房から Na 利尿ホルモンが分泌されて，尿中への Na 排泄が増加する（表19－1）．

19 浮腫と利尿薬

表 19-1 浸透圧・体液量調整に働く感知機構と効果器

	浸透圧調節	体液量調節
何が感知されるか	浸透圧調節	有効な組織灌流
センサー	視床下部の浸透圧受容体 低・高圧圧受容体 （心房・頸動脈洞） 腹部内臓（胃・小腸）	マクラデンサ 輸入細動脈 心房 頸動脈洞
効果器	抗利尿ホルモン 口渇	RAA系 ANP ANP類似ペプチド ノルエピネフリン 抗利尿ホルモン
何に影響するか	尿浸透圧 水分摂取	尿中Na 口渇

　静脈系に存在する低圧受容体は，血管内容量の減少に起因する壁応力低下に反応し，心房，肺血管系の内側にある末梢神経細胞が中枢神経系のノルアドレナリン作動性ニューロンにシグナルを伝達し，このシグナルは視床下部に伝えられ下垂体後葉から抗利尿ホルモンが分泌される．抗利尿ホルモンは水保持と，末梢の組織灌流維持に働く．血管内容量が増加し壁応力が上昇すると，心房細胞はナトリウム利尿ペプチドを合成分泌し，血管拡張ならびに腎臓でのNa排泄増加をもたらす（図19-1）．

　レニン・アンギオテンシン・アルドステロン系は体内のNa量を調節するエフェクターとして重要で，有効動脈容量が低下すると賦活化され，血管を収縮させ血圧を上昇させるとともに腎でのNa再吸収を増加させる．交感神経系も腎臓でのNa貯留に働く．細胞外液量が増加し，心房性Na利尿ホルモンが増加すると腎臓でのNa排泄が促進され，細胞外液量を減らす方向にはたらく．

■水調整メカニズム

　水バランスを調整するのは口渇とADHの作用である．血漿浸透圧が280〜290 mOsmol/kgを超えると視床下部にある浸透圧受容体細胞が感知し，渇中枢を刺激するとともに視床下部の視索前核および傍室核を刺激し，抗利尿ホルモンであるAVP（Arginin vasopressin）が産生される．産生されたADHは下垂体後葉から分泌され血中ADH濃度が上昇する．ADH（vasopressin）は腎臓の集合管に作用し，V2受容体を介して尿細管管腔側膜に水チャネル（aquaporin 2）の発現をうながす．この結果，水が再吸収され尿は濃縮される．

I 外来・病棟患者への初期アセスメント

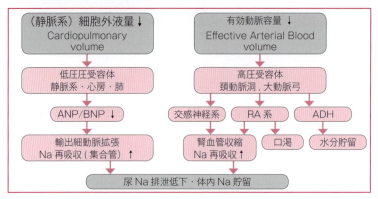

有効動脈容量の減少は頸動脈洞，大動脈弓にある高圧圧受容体を介して交感神経系，RA系を刺激し，腎臓でのNa排泄を低下させる．静脈系の細胞外液量が増加するとANP（心房性Na利尿ペプチド）分泌が抑制され，Na排泄量が低下する．

図 19-1 Na（体液量）バランス調節機構

■ Na貯留状態—全身浮腫，うっ血性心不全，肝硬変の腹水

　ネフローゼ症候群の浮腫，肝硬変の腹水，うっ血性心不全などはNaバランス調節機構が破たんした結果，細胞外液量が増加している状態である．本来ならば体内に貯留したNaを排泄すべきなのになぜNa排泄が低下しているのだろうか．

　ネフローゼ症候群の全身浮腫や肝硬変の腹水を説明するメカニズムにはunderfill説とoverfill（overflow）説という2つの説がある[4)5)]．underfill説とは動脈系に存在する血液量，「有効動脈容量（Effective arterial blood volume）」が低下した結果，RA系，交感神経系，vasopressinが刺激され腎臓でのNa再吸収が亢進し，体内にNa，水が貯留するという考え方である．「有効動脈容量」とは，コロラド大学腎臓内科のSchrier教授が提唱した概念で，血液量の85%は静脈系に，15%が動脈系に存在するが，主に動脈系の血液量が前述した機序によって細胞外液量と血圧を調整している[6)]．「血管内脱水」「有効循環血漿量減少」と同義と考えてよい．体内Na貯留量，細胞外液量，血液総量が増加していても，大部分が間質や静脈系に存在していれば動脈系の圧受容体は「体液減少状態」と感知し，RA系や交感神経系を刺激する．

　ネフローゼ，肝硬変では低アルブミン血症のため，膠質浸透圧が低下し，Starlingの法則によって血管内から間質に水分が移動する．その結果，有効動脈容量が低下しRA系が刺激される．心不全では心拍出量の低下が原因となる．

表 19-2 有効動脈容量，細胞外液量の関係

	有効動脈容量	細胞外液量	血漿量	心拍出量
嘔吐による脱水	↓	↓	↓	↓
うっ血性心不全	↓	↑	↑	↓
肝硬変の腹水	↓	↑	↑	正常〜↑

上記の 3 病態では細胞外液量は異なるのにもかかわらず，有効動脈量は減少しており，RA 系が刺激されていると考えられる

　Overfill 説とは，RA 系とは独立した別の原因によって腎臓での Na 再吸収が亢進し，細胞外液量が増加することが浮腫，腹水の原因であるとする考え方である．

　ネフローゼでは糸球体障害の結果，過剰に漏出した蛋白質の成分（プロテアーゼ）が集合管の Na チャネル（ENaC）を刺激し，Na 再吸収が亢進すると考えられている．

　肝硬変にみられる腹水の主因は，門脈圧の亢進，腹部内臓の脈管拡張，腎臓での Na 再吸収亢進である．肝硬変では線維化と構造改築などの形態変化と血管収縮物質により肝内血管抵抗が増大する．さらに，NO 産生亢進のため全身の血管抵抗が低下，心拍出量が増加し，内臓血流の増加も加わり門脈圧亢進が生じる．内臓動脈の拡張と門脈圧亢進は腸管末梢血管の透過性を変化させ，腹水が産生される．細胞外液量や血漿量は増加しているが，血圧を規定する有効動脈容量は減少するのでレニン・アンジオテンシン系ならびに交感神経系が刺激される．血圧を正常化させるための代償的機序であるが，腎臓での Na 再吸収を更新させ体内の Na 貯留を引き起こす．

■浮腫はなぜ起きるのか

　浮腫とは間質液量が増加した結果みられる触知できる腫脹である．
全身性浮腫の原因には，
1) 毛細血管から間質への細胞外液の移動を起こす血行力学的変化，
2) Na，水の貯留，がある．

　体表面積が 1.73 m^2 の人では，1.7 L の体液を体表面に均等に分布させたとしても，皮膚の表面はわずか 1 mm しか上昇しない．全身性の浮腫にきづかれるときには少なくとも 2.5〜3 L は間質液が増加しているといわれるのは当然ともいえる．

　細胞の機能を維持するために，毛細血管と間質液の間での微小循環によって物質交換が行われている．毛細血管から間質に移動する体液量は一日 20〜30 L にもおよぶが，80〜90 % は毛細血管の静脈側に還流，10〜20 % がリンパ管に

I 外来・病棟患者への初期アセスメント

表 19-3 浮腫の主な原因

1. 毛細血管静水圧の上昇
    A. 腎臓でのNa貯留に伴う血漿量の増加
        うっ血性心不全
        ネフローゼ症候群
        腎不全
        妊娠,月経前浮腫
        特発性浮腫(長期利尿薬投与後のリバウンド)
    B. 静脈系の閉塞
        肝硬変,肝静脈閉塞
        急性肺水腫
        局所的静脈閉塞(深部静脈血栓症)
2. 血漿膠質浸透圧低下
    ネフローゼ症候群,蛋白漏出性胃腸症
    アルブミン合成低下
3. 毛細血管透過性亢進
    アレルギー反応
    敗血症・炎症・熱傷・外傷
    ARDS
4. 間質の膠質浸透圧上昇
    悪性腫瘍によるリンパ節腫大
    癌性腹水
    甲状腺機能低下症(間質に過剰に蓄積したムコ多糖類に蛋白が結合)

吸収され体循環にもどっている.毛細血管内静水圧("せいすいあつ"と読む)が上昇したり,毛細血管透過性が亢進したり,リンパ還流の障害があれば間質にNa,水が貯留し浮腫が発生する(表19-3).

■静水圧と膠質浸透圧とのバランスの崩れが間質液増加,浮腫形成を招く

毛細血管の血行力学を示したのがStarlingの法則である.
毛細血管腔と間質の間の水分移動は,

$$\text{正味の移動水分量} = LpS(\Delta\text{静水圧} - \Delta\text{膠質浸透圧})$$
$$= LpS[(P_{cap} - P_{if}) - \sigma(\Pi_{cap} - \Pi_{if})]$$

の関係がある(図19-2).

Lpは毛細血管壁の透過性であり,微小変化型ネフローゼ症候群,熱傷,外傷,敗血症,アレルギー反応などで上昇する.

Sは濾過の有効表面積,Pは静水圧,Πは膠質浸透圧で,capは毛細血管(capillary),ifは間質液(interstitial fluid),σは蛋白が毛細血管壁を透過す

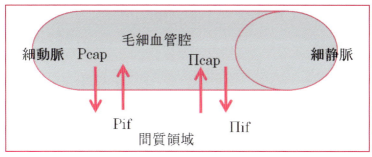

図 19-2 毛細血管腔と間質の水分の移動

る際の反映係数で，完全に透過する場合には 0，完全に投下しない場合には 1 となる．

　膠質浸透圧較差が減少する原因としては，ネフローゼ症候群や肝硬変などで血清アルブミン濃度が低下する場合がある．高度の低アルブミン血症があれば間質に水が移動しやすくなるし，その結果，血管内の有効循環血漿量減少しレニン・アンギオテンシン系が刺激され，全身に Na 貯留が起こる（underfill 説）．

　毛細血管静水圧の上昇は，Na 貯留に伴う細胞外液量の増加，静脈系の閉塞などが原因となり，腎不全，心不全などでみられる．

■浮腫，体液過剰に対する治療—Na 摂取制限と利尿薬

　浮腫や体液量過剰に対する治療の原則は，塩分制限と利尿薬である．うっ血性心不全の塩分制限は，AHA（米国心臓協会）のガイドラインによれば Na（ナトリウム，sodium）2 g/ 日とされている．Na 2 g は食塩（NaCl）に換算すると約 5 g に相当する．

　利尿薬は診療現場でもっとも頻回に処方される薬剤のひとつなので，基本的な特徴と使い方はマスターしておきたい．利尿薬の作用機序を理解し，適切な処方を考えるには尿細管の部位別の Na 輸送機序の基本は押さえておきたい．

　本項の「Basic」のイラストと解説を実際に自分の手で書きながら理解していくのが早道である．神経症候学や心電図判読を習得するのに比べれば，理解するのにそれほど時間はかからない．

I 外来・病棟患者への初期アセスメント

表 19−4 利尿薬の種類と作用部位

種類	作用機序	濾過されたNaに対するNa排泄率
炭酸脱水酵素阻害薬（アセタゾラミド）	近位尿細管管腔側膜の炭酸脱水酵素を阻害	6%
ループ利尿薬（フロセミド）	ヘンレループの管腔側膜 Na,K,2Cl 共輸送体を阻害	30〜40%
サイアザイド系利尿薬（ヒドロクロロチアジド）	遠位尿細管管腔側 Na,Cl 共輸送体を阻害	5〜11%
アルドステロン拮抗薬（スピロノラクトン）	皮質集合管主細胞の Na チャネル，Na,K ポンプを抑制	3%

■利尿薬の種類，作用機序

 利尿薬は尿細管での Na 再吸収を抑制し，尿中へのＮａ，水排泄を増加させ，体液過剰（浮腫・うっ血性心不全・腹水貯留など）を是正する薬剤である．
 尿細管での作用部位から，
(1) 近位尿細管に作用する炭酸脱水酵素阻害薬（アセタゾラミド）
(2) ヘンレ係蹄に作用するループ利尿薬（フロセミドなど）
(3) 遠位尿細管に作用するサイアザイド系利尿薬（ヒドロクロロチアジドなど）
(4) 皮質集合管に作用するアルドステロン拮抗薬（スピロノラクトンなど）
にわけられる（表 19−4）[8]．

 尿量を増加させる薬剤には，このほかに浸透圧利尿薬（マニトールやグリセオール®など），vasopressin 受容体拮抗薬である vaptan（トルバプタンなど）などもある．Vaptan 投与による尿量増加は主に体内に貯留していた自由水排泄によるものなので，尿量増加，体重減少はみられるが，Na 貯留の改善にはかならずしもつながらない．

 利尿薬や ECUM（血液透析装置を使った「除水」「限外濾過」），腹膜透析で尿量（透析では除水）が１L 増加したとしても Na 排泄量は異なる．ECUM や血液透析で１L 除水した場合には，血漿水が１L 除水されるので，Na も約 150 mEq（食塩 9 g 相当）除去される．フロセミドで１L 尿量が増加した場合，Na 排泄量は 70 mEq 前後，食塩にして４ g 程度であり，トルバプタンにいたっては１L の尿の大部分は水であり，Na は 20 mEq（食塩 1g 相当）にすぎない[9]．

19 浮腫と利尿薬

■ネフローゼ症候群に対する利尿薬処方

　ネフローゼに伴う全身性浮腫は治療に苦慮する．ネフローゼ自体が寛解すれば問題ないが，巣状糸球体硬化症や糖尿病性腎症によるネフローゼは持続することが多いので，塩分制限と利尿薬による対症療法を行う．著者は，微小変化型ネフローゼ症候群の患者で皮膚表面から水分がにじみ出て，入院ベッドのシーツがぐっしょりとぬれているのを見たことがある．発症前には60 gだった体重が全身浮腫のため90 kgまで増加していた．

処方例）

フロセミド　1回 40〜80 mg　一日　2〜3回

■ネフローゼ症候群でのループ利尿薬耐性

　ループ利尿薬は，腸管から吸収された後，血清アルブミンに結合し，近位尿細管に運ばれ，近位尿細管から尿細管管腔に分泌され，ヘンレ係蹄の尿細管管腔側からNa, K, 2Cl共輸送体のCl結合部位と競合阻害することで作用を発揮する[10]．フロセミドの蛋白結合率は95%なので，低アルブミン血症ではアルブミン結合しているフロセミドの濃度（すなわち血中濃度）が低下し，近位尿細管から尿細管管腔に分泌される量も減少する．尿細管管腔に分泌されたループ利尿薬が尿蛋白と結合すると，ヘンレ係蹄で作用を発揮できず，効果が減弱してしまう．ネフローゼ症候群で利尿薬の必要量が増加するのはこうした理由による．投与回数を増やしたり，ループ以遠でのNa再吸収を抑制するために利尿薬を併用（サイアザイドやspironolactoneなど）することもある．ループ利尿薬とサイアザイドの併用は効果があるが，低K血症が発生しやすいので十分に注意が必要である．

　ループ利尿薬は比較的短時間に作用を発揮するが，図19−3に示したように，投与直後の6時間はNa排泄量が増加するものの，その後は逆に尿中のNa排泄量が減少してしまい，一日の合計でみるとNa排泄量は変わらない．そのため，一日1回投与ではなく，2，3回投与とすること，投与間隔は6時間以上あけることなどの工夫をするとよい．長期的な利尿薬投与では尿細管の代償的な変化がおこり，利尿薬抵抗性の原因ともなる[11]．ネフローゼ患者にみられる利尿薬抵抗性の原因を表19−5に示した．

I 外来・病棟患者への初期アセスメント

表 19-5 ネフローゼ患者にみられる利尿薬抵抗性の原因

腸管浮腫による吸収能低下（bioavailability ↓）
血清アルブミン（血中結合蛋白）濃度低下に伴う腎臓への薬剤到達量が減少
近位尿細管からの薬剤分泌量低下
尿蛋白による利尿薬作用部位への結合阻害
作用部位（TAL）より遠位でのNa再吸収亢進
腎臓での薬剤代謝亢進
ANP作用減弱
AVP分泌亢進による集合管での再吸収亢進

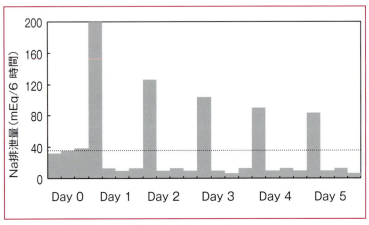

グラフは6時間毎のNa排泄量を示している．
ループ利尿薬を投与した直後にはNa利尿がみられるが，作用時間が過ぎると逆にNa排泄量が減少し，一日当たりのNa排泄量が徐々に減少していく現象が見られる．

図 19-3 フロセミド投与後のNa排泄量変化

■ネフローゼの浮腫に対するアルブミンの効果

　ネフローゼに伴う高度の浮腫に対してアルブミンを併用すると著明な利尿がみられることがある．ループ利尿薬の血中濃度を維持するとともに，間質から血管への体液移動を促すためと考えられるが，あくまで高度浮腫，利尿薬抵抗性患者に対する例外的処置である．投与したアルブミンは尿中に漏れてしまい蛋白尿が増加するだけで，血清アルブミンを改善する効果は乏しいので，「低アルブミン血症」自体はアルブミン補充の適応にならない．

　ネフローゼに対するアルブミン補充の適応は，①有効循環血漿量低下によるショック，②大量の胸水，腹水貯留による呼吸不全，③高度の陰嚢水腫，下肢

の浮腫で，歩行・移動に障害，④大量腹水を伴う腹膜炎，⑤高度浮腫による皮膚断裂に限られる[12]．

　日本腎臓学会のガイドラインは「アルブミン製剤のネフローゼ症候群における浮腫や低蛋白血症に対する改善効果はなく，高血圧を悪化させる可能性があり推奨しない．ただし，重篤な循環不全や大量の胸腹水を呈する場合には，効果は一時的であるもののアルブミン製剤の使用が有効なことがある」と述べている．アルブミンとフロセミド併用療法の効果を検証した研究の結果は一定しないが，対象の選択基準や効果判定などの方法論の問題も指摘されており適応決定には経験が必要である[13]．ロンドンの小児腎臓病医，Bockenhauer の言葉，
"for now, the treatment of edema is likely to remain an art, rather than a science."
（浮腫の治療は科学というより匠の技(art) である）に表されるように，病態生理を理解したうえで，個々の特殊性に対応することが重要である[4]．

　アルブミンを補充する際には 0.5〜1.0 g/kg のアルブミン製剤（最高 25 mg）を 60 分以上かけて緩徐に点滴静注し，その後にフロセミドを投与する（小児 1〜2 mg/kg，成人 20〜80 mg）．必要に応じて繰り返すが，最低 6〜8 時間はあけ，アルブミン投与中は 15 分毎に血圧を測定し，高血圧発生に注意すること[13)14)]．

■腎不全に対する利尿薬処方

　腎不全では近位尿細管からのループ利尿薬分泌量が低下するため，高用量のループ利尿薬投与を必要とする．急性腎不全，末期腎不全で体液貯留が高度な場合には透析療法も検討すること．

　処方例）

フロセミド　静注　80〜200 mg

　透析患者に対する経口フロセミドの最大使用量は日本では 200〜500 mg 程度だが，米国では 1000 mg，欧州では 2000 mg まで使われているようだ[15]．カナダ腎臓学会の腹膜透析ガイドラインは尿量が 100 mL/日以上ある患者に対しては最大 250 mg のフロセミド使用を推奨している[16]．フランスで維持透析を行っている患者が来日したときに臨時透析を受け持ったことがあるが，持参したフロセミドは 1 錠 500 mg（Lasilix®）で，これを一日 4 回服用していると聞いて驚いたことがある．

　血液透析患者では少しでも尿量があれば除水量を減らすことができるので透析中の血圧低下や疲労感を軽減できる．一日 300 mL の尿量であっても，無尿患者と比較すれば週初めの透析除水量で 1 L 違うことになる．副作用に注意しながら最大

量のループ利尿薬を使うことがすすめられるが，尿量が減少してきた時点で，利尿薬の効果があるのかどうか，利尿薬を継続するか中止するかを検討する．

　フロセミドの本邦の添付文書上の用量は，ラシックス錠は「通常，成人にはフロセミドとして1日1回40から80 mg（中略）腎機能不全等の場合にはさらに大量に用いることもある」．ラシックス注100 mgは，「フロセミドとして20～40 mgを静脈内投与し，利尿反応のないことを確認した後，通常，本剤1アンプル（100 mg）を静脈内投与する．投与後2時間以内に1時間当り約40 mL以上の尿量が得られない場合には用量を漸増し，その後症状により適宜増減する．ただし，1回投与量は5アンプル（500 mg）までとし，1日量は10アンプル（1000 mg）までとする．本剤の投与速度はフロセミドとして毎分4 mg以下とする」と記載されている．

■腎機能低下患者に対するサイアザイド利尿薬

　サイアザイド利尿薬はGFRが25～30 mL/min未満では効果がないと思われていたが確固たる根拠はなく，近年，見直されている[17]．腎不全が進行すると，尿細管からのサイアザイド分泌も減るため，腎機能正常者に比べると利尿効果が減ることは否めないが，決して効果がなくなるわけではない．ループ利尿薬と併用すれば抜群の効果を示すことがある．米国の高血圧ガイドラインであるJNC7では「GFR < 30 mL/min/1.73 m^2 ではサイアザイドをループ利尿薬に変更する」と記載されていたが，JNC8ではこの記載は削除されている．RA系阻害薬と併用することで高K血症を防ぐ効果も期待できるし，腎不全患者に対するサイアザイド系利尿薬の適正使用法の研究が必要だろう．

■心不全に対する利尿薬処方：持続投与は有効か

　軽度のうっ血性心不全に対する第一選択はサイアザイド系利尿薬である．反応が不充分であればループ利尿薬を用いる．

処方例）

ヒドロクロロチアジド（ニュートライド®）
　　　　　　　　　　一回 25～50 mg　一日 1～2回
トリクロルメチアジド（フルイトラン®）
　　　　　　　　　　1回 2～4 mg　一日 1～2回
フロセミド（ラシックス®）
　　　　　　　　　　20～40 mg　一日 1～2回

入院を必要とする高度のうっ血性心不全でループ利尿薬を静注する場合には，持続投与が有効なこともある．

①フロセミド（ラシックス®）20〜80 mg 静注
②フロセミド（ラシックス®）持続点滴
　CCr ＞ 75 mL/min/1.73 m^2　　　10 mg/hr（240 mg/日）
　CCr 25〜75 mL/min/1.73 m^2　　10〜20 mg/hr（〜480 mg/日）
　CCr ＜ 25 mL/min/1.73 m^2　　　20〜40 mg/hr（〜960 mg/日）

単回投与では利尿薬の効果が消失した後に Na 再吸収亢進がおこるので，1日全体では Na 利尿効果が減弱するが，持続投与は24時間利尿効果が期待できる[18]．急性非代償性心不全患者に対し，フロセミド低用量と高用量，間欠的ボーラス投与と持続投与の効果を比較したランダム化比較試験（DOSE 試験）では，持続投与と間欠投与では症状改善に差は認められなかった[19]．集中治療室患者を対象にしたシステマティック・レビューでも間欠投与に対する持続投与の予後への有用性は確認できなかった[20]．これらの研究では患者背景や利尿薬の投与量にも大きな差があることが指摘されているので，持続投与の有効性が否定されたわけではない．病態やそれまでの利尿薬の効果を考慮したうえで適切な用法，用量を選択する．

> Ⅰ 外来・病棟患者への初期アセスメント

■ループ利尿薬の選択：RA系阻害作用のある torsemide が注目されている

ループ利尿薬には furosemide (ラシックス®), bumetanide (ルネトロン®), torsemide (ルプラック®), azosemide (ダイアート®) などがあるが，圧倒的に (95％以上) フロセミドが用いられている．

Torsemide (ルプラック®) はヘンレ係蹄の Na,K,2Cl 共輸送体を阻害するループ利尿薬であるが，フロセミドよりも作用時間が長く，さらに RA 系を抑制する作用があることが知られている (表19-6)．Torsemide とフロセミドの効果を比較し左室収縮力改善，心筋線維化抑制，入院率低下などの効果を示す研究が増えつつあり，循環器領域で注目されている[21]．

表 19-6 各種ループ利尿薬の比較

	furosemide	Torsemide	Bumetanide	azosemide
商品名	ラシックス	ルプラック	ルネトロン	ダイアート
吸収率 (%)	10 - 100	80 - 100	80 - 100	–
初期用量 (mg)	40	20	1	60
経口／静注有効非	2:1	1:1	1:1	
最大血中濃度 (時間)	1	1	1 - 2	3 - 4
半減期 (時間)	2	3.5	1 - 1.5	2.6
作用持続時間	6 - 8	6 - 10	4 - 6	9 - 12

文献 Buggey 2015[20] を参考に作成

文献

1) 栗盛寿美子．秋田県における減塩を目指した食生活改善．日本食生活学会誌．2008 ; 19 : 99-106.

2) Luft FC, et al. Cardiovascular and humoral responses to extremes of sodium intake in normal black and white men. Circulation 1979 ; 60 : 697.

3) Moder KG. Fatal hypernatremia from exogenous salt intake: report of a case and review of literature. Mayo Clin Pro 1990 ; 65 : 1587.

4) Bockenhauer D. Over- or underfill: not all nephrotic states are equal. Pediatr Nephrol 2013 ; 28 : 1153-1156.

5) Cadnapaphornchai MA, et al. The nephrotic syndrome: pathogenesis and treatment of edema formation and secondary complications. Pediatr Nephrol 2014 ; 29 : 1159-1167.

6) Schrier RW. Decreased effective blood volume in edematous disorders: what does it mean? J Am Soc Nephrol 2007 ; 18 : 2028-2031.
7) Solà E, Ginès P. Renal and circulatory dysfunction in cirrhosis: current management and future perspectives. J Hepatol. 53(6):1135-45, 2010
8) Brater, D. C. Diuretic therapy. N Engl J Med. 1998 ; 339 : 387-395.
9) Kazory A. Cardiorenal syndrome: ultrafiltration therapy for heart failure-trials and tribulations. Clin J Am Soc Nephrol. 2013 ; 8 : 1816-1828 .
10) Shankar SS, Brater D, C. Loop diuretics : from the Na-K-2Cl transporter to clinical use. Am J Physiol Renal Physiol 2003 ; 284 : F11-21.
11) Knepper MA.Systems biology of diuretic resistance. J Clin Invest. 2015 ; 125 : 1793-1795.
12) Weiss RA. Treatment of severe nephrotic edema with albumin and furosemide. NY State J Med. 1984 ; 84 : 384-386.
13) Duffy M, et al. Albumin and furosemide combination for management of edema in nephrotic syndrome: A review of clinical studies. Cells. 2015 ; 4 : 622-630.
14) Ellis D. Pathophysiology, evaluation, and Management of edema in Childhood Nephrotic Syndrome. Frontiers in Pediatrics. 3:1-11, 2016.
15) Wilcox CS. New insights into diuretic use in patients with chronic renal disease. J Am Soc Nephrol. 2002 ; 13 : 798-805.
16) Blake PG, et al. Canadian Society of Nephrology Guidelines/Recommendations. Periton Dialy Int 2011 ; 31 : 218-239.
17) Sinha AD, Agarwal R. Thiazide in advanced chronic kidney disease: time for a randomized controlled trial. Curr opin Cardiol. 2015 ; 30 : 366-372.
18) Asare K. Management of loop diuretic resistance in the intensive care unit. Am J Health-Syst Pharm. 2009 ; 66 : 1635-40.
19) Felker GM et al. Diuretic strategies in patients with acute decompensated heart failure. N Engl J Med. 2011 ; 364 : 797-805.
20) Guarracino F, et al. Continuous infusion versus bolus injection of furosemide in critically ill patients. J Cardiothorac Vas Anesth. 2011 ; 6 : 58-63.
21) Buggey J, et al. A reappraisal of loop diuretic choice in heart failure patients. Am Heart J 2015 ; 169 : 323-333.

I 外来・病棟患者への初期アセスメント

Basic 尿細管での溶質輸送

尿細管でのイオン輸送メカニズムの基本を押さえると,臨床現場で遭遇する電解質異常の原因を診断し,治療方針を決定するのに役立つ.利尿薬の選択,組み合わせが上手になるので,血清K値の異常や心不全を担当する循環器内科医,肝硬変の腹水を扱う消化器内科医にとっても必須事項だろう.紙とペンをもって,尿細管細胞のイラストを描きながら読んでいくのが理解し忘れないコツである.糸球体で濾過された原尿は尿細管を通過するあいだに再吸収をうけたり,あるいは分泌された溶質が加わって最終的な尿となる.

尿細管は,大きく分けると近位尿細管,ヘンレ係蹄の細い下行脚・上行脚,ヘンレ係蹄の太い上行脚,遠位曲尿細管,接合尿細管,皮質ならびに髄質集合管にわけられ,それぞれの部位ごとに輸送体,チャンネル,ポンプが異なっており,それぞれの部位に応じた機能を果たしている(図19-4).

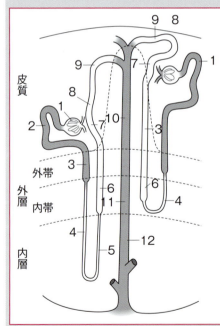

左には長ループネフロン,右に短ループネフロンを示す.皮質の領域の中で,髄放線を点線で囲ってある.

1. 腎小体とそこに含まれる糸球体とボウマン嚢,
2. 近位曲尿細管,
3. 近位直尿細管,
4. 細い下行脚,
5. 細い上行脚,
6. 遠位直尿細管(太い上行脚),
7. 緻密斑(太い上行脚の終わりに位置する),
8. 遠位曲尿細管,
9. 結合尿細管,
10. 皮質集合管,
11. 髄質外層集合管,
12. 髄質内層集合管.

図19-4 日本腎臓学会 用語集 ネフロンと集合管の模式図を参考に作成

尿細管での溶質輸送には 2 種類のメカニズムがある．原尿中の溶質が尿細管管腔膜（luminal membrane, apical membrane）から細胞内に再吸収され，側底膜（basolateral membrane）から間質，血液中に移動する「経細胞輸送 cellular transport」と，尿細管細胞と尿細管細胞の狭い間隙を通った「細胞間輸送　paracellular transport」である．近位尿細管での水の再吸収には細胞間輸送がみられるが，集合管などでの Na^+ や K^+ の輸送は経細胞輸送が主である．

CO_2 などのガスは細胞膜を比較的自由に通過することができるが，Na^+，K^+ など電荷をもったイオンは，細胞膜の脂質二重膜を通過することはできない．そのため細胞膜には，特異的な輸送体，イオンチャネル，イオンポンプ（ATPase）が存在し物質輸送を容易にしている．

電位差や濃度差にさからってイオンが輸送されるためにはエネルギーが必要である．ATP の加水分解で発生する代謝エネルギーを利用してイオンを輸送するのがポンプであり，ATPase である．代表的なものには Na,K-ATPase, Ca-ATPase, H-ATPase などがある．

濃度勾配や電気化学勾配を利用して溶質や水を移動させるのがチャネルであり，Na チャネル，水チャネル（アクアポリン），K チャネル（ROMK や BK など）などがある．

このほかに担体（carrier）と呼ばれる膜輸送蛋白による輸送もある．グルコース輸送体（GLUT1〜13）は細胞によるグルコースの取り込みを調節するし，Na^+ を細胞内に取り込み，交換に H^+ を細胞内から細胞外に輸送する NHE（Na/H echanger）などの逆輸送体（対向輸送体，antiporter, exchanger）や，Na^+, K^+, Cl^+ をいっしょに細胞内に輸送する Na, K, 2Cl 共輸送体などの共輸送体（共役輸送体，cotransporter, symporter）などがある．

Basic 尿細管での電解質輸送―主に Na 輸送について
近位尿細管での Na 再吸収と炭酸脱水酵素阻害薬

近位尿細管は糸球体で濾過された Na と水の約 60 % を再吸収し，濾過された HCO_3^- や多くの重要な栄養分（グルコースやアミノ酸など）の約 90 % を再吸収している．この部位での全般的溶質再吸収障害が Fanconi 症候群である．

近位尿細管での溶質再吸収の駆動力となるのは，側底膜に存在する Na,K-ATPase（Na, K ポンプ，Na ポンプともよばれる）である．Na,K-ATPase によって細胞内の Na 濃度は低下するので，Na 輸送に関連した多くの輸送体を介した溶質再吸収が促進される．

管腔側膜に存在する Na/H 交換輸送体（Na/hydrogen exchanger, NHE）を介して糸球体で濾過された Na が尿細管管腔から細胞内に再吸収される．同様に，Na/ グルコース共輸送体，Na/P 輸送体，Na/ アミノ酸輸送体によって Na だけでなく他の溶質が再吸収される．

近位尿細管の刷子縁にはⅣ型炭酸脱水酵素（CA：carbonic anhydrase Ⅳ）が存在する．この酵素を阻害するのがアセタゾラミド（acetazolamide，ダイアモックス®）である．

糸球体で濾過された HCO_3^- は Na/H 交換輸送体によって細胞内から尿細管管腔に分泌された H^+ と反応しⅣ型炭酸脱水酵素のはたらきで H_2O と CO_2 が形成される．ガスである CO_2 は近位尿細管細胞内に移動し，細胞内で CO_2 は H_2O と反応し H_2CO_3 となり，最終的には H^+ と HCO_3^- になるが，この過程では細胞内にあるⅡ型炭酸脱水酵素が関係する．

近位尿細管**管腔内**での反応

$$H^+ + HCO_3^- \leftrightarrows H_2CO_3 \leftrightarrows H_2O + CO_2 \quad ①$$
$$\text{Ⅳ型 CA}$$

近位尿細管**細胞内**での反応

$$CO_2 + H_2O \leftrightarrows H_2CO_3 \leftrightarrows H^+ + HCO_3^-$$
$$\text{Ⅱ型 CA}$$

H^+ は再び Na/H 交換輸送体を通って管腔内に分泌され，HCO_3^- は Na^+ とともに側底膜の Na/HCO_3^- 共輸送体を通って血管側に移動する．

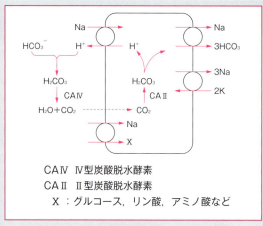

図 19-5 近位尿細管でのイオン輸送

炭酸脱水酵素阻害薬であるアセタゾラミドは①の反応を阻害するので，上記の一連のNa輸送が障害され，尿のアルカリ化（近位尿細管でのH^+分泌が低下する）Na利尿作用（近位尿細管でのNa再吸収が低下する）がみられることになる．残念ながら，近位尿細管でNa再吸収を抑制しても，ここで再吸収されなかったNaはヘンレループ，遠位曲尿細管など，遠位側で再吸収されてしまうのでアセタゾラミドの利尿薬としての効果は弱い．

近位尿細管ではペニシリン，セファロスポリン，サリチル酸，シメチジン（H_2ブロッカー，タガメット®），トリメトプリム（ST合剤，バクタ®の成分），Crなどが分泌されている．シメチジンやバクタを服用している患者では，これらの薬剤が近位尿細管でのクレアチニン分泌を競合阻害するので，血清クレアチニンが上昇する．これらの薬剤を服用中の患者で血清Cr値が上昇したからといってGFRが低下したとはかぎらないので注意が必要である．

ヘンレ係蹄の太い上行脚でのNa輸送とループ利尿薬

ヘンレの太い上行脚（TAL, Thick Ascending Limb）は濾過されたNaの25〜35％を再吸収するので，体内Na調節に重要な働きをしている．ここでのNa再吸収は水の再吸収を伴わないので尿濃縮機構にも関連している．

Na再吸収の駆動力は側底膜にあるNa,K-ATPaseで，形成された濃度勾配によって尿細管管腔内のNaが管腔側膜に存在するNa, K, 2Cl共輸送体（NKCC2）を介して尿細管細胞内に移動する．同時にKと2個のClも移動する．再吸収されたKは管腔側膜に存在するKチャネル（ROMK）を通って再び管腔内にもどるのでこの部位での正味のKの出入りはない．結果とし

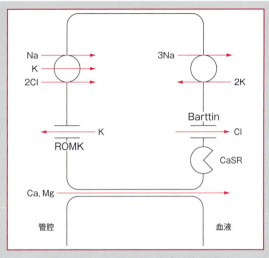

図 19-6 ヘンレの太い上行脚

て陽イオン1つと陰イオン2つが再吸収されることになり，尿細管管腔内は間質よりも陽性となるが，これはCa^{2+}やMg^{2+}の再吸収を促進することになる．

フロセミド（ラシックス®）などのループ利尿薬はTALのNKCC2のClを競合的に阻害するのでNa再吸収を抑制し利尿効果を発現する．管腔内の陽性荷電を減少させるので，Ca^{2+}，Mg^{2+}の再吸収が低下し，Ca排泄，Mg排泄が増加する．高Ca血症の治療に生理食塩水とループ利尿薬が用いられるのはこのためである．

Bartter症候群はTALでの輸送障害によって生じるが，原因は複数ありNKCC2異常（Ⅰ型），ROMK異常（Ⅱ型），Clチャネル異常（Ⅲ型），Clチャネルに関連するBarttin蛋白異常（Ⅳ型），Ca感知受容体異常（Ⅴ型）に分けられる．

遠位曲尿細管でのNa輸送とサイアザイド利尿薬

遠位曲尿細管では濾過されたNaの2～10％を能動的に再吸収する．Na再吸収は管腔側膜のNa^+/Cl^-共輸送体であるNCCを介して行われ，再吸収されたNa^+は側底膜のNa,K-ATPaseを介して血管側に移動する．

サイアザイド系利尿薬はNCCに競合的に作用しNaCl再吸収を阻害する．サイアザイドは細胞内Na濃度を減少させるので，側底膜のNa^+/Ca^{2+}交換を増加させ，尿細管管腔膜でのCa流入が増加する．尿中のCa排泄は低下するのでサイアザイドは腎結石の既往がある人の高Ca尿症を改善するためにも用いられる．

19 浮腫と利尿薬

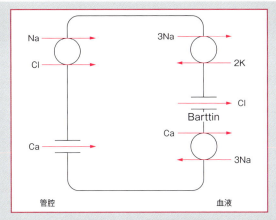

図 19－7 遠位曲尿細管

　サイアザイド系利尿薬の副作用として低カリウム血症,低 Na 血症がある.低カリウム血症の発症機序は,ループ利尿薬と同様,皮質集合管への尿流量,Na 到達量が増加し,皮質集合管からの K 分泌が亢進するためである.利尿薬による低ナトリウム血症の原因としてはループ利尿薬よりサイアザイドが多い.ループ利尿薬は尿濃縮を妨げるため自由水貯留が起き難いのに対して,サイアザイド利尿薬は腎髄質に作用せず,尿濃縮機構は保持される.利尿作用の結果,細胞外液量が減少し,ADH 分泌が亢進すると尿が濃縮され,自由水排泄が障害される結果,低 Na 血症が生じることになる.

　Gitelman 症候群は Na^+/Cl^- 共輸送体の機能異常によって起こる.低 K 血性代謝性アルカローシスと低カルシウム尿症が特徴であるが,サイアザイドの副作用と類似の病態である.

　Na^+/Cl^- 共輸送体の機能亢進は高カリウム血症を伴う高血圧をもたらす.Gordon 症候群として知られる 2 型偽性低アルドステロン症の原因は WNK キナーゼをコードする遺伝子突然変異による Na^+/Cl^- 共輸送体の機能亢進と考えられている.Na 再吸収亢進によって高血圧が生じる一方で,K 分泌部位である皮質集合管に到達する Na 量が減少する結果,K^+ ならびに H^+ 分泌が低下する.

　サイアザイド系利尿薬は,利尿作用に加えて血管拡張作用も有しており,RA 系阻害薬の心保護,腎保護効果が明らかになるまでは高血圧治療の第一選択であった.ARB だけでは十分な降圧が得られなければ,GFR が 30 mL/min/1.73 m^2 以上ならばサイアザイド系利尿薬併用が勧められるし,ARB との合剤も発売されている.

I　外来・病棟患者への初期アセスメント

Basic　皮質集合管のNa輸送とアルドステロン遮断薬

　ネフロン終末部である集合管は，皮質，髄質外層，髄質内層集合管にわけられ，構成する細胞，機能が異なっている．皮質集合管は，主細胞（Principal cell）と間在（介在）細胞（intercalated cell）の2種類からなり，主細胞はNaの再吸収とKの分泌を，間在細胞は酸塩基平衡を調節している．間在細胞は，管腔内にH$^+$，酸（acid）を分泌するA型間在細胞と，管腔内にHCO$_3^-$（塩基，base）を分泌するB型間在細胞の2種類がある．

　濾過されたNaの1〜5%は皮質集合管で再吸収される．尿細管腔のNa$^+$は管腔側膜に存在する上皮型Naチャネル（epithelial sodium channel：ENaC）から再吸収され，側底膜のNa,K-ATPaseを介して血液側に移動する．aldosteroneは①ENaCの合成と活性化を刺激②ENaCの細胞膜からの移動を抑制③Na,K-ATPaseの合成と活性化を刺激④Na,K-ATPaseの細胞質から細胞膜への再分布を刺激，することでNa再吸収を刺激する．aldosteroneはSGK1（serum and glucocorticoid-regulated kinase）の発現を増強し，SGK1はENaCを分解に導くユビキチンタンパクリガーゼであるNedd4-2を不活化する．その結果，ENaCは管腔側膜にとどまりNaの細胞内流入が維持される．
AmilorideはENaCを阻害するので，北米では利尿薬として市販されているが，わが国では市販されていない．

　aldosterone遮断薬であるspironolactoneは，主細胞でのENaCの新たな合成を阻害することでNa利尿とK分泌抑制をもたらす．ループ利尿薬を長期間使用していると，皮質集合管のENaCおよびNa,K-ATPase発現が亢進することが示されている．その結果，ヘンレ係蹄でNa再吸収が抑制され遠位に運ばれたNa$^+$が，皮質集合管で再吸収されてしまい，正味の尿中へのNa排泄量が不変ないし低下するという現象がおこる．利尿薬としての作用はループ利尿薬やサイアザイドに比べると弱いが，ループ利尿薬やサイアザイド利尿薬と併用するとすぐれた利尿効果を期待することができる．

　肝硬変の腹水治療にはspironolactoneが用いられる．RA系亢進が腹水発生機序の一因だからである．．

　spironolactoneや他のミネラロコルチコイド受容体阻害薬は心不全患者の予後を改善する．アルドステロン受容体選択的阻害薬であるeplerenone（セララ®）はうっ血性心不全および心筋梗塞後に重度の心機能障害ある患者に対して死亡率を低下させる．

　皮質集合管は，K分泌の最終調節部位であり，管腔側膜のKチャネルからKが尿細管腔に分泌される．管腔側膜のKチャネルにはROMKとMaxi-K（BK）の2つあるが，生理的な条件下ではおもにROMKを介してKが分泌され，尿流量が増加したときにshear stressが刺激となりMaxi-KチャネルからKが分泌されるようである．K調節の詳細はKの章でくわしく述べるので参照してほしい．

A型間在細胞の管腔側膜には, 能動的にH^+を分泌するH-ATPaseとH,K-ATPaseという2種類のプロトンポンプがある. 側底膜にはCl^-/HCO_3^-交換輸送体（AE1: Anion exchanger）がある. B型間在細胞の側底膜にはH-ATPaseがあり, 管腔側膜にはpendrinとよばれるCl^-/HCO_3^-交換輸送体がある. pendrinはA型間在細胞のAE1とは構造, 機能ともに異なっており, 生理的意義が解明されつつある.

髄質内層集合管細胞はADH（バゾプレッシン）によって調節される水チャネル（アクアポリン, AQO）がある. 管腔膜にはAQP2が, 側底膜にはAQP3, 4が存在する. ADHは側底膜にあるV2受容体と結合し, 最終的に髄質内層集合管細胞の管腔膜への水チャネル（AQP2）取り込みを促進し水透過性が高まり, 尿濃縮を可能にしている. ADHがなければ髄質内層集合管細胞の水透過性は低いままであり, 希釈尿がつくられる.

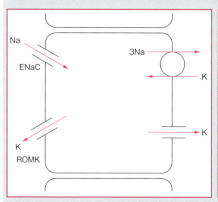
図 19−8a 皮質集合管（主細胞）

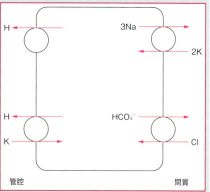
図 19−8b 皮質集合管（A型間在細胞）

参考文献

1) Curthoys NP, et al. Proximal tubule function and response to acidosis. Clin J Am Soc Nephrol. 2014 ; 9 : 1627-1638.
2) Mount DB. Thick ascending limb of the loop of henle. Clin J Am Soc Nephrol 2014 ; 9 : 1974–1986.
3) Subramanya AR. Distal convoluted tubule. Clin J Am Soc Nephrol. 2014 ; 9 : 2147-2163.
4) Pearce D et al. Collecting duct principal cell transport processes and their regulation. Clin J Am Soc Nephrol. 2015 ; 10 : 135-146.
5) Roy A, et al. Collecting duct intercalated cell function and regulation. Clin J Am Soc Nephrol. 2015 ; 10 : 305-324.
6) Wall SM. The role of pendrin in blood pressure regulation. Am J Physiol Renal Physiol 2016 ; 310 : F193-F203.

Basic ネフローゼ症候群の Overfill 説と Underfill 説

　ネフローゼ患者では，Na と水が貯留，細胞外液量が増大し，なかには組織間液が最高 30 ％まで増加することもある[1]．Na 貯留機序には overfill (overflow) 説と underfill 説の 2 つがある．細胞外液量増大をひきおこす主因は腎臓での Na 排泄障害にあるというのが overflow 説である．有効動脈容量（effective arterial blood volume, EABV）が減少する結果，RA 系や交感神経系が刺激され Na 貯留が生じるというのが underfill 説である．

　ネフローゼでは低アルブミン血症のため血漿膠質浸透圧が低下している．その結果，水分が血管内から間質に移動し，循環血漿量が減少するため RA 系，交感神経系が刺激され Na が貯留するという underfilling 説が考えられていた．ところがネフローゼ症候群患者の循環血漿量を測定すると健常者に比べ必ずしも減少しておらず，血圧も高いことがある．レニン活性やアルドステロン値も増加しているとは限らない．ステロイド療法に反応し，尿蛋白が減少するとき，血漿蛋白濃度が増加する前に Na 利尿が先行することも多い．これらの所見は underfill 説に矛盾している．

　現在では，ネフローゼの浮腫の原因は，腎臓の尿細管機能の異常によって Na 排泄障害（Na 再吸収亢進）が生じ，全身浮腫となるという overfill 説が受け入れられている．実験的には Ichikawa, Doucet らによって皮質集合管での Na 再吸収亢進が示されている[1)2)]．バンダービルト大学，東海大学，信州大学教授をつとめられている市川家國先生は，今から 30 年以上前に Journal of Clinical Investigation 誌で overfill 説を初めて報告された．共著者は「体液異常と腎臓の病態生理（監修：黒川清），メディカル・サイエンス・インターナショナル」の著者，Rennke である．ラットの左の腎臓に puromycin aminonucleoside (PAN) を注入し，左の腎臓だけがネフローゼ，右の腎臓は正常というモデルを作成し，micropuncture 法で右と左の尿細管の尿を採取し，左（ネフローゼ側）の集合管 Na 再吸収が亢進していることを証明したのである．Doucet は PAN 投与による実験的ネフローゼラットの集合管 ENaC, Na,K-ATPase が増加していることを示した．ENaC 活性が亢進する原因が尿細管管腔の plasmin であることがその後判明した．ネフローゼの糸球体で濾過された plasminogen が尿細管管腔の uPA（urokinase-type plasminogen activator）によって plasmin となり，これが ENaC を活性化し，Na 再吸収増加をもたらすというのである[3]．この説によれば微小変化型ネフローゼ患者でステロイドを開始後，蛋白尿が減少すると，低アルブミン血症が改善する前に Na 利尿が観察される理由が説明できる．

ネフローゼ症候群は種々の病態を含むのですべてのネフローゼが overfill 説で説明できるわけでない．同一症例でも時期によって underfill と overfill がみられることもある[4]．

参考文献

1) Doucet A. Favre G. Deschenes G. Molecular mechanism of edema formation in nephritic syndrome : therapeutic implications. Pediatr Nephrol. 2007 ; 22 : 1983-1990.
2) Ichikawa I. Rennke H. Hoyer J. R. Role for intrarenal mechanisms in the impaired salt excretion of experimental nephrotic syndrome. J Clin Invest. 1983 ; 71 : 91-103.
3) Teoh CW, et al. Perspectives on edema in childhood nephrotic syndrome.Am J Physiol Renal Physiol 2015 ; 309 : F575-F582.
4) Bockenhauer D. Over- or underfill: not all nephrotic states are created equal. Pediatr Nephrol 2013 ; 28 : 1153-1156. 84-386.

Tea Break　　　　医療はサービスか？

　医療「サービス」，「患者中心」という言葉は誤解を招きやすい用語です．
　21世紀初頭，多くの医療機関が患者の呼称の際，「さん」ではなく「様」を使うようになり，患者「さん」から患者「様」という言い方がひろまりました．多くの医療者は奇異な印象を持ったでしょうが，何が変なのかをうまく説明できず，患者の中には理不尽な要求をする「モンスター・ペイシャント」まで出てくる始末でした．
　医療はサービスであり，英語ではhealthcare serviceとなります．日本語で「サービス」というと「お客様」に奉仕する，ホテルなどの業界をイメージしがちですが，英語でサービスといった場合には，もっと広い意味をさします．オックスフォード英語辞典によれば，サービスとは（1）誰かのために手助けしたり仕事をする行為，（2）交通，電気，水道などのように公共ニーズを提供するシステム，と定義されています．
　医療，少なくとも健康保険制度のもとでの医療は，社会制度であり公共サービスです．公共サービスであるからには公平，公正を保つ必要があり，一部の人の要求に応えて他の人たちが犠牲になってはなりません．自宅前にバス停をつくってくれとか，警察に自宅の警備をしてくれといった理不尽な要求に応える必要がないのと同様，患者の理不尽な要求に応えることが医療サービスなのではありません．とはいっても生命に関する要求は容易に妥協できないので患者や家族が可能な限りの医療を望む気持ちは十分理解できます．しかし，医療資源は有限なので，ある施設，地域でどこまでの治療を提供できるか，どのように分配するかは施設，地域，社会全体で考えなくてはならない課題です．

II 特殊病態の初期アセスメントと対応

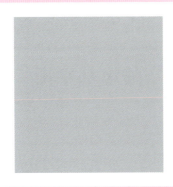

- 20. 酸塩基平衡……………………………… 258
- 21. 血液ガス分析の解釈……………………… 276
- 22. 代謝性アシドーシスの評価と治療……… 296
- 23. 代謝性アルカローシスの評価と治療…… 308
- 24. カルシウム，リン，マグネシウム異常の診断と治療………………………………… 316
- 25. 糸球体疾患の基本………………………… 332
- 26. 急性進行性糸球体腎炎…………………… 344
- 27. 腎性貧血…………………………………… 358
- 28. 腎臓病の食事と栄養……………………… 370
- 29. 急性血液浄化療法………………………… 384
- 30. 末期腎不全………………………………… 402

20 酸塩基平衡調節のメカニズムを理解するには

Basic　酸塩基平衡　Update

■診療ルール

1) 酸塩基平衡の調節は，生体の H^+ 濃度を一定にするための体液恒常性維持，ホメオスターシスの一環である．
2) 細胞機能を維持するには，細胞内 pH が一定に保たれる必要がある．
3) 細胞内 pH が低下すると，蛋白質である各種酵素の形態，機能が変化する．また DNA，RNA，蛋白合成も pH に依存する．
4) 細胞外液の pH は 7.4 前後（水素イオン濃度 $[H^+]$ 40 nmol/L），細胞内液の pH は 7.2 前後（水素イオン濃度 $[H^+]$ 63 nmol/L）に保たれている．
5) 長期生存が可能な pH の範囲は 7.0〜7.8 である．
　$[H^+]$ にすると 100〜16 nmol/L に相当する
6) 生体の pH を適正範囲に維持するための主要なメカニズムは 3 つある．
　①体液の緩衝系，②呼吸による肺からの CO_2 排泄，③腎臓での酸排泄と重炭酸イオンの再生である．
7) 体液の緩衝系は，酸の負荷に対しすぐに反応し，体液の水素イオン濃度 $[H^+]$（いいかえれば pH）を一定に保つのに重要な役割を果たしている．
8) 主な細胞外液緩衝系は炭酸水素塩とリン酸塩である．主な細胞内緩衝系には有機リン酸と蛋白質緩衝系がある．
9) 皮質集合尿細管管腔内に分泌された H^+ に作用し，尿 pH の低下を防ぐ緩衝系は主にリン酸緩衝系である．
10) 尿アニオンギャップ，尿浸透圧ギャップは尿 NH_4^+ 排泄量，尿酸性化能を反映する．

20 酸塩基平衡

Lecture

■細胞外液の pH は 7.40（水素イオン濃度 [H$^+$] 40 nmol/L）前後に保たれている

　生体の機能，とくに細胞の機能を維持するためには体液の pH が一定の範囲に保たれる必要がある[1]．酵素には至適 pH（ピーエイチ）があるので，高度の酸性あるいはアルカリ環境では細胞の機能が低下する．そのため細胞外液の水素イオン濃度は 36〜44 nmol/L（pH 7.44〜7.36）の範囲にコントロールされている．長期生存が可能な pH の範囲は 7.0〜7.8 であり，[H$^+$] にすると 100〜16 nmol/L に相当する[2,3]．

表 20-1　pH と水素イオン濃度の関係

pH	水素イオン濃度	
	mol/L	nmol/L
6.0	10^{-6} = 0.000,001,000	1000
6.8	$10^{-6.8}$ = 0.000,000,158	160
7.0	10^{-7} = 0.000,000,100	100
7.1	$10^{-7.1}$ = 0.000,000,079	80
7.2	$10^{-7.2}$ = 0.000,000,063	60
7.3	$10^{-7.3}$ = 0.000,000,050	50
7.4	$10^{-7.4}$ = 0.000,000,040	40
7.5	$10^{-7.5}$ = 0.000,000,031	30
7.6	$10^{-7.6}$ = 0.000,000,025	25
8.0	$10^{-8.0}$ = 0.000,000,010	10
9.0	10^{-9} = 0.000,000,001	1

　体液の水素イオン濃度 [H$^+$] は Na や K などの他の電解質イオン濃度にくらべて極端に低い．動脈血の [H$^+$] は 40 nmol/L = 40×10^{-9} mol/L=0.000,000,040 mol/L で，Na イオン濃度よりも 6 桁（100 万分の 1）低い．このように小さい数字を比較するには，水素イオン濃度そのものではなく水素イオンの逆数の対数，pH を用いるのが一般的である．

$$pH = \log \frac{1}{[H^+]} = -\log [H^+]$$

　動脈血の水素イオン濃度 [H$^+$] 40 nmol/L（40×10^{-9} mol/L）を pH で表記すると pH = $-\log[40 \times 10^{-9}]$ = 7.4　となる．

Ⅱ 特殊病態の初期アセスメントと対応

■体液のpHを適正範囲に維持するメカニズムは3つある．
①緩衝系：細胞外液と細胞内液に存在する緩衝系
②呼吸系：肺によるCO_2調節
③代謝系：腎臓による酸排泄と炭酸水素（重炭酸）イオンの再吸収

　緩衝系は数秒以内に，呼吸の代償作用は数分から数時間以内に，そして腎臓の代償作用は数時間から数日を必要とする．

■緩衝系の重要性：コップに注いだ蒸留水のpHは7.0ではない？

　蒸留水のpHはいくつだろうか？「水は中性だからpH 7.0にきまっているだろう」といわれそうだ．コップに蒸留水を注ぎ，室内に1時間放置し，pHメーターで測定してみるとよい．驚くべきことにpHは5.6，酸性になっている．ボトルに入っている蒸留水（H_2O）のpHは7.0だが，コップに注いで室内に放置すれば，空気中のCO_2が溶解し酸性になる．酸性雨という言葉を聞いたことがあるだろうが，雨水に硫黄酸化物や窒素酸化物が溶け込めばpHは4～5までも低下する．

　組織で産生されたCO_2が細胞外液，静脈血に溶解したときのpHはどうなるだろう？肺に到達し，CO_2が排出されるまでの間，強い酸性になるのだろうか？幸い，緩衝作用が働くために動脈血pHにくらべてわずか0.03pHだけ酸性，pH 7.37に維持される．緩衝作用とは溶液に強酸または強塩基を加えたとき，その溶液のpHの変動を少なく抑える働きだが，血液は蒸留水と異なり物理化学的緩衝作用を持っているので少量の酸の負荷では簡単にはpHが低下しないようになっている．

　主な細胞外液緩衝系は炭酸水素塩とリン酸塩である．細胞内緩衝系には有機リン酸と蛋白質を含む非常に多くの種類がある．細胞内液内の有機リン酸はATP, ADP, AMP, グルコース-1-リン酸, 2,3-ジホスホグリセリン酸で，H^+はこれらの有機物に含まれるリン酸によって緩衝される．細胞内の蛋白質はCOOH/-COO$^-$および-NH$_3^+$/-NH$_2$などの多くの種類の塩基を含むので緩衝系としても機能する．特にヘモグロビンとデオキシヘモグロビンが重要である．

20 酸塩基平衡

　生体の恒常性維持機構を示す興味深い実験がある．同量の酸をイヌに投与した場合と，バケツの水に加えた場合のpHの変化を比較したものである．体液量11.4 Lのイヌに0.3 N（規定）のHClを156 ml注入（約50 mEqの酸負荷に相当）すると血液pHは7.44から7.14になり，pHの低下は0.3にすぎないが，11.4 Lの水に0.3 NのHClを156 ml加えるとpHは7.0から1.84に，5.16も低下する[4]．

　平均的な西洋的な食事を摂取すると，毎日50～100 mEqの滴定酸（非揮発酸，non-volatile acid）が産生される．イオウ(S)を含むアミノ酸（メチオニン，システイン，シスチン）は代謝によって30～60 mEq/日の硫酸を，リン脂質は20～50 mEq/日のリン酸を生成する[5,6]．

　無尿の透析患者が食事を食べるとリン酸，硫酸が蓄積していく．週末に透析が2日空く場合，150～300 mEqもの非揮発性酸が負荷されるが，緩衝系と呼吸性の代償が働くので次回の透析までのpHの変化は軽度である．

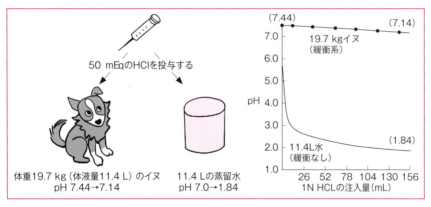

図 20-1　Pittsのイヌの実験

II 特殊病態の初期アセスメントと対応

■組織で産生された CO_2 は肺から排出される

末梢組織では炭水化物と脂肪の有酸素性代謝によって一日約 15,000 mmol の CO_2 が産生される．運動作業などでは安静時の何倍もの CO_2 が産生されるので，1日の CO_2 産生量はさらに莫大な量となる．CO_2 は水と反応して炭酸となるので，産生された CO_2 がうまく排出されないとただちに強いアシデミアとなる．肺による CO_2 排出機構は酸塩基平衡を維持するために重要である．

細胞内で産生された CO_2 は体循環毛細血管に加わり，5％は溶解した形で存在するが，大部分は化学的に変化した形である HCO_3^- として血液中を運ばれる．肺では HCO_3^- と H^+ から CO_2 が生成され，肺換気によって排出される．末梢組織で産生された CO_2 が HCO_3^- になり，肺で再び CO_2 がつくられる反応は炭酸脱水酵素（carbonic anhydrase）によって触媒されている．

$$CO_2 + H_2O \, \rightleftarrows \, H_2CO_3 \, \rightleftarrows \, H^+ + HCO_3^-$$
$$\text{炭酸脱水酵素}$$

CO_2 は赤血球内に入り，赤血球内の炭酸脱水酵素により H_2CO_3，ついで H^+ と HCO_3^- に分解され，肺に運ばれると逆の反応がおこり CO_2 が再生産され，肺換気によって排出される．上記の反応で産生される H^+ は赤血球内のデオキシヘモグロビンによって緩衝を受け，HCO_3^- は HCO_3^-/Cl^- 交換輸送体を介し Cl^- と交換に血漿中に輸送される．

pH の変化に反応して呼吸数を調整するのは，脳幹にある中枢性化学受容器（Central Chemoreceptors）ならびに延髄の化学受容器である．中枢性化学受容器は脳脊髄液 pH の低下を感知し，呼吸頻度を増加させるように呼吸中枢に伝える．呼吸頻度が増加すると CO_2 がより多く排出され，pCO_2 は正常にむかって低下していく．

総頸動脈が内頸動脈と外頸動脈に分岐する位置にある頸動脈小体（carotid body）と大動脈弓の上下にある大動脈小体（aortic body）には O_2，CO_2，H^+ に反応する末梢性化学受容器があり，動脈血 PO_2 の上昇，pCO_2 の低下を感知し延髄吸息中枢へ舌咽神経と迷走神経を介して情報を送り呼吸頻度を増加させる．頸動脈小体の化学受容器は pO_2 や pCO_2 の変化とは独立し，動脈血 pH の変化（H^+ 濃度の変化）を直接感知し呼吸頻度を増加させる．代謝性アシドーシスでは pH の低下が化学受容器を刺激し，呼吸数を増加させ，pCO_2 を低下させる．反対に，動脈血 pH の上昇は化学受容器に作用し換気を抑制し，pCO_2 を増加させる．

20　酸塩基平衡

■腎臓での酸排泄機構

　腎臓は過剰な酸や塩基を排泄して酸塩基平衡を調整する．腎臓は H^+ を分泌し，毎日 50～100 mEq の不揮発酸を排泄し，糸球体でろ過される毎日約 4,000 mEq の重炭酸イオンを再吸収している．アシドーシスの状態では，腎臓は NH_4^+ の産生と排泄を増加させることで酸塩基平衡を維持している．

　酸排泄，重炭酸イオン再吸収にかかわる重要なネフロン分節は近位尿細管（重炭酸イオン再吸収）と皮質集合管（酸分泌）である．

Tips　近位尿細管では毎日何 mEq の HCO_3^- を再吸収しているか？

一日あたりの糸球体濾過量は GFR が 120 mL/分のとき，
120 mL/分 × 1440 分 = 173 L/日．
糸球体濾液 $[HCO_3^-]$ = 血漿 $[HCO_3^-]$ = 24 mEq/L なので，
173 L × 24 mEq/L = 約 4,000 mEq の $[HCO_3^-]$ が濾過され，その 80% にあたる 3200 mEq が近位尿細管で再吸収されている．

Tea Break　腎臓病を学ぶために役立つリソース

入門編
- 米国腎臓財団の "Primer on Kidney Diseases"
- 黒川清監修．Rennke H 著．体液異常と腎臓の病態生理 第 3 版．メディカルサイエンスインターナショナル

腎臓病学全般の教科書
- Brenner and Rector's The Kidney, Elsevier

腎生理・電解質についてしっかり学ぶには
- Seldin and Giebisch's The Kidney, Fifth Edition: Physiology & Pathophysiology", Academic Press
- Physiological Reviews（米国生理学会の総説誌）

II 特殊病態の初期アセスメントと対応

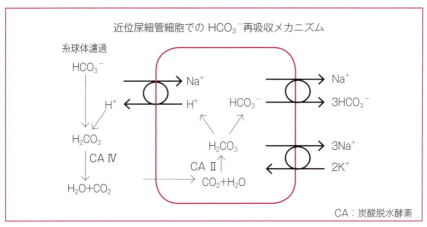

図 20-2 近位尿細管細胞での HCO_3^- 再吸収メカニズム

■近位尿細管での HCO_3^- 再吸収

糸球体で濾過された HCO_3^- の80%は近位尿細管で再吸収される.

近位尿細管では,尿細管管腔膜に存在するIV型炭酸脱水素酵素(Carbonic anhydrase),細胞内のII型炭酸脱水酵素,尿細管管腔側の Na^+/H^+ 交換輸送体(NHE3),基底側膜のNa, K-ATPase, $Na^+/3HCO_3^-$ 共輸送体(NBCe1A)が主な輸送関連蛋白である.

糸球体濾過された重炭酸イオン(HCO_3^-)は近位尿細管から Na^+/H^+ 交換輸送体を介して分泌された H^+ と結合して H_2CO_3 になるが,すぐに尿細管管腔膜に存在するIV型炭酸脱水酵素を触媒として H_2O と CO_2 に変化する. CO_2 は細胞膜を通過して細胞内に移行する.細胞内ではII型炭酸脱水酵素によって H_2O と CO_2 から H_2CO_3 が生成され,さらに H^+ と HCO_3^- に解離する.この H^+ は尿細管管腔側の Na^+/H^+ 交換輸送体によってNaと交換に尿細管管腔に輸送され,HCO_3^- は基底側膜にある $Na^+/3HCO_3^-$ 共輸送体によって血液に移行する.

炭酸脱水酵素阻害薬(一般名:アセタゾラミド,商品名:ダイアモックス®)はこの過程を阻害し,Na^+ 再吸収,H^+ 分泌,HCO_3^- 再吸収を抑制することで,軽度の利尿作用,尿アルカリ化,代謝性アシドーシスを引き起こす.臨床的には近位尿細管性アシドーシスの病態に等しい.

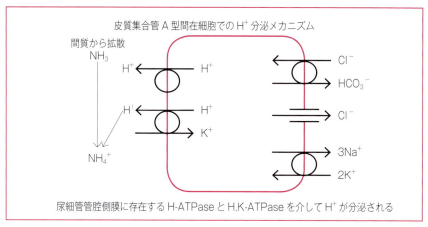

図 20−3　皮質集合尿細管でのH^+分泌メカニズム

■皮質集合管での酸排泄機構

　皮質集合尿細管は，Na を再吸収し，K を分泌する主細胞（Principal cell）と，H^+を泌分泌する A 型間在細胞（Intercalated cell）と HCO_3^- を分泌する B 型間在細胞から構成される．A 型間在細胞の尿細管管腔にはH^+ポンプ（H-ATPase）とH^+,K^+ポンプ（H,K-ATPase）が存在し，H^+分泌を行っている．尿細管管腔に分泌されたH^+は糸球体で濾過されたリン酸，硫酸塩や近位尿細管で産生されたアンモニア（NH_3）と結合し，尿中に排泄される．酸負荷やアシドーシス状態で，最大限にH^+分泌が刺激されれば尿が酸性化され尿 pH は 5.5 未満となる．

　B 型間在細胞の管腔側膜には HCO_3^-/Cl^- 交換輸送体（Pendrin）が存在し，Cl の再吸収と交換に尿中に HCO_3^- を排泄する．代謝性アルカローシスでは HCO_3^-/Cl^- 交換輸送体の活性が亢進し，過剰な HCO_3^- 排泄を促進するが，Cl 欠乏があれば HCO_3^- 排泄が低下する．

　皮質集合管でのH^+分泌は，Hポンプ，H,Kポンプの活性と尿細管管腔の陰性荷電，尿細管管腔のH^+濃度（尿pH）に影響される．アルドステロンはHポンプ活性を刺激することで酸分泌を促進する．アルドステロンはさらに尿細管管腔膜のNaチャネル（ENaC）と基底側膜のNa,K-ATPase活性を刺激する．尿細管管腔からNa^+が再吸収されると，尿細管管腔のマイナス電荷が増加し，陽イオンであるH^+分泌の駆動力となる．

　尿細管管腔液の pH が低下（$[H^+]$上昇）すると$[H^+]$の濃度勾配が低下するので皮質集合管間在細胞のH^+分泌能（H-ATPaseなど）が正常であってもH^+が分泌

II 特殊病態の初期アセスメントと対応

されにくくなる. 尿の最低 pH は 4.4 だが, 血液の pH が 7.4 であることを考えると, [H^+]濃度が 1000 倍高くなっていることを意味する ($7.4 - 4.4 = 3.0$, $10^3 = 1000$).

尿 pH が下がりすぎない（尿細管管腔液の H^+ 濃度が上昇しすぎない）ようにするのは, 尿緩衝系の働きであり, 主な尿緩衝系はリン酸と NH_3 / NH_4^+ である. リン酸, NH_3 は分泌された H^+ を緩衝し, 尿細管管腔内[H^+]の増加（尿 pH の低下）を抑えている.

皮質集合管から分泌された H^+ がそのままの状態で尿細管管腔にとどまれば尿細管管腔内 pH が低下（[H^+]上昇）し, [H^+]の濃度勾配が低下するので H^+ が分泌されにくくなるが, HPO_4^{2-} が H^+ と結合し, $H_2PO_4^-$ を形成することで, 尿細管管腔の[H^+]の増加（尿 pH の低下）が抑えられ, 集合管からの H^+ 分泌が続けられることになる（図 20 − 5 尿緩衝系の意義）.

皮質集合管の H^+ 分泌が障害されれば遠位尿細管性アシドーシスとなる. 逆に皮質集合管の H^+ 分泌が刺激されれば代謝性アルカローシスとなる. ループ利尿薬, サイアザイド利用薬を投与すると, 皮質集合管に到達する Na^+ 量が増加し, この Na^+ が Na チャネルを介して再吸収されると尿細管腔の陰性荷電が増強し, 陽イオンである H^+ が分泌されやすくなる. また, 利尿による細胞外液減少はレニンアンジオテンシン系を刺激し, アルドステロン分泌が増加するが, アルドステロンは間在細胞の H^+ 分泌も刺激する.

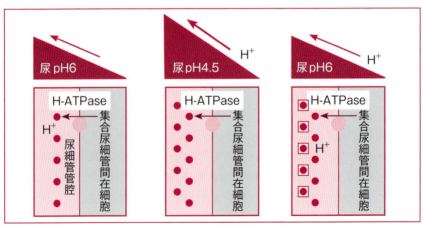

図 20 − 5 尿緩衝系の意義

5 個の H^+ が分泌されると尿 pH が 6 になり, 10 個では尿 pH が 4.5 になるとする. 尿のリン酸緩衝系があれば, 10 個の H^+ が分泌されても 5 個の H^+ は $H_2PO_4^-$ となり, 尿 pH の低下が抑えられる.

集合管には H, K-ATPase が存在し，H^+ を尿細管腔に分泌，K^+ を再吸収している．低 K 血症で活性が増加するが，酸塩基平衡にはたす役割に関しては不明な点が多い．

■腎臓でのアンモニア(NH_3)産生とアンモニウム・イオン（NH_4^+）排泄

アンモニアは腎臓での酸塩基平衡調整の中心的役割を担っている．定常状態では，アンモニア排泄は正味の酸排泄量の 50〜70 % だが（リン酸が 20 mEq/日，NH_4^+ が 30 mEq/日），代謝性アシドーシスでは NH_4^+ 排泄量が増加し正味の酸排泄量の 80〜90 % はアンモニアが占めている[7]．

近位尿細管ではグルタミンがグルタミナーゼによって NH3 と α-ケトグルタル酸に代謝される．α-ケトグルタル酸はグルコースに代謝され，さらに CO_2 と H_2O になり，HCO_3^- になる．アシドーシスや低カリウム血症（細胞内アシドーシスを引き起こす）では近位尿細管での NH_3 産生が増加する．（表20−1, 2）

約 50 % の NH_3 は直接に拡散で，あるいはまだ同定されていない輸送体を介して尿細管管腔に移動する．NH_3 の一部は細胞内で NH_4^+ となり Na^+/H^+ 交換輸送体（NHE3）の H^+ に置き換えられて分泌される．NH_4^+ は物理化学的な性質が K^+ にきわめて類似しているので，ヘンレ係蹄太い上行脚の Na, K, 2Cl 共輸送体の K の代わりに再吸収され，腎の髄質に濃縮される．髄質間質内のアンモニア濃度が上昇すると，濃度勾配によってアンモニアは集合管管腔内に受動的に拡散し，分泌された H^+ と結合してアンモニウム(NH_4^+)となり，最終尿に排泄される[7]．

表 20−1 酸排泄量の比較 （単位は mEq/日）[文献8]

	$[H^+]$ 総産生量	滴定酸排泄量	NH_4^+ 排泄量
正常	50	20	30
糖尿病性ケトアシドーシス	500	100	400
末期腎不全	50	10	5

表 20−2 健常人と代謝性アシドーシスを有する2つの病態におけるアンモニウムと滴定酸の排泄量の割合[文献9]

	$[H^+]$ 総産生量	滴定酸排泄量	NH_4^+ 排泄量
正常	40〜80	10〜30	30〜50
糖尿病性ケトアシドーシス	375〜750	75〜250	300〜500
末期腎不全	2.5〜35	2〜20	0.5〜15

II 特殊病態の初期アセスメントと対応

■呼吸性アシドーシス，アルカローシスに対する腎の代償

呼吸性アシドーシスでは過剰な CO_2 は細胞内，特に赤血球内で緩衝される．CO_2 は細胞膜を拡散し細胞内に入り H^+ と HCO_3^- に変換され，H^+ は細胞内緩衝系である蛋白質（Hb）や有機リン酸によって緩衝される．腎臓は増加した H^+ を滴定酸や NH_4^+ として排泄し，新しい HCO_3^- を再吸収する．

呼吸性アルカローシスに対する緩衝は細胞内バッファー，特に赤血球で行われ，CO_2 は細胞からでて細胞内 pH は増加する．呼吸性アルカローシスに対する腎の代償は揮発性酸としての NH_4^+ としての H^+ の排泄ならびに新たな HCO_3^- の再吸収を減らすことである．

■酸塩基平衡異常の分類

酸塩基平衡異常とは血液 H^+ 濃度の異常（pH の異常）をひきおこす病態である．H^+ 濃度が増加した状態（pH < 7.35）が酸血症（アシデミア，acidemia）であり，H^+ 濃度が低下した状態（pH > 7.45）がアルカリ血症（アルカレミア，alkalemia）である．アシデミアを引き起こす状態がアシドーシスであり，アルカレミアを生じる状態がアルカローシスである（Basic 参照）．

酸塩基平衡異常には代謝性と呼吸性があり，主な障害が HCO_3^- の異常に反映されるものが代謝性障害，pCO_2 の異常に反映されるものが呼吸性障害である．生体の酸塩基平衡を調節している代謝性，呼吸性因子の関係は Henderson-Hasselbalch（英語読みではヘンダーソン・ハッセルバーク）の式に示される．

$$pH = 6.1 + \log \frac{[HCO_3^-]}{[H_2CO_3]}$$

血液中の炭酸（H_2CO_3）の大部分は溶解炭酸ガス（CO_2）の形になっており，その濃度は pCO_2 に溶解係数 0.03 mEq/L/mmHg をかけたものである．そのため

$$pH = 6.1 + \log \frac{[HCO_3^-]}{0.03 \times pCO_2}$$

と書き換えられる．

この式から，次の関係があることがわかるだろう．

$$pH \propto \frac{[HCO_3^-]}{pCO_2} \propto \frac{腎の働き（代謝性因子）}{肺の働き（呼吸性因子）}$$

20 酸塩基平衡

Basic 早朝尿 pH をみれば腎臓の H^+ 分泌能を評価できる

腎臓の H^+ 分泌能が正常かどうかを簡単に判断するには，早朝尿の pH をみればよい．尿検査では蛋白尿や尿潜血反応の有無だけに注目しがちだが，尿 pH や尿比重も評価してほしい．夜間はやや低換気状態であり早朝には軽度の呼吸性アシドーシスとなっている．腎機能が正常なら，呼吸性アシドーシスに対する代償として H^+ を分泌するので，早朝尿 pH は 5.5 以下となる．逆に早朝尿 pH が 6 以上であれば，尿酸性化能障害が疑われる．ただし尿 pH を評価できるのはあくまで早朝尿である．日中の食後では，摂取した食事内容によって尿 pH>6 となることがある．

Basic pH 7.2 はアシドーシスかアルカローシスか？
―アシドーシスとアシデミア，アルカローシスとアルカレミアの使い分け

pH の正常範囲は 7.36～7.44 であり，pH が 7.35 以下は acidemia（アシデミア，酸血症），7.45 以上を alkalemia（アルカレミア，アルカリ血症）とよぶ．

"emia" で終わる用語は血液の状態をあらわすので，acidemia, alkalemia は pH が異常範囲を示した血液の状態を表している．これに対し，"osis" で終わる用語は生理学的プロセスを表している．acidosis（アシドーシス）とは酸塩基平衡の状態を酸血症（acidemia）に変化させていく生理学的プロセス，alkalosis（アルカローシス）はアルカレミアに変化させていく生理的プロセスである．

pH 7.2 はアシデミアであるが，アシドーシスかアルカローシスかは即答できない．たとえば普段の pH は 7.1 の遠位尿細管性アシドーシスの患者が，急性胃腸炎で大量に嘔吐し（代謝性アルカローシス），ループ利尿薬を服用し（アルカローシス），さらに過換気（呼吸性アルカローシス）であれば，代謝性アシドーシス，代謝性アルカローシス，呼吸性アルカローシスの 3 者を合併していることになる．血液ガス分析を解釈するときに，pH, pCO_2, HCO_3, 補正 HCO_3, アニオンギャップを含めて考える所以である．

Ⅱ 特殊病態の初期アセスメントと対応

Basic 尿アニオンギャップは尿酸性化能を反映する

代謝性アシドーシスの鑑別に尿アニオンギャップをみることがある．代謝性アシドーシスがあれば，腎臓は最大限に尿を酸性化しようとし尿アニオンギャップはマイナス，負の値をとる．尿アニオンギャップがプラス，正の値であれば尿細管からの酸分泌に障害があると考えられる．

尿中の陽イオン＝$Na^+ + K^+$＋測定されない陽イオン
尿中の陰イオン＝Cl^-＋測定されない陰イオン
尿 AG＝$Na^+ + K^+ - Cl^-$＝測定されない陰イオン－測定されない陽イオン

尿中 HCO_3^- の濃度は低値で通常は測定されないため，血液の AG と異なり HCO_3^- は省かれている．測定されない陽イオンの中にはアンモニウムイオン（NH_4^+）が含まれる．

アシドーシスに対応する腎臓の反応はアンモニアの産生と排泄増加である．非揮発酸（滴定酸）である硫酸，リン酸の分泌量は食事摂取量，蛋白代謝によって規定されるのでアシドーシスがあるからといって増加させることはできない．一方，アンモニウムの産生，分泌を増加させることはできる．近位尿細管で産生されたアンモニア（NH_3）が集合管の尿細管腔で H^+ と結合しアンモニウム（NH_4^+）となる．通常のアンモニウム排泄量は 30～40 mEq/日だが，酸負荷に対応して最大 300 mEq/日まで増加できる．下痢による代謝性アシドーシスがある場合，腎機能は正常なので尿中に排泄されるアンモニウム（NH_4^+）が増加するが，これは測定されない陽イオンなので尿 AG は陰性化する．一方，遠位尿細管性アシドーシスでは酸分泌能が障害されているので，尿 AG は陽性となる．

Basic pH を「ペーハー」と読むのは法律違反！？

pH を「ペーハー」と読む研修医が多いが，わが国では計量法の規定に基づいた計量単位令第三条によって，「ピーエッチ：モル毎リットルで表した水素イオンの濃度の値に活動度係数を乗じた値の逆数の常用対数」と定められている．

ドイツ語読みにこだわって「ペーハー」というなら pO_2 はペーオーツバイ，pCO_2 はペーツエーオーツバイとよんでほしい．

> **Tips** 尿浸透圧ギャップは尿 NH_4^+ を反映する

腎臓の酸分泌能を評価するには尿 NH_4^+ を知りたいが，病院の臨床検査部門で尿 NH_4^+ を測定できるところは少ない．そこで尿 NH_4^+ を簡単に推測する方法として，尿浸透圧ギャップを用いる方法が Halperin によって考案され，Dyck らが修正法を提唱している[10]．

尿浸透圧を形成する主な因子は，尿 Na^+，尿 K^+，NH_4^+ などの陽イオンと随伴する陰イオン，そして尿素，ブドウ糖である．
尿浸透圧 = 2（尿 Na^+ + 尿 K^+ + 尿 NH_4^+）+ 尿素 + ブドウ糖
の関係がある．（尿 Na^+ + 尿 K^+ + 尿 NH_4^+）を 2 倍する理由は，陽イオンと同量の陰イオンがあるからである．
上記式を書き換えると

$$尿 NH_4^+ = \frac{尿浸透圧 - [2(Na+K) + 尿素 + ブドウ糖]}{2}$$

という式が導かれる．

ただし尿素，ブドウ糖の濃度は，mg/dL ではなく mmol/L なので，尿化学検査で報告される値を尿素であれば，尿素窒素 ÷ 2.8，ブドウ糖では尿糖濃度 ÷ 18 とする．

なお，尿浸透圧ギャップ（Urine Osmolal Gap, UOG）とは，実測された尿浸透圧と，尿 Na,K,尿素，ブドウ糖から計算された尿浸透圧との差を意味し，大部分が NH_4^+ である．

urine osmolal gap (UOG) = 尿浸透圧 − [2 (Na^+ + K^+) + 尿素 + ブドウ糖]

先ほどの式は，尿 NH_4^+ = UOG/2　と書き換えられる．

尿浸透圧ギャップ（UOG）は通常 10～100 mOsm/kg の範囲にある．尿 NH_4^+ は UOG の半分，5～50 mEq/L となる．高度の慢性代謝性アシドーシスがあれば，尿 NH_4^+ の排泄は増加し，通常 200～300 mEq/日となる．尿量にもよるが，代謝性アシドーシスの患者で尿 NH_4^+ が 75 mEq/L 未満，UOG が 150 mOsm/kg 未満であれば腎臓での NH_4^+ 排泄が障害されているといえるだろう．

慢性腎臓病患者でも前述した式が成り立つことは，2015 年米国腎臓学会で当科の藤丸拓也らが報告した．

Ⅱ 特殊病態の初期アセスメントと対応

Basic pHと水素イオン濃度の関係

　水素イオン濃度［H^+］とpHの関係は，コンピュータがあれば関数電卓やEXCELで計算できる．指数を計算するのは^を使う．
　pH 7.2に対応する［H^+］は，$10^{-7.2}$なので，
　EXCELで＝10^（－7.2）＝6.3×10^{-8}
　インターネットがあればGoogle電卓機能が使える．
Googleの検索ボックスに「10^（－7.2）」と入力すれば
　10^（－7.2）＝6.309×10^{-8}と結果が示される．

表 20-3 水素イオン濃度

pH	水素イオン濃度				
	mol/L	nmol/L			
		真の値	80%の法則	0.8/1.25法	近似法
6.0	10^{-6} = 0.000,001,000	1000			
6.8	$10^{-6.8}$ = 0.000,000,158	158	160	153	
6.9	$10^{-6.9}$ = 0.000,000,125	126	128	122	
7.0	10^{-7} = 0.000,000,100	100	100	98	
7.1	$10^{-7.1}$ = 0.000,000,079	79	80	78	70
7.2	$10^{-7.2}$ = 0.000,000,063	63	64	63	60
7.3	$10^{-7.3}$ = 0.000,000,050	50	50	50	50
7.4	$10^{-7.4}$ = 0.000,000,040	40	40	40	40
7.5	$10^{-7.5}$ = 0.000,000,031	31	32	32	30
7.6	$10^{-7.6}$ = 0.000,000,025	25	25	26	
8.0	$10^{-8.0}$ = 0.000,000,010	10			
9.0	10^{-9} = 0.000,000,001	1			

pHに対応する［H^+］を記憶する方法がいろいろ考案されている．
Fagenらの0.8/1.25方式[11]
　pH 7.4のH^+濃度は40 nmol/Lと覚えておく．
　pH 7.4以上では0.1毎に1.25倍，7.4未満では0.8倍する
Kassirerらの限定的近似方式[12]
　pH 7.1〜7.5の範囲ではpH 0.1の変化ごとに10を加減する
　pH 7.0のH^+濃度は100 nmol/Lと覚えておく．
今井の「80%の法則」[13]
　pHが7.0から0.1づつ増加するごとにH^+濃度を0.8倍していく方法．もっとも覚えやすい．

Basic Henderson-Hasselbalch の式か，Henderson 式か

Henderson-Hasselbalch の式：
$$pH = 6.1 + \log \frac{[HCO_3^-]}{0.03 \times pCO_2}$$
は必ず覚えてほしい．

HCO_3 が増えると pH が上昇，pCO_2 が増えると pH が低下するという関係を示しているが，代謝性アシドーシスによって HCO_3^- が低値を示しているときに，呼吸性代償で pCO_2 がいくつならば pH の安全域である 7.2 となるか，あるいは 7.4 になるかを計算できる．

たとえば HCO_3 が 10 mEq/L のときに pH 7.2 となる pCO_2 はいくつかといえば，

$$7.2 = 6.1 + \log \frac{[HCO_3^-]}{0.03 \times pCO_2}$$

$$1.1 = \log \frac{[HCO_3^-]}{0.03 \times pCO_2}$$

$$1.1 = \log \frac{10}{0.03 \times pCO_2}$$

$$10^{1.1} = \frac{10}{0.03 \times pCO_2}$$

$pCO_2 = 10/0.3/10^{1.1} = 26.5$
であることがわかる．
pH と H^+ の関係を記憶していれば，

$$H^+ = 24 \frac{pCO_2}{HCO_3^-}$$

という Hendeson 式を用いることができて便利である．
HCO_3^- が 10 mEq/L のときに pH 7.2 となる pCO_2 を知りたければ pH 7.2 に対応する $[H^+]$ が 64 なので
$64 = 24 \times pCO_2/10$　を解いて
$pCO_2 = 26.6$ mmHg　と計算できる．

また pCO_2 が 80 mmHg のときに pH を 7.2 にする HCO_3^- の値が知りたければ，pH 7.2 に相当する $[H^+]$ は 64 なので
$64 = 24 \times 80/HCO_3^-$　を解いて
$HCO_3 = 30$ mEq/L　と計算できる．

II 特殊病態の初期アセスメントと対応

文献

1) Roos. A, Boron WF. Intracelular pH. Physiol Rev. 1981；61：296.
2) Robinson J R. Fundamentals of acid-base regulation. Blackwell Sci. Publ., Oxford, 1961.
3) 本田良行. 酸塩基平衡の基礎と臨床, 真興交易医書出版部, 1984.
4) Pitts RF. Physiology of the kidney and body fluids. 2nd ed. Year Book Publish., Chicago, 1968；179-212.
5) Strohle A, Hahn A, Sebastian, A. Estimation of the diet-dependent net acid load in 229 worldwide historically studied hunter-gatherer societies. Am J Clin Nutr. 2010；91: 406-412.
6) Scialla, JJ et al. Estimated net endogenous acid production and serum bicarbonate in African Americans with chronic kidneydisease. Clin J Am Soc Nephrol. 2011；6：1526-1532.
7) Weiner ID, Verlander JW. Role of NH_3 and NH_4 transporters in renal acid-base transport. Am J Physiol Renal Physiol. 2011；300：F11-F23.
8) コスタンゾ. 生理学 3版. P.330. エルゼビア・ジャパン, 2007
9) Pitts RF: The renal regulation of acid base balance with special reference to the mechanism for acidifying the urine. Science 1945；102：49-81.
10) Dyck RF et al: A modification of the Urine Osmolal Gap: An Improved Method for estimating urine ammonium. Am J Neprhol. 1990；10：359-362.
11) Fagen TJ. Estimation of hydrogen ion concentration. N Engl J Med. 1973；288：915.
12) Kassirer JP. Bleich, H.L. Rapid estimation of plasma carbon dioxide from pH and total carbon dioxide contents. N Engl J Med. 1965；272：1067.
13) 今井裕一. 酸塩基平衡, 水電解質が好きになる. 羊土社, 2007.

Tea Break　患者中心のケアと共同の意思決定

　21世紀医療のキーワードは患者中心のケア（Patient Centered Care）です．
　患者「中心」とは，「患者様」のいいなりになる医療ではなく，「個々の患者の好み，ニーズ，価値観を尊重し，対応する診療・ケア」「医療者と患者・家族との相互に有益な協力に基づいて，ケアを計画し，提供し，評価する創造的なアプローチ」のことを意味します[1]．疾病の完治が望めない状況が増えつつある今日，医療の目的は単なる生存率ではなく，QOLや満足度の向上など，患者の価値観が重視されることを反映しています．

　患者中心のケアをすすめるカギは「共同の意思決定（Shared Decision Making）」です[2]．治療法を選択する際，医師と患者がお互いの知識，価値観を共有しながら患者にとっての最善策を決定するプロセスをさします．

　医療者が一方的に決定したり（パターナリズム），医師が選択肢を示し，患者が最終決定する（インフォームド・コンセント）こととは異なり，医学的判断に加えて，患者の価値観や状況を重視し，医師と患者がいっしょに知恵をしぼり，決定に至ります．SDMは患者満足度，治療順守度，アウトカムを改善することが示されており，2011年には共同の意思決定プロセスを促進するためのザルツブルグ声明も発表されました．

　共同の意思決定プロセスを通じて患者中心のケアを提供するためには，医療者には医学知識・技術だけではなく，患者の価値観や状況を理解する姿勢と能力が求められるし，病院にはそれらを生かすための人的，時間的資源と体制をつくることが求められます．サイエンスとアートの結合であり，必要条件としてのEBMに十分条件としての個別化を加えることといえるでしょう．

1）Institute of Medicine. Crossing the quality chasm: a new health system for the 21st century. Washington, DC: IOM, 2001.
2）Barry MJ et al. Shared Decision making-The pinnacle of patient-centered care.N Engl J Med. 2012 ; 366 : 780-781.

21 血液ガス分析の解釈のしかたは？

Basic 血液ガス分析の解釈 Update

■診療ルール

1) 血液ガス分析の目的は，酸塩基平衡の異常の有無，程度，原因となる病態を推測することである．
2) 血液ガス分析（pH, pCO_2, HCO_3^-）だけでは病態を十分に把握することはできない．アニオン・ギャップを考慮する米国学派，ベース・エクセスを考慮する欧州学派，物理化学アプローチを用いる Stewart 派がそれぞれ解釈法を発展させた．
3) いずれの解釈法にも長所，短所があるので一つの方式に習熟すればよい．本書では米国内科系で最も普及しているアニオンギャップを考慮する方法を解説する．
4) 基準値を記憶する．
    - pH　　　　7.40 ± 0.05
    - pCO_2　　　40 ± 5 mmHg
    - HCO_3^-　　24 ± 2 mmol/L
    - AG　　　　12 ± 2 mmol/L　（施設毎に異なる）
5) 代謝性アシドーシスに対する呼吸性代償を記憶する．（以下のいずれか）
    - $[HCO_3^-]$ が 1 mEq/L 低下するごとに pCO_2 が 1.0～1.3 mmHg 低下する
    - 予想 $pCO_2 = 1.5 \times [HCO_3^-] + 8 \pm 2$
6) Hendeson-Hasselbalch の式を覚える

$$pH = 6.1 + \log \frac{[HCO_3^-]}{0.03 \times pCO_2} \propto \frac{腎（代謝）}{肺（呼吸）}$$

21 血液ガス分析の解釈

体系だった血液ガスの解釈法

Step 1：pH からアシデミアかアルカレミアかを判断する
Step 2：呼吸性の変化（P_{CO_2}）か代謝性の変化（$[HCO_3^-]$）かを判断する
Step 3：アニオンギャップ（AG）を計算する
Step 4：代償性変化は適切か
Step 5：AG が増加していれば補正$[HCO_3^-]$を計算
　　　　（隠れた代謝性アルカローシス，アシドーシスの合併はないか）
Step 6：最後に病歴，現症，検査所見を総合的に判断する

現病歴　36 歳女性が発熱，嘔吐，倦怠感が急に悪化したため救急外来に搬送されてきた．室内気を吸入している状態での動脈血ガスは次のとおり．

来院時検査所見

pH 7.40, pCO_2 40 mmHg, PO_2 90 mmHg, HCO_3^- 24 mEq/L

上記の血液ガスの評価は？
1) 酸－塩基平衡障害はない
2) 低酸素血症がある
3) 換気障害がある
4) 酸－塩基平衡障害があるとすれば混合性である

II 特殊病態の初期アセスメントと対応

Lecture

　この章では，血液ガス分析の正統的な解釈法を習得する．正統的な方法とは，pH，pCO_2，HCO_3^-，そしてアニオンギャップを用いて考える方法である．

　pH，pCO_2，HCO_3^-の値だけで酸-塩基平衡障害の有無を判断することはできない．前頁の設問の正解は4）であり，代謝性アシドーシスと代謝性アルカローシスが同時に存在すれば，pH，pCO_2，HCO_3^-の値が正常範囲となることがある．正統的な血液ガスの解釈法を習得する目的は，隠れた酸塩基平衡異常を見逃さないためである．

　血液ガスを解釈する方法には，大きく分けると，重炭酸緩衝系を使う生理学的アプローチと，物理化学的アプローチともいうべきStewart法がある．重炭酸緩衝系を用いる方法も，欧州や麻酔科・外科領域で使われるBase Excessを用いる方法と，Winters, ShwartzらBoston学派が提唱したアニオンギャップ（AG）を用いる方法がある．どの方法にも長所，短所があるので，各自が慣れた方法を用いればよいのだが，米国の内科領域でスタンダードとなっており臨床現場で簡単に利用でき，臨床的な有用性が検証されているという点から本章ではAGを用いる方法を解説する．

　血液ガスの解釈法を身につけるためには，前章で述べた酸塩基平衡の基礎概念を理解した上で，いくつかの基準値を記憶する必要がある．代償性変化は，代謝性アシドーシスに対する呼吸性代償の式は確実におぼえておき，その他は，必要に応じて本書や教科書などを参照すればよいだろう．

表 21-1 一次性酸塩基平衡障害で予想される代償性変化

一次性病態	HCO_3^-	pCO_2	予測代償反応
代謝性アシドーシス	↓	↓	$\Delta pCO_2 = (1〜1.3) \Delta [HCO_3^-]$
代謝性アルカローシス	↑	↑	$\Delta pCO_2 = (0.6〜0.75) \Delta [HCO_3^-]$
呼吸性アシドーシス	↑	↑	急性 $\Delta [HCO_3^-] = 0.1 \Delta pCO_2$ 慢性 $\Delta [HCO_3^-] = 0.4 \Delta pCO_2$
呼吸性アルカローシス	↓	↓	急性 $\Delta [HCO_3^-] = 0.2 \Delta pCO_2$ 慢性 $\Delta [HCO_3^-] = 0.4 \Delta pCO_2$

＊慢性の呼吸性アシドーシスとは24時間以上持続するもの

■血液ガス解釈の基本をまず復習する

Step 1：アシデミアかアルカレミアかを判断する

pH をみる．pH ＞ 7.40 ならアルカレミア，pH ＜ 7.40 ならアシデミアである．

Step 2：pH の変化は代謝性（HCO_3^-）か呼吸性（pCO_2）かを判断する．

HCO_3^-（代謝性）の変化が先か pCO_2（呼吸性）の変化が先かを判断する．

$$\text{Henderson-Hasselbalch 式：} pH = 6.1 + \log \frac{[HCO_3^-]}{0.03 \times P_{CO_2}} \propto \frac{腎（代謝）}{肺（呼吸）}$$

からわかるように

pH が上昇（アルカレミア）するのは分子の［HCO_3^-］が増加するか，分母の pCO_2 が減少するかのどちらかである．前者なら代謝性アルカローシス，後者なら呼吸性アルカローシスが一次性の変化である．

pH が低下（アシデミア）するのは分子の［HCO_3^-］が減少するか，分母の pCO_2 が増加するかのどちらかである．前者なら代謝性アシドーシス，後者なら呼吸性アシドーシスが一次性の変化である．

Step 3：アニオンギャップ（AG）を計算する

pH，pCO_2，HCO_3^-，（BE）だけで判断すると単純な酸塩基平衡障害は判定できるが，一次性，二次性の区別や，隠れた代謝性異常を見落としてしまう．AG を含めて考えることで代謝性アシドーシスの原因を推測したり，隠れた代謝性因子を発見することができる．

アニオンギャップとは臨床現場で測定される電解質の陽イオン（Na^+）と陰イオン（Cl^-，HCO_3^-）の差を示すもので，基準値は 12 ± 4 である．コラムに示したように，この差は「測定されない陰イオンと測定されない陽イオンの差」を反映し，測定されない陰イオンが増加すると AG も増加する．乳酸，ケト酸などは通常の生化学検査では測定されないことが多いが，AG が高値のときにはこうした通常測定されない陰イオン，酸が増加していることを意味するので，AG が高値であれば隠れた代謝性アシドーシスが体内に潜んでいることを考える．

Step 4：代償性変化が予測範囲内にあるか

pH の変化に対して，逆方向に補正しようとする代償機序が働く．HCO_3^- の

II 特殊病態の初期アセスメントと対応

低下,代謝性アシドーシスがあれば,過換気によって pCO_2 を低下させ,pH を正常に近づけようとする.適応するには 12〜24 時間を要するが,代償性変化の程度は表のような関係がある.

代謝性アシドーシスに対する呼吸性代償は,経験的に以下のいずれかの式が使用される

① $\Delta pCO_2 = (1〜1.3) \times \Delta HCO_3^-$
② 予想 $pCO_2 = 1.5 \times$ 実測 $HCO_3^- + 8 (\pm 2)$

代謝性アルカローシスに対する呼吸性代償,呼吸性アシドーシスや呼吸性アルカローシスに対する代謝性代償も表に示した関係がある.

例)代謝性アシドーシスに対する呼吸代償

腎不全患者で HCO_3^- が 10mEq/L ならば,呼吸代償の程度は

① 式なら $\Delta pCO_2 = (1〜1.3) \times (25-10) = 15〜19.5$
　予想 $pCO_2 = 40 - (15〜19.5) = 20.5〜25$ mmHg
② 式なら予想 $pCO_2 = 1.5 \times 10 + 8 (\pm 2) = 23 (\pm 2) = 21〜25$ mmHg となる

Step 5:AG が増加していれば補正〔HCO_3^-〕を計算.

補正 HCO_3^- を計算するのは隠れた代謝性アルカローシス,アシドーシスの合併を見抜くためである.

補正 HCO_3^- = 実測 $HCO_3^- + \varDelta AG$

として計算される.

ここで $\varDelta AG = AG - 12$,AG の基準値からの差が delta anion gap である.アニオンギャップアシドーシスだけが唯一の酸・塩基平衡障害ならばアニオンギャップの上昇と HCO_3^- の低下は 1 対 1 となるので,

(|HCO_3^- の低下量| = |AG の増加量($\varDelta AG$)|)

補正 HCO_3^- =(HCO_3^- の基準値 − HCO_3^- の低下量)+ $\varDelta AG$ = HCO_3^- の基準値 = 24 mEq/L となるはずである.

言い換えれば,補正 HCO_3^- は AG が開大した代謝性アシドーシスがなかった場合に本来あるべき HCO_3^- の値を示している.

補正 HCO_3^- が上昇していれば隠れたアルカローシスがあり,低下していれば隠れたアシドーシスがあるはずである.

Basic アニオンギャップ (Anion Gap)

アニオンギャップとはルーチンに測定している陽イオンの合計から陰イオンの合計を引いたもので,

AG (anion gap) = $Na^+ - (Cl^- + HCO_3^-)$ と計算される.

血液中の陽イオン (cation) と陰イオン (anion) の成分は,

陽イオン = $Na^+ + K^+$ +測定されない陽イオン (Mg_2^+ や Ca_2^+ など)

陰イオン = $Cl^- + HCO_3^-$ +測定されない陰イオン (リン酸, アルブミンなど)

であるが,

陽イオン=陰イオンなので,

$Na^+ + K^+$ +測定されない陽イオン = $Cl^- + HCO_3^-$ +測定されない陰イオン

の関係がある. この式を変形すると,

AG = $Na^+ - (Cl^- + HCO_3^-)$

　　=測定されない陰イオン-測定されない陽イオン

となる.

AG が上昇するのは, 測定されない陰イオンが増加した場合か, 測定されない陽イオンが低下した場合だが, 多くは前者, すなわち乳酸, ケト酸, 腎不全で蓄積する有機酸などが増加したことによる. 酸分泌障害 (尿細管性アシドーシス), 重炭酸過剰喪失 (下痢) による代謝性アシドーシスではアニオンギャップは正常で, Cl が高値を示す.

低アルブミン血症では AG の基準値が変わる. 血清 AG の約 80 %は蛋白の陰性荷電で, 多くはアルブミンである. そのため血清アルブミンが基準値から 1 g/dL 低下するごとに血清 AG は約 2.5 低下する. 低アルブミン血症では実測 AG 値を補正して解釈するとよい.

補正 AG =実測 AG + 2.5 × (Alb 基準値-実測 Alb 濃度)

Ⅱ 特殊病態の初期アセスメントと対応

■ 8つの症例で血液ガス分析の手順をマスターしよう

> **Case 1**　　　　SLEで通院中の26歳女性
>
> 　全身状態，栄養状態，バイタルサインに異常はない．下痢，嘔吐などの消化器症状も認めない．血液ガスを解釈せよ．
> **動脈血液ガス（ABG）**：pH 7.18，pCO_2 20 mmHg，HCO_3^- 7.2 mEq/L
> **静脈血生化学検査**　Na 140 mEq/L，K 3.0 mEq/L，Cl 120 mEq/L，BUN 20 mg/dL，Cr 0.8 mg/dL，尿pH 6.0

Step 1：pHからアシデミアかアルカレミアかを判断する
　pH = 7.18 < 7.40 なのでアシデミアがある．

Step 2：pHの変化は代謝性（HCO_3^-）か呼吸性（pCO_2）かを判断する
　pCO_2，HCO_3^- ともに低下している．pCO_2 が低下すればアルカレミア，HCO_3^- が低下すればアシデミアになる．アシデミアの原因は代謝性アシドーシスと判断する．

Step 3：アニオンギャップ（AG）を計算する
　AG = Na −（Cl + HCO_3^-）= 140 −（120 + 7.2）= 12.8
　AGは正常範囲内である．隠れた代謝性アシドーシスは否定できる．

Step 4：代償性変化が予測範囲内にあるか
　代謝性アシドーシスに対する呼吸性代償は
　ΔpCO_2 =（1〜1.3）× ΔHCO_3^-
　ΔHCO_3^- = 24 − 7.2 = 16.8
　ΔpCO_2 =（1〜1.3）× 16.8 = 16.8〜21.8 mmHg
　実際の pCO_2 は20 mmHgなので，ΔpCO_2 = 40 − 20 = 20 である．
　これは予想した pCO_2 の変化，代償変化と考えられる．
②式なら，予測 pCO_2 = 1.5 × 7.2 + 8 ± 2 = 16.8〜20.8 であり，代償で説明できる．

Step 5：AGが増加していれば補正〔HCO_3^-〕を計算
　AGは増加していないので不要．

21 血液ガス分析の解釈

総合判断

低 K 血症を伴うアニオンギャップ正常の代謝性アシドーシス，呼吸性の代償が認められる．隠れた代謝性アルカローシスはない．鑑別診断は，下痢か遠位尿細管性アシドーシスである．病歴から前者は除外される．SLE，シェーグレン症候群，閉塞性腎症などでは尿細管間質障害のために遠位尿細管性アシドーシスを合併することがある．代謝性アシドーシスでは，腎臓は最大限に酸分泌を行うため尿は最大限に酸性化され，尿 pH ＜ 5.5 になるはずである．尿 pH が 6.0 であること自体が，尿酸性化障害を示している．糖尿病性腎症でも遠位尿細管性アシドーシスがみられることがあるが，高 K 血性遠位尿細管性アシドーシスとなることが多い．

Tips　アニオンギャップの基準値は？

AG の正常値は 12 ± 4 mEq/L とされているが，AG がはじめて提唱された頃の電解質測定法と現在の測定法では塩素濃度の基準値が異なるため，AG の基準値は平均 7.2 ± 2（range 3〜11）mEq/L と報告されている[1]．本書では従来どおり基準値を 12 として記述してあるが，各施設毎の基準値を確認したうえで使用してほしい．

血漿蛋白も緩衝能があるので，低アルブミン血症では，血清アルブミン濃度が 1 g/dL 低下するごとに AG は 2.5 mEq/L 低下する．

ややマニアックになるがついでにもう一つ．AG を計算するときに使用する HCO_3^- の値は，厳密には静脈血清中の HCO_3^- 値である．Na^+，Cl^- を測定した血液と同一検体を使用するからである．現実には，わが国では動脈血の HCO_3^- 値を用いることが多いし，米国では静脈血の総 CO_2 含量を用いることが多い．

総 CO_2 含量は HCO_3^- と溶解 CO_2 の合計である．溶解 CO_2 は 0.03 × pCO_2 なので，通常は 1〜2 mEq/L である．その結果，総 CO_2 含量は静脈血 HCO_3^- 値より 1〜2 mEq/L 高値となる．静脈血 HCO_3^- 値は末梢での二酸化炭素発生のために動脈血液ガスの HCO_3^- 値より 1〜2 mEq/L 高値となる．結果として AG を計算するときに使用する米国式の静脈血総 CO_2 含量は，動脈血ガスの HCO_3^- 値より 2〜4 mEq/L 高値となっている[2]．

Ⅱ 特殊病態の初期アセスメントと対応

Case 2　急性胃腸炎のため脱水で入院となった5歳の男児

血液ガス　pH 7.47, pO_2 96 mmHg, pCO_2 46 mmHg, HCO_3^- 32 mEq/L
血液生化学　Na 130 mEq/L, K 3.2 mEq/L, Cl 86 mEq/L, HCO_3^- 33 mEq/L, 尿 pH 5.8

Step 1：pH からアシデミアかアルカレミアかを判断する
　pH = 7.47 ＞ 7.40 なのでアルカレミア．
Step 2：pH の変化は代謝性（HCO_3^-）か呼吸性（pCO_2）かを判断する
　pCO_2 も HCO_3^- も上昇している．pCO_2 の上昇が一次的な変化ならばアルカレミアではなくアシデミアになるはずである．主たる原因は代謝性アルカローシスといえる．
Step 3：アニオンギャップ（AG）を計算する
　AG = Na − （Cl + HCO_3^-）= 130 − （86 + 33）= 11　　正常範囲．
Step 4：代償性変化が予測範囲内にあるか
　代謝性アルカローシスに対する急性呼吸性代償は，
　$\Delta pCO_2 = 0.6 \times \Delta HCO_3^-$
　$\Delta HCO_3^- = 33 - 24 = 9$
　pCO_2 の予測値は 40 + （0.6 × 9）= 45.4 mmHg であり実測値と等しい．
　代償性変化は妥当と考えられる．
Step 5：AG が増加していれば補正〔HCO_3^-〕を計算
　AG は正常範囲なので不要．
総合判断　代謝性アルカローシスで，呼吸性代償は十分にあり，他の代謝性アシドーシスの合併はない．

　急性胃腸炎で代謝性アルカローシスが発生する機序としては，
1) 嘔吐による胃液喪失，H^+ 喪失
2) 脱水（細胞外液量欠乏）による contraction alkalosis
3) 脱水（細胞外液量欠乏）による近位尿細管での HCO_3^- 再吸収亢進
4) 脱水（細胞外液量欠乏）により RA 系（レニン・アンジオテンシン・アルドステロン系）が刺激され，A Ⅱ分泌ならびにアルドステロン分泌が刺激され，遠位尿細管での H^+ 分泌が亢進．

　低 K 血症の原因はアルドステロン分泌亢進によって皮質集合管からの K 分泌が増加していること．

　低 Na 血症の原因は脱水，嘔吐による ADH 分泌刺激があり，尿濃縮，自由水排泄障害が起こったためであろう．

21 血液ガス分析の解釈

> **Case 3** 大腿骨骨折の術後, 胸痛と呼吸苦ある 65 歳女性
> **血液ガス** pH 7.49, pCO_2 28 mmHg, pO_2 56 mmHg, HCO_3^- 21 mEq/L
> **血液生化学** Na 133 mEq/L, K 4.0 mEq/L, Cl 102 mEq/L, HCO_3^- 22 mEq/L

Step 1：pH からアシデミアかアルカレミアかを判断する
　pH = 7.49 ＞ 7.40 なのでアルカレミアである.
Step 2：pH の変化は代謝性（HCO_3^-）か呼吸性（pCO_2）かを判断する
　pCO_2 低下, HCO_3^- は軽度低下.
　HCO_3^- 低下が主たる原因ならばアシデミアになるはずなので, この症例は呼吸性アルカローシス.
Step 3：アニオンギャップ（AG）を計算する
　AG = 133 − (102 + 22) = 10　正常範囲.
Step 4：代償性変化が予測範囲内にあるか
　急性呼吸性アルカローシスに対する代償変化は,
　$\Delta HCO_3^- = 0.2 \times \Delta pCO_2 = 0.2 \times (40 - 28) = 2.4$
　$\Delta HCO_3^- = 22 - 24 = 2$ なので代償は適正.
Step 5：AG が増加していれば補正〔HCO_3^-〕を計算
　AG は正常範囲なので不要.

総合判断
　呼吸性アルカローシスが一次的変化であり, 合併する代謝異常はない.
　低酸素血症を伴う急性呼吸性アルカローシスの原因として肺塞栓を疑う.
　低酸素血症がない呼吸性アルカローシスの鑑別には, 不安, 疼痛, サリチル酸中毒, グラム陰性菌による敗血症などがある.

Ⅱ 特殊病態の初期アセスメントと対応

> **Case 4**　　大酒家，肝硬変の 60 歳男性
>
> 食事を十分取らず，飲酒ばかりしている．数日前から元気がなくなり，朝から意識混濁も出現したため救急搬送となった．
> **血液ガス**　pH 7.02, pO_2 100 mmHg, pCO_2 12 mmHg, HCO_3^- 3 mEq/L
> **血液生化学**　Na 138 mEq/L, K 4.5 mEq/L, Cl 96 mEq/L

Step 1：pH からアシデミアかアルカレミアかを判断する
　pH = 7.02 < 7.4 なのでアシデミアである．
Step 2：pH の変化は代謝性（HCO_3^-）か呼吸性（pCO_2）かを判断する
　HCO_3^- ともに低下しており，代謝性アシドーシスが主因．
Step 3：アニオンギャップ（AG）を計算する
　AG = Na －（Cl + HCO_3^-）= 138 －（96 + 3）= 39
　アニオンギャップが増加する代謝性アシドーシスが存在する．
Step 4：代償性変化が予測範囲内にあるか
　ΔpCO_2 =（1～1.3）× $\Delta [HCO_3^-]$ =（1～1.3）×（24 － 3）= 21～27.3
　予測 pCO_2 = 40 －（21～27.3）= 12.7～19
　実際の pCO_2 は 12 なので代償範囲をこえている．
　呼吸性アルカローシスも合併しているだろう．
Step 5：AG が増加していれば補正 $[HCO_3^-]$ を計算
　補正 $[HCO_3^-]$ = 実測 $[HCO_3^-]$ + Δ AG = 3 +（39 － 12）= 30
　隠れた代謝性アルカローシスが存在している．

総合判断

　AG が増加する代謝性アシドーシスに代謝性アルカローシス，呼吸性アルカローシスが加わっている．AG が増大する代謝性アシドーシスの鑑別診断には，肝不全，エタノール，脱水などによる乳酸アシドーシス，ビタミン B1 欠乏による乳酸アシドーシス，アルコールによるケトアシドーシスなどが含まれる．呼吸性アルカローシスの原因としては肝不全も考えられる．代謝性アルカローシスの原因は，嘔吐や脱水が考えられるだろう．以上が主体だが，単なる代償範囲を超えた呼吸性アルカローシスも合併している．

21 血液ガス分析の解釈

> Case 5 　　COPD で呼吸器内科通院中の 58 歳男性
> 　上気道炎罹患し，息切れが強まり外来受診．
> 　**来院時検査所見**　pH 7.35, pO_2 65 mmHg, pCO_2 60 mmHg, HCO_3^- 32 mEq/L
> Na 138 mEq/L, K 4.0 mEq/L, Cl 94 mEq/L, BUN 25 mg/dL, Cr 0.8 mg/dL

Step 1：pH からアシデミアかアルカレミアかを判断する
　pH = 7.35 ＜ 7.40 軽度のアシデミアである．
Step 2：pH の変化は代謝性（HCO_3^-）か呼吸性（pCO_2）かを判断する
　pCO_2 も HCO_3^- も増加している．呼吸性アシドーシス．
Step 3：アニオンギャップ（AG）を計算する
　AG = 138 － (94 + 32) = 12 正常範囲
Step 4：代償性変化が予測範囲内にあるか
　呼吸性アシドーシスに対する代償性変化は，
　$\Delta HCO_3^- = 0.5 \times \Delta pCO_2 = 0.5 \times (60 - 40) = 10$
　実際の HCO_3^- は 32 mEq/L なので，ΔpCO_2 は 8 mmHg
　ほぼ予測範囲と考えてよいだろう．
Step 5：AG が増加していれば補正〔HCO_3^-〕を計算
　AG は正常範囲なので不要．

総合判断
　COPD に伴う呼吸性アシドーシス．

Ⅱ 特殊病態の初期アセスメントと対応

> **Case 6** 多飲多尿,高血糖で救急搬送となった 17 歳男児
>
> 1 カ月前から食欲低下,嘔気,胃部不快感が出現した.多飲多尿も認められている.入院当日朝から過呼吸,意識レベル低下がみられたため救急外来に搬送された.
>
> 血糖 800 mg/dL　BUN 50 mg/dL,Cr 1.8 mg/dL,Na 128 mEq/L,K 3.8 mEq/L,Cl 92 mEq/L
>
> **動脈血液ガス(ABG)**　pH 7.22,pCO_2 18 mmHg,HCO_3^- 11 mEq/L

Step 1:pH からアシデミアかアルカレミアかを判断する

　pH 7.22 なのでアシデミア.

Step 2:pH の変化は代謝性(HCO_3^-)か呼吸性(pCO_2)かを判断する

　HCO_3^- が低下しており代謝性アシドーシスがある.

Step 3:アニオンギャップ(AG)を計算する

　AG = 128 − (92 + 11) = 25

　AG の軽度増加がみられ,AG 増加型代謝性アシドーシスがある.

　AG の増加の程度は,Δ AG = 25 − 12 = 13.

Step 4:代償性変化が予測範囲内にあるか

　Δ HCO_3^- = 24 − 11 = 13

　Δ pCO_2 = (1〜1.3) × 13 = 13〜17

　予測される pCO_2 は 40 − (13〜17) = 23〜27 である.

②式では,予測 pCO_2 = 1.5 × 11 + 8 ± 2 = 22.5〜26.5

　実際の pCO_2 は 18 mmHg なので代償範囲を超えている.呼吸性アルカローシスも合併しているかもしれない.

Step 5:AG が増加していれば補正〔HCO_3^-〕を計算

　補正〔HCO_3^-〕= 実測〔HCO_3^-〕+ Δ AG = 11 + 13 = 24 mEq/L

　正常範囲なので,代謝性アシドーシスの原因は AG 増加,なんらかの有機酸蓄積で説明できる.隠れた代謝性アルカローシスは否定的.

総合判断

　代謝性アシドーシスに軽度の呼吸性アルカローシスが合併している.AG 増大の原因は糖尿病性ケトアシドーシスであろう.

21 血液ガス分析の解釈

> **Case 7**　　糖尿病性腎症で浮腫がある50歳男性
>
> 　心筋梗塞に対し冠動脈形成術の既往あり．2週前から体重増加，下腿浮腫増強し利尿薬が追加された．咳，喀痰，発熱，呼吸困難あり救急外来を受診した．
> 　レニベース®，バファリン®，ラシックス®などを服用している．
> **血液ガス**　pH 7.52, pCO_2 30 mmHg, pO_2 62 mmHg, HCO_3^- 21 mEq/L
> **血液生化学**　Na 145 mEq/L, K 2.9 mEq/L, Cl 98 mEq/L, HCO_3^- 22 mEq/L, Alb 2.8 g/dL, BUN 60 mg/dL, Cr 5.0 mg/dL, 尿 pH 6.5, SG 1.012, 尿蛋白（3＋）．

Step 1：pH からアシデミアかアルカレミアかを判断する
　pH は 7.52 ＞ 7.40 なのでアルカレミアがある．
Step 2：pH の変化は代謝性（HCO_3^-）か呼吸性（pCO_2）かを判断する
　一次性の変化は pCO_2 の低下と考えられるので呼吸性アルカローシス．肺炎による過換気で説明できる．
Step 3：アニオンギャップ（AG）を計算する
　AG ＝ 145 －（98 ＋ 22）＝ 25
　AG が増加しており代謝性アシドーシスが存在している．
　腎不全，尿毒症による有機酸蓄積が考えられる．
Step 4：代償性変化が予測範囲内にあるか
　急性呼吸性アルカローシスに対する HCO_3^- の代償は，pCO_2 が 10 mmHg 低下する毎に HCO_3^- が 2.0 mEq/L 低下する．
　pCO_2 の変化は 40 － 30 ＝ 10 mmHg なので HCO_3^- は 2 mmol/L 低下，すなわち 24 － 2 ＝ 22 mmol/L が予測値である．本症例ではほぼ予測通り．
Step 5：AG が増加していれば補正〔HCO_3^-〕を計算
　Δ AG 26 － 12 ＝ 14，補正 HCO_3^- 22 ＋ 14 ＝ 36
　隠れた代謝性アルカローシスが発見された！　利尿薬の使用が原因だろう．ループ利尿薬とサイアザイド利尿薬の併用では高率に低カリウム血症と代謝性アルカローシスが出現するので気をつけること．

総合判断

　進行した糖尿病性腎症の患者で，腎不全，尿毒症による代謝性アシドーシスに肺炎による過換気が加わり呼吸性アルカローシスを呈している．浮腫に対して使用した利尿薬によって代謝性アルカローシスも加わった混合性酸–塩基平衡障害と診断して矛盾はない．

II 特殊病態の初期アセスメントと対応

Case 8　アルコール中毒とうつ病の42歳男性

欠勤が続くことを心配した会社の同僚が自宅を訪ねたところ,うつぶせに倒れているのを発見し,救急搬送となった.床は吐物だらけで,空の薬瓶がおいてあった.

血液ガス　pH 7.10, pCO_2 70 mmHg, HCO_3^- 21 mEq/L
血液生化学　Na 134 mEq/L, K 5.4 mEq/L, Cl 90 mEq/L

Step 1:pH からアシデミアかアルカレミアかを判断する
　pH = 7.10 < 7.4 なのでアシデミア.
Step 2:pH の変化は代謝性(HCO_3^-)か呼吸性(pCO_2)かを判断する
　pCO_2 が上昇,HCO_3^- も低下しているが,pCO_2 上昇の程度が強いため主たる原因は呼吸性アシドーシスと考える.
Step 3:アニオンギャップ(AG)を計算する
　AG = Na − (Cl + HCO_3^-) = 134 − (90 + 21) = 23
　AG は増加しており,隠れた代謝性アシドーシスがある.
Step 4:代償性変化が予測範囲内にあるか
　急性呼吸性アシドーシスに対する代償は,
　$\Delta HCO_3^- = 0.1 \times \Delta pCO_2 = 0.1 \times (70 - 40) = 3$
　HCO_3^- は増加しておらず代償は不十分である.
Step 5:AG が増加していれば補正〔HCO_3^-〕を計算
　補正 HCO_3^- = 実際の HCO_3^- + Δ AG = 21 + (23 − 12) = 32
　隠れた代謝性アルカローシスが発見された!

総合判断

呼吸性アシドーシスの原因は,アルコール中毒ならびに呼吸抑制作用のある薬物中毒によるものかもしれない.アニオンギャップが増加する代謝性アシドーシスの原因はアルコール性ケトアシドーシスや乳酸アシドーシスが考えられる.嘔吐により代謝性アルカローシスも合併していたのだろう.

■血液ガス解釈の限界

これまでに述べたアプローチ法をしっかり身につけてほしい．しかし，ある時点のデータだけで診断しようとしてはならない．データだけで解釈すると足をすくわれるのは，血液ガス解釈も同じ．病歴，臨床経過，身体所見，他の関連データを併せて判断すること．全く同一の血液ガス，電解質データが異なった意味を持つことがある．慢性呼吸性アシドーシスの患者に，挿管，人工呼吸を行い強制的に呼吸性アシドーシスを正常化した場合を考えよう．腎性の代償がまだ残っている状態のデータをみた場合，その瞬間だけみると慢性呼吸性アシドーシスに対する腎性代償なのか，隠れた代謝性アルカローシスの合併かがわからないこともある．代償によってアシデミアがアルカレミアになったりその逆は起こらないといわれているが，現実の世界ではそうとは限らない．正確な解釈，診断は臨床経過を追ってみないと判断できないこともある．

Tea Break　　インターネットでの遠隔教育のすすめ

　米国ではインターネットを使った遠隔教育（distance education）が盛んです．日本で「e-learning」といった場合には，インターネットを介して講義を聴講したり，資料を読んだりといった一方向的な教育手法が中心です．

　これに対し，米国の遠隔教育では，講義，教材配布，知識習得度確認と解説にとどまらず，受講者同志，受講者と講師の間のディスカッションを通じて，共同でレポートを作成したり，論文をまとめていく双方向的なものが主流です．"blackboard"などの学習管理システム（Learning Management System）が普及しており，主要大学の通学生でも，一部のクラスは教室に通学するのではなく，遠隔教育で受講し単位を取得するようになってきました．

　筆者はノースカロライナ大学の遠隔教育を通じて公衆衛生実践，組織運営，プログラム開発・評価などを専門とするMPH（公衆衛生学修士）を取得しました．睡眠時間を削り，週末は課題に追われる日々で苦労しましたが，学んだことは今の仕事に大いに役立っています．全米の公衆衛生大学院ランキング一位のJohns Hopkins大学の公衆衛生大学院も遠隔教育のコースを提供しています．他にも多くの有名大学が様々な種類の遠隔教育を提供しているので，英語の読み書きに自信があれば，ぜひチャレンジしてみてください．

Ⅱ　特殊病態の初期アセスメントと対応

Basic　Base Excess について

　血液ガス分析の結果には pH, pCO_2, pO_2, HCO_3^- に加えて BE（ベースエクセス）が印字される．BE に関する議論は 50 年前にさかのぼり，BE という概念を提唱したヨーロッパ，コペンハーゲンの Astrup らと，BE を用いない米国，ボストンの Shwartz らがそれぞれの見解を発表し議論が続いたのは，Trans Atlantic Debate として有名である[3]．こうした議論に多くあるように，それぞれの主張はそれぞれが主張する範囲で正しい．

　BE の概念を提唱した Astrup らはベッドサイドでこの数字を臨床評価に使用することを意図していなかった．しかし，一般の臨床医が使い出し，BE がマイナスだとあたかも治療が必要な異常があると判断してしまう点で問題が生じる．「BE がマイナス＝治療が必要な代謝性アシドーシス＝炭酸水素 Na 補充が必要」と短絡的に判断してしまう人がいたのが問題であった．

　マーチンは著書「わかる血液ガス」のなかで，BE を使わない理由として，
1) BE という用語がわかりにくく，BE が負の場合，「負の塩基過剰」という奇妙な用語となること．
2) BE は計算値であり，検査室によって計算式が異なること．
3) 慢性呼吸器疾患では代償性の変化を重大な代謝異常と判定してしまうこと．
4) BE を知らなくても血液ガスの解釈は正しくできること．

を理由に，臨床医は BE 抜きで酸塩基平衡を解釈することに十分に慣れるべきだと述べている[4]．著者もまったく同意見である．

　ちなみに BE の定義は「37℃である血液 1 L を pCO_2 40 mmHg に保ったまま pH 7.4 まで滴定したときに要する固定酸または塩基の量」である．

　Siggaard-Anderson によれば，

　$BE = (1 - 0.0143 \times Hb)(\Delta HCO_3^- + (18 + 1.4 \times Hb)\Delta pH)$

　として計算される[3]．

　ただし $\Delta HCO_3^- = HCO_3^-$ 測定値 $- 24.0$

　$\Delta pH = pH$ 測定値 $- 7.40$ である[3)5]．

Tips 酸塩基平衡異常の解釈とStewart法

　酸塩基平衡異常の主な解釈法は3つある．（1）伝統的アプローチ：米国の内科で主流となっているCO_2/HCO_3^-緩衝系を用いる方法，（2）BEアプローチ：欧州の麻酔・外科系で用いられる方法，（3）Stewart法：カナダの生理学者，Stewartによって提唱された物理化学的アプローチで近年，麻酔科・集中治療領域で注目されている．pHからアシデミアかアルカレミアかを判断し，pCO_2から呼吸性の異常の有無を判断する点までは同じだが，代謝性異常の有無と原因を解釈する方法が異なっている．

　水溶液中の水は大部分が水分子（H_2O）として存在するが，ごくわずかに電離してH^+とOH^-が存在する．血液のH^+濃度（pH）の変化は，血液にH^+やHCO_3^-が加わることが一次的な原因ではなく，水の電離から生成されるH^+の増減によるものであり，pCO_2，強イオン濃度の差，非揮発性弱酸によって規定される．酸塩基平衡異常の解釈もこれに基づいて行おうというのがStewart法の原理である．わかりやすい例として，硫酸マグネシウム（$MgSO_4$）や塩化アンモニウム（NH_4Cl）を水に溶解すると[HCO_3^-]が含まれないにもかかわらずpHは酸性となる．NH_3溶液や$MgCl_2$溶液のpHを，電離定数（酸解離定数）から計算する方法は分析化学の教科書を見ればよい．Stewart法は解釈が難しかったが，McGill大学のMagderらが作成したアプリ（無料で公開されている）が使いやすい．

　従属変数であるHCO_3^-を解釈のカギとするのは不適切であるというStewart法に対し，伝統的アプローチは，原因にかかわらずすべての緩衝系がHendesron-Hasselbalch式を満たすので，CO_2/HCO_3^-緩衝系を用いて考えればよいとする．どちらが正しいというのではなく，状況によって使い分ければよい．

　伝統的アプローチとStewart法を比較した研究でも大多数の症例で差がない．

　Stewart法は血漿水を大きなビーカーに入っている水溶液としてとらえて考える．周術期の大量輸液による瞬時の変化を考察するには合理的だが，間質液や細胞内液（Hb緩衝系）を十分に考慮していない点で今後の改良が必要であろう．

　酸塩基平衡の基礎，Boston学派，コペンハーゲン学派の背景を理解しようとする方にぜひとも読んでいただきたいのは，本田良行著，酸塩基平衡の基礎と臨床（真興交易医書出版部）である．本田先生は著者が学生時代の生理学教室教授で空手部顧問をされていた．呼吸の酸塩基平衡を専門とされ，1980年代の千葉大の学生はDavenportのテキストが副教材だった．ありがたみがわかるようになったのは腎臓を専門とするようになってからで，本田先生にいろいろお聞きしたいと思うようになった時にはすでにご他界されていた．本田先生にあらためて感謝するとともに，ご冥福をお祈りします．

Stewart 対重炭酸緩衝系

体液中には重炭酸系，リン酸系，Cr 系，Hb 系，その他多くの緩衝系があり，

$$\mathrm{pH} = \mathrm{pKa} + \log \frac{[\mathrm{A}^-]}{[\mathrm{HA}]} = 6.1 + \log \frac{[\mathrm{HCO_3}^-]}{[\mathrm{H_2CO_3}]} = 6.8 + \log \frac{[\mathrm{HPO_4}^{2-}]}{[\mathrm{H_2PO_4}^-]} = \cdots$$

の関係がある（Henderson-Hasselbalch 式）．

　pH を規定するすべての因子を解釈しなくても，代表的な因子をみることで pH の異常を生じている原因を「推察」することができる．これが Boston 学派，コペンハーゲン学派が重炭酸緩衝系を用いている理由である．

　これに対し，Stewart アプローチは，水素イオン濃度あるいは pH を規定するものは，$\mathrm{pCO_2}$，強陽イオンと強陰イオンの差，弱酸の総和であり，従属因子である $\mathrm{HCO_3}^-$ をいれないで解釈する．「$\mathrm{HCO_3}^-$ の変化は，酸塩基平衡異常の原因ではなく結果である」，「$\mathrm{HCO_3}^-$ の変化から診断するのは誤りである」とするのが Stewart 派の主張である．「$\mathrm{HCO_3}^-$ の変化は，酸塩基平衡異常の結果である」としても，$\mathrm{HCO_3}^-$ の変化をみるだけで，他の酸塩基平衡異常の有無と病態を推測できることは前述した Henderson-Hasselbalch 式から明らかである．筆者は，特殊な病態を除けば Boston 学派の方法で問題ないと考えている．特殊な病態とはどのような病態か？短期間に大量の輸液，輸血を投与するような状況で，おもに手術室，集中治療室で遭遇する状況である．Stewart 法が麻酔科医に受け入れられるのはこうした理由であろう．

　Dubin らは代謝性アシドーシスを呈した ICU 入院患者 131 例を対象に 3 つの方法を比較した研究を行っている[9]．従来の方法では隠れた代謝性アシドーシスを発見できず Stewart 法で発見できた症例が 12 例（1％）存在したが，逆に Stewart 法では異常を見出せず，従来の方法で代謝性アシドーシス・アルカローシスを診断できた症例が 27 例（3％）存在した．Stewart 法が有用な例としては右室梗塞，重症急性膵炎，手術などで超大量の生理食塩液を投与し希釈性アシドーシスとなった場合があげられる．生体の代償機序が十分働かない短時間の超大量輸液などで，体液を閉鎖空間として考える場合に有用のようである．内科医が遭遇する症例の多くは，あえて Stewart 法を使用する必要はないし，逆に Stewart 法では発見できない症例もある．

文献

1) Sadjadi SA. Ion-selective electrode and anion gap range. Int J Nephrol Renovasc Dis. 2013 ; 6 : 101-5.
2) Oster JR, Perez GO, Materson BJ. Use of anion gap in clinical medicine. Southern Med J. 1988 ; 81 : 229-237.
3) 本田良行. 酸塩基平衡の基礎と臨床, 基礎編, 改訂第2版, p.219, 真興交易（株）医書出版部, 1984.
4) L. マーチン著. 古賀俊彦訳. わかる血液ガス, 第2版, p.137, 秀潤社, 2000.
5) Siggaard-Anderson, O. Thearpeutic aspects of acid-base disorders. Modern trends in anesthesia. Evans & Gray ed. Butterworths, 1966 : 99-131.
6) Berend K, de Vries AP, Gans RO. Physiological approach to assessment of acid-base disturbances. N Engl J Med. 2014 ; 371 : 1434-45.
7) Seifter JL.Integration of acid-base and electrolyte disorders. N Engl J Med. 2014; 371 (19) : 1821-31.
8) Kishen R. Facing acid-base disorders in the third millennium-the Stewart approach revisited. Int J Nephrol Renovasc Dis. 2014 ; 7 : 209-217.
9) Dubin A, Menises M M, Masevicius FD, et al. Comparison of three different methods of evaluation of metabolic acid-base disorders. Crit Care Med. 2007 ; 35 : 1264-1270.

22 代謝性アシドーシスの評価と治療は

Basic 代謝性アシドーシスの評価と治療 Update

■診療ルール

1) 酸産生の増加，HCO_3^- の喪失，腎臓での酸排泄の低下によって pH ならびに血漿 HCO_3^- 濃度が低下する病態を代謝性アシドーシスという．
2) 代謝性アシドーシスをみたら，アニオンギャップ（AG）が増加するものと，正常なものにわけて考える．
3) AG が増加するアシドーシスは，細胞外液にルーチン検査で測定されない陰イオンとなる酸（乳酸，ケト酸など）が蓄積されることで生じる．
4) AG が増加するアシドーシスの主な原因には，乳酸アシドーシス，ケトアシドーシス（糖尿病性，アルコール性，飢餓），メタノール中毒，サリチル酸中毒，高度の腎不全などがある．
5) 正常 AG を示す代謝性アシドーシスの代表は，尿細管性アシドーシスと下痢である．
6) 原因となる基礎疾患の治療が重要である．下痢のコントロールと補液，糖尿病の治療，ショックの是正，原因薬剤の中止などである．
7) 正常 AG を示す代謝性アシドーシスに対しては，炭酸水素ナトリウム補充が有効である．
8) 乳酸アシドーシス，ケトアシドーシスに対するアルカリ投与は予後悪化につながる可能性があるので，高度の代謝性アシドーシス（pH < 6.9〜7.2）で循環動態が不安定なときにかぎり必要最小限の炭酸水素ナトリウム補充が許容される．

22 代謝性アシドーシスの評価と治療

> **Case**　22歳女性．1型糖尿病でインスリン療法中
>
> 多尿，口渇，体調不良で救急外来を受診．発熱なく，身体所見に異常なし．尿ケトン(2+)，尿糖(4+)．血液検査ではNa 136 mEq/L, K 4.8 mEq/L, Cl 101 mEq/L, HCO_3^- 10 mEq/L, 血糖 800 mg/dL, BUN 30 mg/dL, Cr 1.0 mg/dL
> 血液ガス：pH 7.26，pCO_2 16 mmHg，pO_2 128 mmHg，HCO_3^- 7.1 mEq/L
> 1）酸塩基平衡異常を説明せよ
> 2）アシドーシスに対して炭酸水素Na（メイロン®）を投与するか？

　病歴から糖尿病性ケトアシドーシスが強く疑われるが，他の酸塩基平衡異常はないだろうか．アニオンギャップは25と上昇．ケトン陽性であり，ケトアシドーシスで説明できる．補正HCO_3^-は10＋(25－12)＝23と正常なので，隠れた代謝性アシドーシス，アルカローシスはなさそうである．

　呼吸性代償によるpCO_2の予測値は，
（1）$pCO_2 = 1.5 \times 7.1 + 8 = 18.9$ あるいは
（2）$pCO_2 = 40 - \Delta pCO_2 = 40 - [(1 \sim 1.3) \times (25 - 7.1)] = 40 - (17.9 \sim 23.27) = 16.7 \sim 22$ となる．呼吸性代償はほぼ適正といえる．
　乳酸を測定していないので乳酸アシドーシスが加味している可能性は完全には否定できないものの，他の原因がなければ糖尿病性ケトアシドーシスと診断してよいだろう．
　糖尿病性ケトアシドーシスに対する治療の原則は，補液による細胞外液量是正，適切なインスリン療法，カリウム補充である．リン，マグネシウム補充が必要となることもある．糖尿病性ケトアシドーシスに対する重炭酸塩の投与が，生命予後や病態の改善に寄与するというエビデンスはないため，炭酸水素ナトリウム投与は原則として行わない．
　高度代謝性アシドーシス（pH＜6.9）に限り，炭酸水素ナトリウム50～100 mEqの投与が許容される．
　重症の糖尿病性ケトアシドーシス患者では，ショック，感染，組織低酸素によって乳酸アシドーシスが合併することもある．糖尿病性ケトアシドーシスに対する治療を行っても高AG代謝性アシドーシスが改善しなければ乳酸アシドーシス合併を疑う．

Lecture

■代謝性アシドーシスとは

酸産生の増加，HCO_3^- の喪失，酸排泄の低下によって pH ならびに血漿 HCO_3^- 濃度が低下する病態を代謝性アシドーシスという．

酸産生が増加するのは外因性あるいは内因性の酸負荷が増加する場合と，体内で産生される酸が増加する場合がある．外因性の酸負荷としては塩酸，NH_4Cl 負荷，メチルアルコール中毒（蟻酸），サリチル酸中毒，エチレングリコール中毒（シュウ酸），アルコール中毒（ケト酸）がある．内因性に酸の産生が増加する病態には，糖尿病性ケトアシドーシス，アルコール性ケトアシドーシス，飢餓によるケト酸負荷，乳酸アシドーシスなどがある．酸排泄が低下する原因には，腎不全と遠位尿細管性アシドーシスがある．

HCO_3^- が腎臓ないし消化管から過剰に喪失することもある．近位尿細管性アシドーシスでは，近位尿細管での HCO_3^- 再吸収が低下するため尿中に HCO_3^- が喪失する．利尿薬である炭酸脱水酵素阻害薬（アセトゾラミド，ダイアモックス®）も近位尿細管での HCO_3^- 再吸収を抑制する．下痢，消化液吸引，腸瘻などでは，消化管から HCO_3^- が喪失する．

代謝性アシドーシスは，アニオンギャップが増加する代謝性アシドーシス（high anion gap metabolic acidosis）とアニオンギャップが正常なもの（normal anion gap metabolic acidosis）にわけることができ，鑑別診断をすすめるときと，治療をする際に重要である．高 AG 代謝性アシドーシスの覚え方には，KUSMALEP，MUDPILES，GOLDMARK などの語呂合わせ（Mnemonic）がある（表22−1）．

■代謝性アシドーシスの主な原因と治療

アシドーシスをみたら，18章で解説した血液ガス分析解釈のアプローチに従って鑑別診断をすすめる．代謝性アシドーシスの存在が確認されれば，アニオンギャップが正常か，増加しているかを判断し，基礎疾患や他の検査所見を合わせて最終診断を下す．

1）乳酸アシドーシス

乳酸（lactic acid）は分子量 90.08 の有機酸で，細胞内のエネルギー産生のうち嫌気性代謝（解糖系）の最終産物としてピルビン酸から産生される．通常，

22 代謝性アシドーシスの評価と治療

表 22-1 高アニオンギャップ代謝性アシドーシスの主な原因(KUSMALEP)

Ketoacidosis	ケトアシドーシス(糖尿病性,アルコール性,飢餓)
Uremia	高度の尿毒症
Salicylate	サリチル酸中毒
Metanol	メタノール
Alcohol	アルコール
Lactic acidosis	乳酸アシドーシス
Etylene glycol	エチレングリコール
Paraldehyde	パラアルデヒド

注:語呂合わせとして以下のものも有名である.
MUDPILES: M-methanol; U-uremia; D-DKA, AKA; P-paraldehyde, phenformin; I-iron, isoniazid; L-lactic (ie, CO, cyanide); E-ethylene glycol; S-salicylates
DR. MAPLES: D-DKA; R-renal; M-methanol; A-alcoholic ketoacidosis; P-paraldehyde, phenformin; L-lactic (ie, CO, HCN); E-ethylene glycol; S-salicylates
SLUMPED (S-salicylate, L-lactate, U-uremia, M-methanol, P-paraldehyde, E-ethylene glycol, D-diabetes)
GOLD MARK: G-Glycols (ethylene and propylene), O-Oxoproline, L-lactate, D-lactate, M-Methanol, A-Aspirin, R-Renal failure, and K-Ketoacidosis

乳酸産生量は,15〜20 mmol/kg/日(1,000〜1,400 mmol/日)であるが,産生量に見合うだけ消費・代謝されるので血中濃度は 0.5〜1.5 mmol/L の範囲で一定に保たれる.アシドーシスをきたすことは稀である.

乳酸産生量が代謝量を上回ると高乳酸血症(>4〜5 mmol/L),乳酸アシドーシスが生じる.原因としてショック,急性シアン中毒,心不全,過剰な骨格筋運動(痙攣)など組織循環不全を伴う場合(type A 乳酸アシドーシス)と,ビタミン B1 欠乏,急性アルコール中毒,メトホルミン中毒,サリチル酸中毒,酵素欠損症など組織循環不全を伴わない場合(type B 乳酸アシドーシス)に分けられる.飢餓状態にある患者に高カロリー輸液を開始したときにビタミンB1 を補充しないと重篤な乳酸アシドーシスになることは有名である.

乳酸アシドーシスの治療原則は基礎疾患,病態の改善を図ることである.乳酸アシドーシス自体が生命を危険に晒すというより,乳酸アシドーシスを引き起こした病態が生命予後を規定することが多い.循環血漿量減少によるショックがあれば十分な補液による組織灌流の改善,ビタミン B1 欠乏があればビタミン B1(メタボリン®)補充を行う.炭酸水素ナトリウム(メイロン®)投与は有害作用もあるので,pH<7.1 の高度なアシドーシスに限って許容される.

II 特殊病態の初期アセスメントと対応

2）糖尿病性ケトアシドーシス

　脂肪酸代謝の増加とケト酸（アセト酢酸とβヒドロキシ酪酸）の蓄積によって生じる．糖尿病性ケトアシドーシスのほかに，アルコール中毒患者が数日間断酒した場合に発生するアルコール性ケトアシドーシスがある．糖尿病性ケトアシドーシスの治療は米国糖尿病学会（ADA）や日本糖尿病学会から詳細なガイドラインがでているのでこれに準じて治療する[1)2)]．十分な補液とインスリン補充を行えば大部分の症例でアシドーシスは改善する．初期輸液は生理的食塩液 15〜20 mL/kg で 1 時間，その後は 0.45％ NaCl 液を 4〜14 mL/kg/時間点滴投与する．生食投与＋インスリン補充によって血清 K 値が低下するので低 K 血症を防ぐために輸液製剤には K を 20〜30 mEq/L の濃度となるように補充する．血清 K ＜ 3.3 mEq/L ならば K が改善するまではインスリン使用を見合わせる．アメリカ糖尿病協会（ADA），日本糖尿病学会のガイドラインによれば炭酸水素 Na（メイロン®）を投与するのは pH が 6.9 未満の時に限られる．

3）尿細管性アシドーシス（Renal tubular acidosis; RTA）

　アニオンギャップ正常の代謝性アシドーシスの原因は，消化管からの重炭酸喪失（下痢），ないし腎臓からの酸分泌障害（尿細管性アシドーシス）である．

　尿細管性アシドーシスは，近位尿細管での HCO_3^- 再吸収低下による近位尿細管性(proximal) RTA（II 型 RTA），集合管での酸分泌障害による遠位尿細管性(distal) RTA に分類され，遠位尿細管性 RTA はさらに血清 K 値が正常〜低下している低 K 血性 dRTA（I 型 RTA）と高 K 血症を伴う高 K 血性 dRTA（IV 型 RTA）に分けられる[3)]．

　近位尿細管性アシドーシス（II 型 RTA）や低 K 血症型遠位尿細管性アシドーシス（I 型 RTA）は頻度が少ないが，高 K 血症性遠位尿細管性アシドーシス（type IV RTA）は糖尿病性腎症やループス腎炎の患者でときどき見られる．

　RTA の機序としては，各ネフロン分節での H^+ 分泌障害につながる細胞機能障害，イオン輸送関連蛋白障害，アルドステロン分泌・作用障害，プロトンポンプの原動力となる ATP 産生障害（mitochondria の機能障害など），酸排泄に重要なアンモニアの産生，分泌障害などが考えられる．　RTA の病態，鑑別診断は著者が 20 代後半から 30 代にかけての研究テーマだった．フロリダ大学留学時代は，毎日ラットの尿細管を単離してプロトンポンプ活性を測定していた．RTA に関して述べたいことはつきないが，鑑別診断のコツや負荷試験に関する知識は，腎臓専門医以外はそれほど必要としないだろうから割愛する．

22 代謝性アシドーシスの評価と治療

下痢と遠位尿細管性アシドーシスの鑑別には尿 アニオンギャップ（AG）が有用で，アシドーシス存在下で尿 AG が陽性ならば腎臓の酸分泌障害が疑われる．

4）腎不全による代謝性アシドーシス

腎機能が低下し GFR が 25 mL/min/1.73 m^2 になると代謝性アシドーシスが出現し，骨代謝障害，筋肉量減少，栄養不良，腎障害を促進する．慢性腎不全では酸産生量の増加はなく，むしろ健常人よりは低値である．HCO_3^- の再吸収量もそれほど低下しないので，代謝性アシドーシスの機序は主に酸排泄量の低下（滴定酸の中和に用いられた HCO_3^- の新生でもある）によると考えられる[4]．教科書には高 AG 代謝性アシドーシスの原因のひとつとして「高度の尿毒症」があげられているが，保存期慢性腎臓病患者にみられる代謝性アシドーシスの多くは正常 AG である．

聖路加国際病院の透析導入時点（平均 eGFR 6.3 mL/min/1.73 m^2）の血清 HCO_3^- 濃度の分布を図 22-1 に示したが，19.0 ± 4.9 mEq/L と代謝性アシドーシスの程度は軽度～中等度であり，諸家の報告と同等である[5)6)]．この程度のアシドーシスは短期的には問題とならないが，長期的には骨代謝，栄養，腎不全進行速度などに影響する．

代謝性アシドーシスが腎障害や腎不全進行を促進する機序は（1）アンモニ

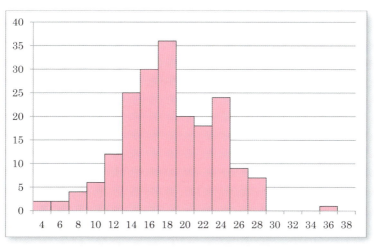

図 22-1 血清 [HCO_3^-] mEq/L 濃度の分布

2006 年～2011 年の新規透析導入患者．導入時の eGFR は 6.3 ± 4.2 mL/min/1.73 m^2
血清 [HCO_3^-] は 19.0 ± 4.9 mEq/L，アニオンギャップは 13.5 ± 3.4 である．

II 特殊病態の初期アセスメントと対応

アによる補体活性化と間質障害，（2）代謝性アシドーシスの結果生じる腎臓での HCO_3^- 再生とアルカリ化が間質のカルシウム沈着を増す，（3）エンドセリン産生亢進，である．そのため，アルカリ製剤を用いた代謝性アシドーシス治療が腎不全の進行を抑制する可能性も期待されている[7)8)]．

治療として保存期腎不全患者には，経口的なアルカリ剤，炭酸水素ナトリウムやクエン酸塩が用いられる．補正に必要なアルカリ量は，

$[HCO_3^-]$ 必要量＝現在の $[HCO_3^-]$ × $[HCO_3^-]$ 分布容量

から計算する．$[HCO_3^-]$ 分布容量は通常体重の 50％ とする．

目標値を 26 mEq/L，現在の $[HCO_3^-]$ が 20 mEq/L，体重が 50 kg ならば，$6 \times 50 \times 0.5 = 150$ mEq となる．いったん目標値が達成されれば，それ以後は毎日産生される酸と正味の酸排泄量の差を補充すればよいので，一般には 20〜60 mEq/日であり，これは炭酸水素ナトリウム（重曹）に換算すると約 1.7〜5 g 相当となる．Na 負荷によって血圧が上昇することが懸念されるが，同じナトリウム塩でも NaCl と異なり血圧や体液量過剰にはさほど影響しない[9)]．

とはいっても多量の炭酸水素ナトリウムを摂取すると発生する CO_2 によって腹部膨満感が問題となるので，筆者ははじめから正常化することを目標とせず，1.5〜3 g/日で開始することが多い．

血液透析患者では透析液アルカリ濃度を $[HCO_3^-]$ 39〜40 mEq/L 相当にすれば血清 $[HCO_3^-]$ 濃度を正常化できる．腹膜透析患者も腹膜透析で血清 $[HCO_3^-]$ 濃度は正常化し，むしろ代謝性アルカローシスになることがある．

5）下痢による代謝性アシドーシス

腸液はアルカリ性で HCO_3^- 濃度は 50〜70 mE/L の範囲にあるため，重症の下痢では代謝性アシドーシスになる．嘔吐では胃酸喪失によって代謝性アルカローシスとなるが，腸閉塞による嘔吐では代謝性アシドーシスになることもある．下痢による代謝性アシドーシスの治療は補液である．代謝性アシドーシスが高度のときは，生理食塩液などの通常の細胞外液製剤に加えて，等張性炭酸水素ナトリウム液を使用することも理に適っている．わが国では，Na 濃度が 150 mEq/L，HCO_3^- 濃度も 150 mEq/L，Cl 濃度が 0 mEq/L という生理食塩液の Cl を HCO_3^- にかえた製剤が「炭酸水素 Na 静注 1.26％ バッグ「フソー」」として市販されている．アシドーシスも保険適用になっているので，アシドーシスが高度な場合には，生理食塩液と併用するとよいだろう．

22 代謝性アシドーシスの評価と治療

■代謝性アシドーシスの治療：そもそもアシドーシスの補正は必要なのか？

　代謝性アシドーシスがあってpHが低下すれば生体の種々の機能に影響が生じる．短期的には心筋収縮能や心拍出量の低下，投与されたカテコールアミンに対する反応低下，動脈拡張と低血圧，白血球，リンパ球の機能低下などが生じる．長期的には，蓄積した酸を緩衝するために骨代謝が障害され，小児では身長発育遅延がみられるし，慢性腎臓病の進行が加速する可能性もある[10]．

　代謝性アシドーシスを無治療で放置しないにしても，前述した影響は「どの程度のアシドーシスでみられるのか？」「治療が必要なアシドーシスの程度は？」「治療する場合に，どのような方法で，どのくらいの時間で補正するか？」ということが問題となる．

　「アシドーシスでは心筋収縮力が低下する」ことに関しては興味深い研究がある．アルコール性ケトアシドーシスないし糖尿病ケトアシドーシスで入院した連続10症例（42 ± 18歳）を対象に，治療前後の心筋収縮能をエコーで観察したところ，左室収縮能（FS）は治療前37.8 ± 3.9%，治療後は36.6 ± 2.6%で変わらなかった．重症アシドーシス（pH 6.90, 6.76, 6.75）の患者でも心収縮能は正常であった．治療にアルカリ剤は投与していないが，治療前のpHは7.07 ± 0.2，HCO_3^-は6.9 ± 4.9 mEq/Lだったものが，輸液療法後にはpH 7.42 ± 0.05，HCO_3^- 22.8 ± 2.6 mEq/Lと改善している[11]．新生児領域でも，早期産児ではpHが7.00近くになっても心筋収縮力は維持されていることが報告されている[12]．高度なアシドーシスでは心臓に対する影響は無視できなくなり，pH < 6.9でcathecolamineの結合が減弱，pH < 6.4で心筋収縮力が低下するといわれている．

　アシドーシスでは種々の合成活動が抑制されるので，健康状態の細胞にとっては有害であるが，低酸素状態や代謝異常の状態下では，こうした抑制作用はむしろ細胞保護的に働く可能性があること，特殊な状況では，アシドーシスを短時間で補正することがかえって害となる可能性も指摘されている[13]．呼吸性アシドーシスでは，実験的脳虚血モデルと急性肺障害モデルでは，いずれもアシドーシスが障害軽減効果があること，アシドーシス治療によって障害が増悪することが報告されている[14,15]．

　貧血の治療と対比すれば解り易いだろう．Hb 8 g/dLの貧血を放置はできないが，状態が安定しているならば，直ちに輸血をしてHbを正常化しようとは誰も思わない．pHやHCO_3^-が，あるいはベースエクセス（BE）が基準値か

303

らはずれているからといって，直ちに炭酸水素ナトリウムを投与する必要はない．では，代謝性アシドーシスの治療適応と方法はどのように考えるのがよいだろう．

■代謝性アシドーシスを治療する場合

基本は原疾患，病態に対する治療であるが高度の代謝性アシドーシスに対してはアルカリ剤による対症療法が必要になることもある．

①尿細管性アシドーシス

クエン酸 Na・K や炭酸水素 Na 補充を行う．近位尿細管性アシドーシスでは 10～15 mEq/kg/ 日，遠位尿細管性アシドーシスでは 1～2 mEq/kg/ 日程度を必要とする．

②乳酸アシドーシス

炭酸水素 Na（メイロン®など）などのアルカリ剤投与の是非は議論があるところである．高度のアシデミアによる心機能抑制，全身血管拡張を防ぐために炭酸水素 Na を投与して pH を是正することは理にかなっているようにも思えるが，投与された HCO_3^- が H^+ と反応し，H_2CO_3 となり，さらに H_2O と CO_2 となって，CO_2 が細胞内に移行することで細胞内アシドーシスが悪化する可能性がある．Na 負荷も無視できない．炭酸水素 Na を投与すると phosphofructokinase が活性化され，乳酸産生量が増加する．こうした理由から代謝性アシドーシスに対して安易にメイロン®を投与することは避けるべきで，pH ＜ 7.10 の場合にかぎり，pH が 7.2 を超えない程度に補充するというのが多くの専門家のコンセンサスとなっている．

③糖尿病性ケトアシドーシスの治療

糖尿病性ケトアシドーシスに対する重炭酸塩の投与が，生命予後や病態の改善に寄与するというエビデンスはないため，炭酸水素ナトリウム投与は原則として行わない．米国糖尿病協会のガイドラインでは，pH ＜ 6.9 では，「高張炭酸水素 Na 100 mmol を注射用蒸留水 400 mL に溶解し，等張炭酸水素 Na とし，20 mEq の KCl を混注したものを，時間当たり 200 mL の速度で 2 時間，静脈血 pH＞7.0 に達するまで投与する」ことを提案している． 2 時間後に pH が 7.0 に達しなければ，血清 K 濃度をモニターしながらさらに 2 時間の投与を行う．8.4 ％炭酸水素 Na（メイロン静注 8.4 ％）100 mL，20 mEq の KCl を 5 ％ブドウ糖液 400 mL に希釈した場合，Na ならびに HCO_3^- 濃度は 192 mEq/L，K

濃度は 38 mEq/L となる．わが国では等張性炭酸水素ナトリウム液（Na 濃度 150 mEq/L）という優れた製剤が市販されているので，これに KCl を混注してもよいだろう．

④等張性炭酸水素 Na を補充液として使用する持続緩徐式血液濾過法

　無尿〜乏尿の腎不全患者に対しては，炭酸水素 Na を投与すると，volume overload になるので危険である．Na 負荷なしにアルカリを投与する方法として，「等張性炭酸水素ナトリウム液」を置換液とする持続緩徐式血液濾過法がある[16]．等張性炭酸水素 Na は，本邦では，扶桑薬品から「1.26 % 炭酸水素ナトリウム液　フソー®」として販売され，生理食塩液とほぼ同濃度の Na を含むが，Cl の代わりに HCO_3 を含んでいる．生理食塩液の組成は Na 154 mEq/L, Cl 154 mEq/L だが，1.26 % 炭酸水素 Na フソーは　Na 150 mEq/L, HCO_3^- 150 mEq/L である．

　この液を「CHF の置換液として 1 L/ 時間で使用する」というのは，言い換えれば，1 時間で 1 L の除水を行い，1 時間で 1 L の「1.26 % 炭酸水素ナトリウム液　フソー®」を回路から投与するということに等しい．1 L 除水し，1 L 点滴するので，水の出納は± 0 であり，Na の出納も 0 である．一方，Cl は除水した排液中の Cl 分が除去され，150 mEq の HCO_3^- が体内に負荷される．メイロン投与の害である「Na 負荷」「細胞外液量増大」を招くことなく，HCO_3^- を補充できる．

　アシドーシスを補正するために投与する 1 時間あたりの等張性炭酸水素ナトリウム量はアシドーシスの程度によって調整する．開始時には時間あたり 100 〜 300 mL の等張性炭酸水素ナトリウムを投与し，同量の除水を行う．アシドーシスの改善程度に応じてその後の投与量を増減する．保険上は，血液濾過の置換液として「1.26 % 炭酸水素ナトリウム液　フソー」を使用することは認められていないが，時間 300 mL の除水を ECUM として実施し，時間あたり 300 mL の「1.26 % 炭酸水素ナトリウム液　フソー」をアシドーシスの治療として補液することは保険適用と考えてよいだろう．

Ⅱ 特殊病態の初期アセスメントと対応

文献

1) 日本糖尿病学会．科学的根拠に基づく糖尿病診療ガイドライン，南江堂 2013.
2) Kitabchi AE, Miles JM, Umpierrez GE, Fisher JN. Hyperglycemic crises in adult patients with diabetes. Diabetes Care. 2009；32：1335-1343.
3) 小松康宏．尿細管性アシドーシス．日本臨床，60 巻増刊本邦臨床統計集 522-531, 2002.
4) Schwartz WB, Hall PW, Hays RM, Relman AS. On the mechanism of acidosis in chronic renal failure. J Clin Invest. 1959；38：39-52.
5) Kraut JA, Madias NE. Consequences and therapy of the metabolic acidosis of chronic renal failure. Pediatr Nephrol 2011；26：19-28.
6) Chiu YW, Mehrotra R. What should define optimal correction of metabolic acidosis in chronic kidney disease. Seminars in Dialysis 2010；23：411-414.
7) Phisitkul S, Khanna A, Simoni A et al. Amelioration of metabolic acidosis in patients with low GFR reduced kidney endothelin production and kidney injury, and better preserved GFR. Kidney Int. 2010；77：617-623.
8) De Brito-Ashurst I, Varagunam M, Raftery MJ, Yaqoob MM. Bicarbonate supplementation slows progression of CKD and improves nutritional status. J Am Soc Nephrol. 2009；20：2075-2084.
9) Husted FC, Nolph KD. Na HCO_3 and NaCl tolerance in chronic renal failure. Clin Nephrol 1977；7：21-25.
10) Kraut JA et al. Metabolic acidosis: pathophysiology, diagnosis and management. Nat Rev Nephrol 2010；6：274-285.
11) Maui E. Cardiac Contractility during severe ketoacidosis. New Engl J Med. 1999；341：1938.
12) Noori S. pH effects on Cardiacfunction and systemic vascular resistance in preterm infants. J Pediatr. 2013；162：958-963.
13) Khacho M. Acidosis overrides oxygen deprivation to maintain mitochondrial function and cell survival. Nat Commun. 2014 Apr 1;5:3550.
14) Yang WO. Hypercapnic acidosis confers antioxidant and anti-apoptosis effects against ventilator-induced lung injury. Laboratory Investigation. 2013；93：1339-1349.
15) Simon RP. Brain acidosis indued by hypercaric ventilation attenuates focal ishcemic injury. J Pharmacol Exp Ther. 1993；267：1428-1.
16) Gudis SM, et al. Rapid correction of severe lactic acidosis with massive isotonic bicarbonate infusion and simultaneous ultrafiltration. Neprhon 33:65-66, 1983.

22 代謝性アシドーシスの評価と治療

Basic　　　　　呼吸性の酸塩基平衡異常

■呼吸性アシドーシス

呼吸性アシドーシスとは pCO_2 の増加によって pH が低下する病態である．原因としては (1) 呼吸中枢抑制（薬物，睡眠時無呼吸，肥満，中枢神経系疾患）(2) 神経筋疾患（重症筋無力症，Guillain-Barré 症候群）(3) 気道閉塞（喘息，気道異物）(4) 肺実質疾患（肺炎，ARDS，肺水腫）(4) その他（肥満など）があげられる．

急性呼吸性アシドーシスと慢性呼吸性アシドーシスの違いは，代償性の HCO_3^- の程度に反映される．

急性呼吸性アシドーシスでは pCO_2 が 10 mmHg 上昇するごとに HCO_3^- が 1 mmol/L 増加し，慢性呼吸性アシドーシス（＞24 時間）では pCO_2 が 10 mmHg 上昇するごとに HCO_3^- 濃度が 4 mmol/L 上昇する．

治療の基本は，基礎疾患の治療と換気の増加をはかることである．換気が障害されている純粋な呼吸性アシドーシスには炭酸水素ナトリウム投与は避けるべきである．投与された HCO_3^- が CO_2 を産生し pCO_2 の上昇を招くからである．

■呼吸性アルカローシス

有効換気量の増加によって pCO_2 が低下し，pH が上昇するのが呼吸性アルカローシスである．原因には低酸素血症（呼吸器疾患，心不全），呼吸中枢の刺激（中枢神経系疾患，肝不全，心因性，グラム陰性菌による敗血症），肺疾患（間質性肺炎，肺炎，肺塞栓症，肺水腫）などがあるが，呼吸性アルカローシスと診断したら，原因を検索し，特に肺塞栓症，冠動脈疾患，甲状腺機能亢進症などを除外する．

急性呼吸性アルカローシスでは脳血流が減少し，めまい，脱力感，意識障害，精神錯乱，痙攣がみられることがある．イオン化カルシウムの低下によってしびれ，テタニーが生じることがある．

代償性の変化は，pCO_2 が 10 mmHg 低下するごとに急性では HCO_3^- は 2.0 mmol/L 低下，慢性では 5.0，mmol/L 低下する．

呼吸性アルカローシスに対する特異的治療はなく，基礎疾患，病態の治療を行う．人工呼吸管理中であれば人工呼吸器の設定を変更する．

23 代謝性アルカローシスの評価と治療は

Basic 代謝性アルカローシス Update

■診療ルール

1) 代謝性アルカローシスとは，一次的に血清 HCO_3^- 濃度が増加する病態である．
2) 代謝性アルカローシスは（1）形成機序 （2）維持機序がある．
3) 形成機序は（1）H^+ の喪失，あるいは（2）HCO_3^- の増加である．
4) H^+ の喪失の原因は，嘔吐による胃酸喪失，ループ利尿薬，Bartter 症候群，アルドステロン症などにみられる腎臓からの喪失がある．
5) HCO_3^- の増加は主に医原性であり，高張炭酸水素 Na（メイロン®）負荷，血液製剤に含まれるクエン酸負荷がある．
6) 腎機能が正常なら，炭酸水素ナトリウムを負荷しても腎臓から速やかに排泄されるので，代謝性アルカローシスが持続することはない．代謝性アルカローシスが持続するためには，有効循環血漿量低下，Cl 欠乏，低 K 血症，腎機能低下などの維持因子がある．
7) 代謝性アルカローシスを治療するには，代謝性アルカローシスの原因と維持因子を改善する．
8) 有効循環血漿量が低下している Cl 反応性代謝性アルカローシスに対しては，体液量が是正されるまで生理食塩液を補充する．
9) Cl 不応性代謝性アルカローシスは生理食塩液補充に反応しないので，原因に応じた治療を行う．

23 代謝性アルカローシスの評価と治療

Case　　45歳女性が倦怠感，筋力低下，不整脈

　45歳女性が倦怠感，筋力低下，不整脈を主訴に救急外来に搬送された．これまでにも時折，同様の症状を示すことがあったが，それ以外の明らかな既往歴はない．
下痢，嘔吐，利尿薬服用，下剤服用もない．
意識清明，血圧 120/75 mmHg, 脈拍数 80/分，呼吸数 14/分, Sat 97 %.
Na 135 mEq/L, K 2.0 mEq/L, Cl 75 mEq/L, HCO_3 45 mEq/L, 尿 Cl 65 mEq/L
静脈血液ガス：pH 7.58, pCO_2 50, HCO_3 45 mEq/L
甲状腺機能正常．副腎機能正常．

　血液ガスを解釈してみよう．
　pH は 7.58 なので，アルカレミアである．pCO_2 が上昇，HCO_3^- が低下しているので，一次性変化は代謝性アルカローシスであろう．AG は 15 なので正常範囲，隠れた代謝性アシドーシスはなさそうである．代謝性アルカローシスに対する急性呼吸性代償は，

$\Delta pCO_2 = 0.6 \times \Delta HCO_3^-$

$\Delta HCO_3^- = 45 - 24 = 21$

　pCO_2 の予測値は 40 + (0.6 × 21) = 52.6 mmHg であり実測値とほぼ等しい．代償性変化は妥当と考えられる．
　代謝性アルカローシスの原因は何か？
　代謝性アルカローシスの識別診断をすすめる方法としては
(1) 血清 K 値から考える方法，
(2) 体液量・血圧から考える方法がある．

Lecture

■代謝性アルカローシスでは一次的に血清HCO_3^-が増加する

　代謝性アルカローシスとは，一次的に血清HCO_3^-濃度が増加する病態をいう．アルカローシスが形成される引き金は（1）H^+の喪失，（2）HCO_3^-の増加，のいずれかである．体内でHCO_3^-が過剰に産生されることはないので，アルカリ製剤が負荷される場合を除けば，代謝性アルカローシスの原因は酸の喪失によるものが多い．実際，代謝性アルカローシスの90％は利尿薬によるものか，胃酸喪失によるものである．HCO_3^-濃度が上昇しても腎臓が過剰なHCO_3^-を排泄すれば，代謝性アルカローシスは持続しないはずである．腎機能が正常ならば，蓄積したHCO_3^-は腎臓から速やかに排泄されるので，アルカレミアが持続することはない．そのため，代謝性アルカローシスが維持されるには，HCO_3^-の再吸収が増加する，あるいはHCO_3^-の排泄が低下する機序が存在する必要がある（表23－1）．

　H^+の喪失の原因には，嘔吐，胃液ドレナージのような消化管からの喪失，利尿薬投与や鉱質コルチコイド過剰による腎からの過剰排泄などがある．原発性アルドステロン症やCushing症候群などでは，副腎でアルドステロン産生が亢進するし，腎動脈狭窄やレニン産生腫瘍などではレニン分泌過剰の結果として，二次性にアルドステロン産生が増加し，集合管でのK^+，H^+分泌が亢進する．

　体内にHCO_3^-が増加する原因の大部分は医原性であり，重炭酸ナトリウムの大量投与，輸血（クエン酸），クエン酸を含む下剤（マグコロール®Pなど）などがある．高度な乳酸アシドーシスやケトアシドーシスに対する救急処置として重炭酸ナトリウムを投与することがあるが，原疾患が改善すれば乳酸やケト酸は代謝されて等量のHCO_3^-が産生されるので，投与されたHCO_3^-が蓄積し過度の代謝性アルカローシスが生じることになる（overshoot alkalosis）．

　脱水ではHCO_3^-再吸収が増加するので，アルカローシスが生じる．

23 代謝性アルカローシスの評価と治療

表 23-1 代謝性アルカローシスの主な原因疾患

細胞外液量（有効動脈容量）減少　（Cl 反応性アルカローシス）
1）消化管からの H^+，Cl^- 喪失
　嘔吐，胃液吸引，先天性 Cl 下痢症）
2）腎臓からの H^+，Cl^- 喪失
　ループ利尿薬，サイアザイド系利尿薬，Bartter 症候群，Gitelman 症候群
　K 欠乏，Mg 欠乏，高 Ca 血症

細胞外液量増加（高血圧・鉱質コルチコイド過剰）
原発性アルドステロン症（腺腫，過形成，癌腫）
副腎酵素欠損　（11 β-ヒドロキシラーゼ欠損）
Cushing 症候群，Cushing 病，甘草

外因性の HCO_3^- 負荷
急性アルカリ負荷（大量輸血，クエン酸負荷，高濃度重炭酸 Na 投与）
ミルクアルカリ症候群

■代謝性アルカローシスが維持される機序
—有効循環血漿量低下，Cl 欠乏，低 K 血症，腎機能低下

　代謝性アルカローシスを維持させる機序には，有効循環血漿量の低下，Cl 欠乏，低 K 血症，腎機能低下などがある．腎機能が正常で，細胞外液量欠乏もない健常人に重曹負荷をしてもそう簡単には代謝性アルカローシスにはならない．筆者が若い頃の研究テーマの一つが尿細管性アシドーシスであった．尿細管性アシドーシスの原因検索のために行う負荷試験として「炭酸水素ナトリウム負荷試験」というものがある．病棟で朝から炭酸水素ナトリウム液を点滴して，血清 HCO_3^- 濃度を徐々に増加させ，HCO_3^- 排泄閾値や FE HCO_3^- を測定する検査だが，炭酸水素ナトリウム液を投与しても，計算通りにはなかなか血清 HCO_3^- 濃度は上昇してくれない．投与しても HCO_3^- がすぐに尿中に排泄されてしまうからである．血清 HCO_3^- 濃度が高く維持されるには，酸排泄が増加し，HCO_3^- 排泄が障害される機序，維持メカニズムが必要である．

　有効循環血漿量が低下すれば，近位尿細管で Na と Cl の再吸収が増加する．Cl 欠乏では，緻密斑に到達する Cl^- の流入が減少するので，レニン分泌が促進され，二次性アルドステロン症となり，集合管で Na 再吸収ならびに H^+，

II 特殊病態の初期アセスメントと対応

K^+ の排泄が増加する．H^+ 排泄が増加すれば，体内に HCO_3^- が蓄積する．接合尿細管と皮質集合管に存在する B 型間在細胞の管腔側膜には HCO_3^-/Cl^- 交換輸送体（pendrin）が存在し，Cl の再吸収と交換に尿中に HCO_3^- を排泄する[1]．　代謝性アルカローシスでは HCO_3^-/Cl^- 交換輸送体の活性が亢進し，過剰な HCO_3^- 排泄を促進するが，Cl 欠乏があれば HCO_3^- 排泄が低下する．

　ループ利尿薬，サイアザイド系利尿薬，Bartter 症候群，Gitelman 症候群などの尿中 Na，Cl 排泄が増加する病態では，集合管への Na 流入量が増加する．その結果，皮質集合管主細胞では，ENaC（上皮型 Na チャネル）を介して陽イオンである Na が再吸収され，尿細管管腔内の電荷はマイナスに強く傾くことになる（lumen electro negativity という）．尿細管管腔内のマイナスが強くなれば，陽イオンである K^+，H^+ の分泌が亢進し，低カリウム血症，代謝性アルカローシスが生じることになる．

　低 K 血症は近位尿細管でのアンモニア産生を増加させる．低カリウム血症はそれ自体が髄質集合管の管腔側膜にある H,K-ATPase 活性を亢進する．H,K-ATPase は尿細管管腔内の K を再吸収し，H^+ を分泌するイオンポンプであり，胃酸分泌をつかさどるプロトンポンプの仲間である．H,K-ATPase 活性が増加すれば，H^+ 排泄が亢進し，代謝性アルカローシスが持続する．

　尿細管管腔内ならびに血液の HCO_3^- 濃度が上昇すると，ENaC が活性化することも報告されている．ENaC 活性が増加し，Na 再吸収が亢進すれば，尿細管管腔内の負電位は増大するので，H^+ 分泌が更に進み，代謝性アルカローシスの悪循環が形成されることになる[2]．

　腎機能障害では，尿細管機能障害によって集合管 B 型間在細胞での HCO_3^- 分泌が低下するし，高度の GFR 低下があれば，HCO_3^- の濾過量自体が低下してしまう．無尿の透析患者に多量のアルカリ剤を投与すれば，排泄されないため高度の代謝性アルカローシスになることもある．

23 代謝性アルカローシスの評価と治療

表 23 − 2　細胞外液量欠乏時の尿 Na，尿 Cl 濃度の関係

尿 Na 濃度	尿 Cl 濃度	
低値	低値	塩分制限 腎外（腸管など）の塩分喪失 嘔吐（維持期）
正常〜高値	低値（<20 mEq/L）	代謝性アルカローシスを伴う嘔吐（生成期） 先天性 Cl 喪失性胃腸炎
低値	正常〜高値	代謝性アシドーシスを伴った下痢
高値	高値（40 mEq/L）	利尿薬 Bartter 症候群，Gitelman 症候群 閉塞性腎症の閉塞解除後に見られる Na 喪失性腎症

参考　Battle D, Shah M. Physiologic Principles in the Clinical Evaluation of Electrolyte, Water, and Acid-Base Disorders. In Seldin and Giebisch's The Kidney.10th Ed. Elsevier,2015.

■代謝性アルカローシスでは，細胞外液量評価に尿 Cl 濃度を用いる

　代謝性アルカローシスの患者では，細胞外液量，有効循環血漿量の評価には尿 Na 濃度ではなく尿 Cl 濃度を用いる．健常人では細胞外液量に反映される Na バランスと尿中 Na，Cl 排泄は同方向に動き，細胞外液量が低下すれば，近位尿細管での Na 再吸収が増加し，尿中 Na 濃度と尿中 Cl 濃度はともに低下する．一方，嘔吐による代謝性アルカローシスでは，細胞外液量が低下していても尿 Na 濃度は低下せず，尿 Cl 濃度だけが低下する．その理由は，代謝性アルカローシスでは尿中に喪失する HCO_3^- が増加し，これに付随して Na が喪失するため尿 Na 濃度は正常ないし増加するためと考えられる．利尿薬，Bartter 症候群，Gitelman 症候群にみられる代謝性アルカローシスでは細胞外液量は低下しているが，尿 Na，尿 Cl 排泄は共に増加する(表 23 − 2)．

II 特殊病態の初期アセスメントと対応

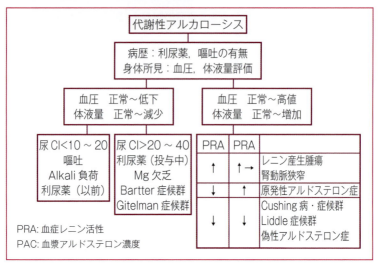

図 23-1 代謝性アルカローシスの診断アルゴリズム

■代謝性アルカローシスの鑑別診断

　代謝性アルカローシスをみたら，形成因子と維持因子を探していく．診断を進めるアルゴリズムを図23-1に示す．血清K値，体液量評価，高血圧の有無などをみていくとよい．症例で示した患者は，低K血症があり，高血圧はなく，尿Clが高値（> 40 mEq/L）である．利尿薬を使用していれば説明がつくが，利尿薬服用が否定されれば，Bartter症候群，Gitelman症候群などが疑われる．尿K排泄量を蓄尿，TTKG，FEK，尿K/Crなどから評価し，低K血症があるにもかかわらず尿K排泄量が多ければ尿細管からのK^+，H^+排泄が増加している病態，利尿薬，Bartter症候群，Gitelman症候群に合致する．

　嘔吐などによる酸喪失があれば，尿Clは低値（< 20 mEq/L）になる．鉱質コルチコイド過剰であれば，血圧が高くなるであろう．

■代謝性アルカローシスの治療

　pH > 7.50の代謝性アルカローシスを示す患者では入院死亡率が高いことが知られている．しかし，死亡リスクは呼吸性ではなく代謝性アルカローシスに関連するので，アルカローシス自体が予後を規定するのではなく，代謝性アルカローシスを引き起こす原疾患が予後不良因子なのかもしれない．代謝性アルカローシスを治療してpHを正常範囲にすれば，予後が改善するかに関しても，

臨床的なエビデンスは不足している．

　高度なアルカローシスは血管収縮，痙攣，傾眠，不整脈，低換気（高炭酸ガス血症，低酸素血症），低カリウム血症，低カルシウム血症，低マグネシウム血症などを招く．そのためpH＞7.50～7.60では治療を行うことが安全である．

　代謝性アルカローシスの治療は，代謝性アルカローシスの原因と維持因子を改善することからはじめる．

　有効循環血漿量が低下しているCl反応性代謝性アルカローシスに対しては，体液量が是正されるまで生理食塩液を補充する．これにより細胞外液量が増加し，レニン・アンジオテンシン・アルドステロン系を抑制し，GFRを改善し，Cl欠乏も補正される．Cl補充自体が，HCO_3^-/Cl^-交換輸送体（pendrin）からのHCO_3^-排泄を促進する．

　Cl不応性代謝性アルカローシスは生理食塩液補充に反応しないので，原因に応じた治療を行う．鉱質コルチコイド過剰状態には，カリウム保持性利尿薬（spironolactone，アルダクトン®）を投与し，カリウム欠乏を補充する．

　低カリウム血症があれば，アルカローシスが持続するので，必ず治療する．このときは塩化カリウム（KCl）製剤を用いる．

　うっ血性心不全で利尿薬使用中の患者に高度の代謝性アルカローシスがみられることがある．有効動脈容量は低下しているが，細胞外液全体では体液過剰があるので，利尿薬も中止し難い．こうした例では，近位尿細管でのHCO_3^-再吸収を阻害するアセタゾラミド（ダイアモックス®）も有効である．体液量過剰があるときは利尿薬としての作用も期待できるが，低K血症の悪化に注意する．消化管からのH^+喪失が多い場合には，H_2ブロッカーやプロトンポンプ阻害薬を投与し，胃酸分泌を抑制することが有効なこともある．

文献

1) Wall SM. The role of pendrin in renal physiology. Annu Rev Physiol. 2015；77：363-378.
2) Peck V, Pham TD, Hong S,et al. Pendrin modulates ENaC function by changing luminal HCO_3^-. J Am Sc Nephrl. 2010；21：1928-1941.

24 カルシウム,リン,マグネシウム異常の診断と治療は

Basic　Ca, P, Mg 異常の診断と治療　Update

■ 診療ルール

1) カルシウムは骨の主成分であると同時に,細胞内セカンド・メッセンジャーとして神経筋機能など重要な生理的機能を担っている.
2) 血清カルシウムの約50％はイオン化(遊離)カルシウムで,残りの40％はアルブミンに,10％はリン酸などの陰イオンと結合している.
3) 生理学的活性をもつのはイオン化カルシウムなので,低アルブミン血症では補正カルシウム濃度を計算する.
   補正カルシウム濃度 = 0.8 ×(4 − Alb)+ 測定 Ca 濃度
4) カルシウム,リンは,腸管・腎臓・骨の3臓器で,PTH,ビタミンD,FGF23によって複雑に調節されている
5) 副甲状腺ホルモンは血漿 Ca^{2+} 濃度を維持するホルモンである.カルシウムの骨吸収と腎臓からの再吸収を促進し血清カルシウムを増加させ,腎近位尿細管の1α-hydroxylase(1α-水酸化酵素)活性化を介して活性型ビタミンDを増加させる.
6) ビタミンDは骨形成に必要な Ca^{2+} とリンの血中濃度を増加させ骨基質の石灰化を促進する.また,PTHを抑制しFGF23の分泌を促進する.
7) FGF23は骨細胞で産生されるホルモンで,リン利尿因子である.FGF23が受容体に作用するためには共受容体として機能するKlotho蛋白が必要である.
8) 高カルシウム血症をみたら,(1)副甲状腺機能亢進症(2)悪性腫瘍(3)ビタミンD過剰(4)その他(薬剤,長期臥床など)を鑑別する
9) リンは骨形成と生体機能維持に重要な役割を担っており,入院患者では定期的に評価する.
10) マグネシウムは神経・筋の機能に欠かせない「必須元素」である.
11) 患者に原因不明の不整脈,心不全,呼吸不全,神経障害をみたら,低リン血症,低マグネシウム血症を除外する.

24 カルシウム,リン,マグネシウム異常の診断と治療

Lecture

■カルシウムは骨の主成分であると同時に,細胞内セカンド・メッセンジャーとして重要な生理的機能を担っている.

　カルシウムは,骨の構成要素であるとともに,筋収縮,神経伝導,ホルモン放出,血液凝固系の機能,多数の酵素の調節に重要な役割を果たしている[1].

　イオン化カルシウムは細胞内のセカンド・メッセンジャーとして作用しており,骨格筋の収縮,心筋および平滑筋の興奮-収縮連関,ならびに蛋白キナーゼおよび酵素のリン酸化の賦活に関与している.カルシウムは,サイクリックアデノシン一リン酸(cAMP)やイノシトール1,4,5-三リン酸など他の細胞内メッセンジャーの働きにも関与しており,アドレナリン,グルカゴン,ADH(バソプレシン),セクレチン,コレシストキニンを含む多数のホルモンに対する細胞応答を媒介している.例えば,血管平滑筋細胞の細胞膜には,電位依存性Caチャネルがあり,血管平滑筋細胞の収縮は,細胞外から流入するCa^{2+}に強く依存しており,降圧薬「Ca拮抗薬,Caチャンネル遮断薬」は細胞膜のCaチャネルに作用し,平滑筋細胞にCa^{2+}が流入するのを抑え,血管収縮を抑制し,末梢血管抵抗を減弱して降圧作用を発揮している.

■生理学的活性をもつのはイオン化カルシウムである.低アルブミン血症では補正カルシウム濃度を計算する

　体内に存在するCaの99%はヒドロキシアパタイト結晶の形で骨に存在する.血清中のCaは体内総カルシウム量のわずか0.1%程度にすぎない.血清カルシウム濃度は8.8〜10.4 mg/dL(2.20〜2.60 mmol/L)だが,生理学的活性をもつイオン化カルシウムは約50%で,残りはアルブミンなどと結合した不活性体である.低アルブミン血症では,イオン化カルシウムを直接測定するか,総カルシウム値をアルブミン濃度に応じて補正し,血清カルシウム値が正常範囲にあるかどうかを判断する.

> 補正カルシウム濃度=0.8×(4−Alb)+測定Ca濃度

　細胞内Caの大部分は小胞体に貯蔵されているので,細胞質Ca濃度は50〜100 nmol/L(0.000,05〜0.000,1 mmol/L))という血清Ca濃度の10,000分の1程度,極めて低濃度に維持されている.細胞外Caが何らかの刺激によって細胞質に流入し,細胞内のタンパク質と結合し,機能を調節している.

Ⅱ　特殊病態の初期アセスメントと対応

■カルシウム，リンは，腸管・腎臓・骨の3臓器で，PTH，ビタミンD，FGF23によって複雑に調節されている

　慢性腎臓病患者や悪性腫瘍の患者では，血清カルシウム値の異常に遭遇することが多い．低カルシウム血症や高カルシウム血症の診断，治療を複雑にするのは，カルシウムやリンの血中濃度を調整する部位が小腸・腎臓・骨の3臓器にわたること，調節に関わるホルモンが，PTH，ビタミンD，FGF23の少なくとも3つあることにある．

　食事から約1000 mgのカルシウムが摂取され，そのうち350 mgが小腸で吸収される．小腸での吸収は活性型ビタミンD（$1,25(OH)_2D_3$，1,25-ジヒドロキシコレカルシフェロール，カルシトリオール）で促進される．同時に，唾液，膵液，腸液として一日に150 mgのCa^{2+}が消化管に分泌されるので，正味の吸収量は200 mg/日となり，800 mgのCa^{2+}は便中に排泄される．吸収されたCa^{2+}は細胞外液のCaプールに加わることになる．細胞外液に加わったCa^{2+}は腎臓から尿中に排泄され，血中Ca^{2+}濃度や体内のCaバランスが維持される．

■副甲状腺ホルモンは血漿Ca^{2+}濃度を維持するホルモンである

　副甲状腺ホルモンは，低カルシウム血症（イオン化カルシウム濃度の低下）に反応し副甲状腺から分泌され，低カルシウム血症を補正し，カルシウムバランスを維持している．

副甲状腺ホルモンの主な作用は
（1）骨吸収を促進し，骨から血中へCaとPを動員する
（2）腎臓でCaを再吸収し，Pを排泄する
（3）腎臓（近位尿細管）の1α-hydroxylase（CYP27B1）活性を刺激し，ビタミンDが活性型ビタミンDに変換することを促進し，間接的に小腸でのCa，P吸収を増加させる．

　逆に，活性型ビタミンD（カルシトリオール）が増加すると，副甲状腺でのPTH合成は抑制される．

　副甲状腺や尿細管（Henle係蹄の太い上行脚）に存在するカルシウム感知受容体（CaSR，カルシウム・センシング・レセプター）が血清カルシウム濃度の増減を感知し，PTH分泌や尿細管でのCa吸収，分泌を調整している．

　PTH受容体があるのは骨芽細胞で，PTHは骨芽細胞に直接作用し，造骨を促すと同時に，骨芽細胞から産生されるサイトカインを介して，破骨細胞に作

24 カルシウム，リン，マグネシウム異常の診断と治療

用し長期間持続的に骨吸収（bone resorption）を促進する．副甲状腺機能亢進症では，骨吸収が常に促進され血漿 Ca^{2+} 濃度が上昇する．

PTH は近位尿細管に作用し，Na/P 共輸送を抑制し，リン酸の再吸収を抑制し，尿中のリン排泄を増加する．また，遠位曲尿細管に作用し，Ca^{2+} の再吸収を促進し，血漿イオン化カルシウム濃度を上昇させる方向に作用する．

■ビタミン D は骨形成に必要な Ca^{2+} とリンの血中濃度を増加させ骨基質の石灰化を促進する

ビタミン D は，食事から摂取されたり，紫外線刺激により皮膚でコレステロール（7-dehydrocholesterol）から合成される．植物にはビタミン D_2（erogcaliferol）が，魚にはビタミン D_3（cholecalciferol））が多い．ビタミン D_2 と D_3 は肝臓で水酸化されビタミン 25(OH)D（カルシジオール，calcidiol）となり，ついで腎近位尿細管で 1α-hydroxylase（CYP27B1）によって活性型ビタミン D，すなわち 1,25-$(OH)_2D_3$ となる．活性型ビタミン D は calcitriol 24-hydroxylase (CYP24A1) によって分解される[2]．

25(OH)D の半減期は約 15 日で，体内のビタミン D 貯蔵量を反映する．一方，1,25-$(OH)_2D_3$ の半減期は約 15 時間と短く，血中濃度は 25(OH)D 貯蔵量と近位尿細管の 1α-hydroxylase 活性に影響されるので，体内のビタミン D 貯蔵量の指標にはならない[3]．ビタミン D 欠乏やビタミン D 中毒の診断には 25(OH)D 濃度の測定が有用だが，本邦では保険適用となっていない．

活性型ビタミン D（カルシトリオール）の主な役割は，
（1）小腸でカルシウム，リンの吸収を増加
（2）副甲状腺で PTH 合成を抑制
（3）骨細胞に作用し，FGF23 の分泌を刺激する
ことである．

小児期にビタミン D が不足すると骨成長に必要な Ca とリンの供給ができず，石灰化が障害され，"くる病"が発症する．筆者が小学生のころ，昭和 40 年頃には，栄養不足が問題だったのか，夏休み前には，「肝油（カンユ）ドロップ」を学校で販売していた．おいしいイチゴゼリー味の「グミ（gummy）」みたいなもので，いつも楽しみにしていた．今考えるとビタミン D 不足を補うものだったようだ．進行した慢性腎臓病では，活性型ビタミン D 欠乏によってさまざまな骨代謝異常が出現する．

Ⅱ 特殊病態の初期アセスメントと対応

■リン恒常性を維持する機構はFGF23-Klotho内分泌系である．

FGF23（線維芽細胞増殖因子23，fibroblast growth factor 23）はリン摂取に反応して骨細胞から分泌され，リンとビタミンD代謝を調整するホルモンである．

FGF23は，
（1）活性型ビタミンD（calctriol）の産生を担う腎近位尿細管の1α-hydroxylase（CYP27B1）発現を抑制するとともに，活性型ビタミンDを分解するcalctriol 24-hydroxylase(Cyp24A1)発現を促進し，血中活性化ビタミンD濃度を低下させる．
（2）副甲状腺ホルモン（PTH）の合成や分泌を抑制．
（3）腎近位尿細管のNa/P共輸送体発現を抑制し，リン排泄を促進する[4)5)6)]．

血中の活性型VD_3が低下すれば，腸管のP吸収が抑制され血中リン濃度が低下する．Na/P共輸送体（NaPi）が抑制されれば，P再吸収低下＝リン利尿となり，血中リン濃度が低下する．

活性型ビタミンDとPTHはFGF23を刺激するというフィードバック機構がある(図24-1)．表24-1に血漿リン濃度に影響を与える因子を示した．

家族性低リン血性くる病や腫瘍性骨軟化症（TIO）では，FGF23の過剰産生によって腎臓からのリン排泄過剰が生じ，低リン血症と骨障害が生じる．

FGF23は単独ではFGF23受容体に結合せず，共受容体であるKlotho蛋白が必要である．興味深いことに，Klotho欠損マウスやFGF23欠損マウスは血管石灰化，性腺・骨格筋・皮膚・脂肪の萎縮や心肥大，骨粗鬆症，認知症などの老化様症状を呈する．慢性腎臓病や老化とFGF23-Klotho内分泌系の関係も注目されている．

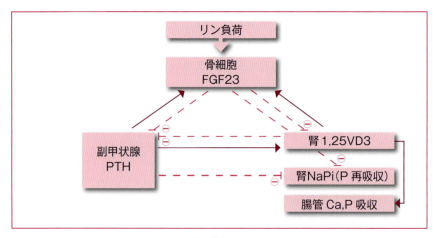

図 24-1

24 カルシウム,リン,マグネシウム異常の診断と治療

表 24－1 血漿リン濃度に影響を与える因子

		血漿 P	作用機序
PTH		低下 ↓	近位尿細管の Na/P 共輸送体を抑制し,リン再吸収を抑制する
		上昇 ↑	骨吸収を促進し,骨から血中へ Ca と P を動員する ビタミン D 活性化を介し,間接的に腸管からの Ca,P 吸収を増加
活性型ビタミン D		上昇 ↑	小腸での P 吸収を増加させる 副甲状腺からの PTH 分泌を抑制し,間接的に尿細管リン再吸収を増加させる
FGF23		低下 ↓	近位尿細管 Na/P 共輸送体発現を低下させ,リン再吸収を抑制 活性型ビタミン D 濃度を低下 PTH を阻害
インスリン,成長ホルモン		上昇 ↑	近位尿細管 P 再吸収を促進

■高カルシウム血症の原因,臨床症状,診断

補正 Ca 濃度が 10.5 mg/dL 以上あるいはイオン化カルシウム濃度が 2.7 mEq/L 以上で高カルシウム血症と診断する.90 % 以上は原発性副甲状腺機能亢進症か悪性腫瘍が原因である.補正 Ca 濃度が 12 mg/dL 以上で臨床症状が出現する.中枢神経症状として倦怠感,錯乱,意識障害が,消化器症状として食欲不振,嘔吐,便秘などがみられる.腎臓では尿濃縮力障害による多尿,脱水や,尿路結石,腎石灰化などがみられる.

高カルシウム血症をみたら,(1) 副甲状腺機能亢進症 (2) 悪性腫瘍 (3) ビタミン D 過剰 (4) その他(薬剤,長期臥床など)を鑑別する.病歴から腎障害の有無,サプリメントの過剰摂取を除外する.PTH を測定し副甲状腺機能亢進症の有無をみる.PTH が上昇,正常高値ならば副甲状腺機能亢進症や家族性低 Ca 尿性高 Ca 血症(FHH:familial hypocalciuric hypercalcemia)が疑われる.PTH が低値(<15-20 pg/mL)ならば PTHrP を測定する.PTHrP が上昇していれば悪性腫瘍随伴性高カルシウム血症(HHM:humoral hypercalcemia of malignancy)を考える.PTH も PTHrP も低値ならば,$1,25-(OH)_2D_3$ や $25(OH)D$ を測定するが,後者はわが国では保険適用外である.$1,25-(OH)_2D_3$ が高値ならば,ビタミン D 過剰かサルコイドーシスや結核などの肉芽腫性疾患が考えられる.サルコイドーシスでは 1α 水酸化酵素活性が高い活性化マクロファージによって腎外性に活性型ビタミン D 産生が亢進している.$1,25-(OH)_2D_3$ が低値のときは,局所性骨溶解性高カルシウム血症(LOH:local osteolytic hypercalcemia),ミルク・アルカリ症候群,薬剤,長期臥床(immobilization)などを考える(表24－2).

II 特殊病態の初期アセスメントと対応

表 24-2 高カルシウム血症の主な原因

PTH産生・作用亢進	原発性副甲状腺機能亢進症 家族性低Ca尿性高Ca血症 異所性PTH産生腫瘍
悪性腫瘍	腫瘍によるPTHrP産生 多発性骨髄腫
肉芽腫性疾患	サルコイドーシス，結核
内分泌疾患	副腎不全，甲状腺中毒，先端巨大症
不動（immobilization）	
薬剤	活性型ビタミンD製剤，天然型ビタミンD製剤（大量） サイアザイド，リチウム
その他	腎不全，低リン血症，良性腫瘍によるPTHrP産生

■高カルシウム血症の治療

高カルシウム血症をひきおこす基礎疾患の治療を行うが，症状が重篤な場合には緊急の処置が必要となる．細胞外液欠乏があれば，腎臓からのカルシウム排泄が障害されるので，体液過剰（うっ血性心不全など）がなければ生理食塩液を補液し，循環血漿量を補正する．脱水が補正された後も，十分な補液を続けて1時間に100 mL以上の尿量を確保する．

体液過剰が懸念される場合には，フロセミドなどのループ利尿薬を20～40 mg静注する．理論的にはループ利尿薬はヘンレ係蹄太い上行脚のNKCC2を阻害することで，管腔内の陽性荷電を減少させCa^{2+}の再吸収を阻害，Caの尿中排泄を促進することが期待される．

ビスホスホネートは骨からのCa放出を抑制することで，高カルシウム血症を改善させる．効果発現まで2日程度かかるが，効果は1～2週間持続する．

> **処方例**
> ゾレドロン酸水和物（ゾメタ®）4 mgを15分以上かけて静注
> （保険適用は悪性腫瘍である）

カルシトニンは数時間で効果がみられ，重篤な副作用もないため使いやすい．

> **処方例**
> エルカトニン（エルシトニン®）40単位／回　一日2回　筋注

高度，重篤な高カルシウム血症（> 16 mg/dL）や，うっ血性心不全，腎不全を合併している場合には，低カルシウム透析液を用いた血液透析療法が有効である．

24 カルシウム，リン，マグネシウム異常の診断と治療

■リンの生理的意義と体内バランス

　リンは緊急検査項目に含まれていない病院も多く，カルシウムは測定するのに，リン，マグネシウムが見落とされがちである．リンは骨塩，細胞膜の構造や細胞の機能を維持するのに欠かせない．多くの酵素やセカンドメッセンジャーはリン結合（リン酸化）によって活性化されるし，エネルギーはATPとして貯蔵されている．リンが欠乏すると，ヘモグロビンの酸素親和性を決定する2,3-DPGの形成が阻害され，ヘモグロビンの酸素親和性が上昇し，組織が低酸素状態になる．結果として多臓器不全につながってしまう．酸塩基平衡調節でも，リン酸緩衝系は重要な役割を果たしている．

　体内のリンの約85％は骨に，残りの大部分は細胞内に存在し，細胞外液にはわずか1％しか存在しない．言い換えると血漿リン濃度は必ずしも体内総P量を反映しないことになる．血中ではリンは有機リンと無機リンという2つの形で存在し，臨床検査で測定されるのは無機リンの濃度である．

　血中リン濃度を調整する因子は，PTH, $1,25(OH)_2D_3$（活性型ビタミンD），FGF23，インスリン，食事中のリン，腎機能などである．一般的な食事からは一日800～1500 mgのリンを摂取しており，約1000 mgが尿中に排泄され，約200 mgが便中に排泄される．

■低リン血症の診断と治療

　血清P濃度が2.5 mg/dL以下を低P血症という．症状を伴う重篤な低リン血症（<1.0mg/dL）の頻度はそれほど多くないが，ICU患者の約3割，敗血症患者の65～80％に低リン血症がみられるとの報告もある[1)7)8)9)]．アルコール依存症，神経性食思不振症，TPN長期投与中，原因不明の心不全，呼吸不全をみたら，低リン血症を除外するようにしたい．表24－3に主な低リン血症の原因を示す．

　低リン血症の治療は，基礎疾患の治療と経口的なリン補充だが，全例にリン補充が必要なわけではない．例えば糖尿病性ケトアシドーシスにみられる低リン血症は，通常の食事開始とともに自然に改善することが多い．一方，腎と消化管の両者からリン喪失がある場合や，アルコール中毒，栄養不良などのリスク因子がある場合にはリン補充が必要となる[7)8)9)]．

脱脂粉乳には100 gあたり1 gのリンが含まれているので，簡便に用いることができる．ただしスキムミルクのエネルギーは100 gあたり359 kcalなので，

Ⅱ 特殊病態の初期アセスメントと対応

表 24－3 低リン血症の主な原因

腎臓からのリン排泄増加（リン再吸収障害）	
PTH産生・受容体亢進	副甲状腺機能亢進症，異所性PTH産生腫瘍 Humoral hypercalcemia of Malignancy
FGF23関連低リン血症	低リン血症性くる病 腫瘍性くる病・骨軟化症
その他	Fanconi症候群，利尿薬，グルココルチコイド
腸管からのリン吸収低下	
リン摂取不足，リン吸着薬，ビタミンD欠乏，分泌性下痢	
骨・細胞内への移行	
急速な細胞増殖（Hungry bone症候群，急性白血病），refeeding症候群，ケトアシドーシス回復期，呼吸性アルカローシス	

大量のリン補充が必要な場合にはエネルギー過多が問題となる．多量のリン補充が必要なFanconi症候群や腫瘍性骨軟化症などによる低リン血症の治療には，経口リン酸製剤「ホスリボン®」を用いることができる．

　1.0 mg/dL以下の高度な低リン血症で，リン欠乏による重篤な臨床症状があれば，経静脈的なリン投与を行う．注射用リン製剤にはカリウムが含まれているので，急速静注は禁忌であり，希釈して点滴静注する．高カリウム血症の危険をさけるために，1時間あたりの投与量はKとして10 mEqを超えない速度とする．一日総投与量は重症例であってもリンとして0.6〜1.0 mmol/kg/日以内にするのが安全である．

Tips　　検査室から報告されるリン濃度は，血中の無機リン濃度である

　血液中のリンの総量は約14 mg/dLなのだが，7割が有機リン（リン脂質やATPなど）で10 mg/dL，残りの3割が無機リンで4 mg/dLである．無機リンも15％は蛋白と結合，85%がフリーの形で存在する．フリーのリンも，H_3PO_4, $H_2PO_4^-$, HPO_4^{2-}, PO_4^{3-}, 4つの形があり，その割合はpHで変動するが，通常のpHではHPO_4^{2-}：$H_2PO_4^-$ = 4:1の比率で存在する．カリウムやナトリウムの単位はmEq/Lを使うが，リンはpHによって変化するためmmol/Lで表示される．リン酸2カリウム注射液10 mLには，10 mEq = 10 mmolのカリウムと10 mmolのリンが含まれている．この注射液を使用するときには，「高濃度（1M）塩化カリウム(KCl)注射薬原液」と同じカリウム濃度であることを決して忘れてはならない．

■マグネシウムは生理機能に欠かせない「必須元素」である

　マグネシウムは生体内でカルシウム，ナトリウム，カリウムについで4番目に多い陽イオン金属で，細胞内では2番目に多い陽イオンである．約6割が骨中に，約3割が筋肉中に，1％のみが細胞外液に存在し，血液中では55％がイオン化Mgとして，15％が陰イオンと結合し複合物を形成し，30％がたんぱく質と結合している．

　Mgは代謝に関与する多くの酵素のco-factor（共同因子）として作用し，生体内のエネルギー産生，貯蔵，利用，蛋白合成をはじめとして多くの反応に欠かせない[10)11)12)]．細胞機能を維持するのに重要なNa,K-ATPaseをはじめとするATPaseの多くはco-factorとしてMgを必要とする．

　マグネシウムは必須元素であり，完全静脈栄養を受けている患者では定期的に測定することが推奨されているにもかかわらず，緊急検査項目に含まれないことが多いためか，入院中一度も測定されない患者がいる（測定の指示をださない医師がいる）ことは驚きである．筆者は卒後5年目頃，3週連続で高度の低マグネシウム血症の患者に遭遇した．一例は小児科で全身けいれん，2例目は内科で難治性の不整脈，3例目は外科で意識障害で，全例で腎不全のため自作のTPN（リンもマグネシウムも含まれない）が投与されていた．マグネシウム異常の症状は非特異的なので，鑑別診断として思いつかなければ重症のマグネシウム異常が見落とされてしまう可能性がある．

■体内マグネシウム調節機序

　食事から約300 mgのマグネシウムを摂取し，約100 mgが小腸から吸収され，同じ量が尿中に排泄される．糸球体で濾過された後，近位尿細管で15～20％，ヘンレの太い上行脚で65～75％，遠位曲尿細管で5～10％が再吸収され，最終的に尿中に排泄されるのは1～2％である．Henle係蹄太い上行脚では，管腔内がプラスの正電位が形成されているので，陽性荷電をもったMgは細胞間隙のparacellin-1を通って受動的に再吸収される．遠位曲尿細管でのMgの再吸収は，細胞内を通る経細胞的な輸送であり，管腔側膜にあるMgチャネル（TRPM6）を介して再吸収される．

Ⅱ 特殊病態の初期アセスメントと対応

■低マグネシウム血症の症状と治療

　血清マグネシウムの基準値は 1.5〜2.4 mg/dl である．Mg は原子量 24 の 2 価の陽イオンなので，1.25 mEq/L = 0.625 mmol/l=1.5 mg/dl となる．低マグネシウム血症（血清 Mg 濃度< 1.5 mg/dl）はおもに重症の入院患者にみられ，死亡のリスクが高い．低マグネシウム血症の頻度は高く，入院患者の 12 %，集中治療室の入院患者では 60 % に認められるとの報告もあるが，測定されておらず見逃されている患者も相当いるのではないかと思う[9)10)11)]．

　重症の低マグネシウム血症（< 1.0 mg/dl）では心電図変化，不整脈（torsades de pointes 含む），痙攣，昏睡，死亡することもある．また低マグネシウムは難治性の低カリウム血症や低カルシウム血症を合併することが多い．

　低マグネシウム血症の主な原因を表 24 − 4 に示す．

　軽度の低マグネシウム血症に対しては，経口マグネシウム製剤を投与する．高度，症候性の低マグネシウム血症に対しては，1〜2 g の硫酸マグネシウム（$MgSO_4・7H_2O$）を投与する．投与速度は病態によって異なるが，心停止を伴う torsades de pointes には 5〜20 分かけて，痙攣があれば 10 分かけて，それ以外の重度症候性の低マグネシウム血症には 5〜60 分かけて点滴静注する．また，低マグネシウム血症患者では低カルシウム血症を伴うことも多いので，その際にはカルシウム製剤も投与する．

表　24 − 4　低マグネシウム血症の主な原因	
消化管からの吸収不全	吸収不良症候群
消化管からの喪失	重症嘔吐・下痢，腸管ろう
尿細管からの再吸収障害	Gitelman 症候群，Bartter 症候群（3 型） 薬剤性（ループ利尿薬，サイアザイド系利尿薬，カルシニューリン阻害薬，アムホテリシンB）
Mg 分布の変化	糖尿病性ケトアシドーシス，飢餓・低栄養
摂取・補充不	栄養不良，ＴＰＮ時の補充忘れ

24 カルシウム，リン，マグネシウム異常の診断と治療

 マグネシウム製剤の投与量計算に注意！

補正用硫酸 Mg，コンクライト Mg(0.5M MgSO$_4$・7H$_2$O) の 20 ml バイアルには Mg^{2+}，SO$_4^{2-}$ がそれぞれ 1 mEq/ml 含まれている．硫酸マグネシウム水和物 (MgSO$_4$・7H$_2$O) としては 2.46 g，Mg としては 246.1 mg に相当する．静注用マグネゾール 20 ml には硫酸マグネシウム水和物 2 g，Mg として 16.2 mEq/20 ml 含まれている．マグネシウムの投与にあたっては，マグネシウムあたりの量なのか，硫酸マグネシウム水和物 (MgSO$_4$・7H$_2$O) としての量なのか，単位は mg か mmol か mEq なのかに注意すること[12]．

■高マグネシウム血症の症状と治療

軽度の高マグネシウム血症（2.5〜4 mg/dl）は無症状のことが多い．中等度の高マグネシウム血症（4〜12.5 mg/dl）では嘔気，嘔吐，深部腱反射の欠如，低血圧，徐脈，ECG 変化（PR 延長，QRS 間隔延長）がみられ，高度の高マグネシウム血症（＞12.5〜32 mg/dl）では呼吸筋麻痺，難治性低血圧，AV ブロック，心停止，死亡にいたる．高マグネシウム血症の主な原因は腎不全と医原性の Mg 大量投与である．便秘症に対する酸化マグネシウムによる重篤な高 Mg 血症も報告されているので，酸化マグネシウムを服用している患者では定期的に血清マグネシウム値を測定する．

痙攣，徐脈，血圧低下などの重症の高マグネシウム血症に対してはカルシウム製剤を投与すると一時的にマグネシウムの作用が拮抗される．8.5％グルコン酸カルシウム（カルチコール®）10〜20 ml を 5〜10 分かけて静注する．

透析療法を行えば血清マグネシウムを短時間に改善できる．

軽症の高マグネシウム血症で腎機能が正常であれば，マグネシウム製剤の投与中止，生理的食塩液とループ利尿薬投与で改善が期待できる．

■慢性腎臓病に伴う骨・ミネラル代謝異常

慢性腎臓病（CKD）の重要な合併症に Ca,P 代謝異常がある．GFR が低下するにつれて高 P 血症，低 Ca 血症，二次性副甲状腺機能亢進症が出現し，末期腎不全では，線維性骨炎，骨軟化症，無形成骨症などの多彩な骨病変を呈することから，以前は「腎性骨異栄養症(Renal osteodystrophy: ROD)」と総称されていた．その後，CKD で生ずるミネラル代謝異常は，骨や副甲状腺の異常だけでなく，血管の石灰化等を介して，生命予後に大きな影響を与えることが知られるようになり，CKD-Mineral and Bone Disorder：CKD-MBD（慢性腎臓病に伴う骨・ミネラル代謝異常）

Ⅱ 特殊病態の初期アセスメントと対応

という新しい概念が提唱されてきた．FGF23-Klotho系の研究が進歩するにつれて，CKD-MBDの病態解明と治療戦略も変わりつつある[13]．

リン摂取に反応し骨芽細胞からリン利尿因子であるFGF-23が分泌され，腎臓からのリン排泄が促進されるので，通常は体内にリンは蓄積せず，血清P濃度も正常範囲に維持される．GFRが低下し，腎臓からのリン排泄が低下すると，FGF23と副甲状腺ホルモン（PTH）が増加する．FGF23は前述したようにビタミンD活性化を抑制するとともにリン排泄を促進するし，PTHもリン排泄を促進するのでCKDの早期には血清P濃度は正常範囲に維持される．高P血症が出現するのはGFRが30 mL/min（CKD4期）未満となってからだが，高P血症が出現する前にFGF23-Klotho系が刺激されている．CKDが進行するにつれ，ビタミンD活性化障害による腸管からのCa吸収抑制が低Ca血症をまねき，低Ca血症はPTH分泌を促進する．PTH上昇によって骨代謝が変化し，骨から血中にCaが動員され，骨以外の組織でリン酸カルシウム結晶が析出し，血管石灰化が生じる．

骨病変だけではなく心血管予後改善のためにもCKD-MBD管理は重要である．日本透析医学会のガイドラインは，透析患者に対する血清P，Ca濃度の管理目標値を生命予後の観点から設定し管理目標をP＞Ca＞PTHの順に優先することを推奨している[14]．これは，P，Ca濃度を適正にコントロールした場合，PTH濃度のみをコントロールするより予後がよいことが示されているためである．透析導入前のCKD患者に対しても同様の考え方でよいだろう．

リンをコントロールするには食事リン制限が重要である．蛋白制限はリン制限でもある．食材のリン含有量だけでなく，食品添加物に含まれるPも無視できない．食品添加物中のPは食品成分表に表示されないので見逃されやすいが，ファーストフード，外食，缶詰，保存食品，コーラなどの清涼飲料水に多く含まれている．新鮮な食材は高価で，加工食品は廉価である．米国で高リン血症の頻度は低所得層が高所得層の2倍であることもこのことと無関係ではないだろう．

健常人でも血清P値と冠動脈石灰化の関連が知られている．欧州腎臓学の大御所であるRitz教授（ハイデルベルグ大学）は「食品のリン添加物は健康上のリスク」と警鐘を鳴らしているし，米国のKalantar-Zadeh教授（UCLA）は各種食品，添加物のリン含有量を詳細に報告している[15,16]．

血清P値が基準値をこえたらP吸着剤を開始する．補正Ca濃度が基準値を超える場合，原発性副甲状腺機能亢進症など他の疾患を除外する．高齢者では骨粗鬆症の予防・治療としてカルシウム製剤や活性型ビタミンD製剤を服用している

こともあるので,内服薬やサプリメントの服用を聴取する．PTHの管理は,まずP, Caを基準値内にコントロールし,その後,経口活性型ビタミンD製剤を少量から開始する．透析導入後は日本透析医学会のガイドラインに準じて管理する．

文献

1) Skorecki K et al, ed. Brenner and Rector's The Kidney.10th Edition. Elsevier, 2015.
2) Jones G et al. Current understanding of the molecular actions of vitamin D. physiol Rev. 1998;78: 1193-1231.
3) NIH Office of Dietary Supplements. Dietary supplement fact sheet: vitamin D. https://ods.od.nih.gov/factsheets/VitaminD-HealthProfessional/
4) Hu MC et al. Fibroblast growth factor 23 and Klotho: physiology and pathophysiology of an endocrine network of mineral metabolism. Ann Rev Physiol. 2013;75:503-33.
5) Wolf M. Update on fibroblast growth factor 23 in chronic kidney disease. Kidney Int. 2012;82(7):737-47.
6) Martin A et al. Regulation and function of the FGF23/Klotho endocrine pathways. Physiol Rev. 2012;92: 131-155.
7) Gaasbeek A et al. Hypophosphatemia: an update on its etiology and treatment. Am J Med 2005;118:1094-1101.
8) Lentz RD et al. Treatment of severe hypophosphatemia. Ann Intern Med. 1978;89(6):941-4.
9) Geerse DA, et al. Treatment of hypophosphatemia in the intensive care unit: a review. Crit Care. 2010;14:R147.
10) De Rouffignac C, Quamme G. Renal Magnesium handling and its hormonal control. Physiol Rev. 1994;74:305-22.
11) Kraft MF, Btaiche IF, Sacks GS, Kudsk KA. Treatment of electrolyte disorders in adult patients in the intensive care unit. Am J Health-Syst Pharm. 2005; 62: 1663-1682.
12) 小松康宏．高マグネシウム血症および低マグネシウム血症の治療はどのように行うのでしょうか？冨野康日己 監修．EBM腎臓病の治療．P.364-367, 中外医学社, 2008.

Ⅱ よくみる症状・問題への対応

13) John GB, Cheng CY, Kuro-o M. Role of Klotho in aging, phosphate metabolism, and CKD. Am J Kidney Dis. 2011 jul ; 58 (1) : 127-34.
14) 日本透析医学会．慢性腎臓病に伴う骨・ミネラル代謝異常の診療ガイドライン．透析会誌　2012;45:301-356.
15) Kamyar Kalantar-Zadeh. Understanding Sources of Dietary Phosphorus in the treatment of patients with chronic kidney disease Clin J Am Soc Nephrol. 2010;5: 519-530.
16) Ritz E. Phosphate additives in food--a health risk. Dtsch Arztebl Int. 2012;109(4):49-55.

Tea Break　　知恵はどこにいったのか？

Where is the life we have lost in living?
Where is the wisdom we have lost in knowledge?
Where is the knowledge we have lost in information?

生活のなかに見失ってしまった人生は
どこにいってしまったのか？
知識のなかに見失ってしまった知恵はどこにあるのか？
情報のなかに見失ってしまった知識はどこにあるのか？

　20世紀を代表する詩人，評論家であるT.S. Eliot（1888～1965）の有名な詩，The Rockの一節です．インターネットで簡単に情報を入手できる時代になりましたが，臨床医として大切なのは最新の情報を知っていることではなく，情報を統合・整理して知識として蓄え，知識と経験を結びつけるなかで知恵として生かしていくことでしょう．

Tea Break　　　Evidence Practice Gap とは

　医学研究によってすでに有効性が証明されエビデンスとして確立している検査・治療法と，実際の診療内容との差をエビデンス・診療ギャップと言います．言いかえれば，最善の医療と，現実の患者が受けている実際の診療内容との格差といえるでしょう．禁煙の有効性，肺炎球菌ワクチン接種の有用性，糖尿病性腎症患者に対する降圧目標＜ 130/80 mmHg などは誰でも知っていますが，自らの患者の何％で達成されているでしょう．

　エビデンスと診療のギャップを縮め，最善の医療を提供するために必要なこととして，米国国立医学研究所（IOM）は，「医療の質―谷間を越えて 21 世紀システムへ」のなかで，①医学データの継続的な収集分析と情報化，②特定の疾病・症状に対する診療ガイドラインの作成，③医療プロセスの設計に必要な最優良事例の選択，④エビデンスとガイドラインを一般社会および医療界に浸透普及させる努力の強化，⑤エビデンスを現場医療に活かす医師と患者の意思決定支援システムの開発，⑥医療プロセスと医療成果の改善に関する目標設定，⑦優先疾病・症状に対する医療の質評価手法の開発が重要であることを指摘しています．最善の医療を提供するには，個人レベルの知識・技術を高めるだけではなく，組織・集団のシステムを変えなくてはならないのです．

文献
1) 小松康宏．エビデンス・診療・ギャップ．日本医師会雑誌．2007; 136： 1560 ～ 1561．

25 糸球体疾患の基本は

Basic　糸球体疾患の基本　Update

■診療ルール

1) 糸球体疾患は，糸球体濾過障壁の破綻によって，糸球体性蛋白尿，糸球体性血尿，GFRの低下のいずれかをきたす症候群である．
2) 糸球体疾患は，臨床像から，（1）急性腎炎症候群，（2）ネフローゼ症候群，（3）急速進行性糸球体腎炎，（4）慢性腎炎症候群，（5）持続性蛋白尿・血尿症候群に分けられる．
3) 糸球体疾患は，病理組織所見から（1）微小糸球体病変，（2）巣状分節状病変，（3）びまん性糸球体腎炎にわけられる．
    ・びまん性糸球体病変は a.膜性糸球体腎炎（膜性腎症） b.増殖性糸球体腎炎 c.硬化性糸球体腎炎に分けることができる．
    ・増殖性糸球体腎炎は，（1）メサンギウム増殖性糸球体腎炎，（2）管内増殖性糸球体腎炎，（3）膜性増殖性糸球体腎炎（C3腎症），（4）管外増殖性糸球体腎炎（半月体形成性糸球体腎炎）にわけることができる．
4) 糸球体疾患の多くは，自覚症状を欠くため，検尿異常や他の疾患の検査で見つかることが多い
5) 日本人の慢性糸球体腎炎のなかではIgA腎症が多い．無治療で放置した場合，半数弱が透析を必要とする末期腎不全に進行しうるので，早期発見と早期治療が大切である．
6) 多量の蛋白尿を呈するIgA腎症に対しては副腎皮質ホルモンや扁桃腺摘除＋ステロイドパルス療法の効果が期待される．
7) 中高年にみられるネフローゼ症候群の原因として，最も多いのは膜性腎症である．薬剤や悪性腫瘍に続発することもあるので，鑑別診断が重要である．

25 糸球体疾患の基本

Case

23歳会社員男性．半年前の健診で尿潜血陽性，尿蛋白（±）であり，専門医を受診するように指示されていたが放置．1か月前から眼瞼の浮腫に気づき，その後，下肢の浮腫，体重増加，倦怠感がみられるようになり外来受診．体重は普段より5 kg増加．血圧150/95 mmHg，脈拍数72/分，呼吸数14/分，意識清明．酸素飽和度97 %．

検査所見 TP 4.8 g/dL，Alb 2.2 g/dL，BUN 60 mg/dL，Cr 2/0 mg/dL，肝機能正常，Na 140 mEq/L，K 4.5 mEq/L，Cl 98 mEq/L，HCO_3^- 20 mEq/L，Ca 8.5 mg/dL，P 5.0 mg/dL，尿赤血球20/hpf，尿蛋白定性(3+)，尿蛋白/Cr 5 g/gCr なお，春の健診時の血清Cr値は0.8mg/dLと正常範囲にあった．

精査入院し，腎生検を実施．光顕所見は，50 %以上の糸球体に細胞性半月体を認め，メサンギウム細胞の増殖も顕著である．糸球体基底膜の肥厚や内皮細胞の増加は認めない．蛍光所見では，メサンギウム領域にIgAの沈着を認めた．

この症例に該当する分類はどれか
1）慢性糸球体腎炎
2）急速進行性糸球体腎炎
3）ネフローゼ症候群
4）IgA腎症

解説

腎臓病理や腎臓内科を学ぶ過程で，糸球体疾患の分類で混乱することが多い．著者も学生時代，教科書を読んでもなかなか理解できなかった．その一因は，糸球体疾患の分類が統一されておらず，臨床，組織，病態という少なくとも3つの分類があり，初学者にわかりにくいことにある．WHOは1982年，1995年に臨床症候分類と組織分類を整理したが，腎臓専門医以外の医師にとってはわかりづらいと思う．英国の代表的な内科学教科書であるデビッドソン内科学（Davidson's Principles & Practice of Medicine, 21st ed）には，「糸球体腎炎の分類法は主に組織病理学的であり厄介にみえる

Ⅱ 特殊病態の初期アセスメントと対応

かもしれないが，詳細は主に専門家の関心事でしかない」とまで書かれている．腎臓専門医でなければ病因，病理組織所見，鑑別方法の詳細をおぼえる必要はないが，基本的な概念は知っておいてほしい．

　この症例は，腎生検の所見から，IgA腎症（病理組織分類であり，病態・原因の分類でもある），半月体形成性糸球体腎炎と診断されるし，臨床所見からは，急速進行性糸球体腎炎であり，ネフローゼ症候群でもある．半年前から血尿，蛋白尿が持続していることからは，慢性糸球体腎炎に分類してもよいだろう．

腎生検をしなければ診断がつかない，というわけではない．特徴的な病歴，身体所見，検査所見から，腎生検をする前からある程度，鑑別診断をすすめることができる．本項では，糸球体疾患の鑑別のしかたについてまとめたい．

Lecture

■糸球体疾患（glomerular disease）

　糸球体疾患は，糸球体濾過障壁の破綻によって，糸球体性蛋白尿，糸球体性血尿，GFRの低下のいずれかをきたす症候群である．傷害が糸球体に限局しているものを原発性（primary）糸球体疾患，全身の他の臓器とともに糸球体も傷害されているものを続発性（二次性，secondary）糸球体疾患と分類することもできる（表25-1）．また，臨床症状，病理組織所見，病態・原因からそれぞれ分類することができる．

　原因にかかわらず，糸球体が傷害されると，糸球体毛細血管や傍メサンギウム基底膜破綻による血尿あるいは蛋白尿が出現し，進行すると糸球体毛細血管虚脱，糸球体硬化，引き続く尿細管・間質障害による糸球体濾過値の低下（血清Cr上昇に反映される），高血圧，ついには尿毒症症状がみられるようになる．

表 25-1 糸球体腎炎の分類	
特発性・原発性 Primary	二次性・特発性 Secondary
微小変化型 巣状分節性糸球体硬化症 (FSGS) 膜性腎症 膜性増殖性糸球体腎炎 管内増殖性糸球体腎炎 半月体形成性糸球体腎炎 IgA 腎症（WHO 分類では二次性）	SLE 糖尿病 アミロイドーシス 抗 GBM 腎炎 ANCA 関連血管炎 アレルギー性紫斑病（IgA 血管炎） 感染（B,C 型肝炎，HIV，マラリア，細菌性心内膜炎）

■糸球体疾患の臨床症候群分類

臨床症候分類は，ネフローゼ症候群(nephrotic syndrome) と腎炎症候群 (nephritic syndrome) に大別され，1995 年の WHO 分類では，急性腎炎症候群，急速進行性糸球体腎炎症候群，血尿，蛋白尿，慢性腎不全の 5 つに分類される[1]．(表 25-2)．

1) 急性腎炎症候群：先行感染後，比較的急な経過で発症し，血尿，蛋白尿とともに浮腫，乏尿，高血圧，糸球体濾過値の減少を認める
2) ネフローゼ症候群：持続する大量の蛋白尿の結果，低蛋白血症，浮腫を呈する
3) 急速進行性糸球体腎炎：数カ月以内の経過で急速に腎不全が進行する
4) 慢性腎炎症候群：蛋白尿，血尿が持続し，しばしば高血圧，浮腫とともに腎機能障害が緩徐に進行する
5) 持続性蛋白尿・血尿症候群

慢性糸球体腎炎の初期には，持続性蛋白尿，血尿症候群と慢性腎炎症候群を鑑別する事は困難なこともある．また，病期によって，同一患者が慢性腎炎症候群を呈したり，ネフローゼ症候群を呈したりすることもある．

Ⅱ 特殊病態の初期アセスメントと対応

表 25-2 糸球体疾患の臨床症候分類と主な原因（病理組織診断も含む）

臨床分類	主な原因疾患
急性腎炎症候群	溶連菌感染後急性糸球体腎炎など
急速進行性腎炎症候群	特発性壊死性半月体形成性腎炎, 顕微鏡的多発動脈炎, 全身性エリテマトーデス, Goodpasture 症候群, 一部の IgA 腎症など
持続性血尿・蛋白尿症候群	原発性糸球体腎炎（IgA 腎症など）の初期, 続発性糸球体腎炎（ループス腎炎, 糖尿病性腎症など）の初期, 腎硬化症, 嚢胞性腎疾患など
慢性腎炎症候群	IgA 腎症, 紫斑病性腎炎, 全身性エリテマトーデス, 特発性膜性増殖性糸球体腎炎（MPGN）, など
ネフローゼ症候群	特発性（微小変化型, 巣状糸球体硬化症, 膜性腎症）糖尿病性腎症, 続発性膜性腎症（悪性腫瘍, 薬剤, B 型肝炎など）, アミロイドーシスなど

ネフローゼ症候群の診断基準（成人）

1. 蛋白尿：3.5g/日以上が持続する
   （随時尿において尿蛋白/尿 Cr 比が 3.5 g/gCr 以上の場合もこれに準ずる）
2. 低アルブミン血症：血清アルブミン値 3.0 g/dL 以下. 血清総蛋白量 6.0g/dL 以下も参考になる.
3. 浮腫
4. 脂質異常症（高 LDL コレステロール血症）

注：尿蛋白量, 低アルブミン血症（低蛋白血症）の両所見を認めることが本症候群の診断の必須条件である.

■糸球体疾患の病理組織分類

糸球体疾患を病理組織所見から分類する方法もある. 糸球体は, 原尿を濾過する糸球体毛細血管（内皮細胞, 基底膜, たこ足細胞からなる）とこれらを束ねるメサンギウム部分から構成されるが, 障害の部位, 程度によって, メサンギウム増殖性腎炎, 膜性腎症, 膜性増殖性糸球体腎炎, 巣状分節状糸球体硬化症などの病理組織診断名がつけられる.

■糸球体疾患の発症メカニズム

糸球体疾患は免疫反応あるいは非免疫反応による糸球体濾過障壁の破綻である. 原発性糸球体腎炎は主に免疫反応によるが, 続発性糸球体疾患のうち代謝性（糖尿病, Fabry 病）, 血行動態（高血圧）, 沈着症（アミロイドーシス, ク

25 糸球体疾患の基本

表 25-3 原発性糸球体疾患の病理組織分類

1 微小糸球体病変
2 巣状分節状病変
3 びまん性糸球体腎炎
  a. 膜性糸球体腎炎（膜性腎症）
  b. 増殖性糸球体腎炎
    1）メサンギウム増殖性糸球体腎炎
    2）管内増殖性糸球体腎炎
    3）膜性増殖性糸球体腎炎（C3腎症）
    4）管外増殖性糸球体腎炎（半月体形成性糸球体腎炎）
  c. 硬化性糸球体腎炎
4 分類不能の糸球体腎炎

表 25-4 免疫学的機序による糸球体腎炎の分類

免疫学的機序		主な糸球体腎炎
免疫複合体形成	循環血中の免疫複合体が糸球体に沈着	メサンギウム増殖性腎炎（IgA腎症）
	糸球体上の抗原と血清中の抗体が反応し局所で免疫複合体を形成	膜性糸球体腎炎（膜性腎症）
	GBMに対する抗体が免疫複合体を形成	Goodpasture症候群 抗GBM抗体腎炎
抗好中球細胞質抗体	ANCAが好中球を活性化し糸球体を傷害	ANCA関連腎炎
細胞性免疫が慣用	T細胞による組織傷害	微小変化型ネフローゼ 巣状分節性糸球体硬化症

リオグロブリン血症），感染（HIV感染），遺伝性疾患（Alport症候群）などは非免疫学的な機序によって傷害がおこる．

免疫反応は（1）免疫複合体による糸球体腎炎（2）抗好中球細胞質抗体による糸球体腎炎（3）細胞性免疫（T細胞）が関与する糸球体傷害，に別けられる．

免疫複合体による糸球体腎炎も，(a) 腎臓以外の場所で形成された免疫複合体が糸球体に沈着することで発症，(b) 糸球体に沈着した，あるいはもともと存在する抗原に血清中の抗体が結合して免疫複合体を形成する，(c) 糸球体基底膜（GBM）に対する自己抗体が免疫複合体を形成する，に分けることができる．

抗体ないしT細胞が関与する初期傷害に引き続き，補体，好中球，単球・マクロファージ，凝固系が糸球体傷害を進展させていく．

Ⅱ 特殊病態の初期アセスメントと対応

■糸球体腎炎の鑑別のすすめかた

　糸球体疾患をみるときは，病因論的診断，臨床症候診断，腎生検による病理組織診断から考える．たとえば，SLE 患者が蛋白尿，低アルブミン血症，浮腫を来たした場合，腎生検を実施する．その結果膜性腎症（正式には WHO 分類で class Ⅴ）の病理組織像を認めた場合には，「膜性腎症（病理組織診断）を示す，ネフローゼ症候群を呈する（臨床症候診断）ループス腎炎（病因論的診断）」と診断するわけである．

　腎生検をしないと診断がつかないかといえば必ずしもそうではない．発症時の年齢，病歴，身体診察所見，血液・尿検査所見からある程度，可能性が高い疾患を狭めていくことができる[2]．(表 25 − 5)

　本項では，腎臓内科医以外の医師であっても外来で遭遇することがある代表的な疾患として，IgA 腎症，微小変化型ネフローゼ症候群，巣状分節性糸球体硬化症，膜性腎症について概説する．

■IgA 腎症—日常診療で遭遇することの最も多い慢性糸球体腎炎

　IgA 腎症は，わが国の原発性糸球体腎炎のなかで出現頻度が最も高く，腎生検の約 3 割が IgA 腎症と診断される．WHO の分類では，IgA 血管炎（紫斑病性腎炎）とともに，原発性ではなく，二次性（続発性）糸球体腎炎に分類されているが，臨床像，病態からはわが国で一般に受け入れられているように原発性に含めるほうがよいだろう．初期には血尿，蛋白尿などの尿所見を示すほかは無症状であり，学校検尿や健診で偶然発見されることが多い．無治療で放置すると 20 〜 30 年の経過で 30 〜 40 ％の症例が最終的に腎不全に至るとも言われており，早期発見と腎不全への進行を防ぐことが重要な課題である．診断や治療の詳細は，日本腎臓学会のガイドラインを参照してほしい[3]．

　本症の成因はまだ不明な点が多いが，家族的な IgA 抗体の産生亢進者に何らかの抗原刺激が加わり，その結果生じた IgA 主体の免疫複合体が腎糸球体のメサンギウムに沈着することが発症に関与していると考えられる．病理組織学的には，糸球体に IgA を中心とする免疫複合体の沈着を伴うメサンギウム増殖病変がその中心である．

　血尿はほぼ全例に認め，上気道炎罹患後にウーロン茶，コーラ様の肉眼的血尿を示すことがある．大多数の症例では，緩徐な進行性の経過を示すが，一部には冒頭の症例のように急速進行性糸球体腎炎やネフローゼ症候群を呈するこ

25 糸球体疾患の基本

表 25-5 補体価と糸球体腎炎

	補体低下	補体値正常
原発性	溶連菌感染後糸球体腎炎 膜性増殖性糸球体腎炎 (1, 2)	IgA 腎症
続発性	SLE SBE 敗血症 コレステロール塞栓 クリオグロブリン血漿	顕微鏡的多発血管炎 Wegener 肉芽腫症 Goodpasture 症候群 IgA 血管炎（紫斑病性腎炎） 血管炎 (small/medium vessel)

ともある．半数の症例では血中 IgA が 315 mg/dL 以上を示す．進行し慢性腎不全に至ると，高血圧，BUN，Cr 上昇，尿毒症症状を示すが，それ以外の症例は，ほとんど自他覚症状に乏しい．

根本的な治療法は確立していないが，病態に応じた治療を行い末期腎不全に進行することを阻止する．RA 系阻害薬は蛋白尿を減少させ，腎機能障害進行を抑制することから，高血圧を合併した IgA 腎症に対する降圧療法の第一選択薬として推奨される．副腎皮質ホルモンは腎生検所見上，糸球体メサンギウム基質の増加や間質の線維化が軽度で，急性炎症所見が主体である症例が対象となる．尿蛋白量が 0.5～1.0g/ 日以上で，eGFR が 60 mL/min/1.73 m^2 以上であれば適応となる．口蓋扁桃摘出術＋ステロイドパルス療法は IgA 腎症の蛋白尿を減少させ，腎機能障害の進行を抑制する可能性があり，治療選択肢として検討してもよい．

成人 IgA 腎症に対して抗血小板薬（ジピリダモール，塩酸ジラゼプ）や n-3 系脂肪酸（魚油）が用いられることも多いが，現時点ではその有効性に関して結論はでていない．

■微小変化型ネフローゼ症候群

ネフローゼ症候群をきたす原発性糸球体疾患の代表は微小変化型ネフローゼ症候群である．突然発症し，急速に全身浮腫がみられ，ほぼ全例，ステロイド療法が著効することが特徴である．病理組織学的には光学顕微鏡でほとんど変化がないことから微小変化型と呼ばれるが，電子顕微鏡では足細胞の足突起の消失がみられる．

免疫抑制作用を有するステロイドが有効なこと，免疫抑制作用が強い麻疹罹患後に寛解する例があること，ワクチン接種や蚊に刺されたあとに発症や再発

Ⅱ 特殊病態の初期アセスメントと対応

する例があること,アレルギー疾患を有する患者を認めることなどから免疫学的機序の関与が考えられている.細胞性免疫異常によりT細胞から分泌されるリンフォカインが糸球体濾過障壁の異常をおこし,蛋白尿が出現することや,足細胞自体の異常も想定されているが,今なお原因は不明である.

微小変化型の特徴はNa貯留による著明な全身浮腫である.著者がもっとも印象に残っている患者は,17歳の高校生で,ふだんは60kgの体重だったが,ネフローゼを発症し,救急外来を受診したときには90kgになっており,皮膚の表面から水が染み出て,ベッドのシーツがずぶ濡れだった.うっ血性心不全にならなかったのは,血管透過性も増加しているために,貯留した体液の大部分が間質に分布したためと思われる.

微小変化型はネフローゼ症候群全体の24.8 %,一次性に限れば38.7 %を占める.年齢によってネフローゼ症候群の原因に差があり,小児では約90 %,40歳未満では一次性の約70 %,40歳以上で16〜25 %,65歳以上で16.7 %である.

ステロイド療法が奏功し,プレドニゾロン0.8〜1 mg/kg/日(最大60 mg)で開始し,寛解後1〜2週間持続する.完全寛解後は2〜4週毎に5〜10 mgずつ漸減する.小児では9割以上の症例で,ステロイド治療開始後8週以内に蛋白尿が消失(寛解)する.成人の場合,小児より反応性は緩徐で,8週後に蛋白尿が完全に消失するのは60 %にすぎないが,最終的には尿蛋白が消失し,不可逆的に腎機能が悪化することはない.しかし,寛解後にも再発を繰り返す頻回再発型や,ステロイドを減量すると再発するステロイド依存性も少なくない.

成人では5〜10 mgに達したら再発をきたさない最小量で1〜2年程度維持し,漸減中止する.小児では,成長障害を防ぐために,短期間で減量,中止するが,そのためなのか,成人に比べると再発する率が高い印象がある.小児腎臓病専門医ならば10回以上再発した患者を多数経験するが,成人腎臓内科医で10回以上の再発をきたした患者を診たことのある医師はそれほど多くない.頻回再発例にはシクロスポリンを併用するが,難治例に対してはリツキサンが有効なことも報告されている[4].

25 糸球体疾患の基本

■巣状分節性糸球体硬化症（FSGS：focal segmental glomerulosclerosis）

難治性ネフローゼの原因となる疾患で，病理組織上，一部の糸球体（巣状）の一部分（分節性）に認められる硬化病変を持って定義される．原因から，家族性（遺伝性），特発性，二次性に分けられる．二次性FSGSの原因には，出生時からのネフロン数欠乏（oligomeganephronia），膀胱尿管逆流，肥満，鎌形赤血球症，HIVなどのウイルス感染がある．

「特発性FSGS」といった場合には，特徴的な臨床症状と経過を示す独立した疾患概念でもある．微小変化型ネフローゼ症候群と同様，急激に全身浮腫，大量の蛋白尿を呈し，低アルブミン血症をきたすが，ステロイド抵抗性のことが多く，難治性ネフローゼ症候群の経過を取りながら末期腎不全に至ることが多い．特発性FSGSが臨床医を困らせるのは，移植後に高頻度で再発することである．著者自身，蛋白尿陰性，腎機能正常の健常腎を移植し，血管吻合がおわり，血流が再開し，尿が出た途端，その尿が高度の蛋白尿を示した例を何例も経験している．この時点の腎生検所見は，微小変化型だが，臨床状況から，「微小変化型」の新規発症ではなく，「巣状分節性糸球体硬化症」の再発とみなしている．病理組織分類と臨床分類，病因による分類が混乱する典型である．

■膜性腎症

中高年にみられるネフローゼ症候群の原因として，最も多いのは膜性腎症である．微小変化型や巣状分節状糸球体硬化症（FSGS）に比べると，尿蛋白の程度も軽く，尿蛋白の増加もそれほど急激ではない．約4割で血尿を合併している．

糸球体係蹄上皮細胞下への免疫複合体沈着と補体の活性化が原因である．病理学的には，光学顕微鏡所見で糸球体基底膜の肥厚，スパイク形成，点刻像が特徴で，増殖性変化は認めない．約2割の症例は，悪性腫瘍（肺・胃・大腸・前立腺がんなど），薬物（NSAIDs，ペニシラミンなど），膠原病（SLEなど），感染症（B型肝炎，梅毒など）などに伴う二次性なので，膜性腎症をみたら悪性腫瘍がないかどうかを検索する必要がある．原因不明の一次性（特発性）膜性腎症の主な原因抗原は，ポドサイトに発現するM2型ホスホリパーゼA2受容体（PLA2R）であり，それに対する自己抗体が循環し，ポドサイトでPLA2Rと結合し，上皮下沈着物を形成する．

約1/3が自然寛解するといわれ，高齢の患者が多いことを考慮すれば，ステ

Ⅱ よくみる症状・問題への対応

ロイドや免疫抑制薬の使用を避け，無治療や RA 系阻害薬などの治療を選択することもある．欧米では尿蛋白が 4 g/ 日以下ならばステロイドや免疫抑制薬は使用しないし，尿蛋白が 8 g/ 日未満であれば 6 か月間は保存的治療で経過観察することが推奨されている．わが国の研究からは，高度の蛋白尿が持続する症例の腎予後は悪く支持療法単独では腎機能低下抑制を期待できない．年齢，全身状態，感染症や基礎疾患の有無などを考慮したうえで，ステロイド療法や免疫抑制療法の適応を検討することになる．

文献

1) Churg J et al (eds). Renal disease. classification and atlas of glomerular diseases, 2nd ed. Igaku-Shoin, Tokyo, New York, 1995.
2) Hebert LA et al. Differential diagnosis of glomerular disease: a systematic and inclusive approach. . Am J Nephrol. 2013 ; 38 : 253-266.
3) 松尾清一監修．エビデンスに基づく IgA 腎症診療ガイドライン 2014．東京医学社 , 東京 , 2014．
4) 松尾清一監修．エビデンスに基づくネフローゼ症候群診療ガイドライン 2014．東京医学社 , 東京 , 2014．

Tea Break　医学の実践は科学に基づくアートである

Practice of Medicine is an art, based on science.

　ウィリアム・オスラーの有名な言葉です．オスラーは「現代医学で解明された最高のものを診療の場に」ともいっています．Science は自然科学にとどまらず，社会科学や人文科学も含むものだと考えれば，医師の仕事とは，人類の持つあらゆる知識・学問の成果を踏まえて，個々の患者に適用する，高度な技術 (art, ギリシア語 テクネー　τεχνη) かつ総合芸術 (art) であるといえるかもしれません．

Tea Break　サンチアゴ巡礼の道（Camino de Santiago）

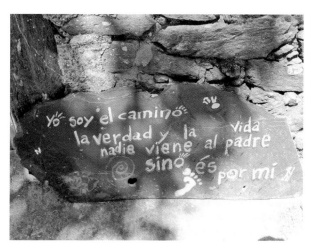

　スペインの北部ガリシア地州にあるサンチアゴ・デ・コンポステーラはキリスト教の聖地のひとつです．イエス・キリストの弟子，聖ヤコブがエルサレムで殉教したあとに遺骸がガリシアに運ばれたと伝えらえれています．毎年10万人の人たちがフランスのピレネー山脈を経由しスペイン北部を通る巡礼の道を歩いてサンチアゴ・デ・コンポステーラにたどりつきます．写真はユネスコの世界遺産に登録されている巡礼路の途中にある路傍の石です．

"Yo soy el camino, y la verdad y la vida；nadie viene al Padre sino por Mí"
「私は道であり，真理であり，命である．わたしを通らなければだれも父のもとにいくことはできない．」

　　　　　　　　　　　　聖書の言葉（ヨハネによる福音書　14：1-14）

26 血尿，蛋白尿と急速な腎障害をどうする

Basic　急性進行性糸球体腎炎　Update

■ 診療ルール

1) 血尿，蛋白尿，腎機能低下のある患者をみたら，腎機能低下の進行速度を評価する．腎障害が進行する速度が数年単位であれば慢性糸球体腎炎を，数週間から数か月単位であれば急速進行性糸球体腎炎（RPGN）を考える．
2) 尿所見異常（血尿，蛋白尿，円柱），急速な Cr の上昇（GFR の低下），CRP 高値や赤沈促進をみたら RPGN を疑い腎専門医に紹介する．
3) 急速進行性糸球体腎炎では壊死性半月体形成性糸球体腎炎の組織像を示すことが多い．
4) 壊死性半月体形成性糸球体腎炎は腎生検の蛍光抗体法の免疫グロブリン沈着様式から①線状パターン，②顆粒状パターン，③沈着がないかごく軽度の微量免疫（pauci-immune）パターンに分けられる．
5) 免疫複合体の形成様式は①循環免疫複合体形成と②局所で免疫複合体を形成する in situ 免疫複合体形成にわけられ，前者は SLE など顆粒状パターンを示し，後者は抗 GBM 型糸球体腎炎など線状パターンを示す．
6) ANCA は好中球や単球の細胞質顆粒に存在する特定の蛋白に対する抗体であり，核周囲型（P-ANCA）と細胞質型（C-ANCA）にわけらる．P-ANCA の対応抗原は主に myeloperoxidase-ANCA（MPO-ANCA），C-ANCA の対応抗原は主に proteinase 3(PR3) である．
7) 急速進行性糸球体腎炎の予後は早期発見，早期治療にかかっている．尿異常（血尿，蛋白尿，円柱尿），eGFR<60mL/min/1.73m^2，CRP 高値や赤沈促進があれば RPGN を疑って腎専門医に紹介する．
8) RPGN や ANCA 関連血管炎に対する治療法は，海外のガイドラインと国内のガイドラインで異なっている．患者背景や疾患の種類が異なることによるものであり，日本人の RPGN 診療にあたっては，国内ガイドラインを参照することが勧められる．

26 急性進行性糸球体腎炎

Case　　血尿, 蛋白尿, 急速な Cr 上昇ある 70 歳男性

現病歴　1 年前の健診では異常なかったが, 1 カ月前の Cr は 1.5 mg/dL, 尿検査で蛋白尿と血尿がともに陽性だった.
既往歴に特別なものはなく, 血圧, 血糖, 尿所見も異常を指摘されたことはない. 意識は清明で, 倦怠感のほかには自覚症状なし. 身体所見は下腿に軽度の浮腫と紫斑を認めるほかには異常なし. 頸静脈の怒張もなく, 心音, 呼吸音ともに異常はない.

来院時検査所見　血圧 150/90 mmHg, 脈拍 72/ 分. BMI 22. 血液検査では TP 6.2 g/dL, Alb 3.7 g/dL, BUN 55 mg/dL, Cr 2.2 mg/dL, Na 140 mEq/L, K 4.8 mEq/L, Cl 95 mEq/L, HCO_3^- 22 mEq/L, 肝機能正常, 尿蛋白 (試験紙法) (3＋), 尿潜血反応 (3＋)　WBC 8,000/mm^3, Hb 12 g/dL, 血小板 16 万 /mm^3

追加すべき検査は？
考えられる診断と治療法の選択は？

Point

追加する検査とその結果は次のとおり.
　尿沈渣　赤血球 30/hpf, 尿白血球 10/hpf, 顆粒円柱 (＋＋),
　尿蛋白 / 尿 Cr 比　1.5 g/gCr
　HBsAg 陰性　HCV 抗体陰性, クリオグロブリン陰性
　IgA 300 mg/dL, 補体価　正常, ANA　×40
　MPO-ANCA 陽性, PR3-ANCA 陰性, 抗 GBM 抗体陰性
　胸部 X 線：異常なし. 胸水貯留なし　心拡大なし
　鑑別診療のすすめ方と治療法の選択については本文を参照.

Lecture

■血尿,蛋白尿,腎障害:鑑別診断のすすめかた
臨床診断はどうか.ネフローゼ症候群か腎炎症候群か.

　蛋白尿と血尿の両者を認め,腎機能の低下,高血圧もみられるので腎炎症候群である.蛋白尿の程度も低アルブミン血症の程度もネフローゼ症候群の診断基準を満たさない.

　次に,急性糸球体腎炎か,慢性糸球体腎炎か,急速進行性糸球体腎炎かを判断する.過去に医療機関を受診し数カ月前あるいは昨年の血清 Cr 値だけでもわかればある程度の判断はできる.上記症例では 1 カ月前から腎機能低下があり,その後進行性に悪化しているので,急速進行性糸球体腎炎と判断できる.早期の RPGN と慢性糸球体腎炎の鑑別は時に難しい.近年,偶然の検尿異常によって RPGN が発見されるケースもあるため,腎機能が正常であっても新たに出現した検尿異常については RPGN の可能性を念頭におき,フォローアップが必要である.

　急速進行性糸球体腎炎の臨床像はどの糸球体腎炎でも生じうる.半月体形成もほぼすべての糸球体腎炎で生じうる.急速進行性糸球体腎炎の中で最も多いものは pauci-immune 型半月体形成性糸球体腎炎であるが,IgA 腎症でも紫斑病性腎炎(IgA 血管炎)でも,炎症の程度が強ければ半月体形成性糸球体腎炎を呈し,急速に腎機能が低下することがある.

　補体価は正常なので,溶連菌感染後急性糸球体腎炎,ループス腎炎,クリオグロブリンに伴う膜性増殖性糸球体腎炎(MPGN)の可能性は低いだろう.クリオグロブリンは陰性,HCV 抗体も陰性なので MPGN は否定できるだろう.SLE に特徴的な身体所見,検査所見も乏しいし,年齢性別からもループス腎炎は考えにくい.

　下肢に紫斑があるので,紫斑病性腎炎による急速進行性糸球体腎炎は否定できない.確定診断には皮疹の皮膚生検か腎生検が必要である.皮疹の皮膚生検でアレルギー性紫斑病に一致する皮膚白血球破砕性血管炎(leukocytoclastic vasculitis)と診断されれば紫斑病性腎炎の可能性は高くなるが,ANCA 関連腎炎と皮膚のアレルギー性紫斑病の合併の報告もある.血清 IgA は IgA 腎症の約 6 割で上昇していると言われるが,正常範囲だからといって否定はできない.

急性腎障害ではTTPやHUSなどThrombotic microangiopathy（TMA）も鑑別診断に含めなくてはならないが，この症例では，溶血性貧血を示唆するものがなく，血小板減少症もなく，発熱，神経症状もないのでTMAはひとまず除外してよいだろう．

検査所見ではMPO-ANCA（P-ANCA）が陽性でPR3-ANCA（C-ANCA）が陰性である．多発血管炎性肉芽腫症（Wegener肉芽腫）を示唆する所見はなく，他の血管炎を示唆する所見もないので，ANCA関連腎炎による急速進行性糸球体腎炎の可能性が高い．

幸い肺胞出血はないが，ANCA関連腎炎や抗GBM病では肺胞出血をきたして致命的な転帰をとることがあるので注意が必要である．ANCA関連腎炎を十分な治療なしに放置すれば急速な経過で末期腎不全に至る．適切な治療，副腎皮質ホルモンとシクロホスフホミドないしメチルプレドニゾロンによるパルス療法を組み合わせることで急速進行性腎炎の進行を抑制することができる．しかし，対象が高齢者であることが多く，治療の副作用，重篤な感染症の危険も高い．そのため，治療開始時には腎生検を実施し，診断を確定するとともに治療方針を決定する．

■急速進行性糸球体腎炎

急速進行性糸球体腎炎とは，WHOによれば「急性あるいは潜在性に発症する血尿，蛋白尿，貧血と急速に進行する腎不全をきたす症候群」と定義される．

日本のガイドラインでは「腎炎を示す尿所見を伴い数週から数カ月の経過で急速に腎不全が進行する症候群」と定義している．「症候群」なので，さまざまな疾患を含むが，典型的な腎病理組織所見は壊死性半月体形成性糸球体腎炎であり，観察された全糸球体の50％以上の半月体形成を認めるものをいう[1]．

半月体（crescent）とは糸球体毛細血管の外にみられる細胞増殖あるいは繊維化である．炎症により糸球体毛細血管係蹄壁が壊死，断裂し，赤血球，フィブリノーゲン，その他の血漿成分がボーマン腔に入り込み，フィブリン形成とボーマン囊上皮細胞の反応性増生，さらに線維成分の増加によって初期の細胞性半月体から線維性半月体に進行する．また，管外性病変にともなってボーマン囊被膜が破壊されると糸球体側から流出した炎症細胞，滲出物が間質に浸潤するためボーマン囊周囲に間質性炎症巣が形成される．炎症ならびに半月体形成が強ければ糸球体係蹄を圧迫し，急速に腎不全が進行する．発症機序から考

II 特殊病態の初期アセスメントと対応

えるとすべての糸球体腎炎（IgA 腎症，紫斑病性腎炎，溶連菌感染後急性糸球体腎炎など）が半月体を形成する可能性がある．

壊死性半月体形成性糸球体腎炎は腎生検の蛍光抗体法による免疫グロブリンの沈着様式から①線状パターン②顆粒状パターン③沈着がないか極軽度の微量免疫（pauci-immune）パターンに 3 分類することができる．線状パターンは抗 GBM 抗体型腎炎で認められ，免疫複合体が糸球体基底膜局所（in situ）で形成される．顆粒状パターンは SLE，紫斑病性腎炎（IgA 血管炎）など流血中（循環）免疫複合体が関与する．蛍光抗体で免疫グロブリンの沈着が認められない pauci-immune 型が最も多く，その多くは抗好中球細胞質関連腎炎である．一部に ANCA 陰性の pauci-immune 半月体形成性糸球体腎炎もある．

わが国の RPGN の臨床病型は，pauci-immune 型半月体形成性糸球体腎炎が 42 %，顕微鏡的多発血管炎が 19.4 %，抗 GBM 抗体型（Goodpasture を含む）が 6.1 %，全身性エリテマトーデスが 3.7 %，多発血管炎性肉芽腫症（Wegener 肉芽腫症）が 2.6 %，IgA 腎症が 2.4 % となっている[2)3)]．

表 26-1 各種糸球体腎炎における半月体の割合

	半月体陽性患者の率	半月体が 50%以上の糸球体にみられる患者の率	全糸球体のうち半月体がある糸球体の率（平均）
抗 GBM 抗体型	97	85	77
ANCA 関連腎	90	50	49
免疫複合体型			
ループス腎炎	56	13	27
紫斑病性腎炎	61	10	27
IgA 腎症	32	4	21
溶連菌感染後 GN	33	3	19
膜性腎症	3	0	15

注）ノースカロライナ大学チャペルヒル校で実施した 6,000 例以上の腎生検に基づく．IgA 腎症や溶連菌感染後急性糸球体腎炎の症例では重症例でより多く腎生検が実施されるので，それぞれの疾患に占める半月体形成の率が過大評価される可能性がある[2)]．IgA 血管炎（紫斑病性腎炎），IgA 腎症でも半月体形成性糸球体腎炎の組織像を呈するものがあることがわかるだろう．

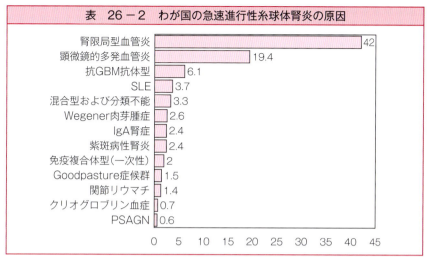

表 26-2 わが国の急速進行性糸球体腎炎の原因

厚生労働省進行性腎障害調査研究班による RPGN 1,772 例の解析[2]

■抗 GBM 抗体型 RPGN

腎糸球体基底膜(GBM)に対する抗体(抗 GBM 抗体)によって引き起こされる RPGN で,肺胞出血を伴う場合には Goodpasture 症候群と呼ばれる.本邦の RPGN に占める頻度は約6%と少ないが,重症例が多いため早期診断・治療が重要である.抗 GBM 抗体は GBM の主要構成成分であるⅣ型コラーゲンのα3鎖の非コラーゲン部(NC1 ドメイン)を認識する.健常人では NC1 ドメインの立体構造のため抗原決定基(エピトープ)は基底膜内に埋没している(hidden antigen)が,感染症,吸入毒性物質(有機溶媒など),喫煙などの刺激で GBM が障害されると抗原エピトープが露出し,抗 GBM 抗体が産生されると考えられている[1].

20歳代後半の若年男性,もしくは60〜70歳代の高齢男女によくみられ,肺胞出血を伴う場合,無治療では1年生存率は4%(死亡率96%)と重篤な疾患である.原疾患に対する治療として血漿交換療法と免疫抑制療法(ステロイドパルス療法+免疫抑制薬)の併用療法を原則とする.近年は抗 GBM 抗体の測定が容易になったため,急速進行性腎炎や肺胞出血を呈する前に早期に発見,治療されることも多い.

以前は,RPGN の分類として抗 GBM 抗体型糸球体腎炎が独立していたが,現在は GBM 局所に存在する抗原と,抗 GBM 抗体が糸球体局所で免疫複合体を形成することを考慮し,「免疫複合体型糸球体腎炎」に分類されている[4].

Ⅱ 特殊病態の初期アセスメントと対応

■免疫複合体型糸球体腎炎

　免疫複合体型RPGN(広義)は,免疫複合体が半月体形成性糸球体腎炎の発症の主因である病態であり,免疫複合体の形成様式によって①循環血液中で免疫複合体を形成する循環免疫複合体形成(狭義の免疫複合体型糸球体腎炎)と②流血中の抗体と腎に局在する抗原が腎局所で免疫複合体を形成する in situ 免疫複合体形成(抗GBM抗体型)に分類される.従来「免疫複合体型RPGN」といった場合には,前者の循環免疫複合体形成をさしていたので,本項では,狭義の免疫複合体型RPGNとする.

　狭義の免疫複合体型RPGNは組織学的に壊死性半月体形成性糸球体腎炎を呈し,蛍光抗体法で免疫複合体の係蹄壁・メサンギウム領域への顆粒状沈着を認め,血清学的指標として抗DNA抗体,免疫複合体などが陽性となる腎炎である.流血中の免疫複合体が血管透過性の亢進した血管壁や免疫複合体のクリアランスの低下した局所に沈着して補体系を活性化し,一連の炎症反応が活性化し,毛細血管壁の傷害,基底膜の断裂が生じる.一次性免疫複合体型半月体形成性糸球体腎炎と,一次性糸球体腎炎として膜性腎症やIgA腎症などに半月体形成を伴う場合,全身性(二次性)免疫複合体型糸球体腎炎としてのループス腎炎,紫斑病性腎炎などにわけられる.

■ANCA関連腎炎

　ANCA関連血管炎は,血清中にANCAが認められ,ANCAが腎炎の病態に関与していると考えられる腎炎であるが,単一の疾患ではなく種々の疾患を含んでいる.先行感染や何らかの刺激によりMPOやPR3が好中球や単球の表面に発現され,ANCAと反応して,好中球・単球の脱顆粒や活性酸素の放出をきたし,血管内皮細胞を傷害し,糸球体基底膜の破綻からボーマン腔内にフィブリンをはじめとする種々の血漿タンパク質がもれ出て半月体形成をきたすと考えられている.

　血清中にMPO-ANCAあるいはPR3-ANCAを認め,尿所見で顕微鏡的血尿,蛋白尿などの腎炎を示唆する所見があればANCA関連腎炎が疑われ,腎生検でpauci-immune型の半月体形成性糸球体腎炎が認められればANCA関連腎炎と診断する.ANCA関連腎炎に含まれるものとして,腎限局型血管炎(renal-limited vasculitis),顕微鏡的多発血管炎(MPO-ANCA陽性例が多い),多発血管炎性肉芽腫症,好酸球性多発血管炎性肉芽腫症(PR3-ANCA陽性例が多い)がある.

26 急性進行性糸球体腎炎

表 26-3 血管炎の分類

血管炎の名称	定義
大型血管の血管炎	
巨細胞性血管炎（側頭動脈炎）	大動脈と主要な分枝の肉芽腫性血管炎．頸動脈の頭蓋分枝に多く，しばしば側頭動脈に病変を認める．50歳以上に多く，リウマチ性多発筋痛症を合併することも多い．
高安病	大動脈ならびに主要分枝の肉芽腫性血管炎．50歳以下が多い．
中型血管の血管炎	
結節性多発動脈炎	中〜小型の動脈の壊死性血管炎．糸球体腎炎，細小動脈炎，毛細血管炎，細小静脈炎はおこさない．
川崎病	大，中，小型の血管炎．粘膜皮膚リンパ節の病変を伴う．冠動脈病変がよくみられる．大動脈や静脈にも病変が生じうる．小児に多い．
小型血管の血管炎	
Wegener 肉芽腫症	気道の肉芽腫性炎症と小〜中型血管（毛細血管，細静脈，細動脈，小動脈）の壊死性血管炎．壊死性糸球体腎炎を示すことが多い．
Churg-Strauss 症候群（アレルギー性肉芽腫性血管炎）	好酸球浸潤を伴う気道の肉芽腫性炎症．小〜中血管の壊死性血管炎．気管支喘息や好酸球増多症を伴う．
顕微鏡的多発血管炎	小血管（毛細血管，細静脈，細動脈）の壊死性血管炎で免疫複合体の沈着をほとんど認めない．小〜中型動脈の壊死性血管炎を伴うこともある．壊死性糸球体腎炎の頻度は非常に高く，肺毛細血管炎もよくみられる．
Henoch-Schönlein 紫斑病	小血管（毛細血管，細静脈，細動脈）の血管炎でIgAを優位とする免疫複合体の沈着を認める．典型的には皮膚，腸管，腎糸球体が障害され，関節痛や関節炎を伴う．
特発性クリオグロブリン血症	小血管（毛細血管，細静脈，細動脈）の血管炎で，血管壁に免疫複合体の沈着を認め，血清中にクリオグロブリンを認める．皮膚と腎糸球体が障害されることも多い．
皮膚白血球破砕性血管炎	皮膚限局の白血球破砕性血管炎で，全身性血管炎や糸球体腎炎を伴わない．

表 26-4 MPO-ANCA ならびに PR3-ANCA の陽性率

	腎限局型	MPA	Wegener 肉芽腫
MPO−ANCA 陽性	88.1	91.8	22.7
PR3−ANCA 陽性	7.4	6.1	71.1

Ⅱ 特殊病態の初期アセスメントと対応

わが国の腎限局型ならびに顕微鏡的多発血管炎の大部分は MPO-ANCA 陽性例であるが，一部には MPO，PR3-ANCA 両者ともに陽性となる例や両者ともに陰性の例もある．

■治療法

急速進行性糸球体腎炎は放置した場合には末期腎不全に至り，さらには生命予後も不良である．初期の腎機能が比較的保たれている間に診断を確定し，治療を開始することが必要である．確定診断と治療法決定には腎生検が重要なので，本症候群が疑われたら早急に腎臓病専門施設に紹介する．

腎臓専門医は，臨床症状，検査所見，腎生検所見などから重症度，病型診断を行い，基礎疾患，合併症の有無も考慮したうえで治療法を決定する．とりわけ RPGN を発症する患者には高齢者が多く，免疫抑制薬療法による日和見感染での死亡例も少なくない．RPGN の死亡原因の約 50 % は感染死であることに留意し，治療のもたらす生命予後と腎機能予後を勘案することになる．RPGN は全身の血管炎を伴い，間質性肺炎の所見や肺出血を合併することがあり，全身諸臓器の管理，加療が必要である．肺胞出血を伴う RPGN に対しては救命のために積極的な免疫抑制療法を進めるが，腎外症状がなければ，腎機能が回復せず維持透析が必要になったとしても，わが国の透析療法の水準を考えると，長期生存が期待できる．

治療法の詳細は成書に譲るが，国内外で多くのガイドラインが作成されている．主要なものに限っても，欧州リウマチ学会議（EULAR），英国リウマチ学会（BSR/BHPR），Kidney Disease:Improving Global Outcome(KDIGO) があるし，国内では「エビデンスに基づく RPGN 診療ガイドライン 2014」がある．RPGN や ANCA 関連血管炎の患者背景は欧米と日本で異なっている．日本の患者では MPO-ANCA 陽性，腎限局型血管炎や顕微鏡的多発血管炎，高齢者が多いことを考慮し，わが国のガイドラインをもとに個々の患者背景，病態，組織所見，臨床症状から適切な治療法を選択することが適切であろう，わが国のガイドラインを参考にした ANCA 陽性 RPGN の治療方針の要約を図 26 － 1 に示す．

26 急性進行性糸球体腎炎

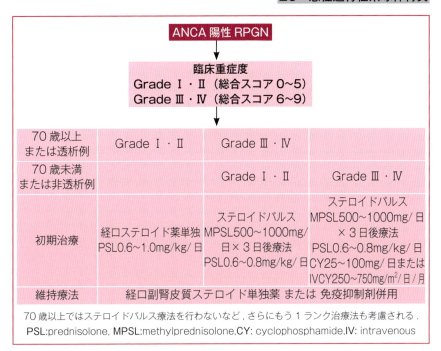

図 26-1　ANCA陽性RPGNの治療指針
（エビデンスにもとづくRPGN診療ガイド2014を参考に作成）

スコア	血清Cr値 (mg/dL)	年齢 (歳)	肺病変の 有無	血清CRP (mg/dL)
0	< 3	< 60	無	< 2.6
1	3 ≦ Cr < 6	60～90		2.6～10
2	6 ≦ Cr	≧ 70	有	> 10
3	透析療法			

臨床重症度	総スコア
Grade Ⅰ	0～2
Grade Ⅱ	3～5
Grade Ⅲ	6～7
Grade Ⅳ	8～9

図26-2　臨床所見のスコア化による重症度分類

II 特殊病態の初期アセスメントと対応

> **Tips** RPGN 治療と ST 合剤予防投与
>
> RPGN の治療で問題になるのは副腎皮質ステロイド薬・免疫抑制薬による感染症発症リスクである．血管炎治療におけるニューモシスチス肺炎の発症率は，18 か月間で ST 合剤非投与 17.6 %，ST 合剤投与 0% であり[5]，RPGN に対して免疫抑制療法を行う場合には ST 合剤を併用する．具体的には ST 合剤 1 日 1～2 錠を連日または週 3 日経口投与する．

> **Tips** ANCA とは
>
> 抗好中球細胞質抗体（ANCA）とは好中球や単球の細胞質顆粒に存在する特定の蛋白に対する抗体であり，遺伝因子に環境因子が加わり産生される．ANCA は当初，アルコール固定した好中球を用いた間接蛍光抗体法により，細胞質にびまん性に顆粒状の蛍光を認める細胞質型 ANCA（cytoplasmic, c-ANCA）と，核周辺に蛍光を認める核周辺型 ANCA（perinuclear, p-ANCA）の二つの染色型が存在することが報告された．
>
> ANCA の標的抗原は 10 種類以上あるが，C-ANCA の主な標的抗原は好中球アズール顆粒に含まれるプロテイナーゼ 3（PR3）であり多発血管性肉芽腫症（旧称：Wegener 肉芽腫症）患者に多く認められる．P-ANCA の標的抗原はライソゾームのミエロペルオキシダーゼ（MPO）であり，顕微鏡的多発血管炎に多く認められる．日本人の ANCA 陽性血管炎は MPO-ANCA 陽性例が多く，欧米では 60～70 % であるのに対してわが国は 90 %以上である．
>
> ANCA が陽性だからといって必ずしも ANCA 関連腎炎というわけではない．Goodpasture 症候群や SLE などの膠原病や潰瘍性大腸炎，クローン病などでも検出されることがあり，他の疾患においても組織障害に関係する可能性が考えられている[6]．わが国では ELISA 法が中心だが，ELISA 法で MPO，PR-3 が陰性であっても ANCA 陰性とは断定できない．間接蛍光抗体法の併用が確実である．各種の ANCA 測定法についてはすぐれた総説が Nature Reviews Rheumatology に掲載されているので参照してほしい[6]．

血管炎症候群の分類

　血管炎症候群（vasculitis，複数形は vasculitides）とは血管壁の炎症をきたす病態の総称である．1994 年 Chapel Hill（チャペルヒル）コンセンサス会議で血管炎の分類が提唱され，障害をうける血管サイズによって大型，中型，小型血管炎にわけられた．チャペルヒルは米国最古の公立大学であるノースカロライナ大学チャペルヒル校の所在地である．2012 年にチャペルヒル分類が改訂され，病名，ANCA 関連血管炎の定義，分類方法が変更となった．1994 年の分類で，小型血管の血管炎とされたものは免疫グロブリンの沈着の程度によって，ANCA 関連血管炎と免疫複合体型全身性小血管炎に 2 分類され，抗 GBM 病は免疫複合体型全身性小血管炎に分類された．また，人名のついた病名から，病像を反映した病名に変更され，Wegener 肉芽腫症は多発血管炎性肉芽腫症に，Churg-Strauss 症候群は好酸球性多発血管炎性肉芽腫症，Henoch-Schonlein 紫斑病は IgA 血管炎となった．

　新たな分類を表にしめしたが，旧分類では血管のサイズで 3 つに分類していたものを，血管のサイズで 3 つに，病態で 4 つに，合計 7 つに分類していることが特徴である[4]．

CHCC2012 による血管炎の名称・定義

大血管炎	高安動脈炎，巨細胞性動脈炎（GCA）	
中血管炎	結節性多発動脈炎（PAN） 川崎病	
小血管炎	ANCA 関連血管炎	顕微鏡的多発血管炎（MPA） 多発血管炎性肉芽腫症（Wegener 肉芽腫症，GPA） 好酸球性多発血管炎性肉芽腫症（Churg-Straus 症候群，EGPA）
	免疫複合体性血管炎	抗 GBM 抗体疾患 クリオグロブリン血症 IgA 血管炎（Henoch-Shonlein 紫斑病） 低補体性蕁麻疹様血管炎（抗 C1q 血管炎）
多彩な血管を侵す血管炎	Behçet 症候群 Cogan 症候群	
単一臓器血管炎	皮膚白血球破砕性血管炎，皮膚動脈炎など	
全身性疾患関連血管炎	ループス血管炎，リウマチ性血管炎，サルコイド血管炎など	
病因が判明している血管炎	HCV 関連クリグロブリン血管炎 HBV 関連血管炎 梅毒関連血管炎 薬剤関連免疫複合体性血管炎 薬剤関連 ANCA 関連血管炎 悪性腫瘍関連血管炎　など	

Ⅱ 特殊病態の初期アセスメントと対応

文献

1) 日本腎臓学会.エビデンスに基づく急速進行性腎炎症候群（RPGN）診療ガイドライン.日腎会誌.2014 ; 57 : 1-94.
   http://www.jsn.or.jp/guideline/pdf/RPGN_141023.pdf
2) 厚生労働省特定疾患進行性腎障害に関する調査研究班報告.急速進行性腎炎症候群の診療指針第2版.日腎会誌.2011 ; 53 : 509-555.
3) Koyama, A. et al. Japan RPGN Registry Group : A nationwide survey of rapidly progressive glomerulonephritis in Japan : etiology, prognosis and treatment diversity. Clin Exp Nephrol. 2009 ; 13（6）: 633-650.
4) Jennette JC et al. 2012 revised International Chapel Hill Consensus Conference Nmenclature of Vasculitides. Arthritis Rheum. 2013 ; 65 : 1-11.
5) Ozaki S et al. Severity-based treatment for Japanese patients with MPO-ANCA-associated vasculitis:The JMAAV study. Mod Rheumatol. 2012 ; 22 : 394-404.
6) Csernok, E. & Moosig, F. Current and emerging techniques for ANCA detection in vasculitis Nat. Rev. Rheumatol. 2014 ; 10 : 494-501.

Tea Break

医師の心得：不平を漏らすな
（Don't Complain）

　Time 誌で世界の100人に選ばれたハーバード大学医学部外科教授，公衆衛生大学院教授であるアトゥール・ガワンデはいいます．「不平を漏らすな」．

　医師は試される職業であり，不満の種はつきませんが，医療において医師が不平を漏らすのを聞くほどほど，周りのやる気を奪うものはありません．

　ついつい医師が集うところでは仕事に関する愚痴が出てしまいがちです．

　しかしこうした話はつまらないし，何も解決しないし，落ち込ませるだけです．「不平を漏らすな」は，医師として価値のある違いをどうすれば生み出せるかに関する5つのアドバイスの一つであり，身にしみるものがあります．

　5つのアドバイスは，
（1）筋書きにない質問をしなさい
（2）不平を漏らすな
（3）何か数えろ
（4）何か書け
（5）変われ

　ガワンデの本を読むと心が洗われ元気をもらえます．一読をおすすめします．

アトゥール・ガワンデ．医師は最善を尽くしているか　医療現場の常識を変えた11のエピソード．みすず書房，2013年．

27 腎障害ある患者にみられる貧血をどのように治療するか

Basic 腎性貧血 Update

■診療ルール

1) 進行した慢性腎臓病患者にみられる貧血の主因は腎性貧血であり，腎臓でのエリスロポエチン（EPO）の産生低下が主な原因である．
2) 腎臓病患者に貧血があれば，鉄欠乏性貧血，ビタミンB12欠乏，再生不良性貧血など貧血の鑑別診断をすすめ，他に原因がなければ腎性貧血と診断する．
3) 造血ホルモンであるエリスロポエチンは酸素濃度低下に反応して尿細管周囲のEPO産生細胞で産生される．
4) 腎性貧血では，一般に正球性正色素性貧血となる．また，赤芽球系の造血障害に伴い，網状赤血球数の相対的減少が認められる．
5) 腎性貧血の治療は貧血の諸症状を軽減し，輸血を避けることができる．さらに，心機能，患者QOL，生命予後を改善することも期待される．
6) 血液透析（HD）患者では，Hb維持目標を10〜12 g/dLとし，複数回の検査でHb値10 g/dL未満となった時点で腎性貧血治療を開始する．
保存期慢性腎臓病（CKD）患者ならびに腹膜透析（PD）患者ではHb維持目標を11〜13 g/dLとし，複数回の検査でHb値11 g/dL未満となった時点で腎性貧血治療を開始する．
7) HD，PD，保存期CKD患者のいずれにおいても，個々の症例の病態に応じ，上記数値を参考としてHbの目標値を定めて治療する．投与量，回数は治療開始前の貧血の程度，治療開始後の改善速度などから判断し，急激なHb上昇がないように調整する．
8) 主な赤血球造血刺激因子製剤（ESA）には，遺伝子組み換えヒトエリスロポエチン製剤（rHuEPO：エスポ®，エポジン®，とダルボポエチンアルファ（ネスプ®），CERA（ミルセラ®）がある．
9) ESA製剤も鉄剤も投与されておらず目標Hb値が維持できない症例において，血清フェリチン値が50 ng/mL未満の場合，ESA投与に先行して鉄補充療法を行う．
10) 十分なESA投与下で目標Hb値が維持できない症例において，血清フェリチンが100 ng/mL未満かつTSATが20％未満の場合，鉄補充療法を行う．

27 腎性貧血

> **Case** これまで 10 年以上にわたり，健診も受けず
> 医療機関にもかかったことのない 55 歳女性
>
> **現病歴** 階段の昇り降り時に息ぎれがあることを主訴に外来を受診した．便の性状に異常なく，タール便，血便などはみられない．
> **来院時検査所見** 血圧 140/90 mmHg, 脈拍数 90/分，眼瞼結膜は貧血著明．血液検査で BUN 40 mg/dL, Cr 2.2 mg/dL, WBC 7500/μL, RBC 240 万/μL, Hb 7.5 g/dL, Ht 22%, 網状赤血球 0.8%（網状赤血球数 2 万/μL），血小板 20 万/μL.
> 貧血の原因は何を疑い，どんな検査が必要だろうか？

Point

55 歳女性で血清 Cr 値 2.2 mg/dL は推算 GFR22 mL/min/1.73 m^2 の慢性腎臓病 G4 に相当する．網状赤血球数の増加なく骨髄での造血反応不良が疑われるが，白血球数，血小板数は正常なので赤芽球癆以外の血液疾患，白血病，再生不良性貧血，骨髄異形成症候群は考えにくい．病歴，身体所見から消化管出血の可能性を探り，必要に応じて検査を指示する．血液検査から鉄欠乏やビタミン B12 欠乏の有無を評価する．女性の場合には子宮筋腫，生理による失血，鉄欠乏の可能性も考えなくてはならない．慢性炎症など他の二次性貧血が除外されれば，腎性貧血と診断し，ESA 投与を開始する．

処方例

1) 血清フェリチンが 50 ng/mL 未満ならば鉄補充を行う．
2) 鉄欠乏が否定されれば ESA 投与を行う．
    ダルベポエチン アルファ（ネスプ®）
    2 週に一回 30 μg を皮下投与で開始する
    あるいは
    エポエチン ベータ ペゴル（ミルセラ®）
    1 回 25 μg を 2 週に一回皮下投与で開始する．

Ⅱ 特殊病態の初期アセスメントと対応

Lecture

■慢性腎臓病患者ではEPO産生低下のため貧血が出現する

　eGFR が 60 mL/min/1.73 m^2 以下になると腎性貧血が出現しはじめ，eGFR < 40 mL/min/1.73 m^2 以下になると腎性貧血が急増する．骨髄で赤血球が産生されるためには，「造血せよ」という指令が必要で，この指令となるのがエリスロポエチン（EPO）である．EPO は皮質と髄質の境界部に位置する間質に存在する EPO 産生細胞から産生される．EPO 産生細胞は，神経堤由来の線維芽細胞様細胞で，腎障害を引き金に myofibroblast に形質転換し，腎の線維化と腎性貧血を引き起こすことが想定されている[1)2)]．動脈血中の酸素分圧を腎臓の細胞にある酸素センサーが感知し，貧血が進むと EPO 産生を増加させている．

　EPO は 165 個のアミノ酸からなる分子量約 3 万の糖蛋白で，赤血球の分化過程でおもに CFU-E の増殖を刺激し赤血球の産生が増加する．胎児期では肝臓が EPO 産生の主要臓器だが，成人では約 90 % が腎臓で作られている．

　EPO 産生低下が腎性貧血の主因であるが，このほかにも尿毒症物質による赤芽球増殖抑制や赤血球寿命の短縮も栄養障害，血液透析患者における回路内残血などが関与している．

　十分量の ESA を投与しても目標 Hb 値に達しない透析導入直前の保存期CKD 患者が透析導入後に貧血が改善することも多く，尿毒性物質の関与を示唆するものである．

■貧血治療は患者予後を改善するか？

　慢性腎臓病患者では，Hb が低下するほど死亡率，入院率，心血管リスクが高まることが観察研究で明らかにされている．貧血を治療すれば心機能，生命予後，QOL が改善するのではないかと期待されるが，残念ながら現実はそれほど単純ではない．

　ESA 療法が実用化される以前，1980 年前半までの透析患者は 1, 2 か月毎に輸血を必要とし，Hb は 5〜7 g/dL であった．ESA 療法の普及によって，輸血の必要性は激減し，息切れ，倦怠感などの貧血の諸症状は消失し，多くの患者で Hb は 10 g/dL 以上となった．しかしこれが生命予後改善につながっているかどうかは不明である．

27 腎性貧血

表 27 − 1　CHOIR, CREATE, TREAT の概要

	CHOIR	CREATE	TREAT
使用薬剤	Epoetin alfa	Epoetin beta	Darbepoetin alfa
対象症例	保存期慢性腎臓病 Hb<11g/dL GFR15〜50ml/min/1.73m²	保存期慢性腎臓病 Hb<11〜12.5g/dL GFR15〜35ml/min/1.73m²	2型糖尿病の 保存期慢性腎臓病 Hb<11g/dL GFR15〜50ml/min/1.73m²
症例数	1,432 名	603 名	1,432 名
目標 Hb 濃度	高 Hb 群（13.0〜13.5g/dL） 低 Hb 群（10.5〜11.0g/dL）	高 Hb 群（13.0〜15.0g/dL） 低 Hb 群（10.5〜11.5g/dL）	高 Hb 群（13.0〜13.5g/dL） 低 Hb 群（10.5〜11.0g/dL）
主要評価項目	死亡，心筋梗塞，うっ血性心不全による入院，脳卒中の複合イベントの発生	初回心血管系イベント	死亡，心筋梗塞，うっ血性心不全による入院，脳卒中の複合イベントの発生
試験期間	16 ヶ月（中央値）	36 ヶ月	16 ヶ月（中央値）
試験実施先	米国 130 施設	22 ヶ国，94 施設 米国 130 施設	米国 130 施設

　腎性貧血患者に対して ESA を補充し Hb を正常化することは生命予後と腎機能の改善につながるかを明らかにするために大規模臨床試験が実施された．欧州の CREATE 試験，米国の CHOIR 試験，糖尿病患者を対象とした TREAT 試験である[3)4)5)]．概要を表 27 − 1 に示すが，いずれも Hb が 13 未満の群と，積極的に治療し Hb を 13g/dL 以上を目標とする群に無作為割り付けをし，予後との関連を検討したものである．積極的治療によって Hb を正常化すれば予後が改善するだろうと期待されたが，結果は衝撃的で，Hb 正常化は生命予後改善につながらず，一部の患者ではむしろ脳卒中などのリスクが高まった．

　これらの研究の対象患者は，日本人にくらべて BMI が高く，心疾患合併率も高く，ESA 投与量も高用量であった．脳卒中などのリスクが高まるのは，Hb が高値の患者ではなく，ESA 低反応性で，高用量の ESA を必要とした患者であった．これらの研究を日本人にそのまま当てはめることはできないが，腎性貧血治療では Hb を正常化することが最終目標ではなく，QOL や生命予後の改善が期待できる Hb 値を設定することを再認識したい．

■貧血の診断と原因検索の進めかた

日本人における貧血の診断基準は，成人男性では Hb 値< 13.5 g/dL，成人女性では Hb 値< 11.5 g/dL である．

　血清 Cr 値 ≧ 2 mg/dL または CCr 値 < 30 mL/min となると腎性貧血の頻

II 特殊病態の初期アセスメントと対応

表 27-2 腎性貧血の診断に有用な主な検査項目

全血算（CBC）：RBC, Hb, Ht, MCV, 網状赤血球, WBC, 血小板数
鉄, TIBC, フェリチン
生化学検査, CRP, 副甲状腺機能異常（intact PTH）

表 27-3 貧血の鑑別診断

小球性	鉄欠乏性貧血, 慢性疾患に伴う貧血, 鉄芽球性貧血, サラセミア, 無トランスフェリン血症
正球性	腎性貧血, 溶血性貧血, 再生不良性貧血, 赤芽球癆, 骨髄異形成症候群, 慢性疾患に伴う貧血, 白血病
大球性	腎性貧血, 巨赤芽球性貧血（ビタミン B12 欠乏, 葉酸欠乏）, 肝障害, 甲状腺機能低下症, 再生不良性貧血, 骨髄異形成症候群, 薬剤による DNA 合成障害

度が急増する．糖尿病性腎症では CCr < 45 mL/min 程度の早期から腎性貧血がみられるようになる．CKD stage 3 以降の患者では，腎性貧血の要素があると考えてよいが，エリスロポエチンなどの赤血球造血刺激因子製剤（ESA）補充を開始する前に，他の貧血の原因を除外する必要がある[6]．

貧血の鑑別診断には，病歴，身体診察と表 27-2 に示したような検査を行うが，MCV の値により貧血を小球性，正球性，大球性に分けて考えると便利である（表 27-3）．慢性腎臓病患者では，不適切な食事療法に伴う鉄欠乏性貧血，消化管出血，悪性腫瘍などは必ず除外すること．腎性貧血は小球性ないし正球性を呈することが多く，骨髄での産生低下を反映し網状赤血球数の増加がみられない．鉄欠乏性貧血や溶血性貧血では反応性に網状赤血球数の増加がみられることとは対照的である．

■貧血診断には網赤血球数が役に立つ

貧血の診断にあたって，骨髄が適正に赤血球を産生しているかを簡単に評価するには網赤血球数をみるとよい．赤血球の産生過程は図 27-1 に示したように，赤芽球から網赤血球になるまで約 4 日，網赤血球は骨髄に約 3 日滞在し，その後末梢血中にでると約 1 日で成熟して赤血球になる．骨髄から末梢血中に新たに出てきた赤血球すなわち網赤血球数をみれば，貧血の原因が赤血球産生不足なのか，溶血，出血などなのかが推測できる．明らかに貧血があるのに網赤血球数が通常の 2~3 倍以下なら骨髄反応が不十分とみなすことができる．

網赤血球の正常値は赤血球数の 0.5~1.5% であるが，貧血では赤血球数が減

27 腎性貧血

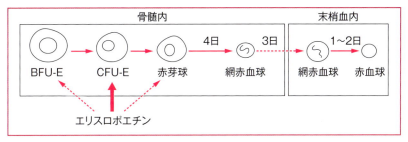

図 27－1　赤血球の産生過程

少し，網赤血球の末梢血での寿命が2日に延長するため，見かけ上高値になってしまう．そのため予測網赤血球数と比較した reticulocyte production index（RPI：網赤血球産生指数）で評価する．貧血があるのに RPI が2以下の場合は，赤血球系骨髄の増殖あるいは成熟に問題があると判断する．

$$RPI = 補正網赤血球数 \div 末梢血生存日数$$
$$= 網赤血球\% \times \left(患者の \frac{Hb}{15} ないし \frac{Ht}{45}\right) \div 末梢血生存日数$$

末梢血中生存日数は通常2日とする．

　検査室から報告される血算データには網赤血球の%とともに絶対数も記載されている．網赤血球を絶対数でも評価するとよい．骨髄から末梢血に流入した赤血球は，1日目は核を有する「網状赤血球」で，翌日に脱核した「普通の」赤血球となる．赤血球の寿命は約100日なので赤血球の約1%が網状赤血球と考えられるが，貧血に対して骨髄が最大限反応して赤血球を産生するならば6〜8倍の赤血球を産生できる．健常人にみられる赤血球数の基準値が450万/μLとするならば，その100分の1，4.5万/μLが通常の網状赤血球数ということになる．貧血では網状赤血球数は最大10〜15万/μLまで増加させることができるので，網状赤血球の絶対数が5万/μL以下であれば骨髄の反応不良と考えてよい[7]．

Ⅱ 特殊病態の初期アセスメントと対応

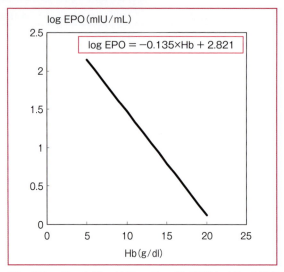

図 27 − 2 　血漿エリスロポエチン濃度と Hb の関係[8]

■ Hb 値＜ 10 g/dL で，血中 EPO 濃度が 50 mIU/mL 以下ならば腎性貧血を疑う

　進行した腎不全患者では腎性貧血と診断するのに血漿 EPO 濃度を測定する必要はないが，GFR がそれほど低下していないにもかかわらず他に貧血の原因がみあたらない場合には血漿 EPO 濃度測定が役に立つ．一般に，GFR にかかわらず，Hb 値＜ 10 g/dL で，血中 EPO 濃度が 50 mIU/mL 以下の場合には腎性貧血を疑う[6]．

　EPO の産生部位は糸球体ではなく間質にある細胞である．GFR が正常であっても，尿細管間質の障害が強ければ EPO 産生が低下し，貧血となる状況もある．代表的な例は尿細管間質性腎炎だが，糸球体腎炎や糖尿病性腎症でも GFR 低下の程度以上に間質障害が強ければ腎性貧血が出現することもある．高齢者や糖尿病患者などでは GFR が低下しても血清 Cr 値が見かけ上はそれほど上昇していないこともある．eGFR に換算して評価する必要があるが，腎性貧血かどうか判断に迷う場合には血漿 EPO 濃度が参考になる．

　慢性腎臓病患者の EPO 濃度は健常者の「基準値」である (10 〜 25 U/L) 以上のことが多い．「基準値」はあくまで貧血がない状態での EPO 濃度なので EPO 濃度を解釈するときは「Hb 値に対応する EPO 濃度」で評価する必要がある (図 27 − 2)．

　「身長 140 cm は背が高いか低いか？」という質問に対する答は，対象が小学校 1 年生であれば背が高いことになるし，高校 3 年生であれば低身長となる．同様に，

27 腎性貧血

表 27-4 CKD 患者の維持 Hb 値（目安）

	日本透析医学会ガイドライン	KDIGO ガイドライン
血液透析患者	10～12 g/dL	9～11.5g/dL
腹膜透析患者	11～13 g/dL	13g/dL 以上を目指さない
保存期 CKD 患者	11～13 g/dL	≧ 11.5g/dL なら ESA 不要

EPO 濃度 15 mU/mL は Hb 14 g/dL の患者であれば正常だが，Hb 8 g/dL ならば低値であり，相対的 EPO 不足と判断される．

■腎性貧血と診断したら ESA 療法を開始する

腎性貧血と診断し，投与基準を満たす場合には ESA 療法を開始する．現時点での ESA 療法の維持目標 Hb 値の目安を上に示した[6)8)]．前述したように，腎性貧血治療の目的は数値補正ではなく QOL，総合的な予後改善にある．個々の症例の病態に応じて Hb 値の目標値を定めて治療することが推奨されている．

ESA 製剤には遺伝子組換えヒトエリスロポエチン製剤（エポエチンアルファ，ベータ：エスポ®，エポジン®），ダルベポエチンアルファ（ネスプ®），持続型 ESA エポエチン　ベータ　ペゴルが市販されている．エリスロポエチンは 3 つの N 結合型糖鎖をもっているが，アミノ酸残基の一部を変更しさらに 2 個の N 結合型糖鎖を付加し，シアル酸残基数を 14 個から 22 個にしたものがダルベポエチンアルファである．シアル酸数が増えたことで体内半減期が延長するため，投与頻度を減らすことができる．エポエチンベータに 1 分子の直鎖メトキシポリエチレングリコール（mPEG）を化学的に結合させることによって，エポエチンベータの分解を防ぎ，半減期を長くしたものがエポエチンベータペゴルである．

■ESA 製剤は静注ないし皮下注射で投与する

1．透析導入前 CKD 患者・腹膜透析患者

エポエチンアルファ・ベータ・カッパ（遺伝子組み換え）の初期投与は 1 回 6,000 単位，週 1 回皮下投与する．目標の貧血改善効果が得られた場合，1 回 6,000～12,000 単位，2 週に 1 回投与する．上限は 12,000 国際単位/2 週である．

ネスプ®（ダルベポエチンアルファ）の初回用量は通常，成人には 2 週に一回 30μg を皮下または静脈内投与する．貧血改善効果が得られたら維持用量は 2 週に一回 30～120μg を皮下または静脈内投与する．2 週に一回投与で貧血改善が維持されている場合には，その時点での 1 回投与量の 2 倍量を開始用量として 4 週に

Ⅱ 特殊病態の初期アセスメントと対応

一回投与に変更し4週に1回60〜180μgを皮下または静脈投与とする．最高用量は1回180μgである．

ミルセラ®（エポエチンベータペゴル）の初回用量は1回25μgを2週に一回皮下または静脈内投与する．貧血改善効果が得られたら維持用量として1回25〜250μgを4週に一回皮下または静脈内投与する．最高用量は1回250μgである．

外来通院頻度が少ない保存期CKD患者や腹膜透析患者では，投与間隔をのばすことができるダルボポエチンアルファないしエポエチン・ベータペゴルを使用することが多い．

2．血液透析患者

透析回路からESA製剤を静脈投与する．

エポエチンアルファ・ベータ・カッパは1回3,000 IU，週3回，静脈投与する．

効果が得られたら1回1,500 IU，週2, 3回あるいは1回3,000 IU，週2回とする．

ダルボポエチンアルファは週1回15〜60μgから開始し（エポエチンアルファ，ベータから切り替える場合には1回20μg），効果がえられたら週1回15〜60μg，週1回投与で貧血改善効果が維持されている場合には，その時点の投与量の2倍を開始量とし2週に1回に変更する．最大投与量は180μgである．

エポエチンベータペゴルは1回100〜150μgを4週毎静注する（エポエチンアルファ，ベータから切り替える場合には1回50μg）．貧血改善効果がえられたら1回25〜250μgとする．

■ ESA療法を受けているCKD患者では鉄の評価を行う

ESA療法によって造血が進むと貯蔵鉄が消費されるので，ESAの効果を十分に発揮させるには鉄剤の投与が必要になることが多い．鉄過剰とならないように鉄を補充しなくてはならないが，CKD患者の鉄評価は難しい．

体内の鉄の2/3は赤血球内のヘム鉄として，1/3がフェリチンやヘモジデリンなどの貯蔵鉄として種々の臓器内に存在し，血清鉄は全体の0.1%にすぎない．慢性腎臓病患者の鉄動態を評価する際には，血清鉄濃度ではなくフェリチンならびにトランスフェリン飽和度（TSAT）を用いる．

フェリチンは鉄結合蛋白質で，肝臓や脾臓に多く存在するが，一部は血中にも存在する．血清フェリチンは組織フェリチン量，間接的には貯蔵鉄量を反映するので，鉄欠乏では低値，鉄過剰では高値となり，非CKD患者では血清フェリチン

27 腎性貧血

表 27-5 絶対的鉄欠乏と機能的鉄欠乏

	絶対的鉄欠乏	機能的鉄欠乏
貯蔵鉄	↓	→↑
骨髄への鉄移動・利用	↓	↓
Hb	↓	↓
血清フェリチン	<12〜100	≧100
TSAT	<20%	<20%
主な原因	鉄摂取不足・消化管出血	ESA投与による循環鉄減少 慢性炎症

値<12〜15 ng/mLで絶対的鉄欠乏と診断する．血清フェリチンは炎症や悪性腫瘍などで増加するため，フェリチン値が高いからといって鉄欠乏を除外できるわけではない．ESA製剤も鉄剤も投与されておらず目標Hb値が維持できない症例において，血清フェリチン値が50ng/mL未満の場合，ESA投与に先行して鉄補充療法を行う．

CKD患者では，体内に貯蔵鉄はあるのにもかかわらず造血に必要な鉄が骨髄に十分存在しない「機能的鉄欠乏」状態のことがある[9]（表27-5）．機能的鉄欠乏の診断はトランスフェリン飽和度（TSAT）を用いる．血清鉄はすべてトランスフェリンに結合して存在するが，総トランスフェリン量（TIBC）にしめる血清鉄の割合がTSATで，この値が20%以下で鉄欠乏を疑う．

トランスフェリン飽和度（TSAT）＝血清鉄/TIBC×100

鉄の過剰投与は，細胞・臓器障害をまねく危険があるので，わが国のガイドラインでは血清フェリチン>100 ng/mLかつTSAT<20%で鉄補充をするように推奨している．

Tips EPOはなぜ骨髄や心臓ではなく腎臓で作られるのだろうか

腎臓がEPO産生部位として有利な点は，単位重量あたりの血流量，酸素需要が多く，貧血による低酸素を感知しやすいことだろう．さらに腎臓の酸素消費の大部分がNa再吸収に用いられていること，Na再吸収量は腎血流量にも規定されることも大きな意味をもっている[10]．他の組織であれば貧血がなくても血流量が低下するだけで組織は低酸素状態となるが，腎臓は腎血流量が低下するとある程度は酸素消費量も軽減する．そのため腎臓では貧血の程度と酸素分圧に関連が現われやすいといえるだろう．

Ⅱ 特殊病態の初期アセスメントと対応

文献

1) Souma T, Suzuki N, Yamamoto M. Renal erythropoietin-producing cells in health and disease.Front Physiol. 2015；6：167.
2) Sato Y, Yanagita M. Renal anemia: from incurable to curable. Am J Physiol Renal Physiol. 2013；305 (9)：F1239-48.
3) Singh AK et al. Correction of anemia with epoetin alfa in chronic kidney disease. N Engl J Med. 2006；355 (20)：2085-98.
4) Drüeke TB, et al. Normalization of hemoglobin level in patients with chronic kidney disease and anemia. N Engl J Med. 2006；355:2071-84
5) Pfeffer MA et al. A trial of darbepoetin alfa in type 2 diabetes and chronic kidney disease. N Engl J Med. 2009；361 (21)：2019-32.
6) 日本透析医学会．2015年版「慢性腎臓病患者における腎性貧血治療のガイドライン」透析会誌．2016；49 (2)：89-158.
7) Wintrobe's Clinical Hematology, 12 ed. Williams & Wilkins, 2008, p.783-785
8) KDIGO Clinical Practice Guideline for Anemia in Chronic Kidney Disease. Kidney International Supplements 2, 2012.
   http://www.kdigo.org/clinical_practice_guidelines/pdf/KDIGO-Anemia%20GL.pdf
9) Goodnough LT, Nemeth E, Ganz T. Detection, evaluation, and management of iron-restricted erythropoiesis. Blood. 2010；116 (23)：4754-4761.
10) Donnelly, S. Why is erythropoietin made in the kidney？The kidney functions as a critmeter. Am J Kidney Dis. 2001；38（2）：415-25.

Tea Break　患者教育にはピンクブック，行動科学を活用しよう

　慢性疾患診療には処方箋だけでは効果がありません．患者自ら生活習慣を変え，治療にとりくむ必要がありますが，長年の習慣を変えることは一筋縄でいきません．健康教育（行動科学）理論をとりいれて根気強くアプローチしていく必要があるでしょう．「このままでは早死にする，透析になる」などといって脅かすことは最悪の手段で，効果がないばかりか信頼を失います．「脅かす」「説得する」のではなく，患者とともに解決策を探り，提案し，サポートしたいものです．

　熟練した臨床医は，理論をしらなくても患者の心をつかみ，やる気にすることができます．とはいえ，健康教育理論を学んだうえで，日々の診療を通じ経験を深めていけば，鬼に金棒です．

　健康（患者）教育は行動科学の応用であり看護学，公衆衛生学に多くの専門家がいますが，日本の医学教育では学ぶ機会が少ないと思います．独学するのによい教材は，米国立がん研究所（NCI）が開発したピンクブック（Making Health Communication Programs Work）と Theory at a Glance があります[1)2)]．外来診療をする医師にはぜひとも読んでほしいお勧めの本です．

　代表的な理論は Health Belief Model（健康信念モデル）で，患者が行動を変えるには次の6つが必要であると考えます．①自分がある状態(病気・合併症)になる可能性が高いこと，②その結果が重篤であること，③行動すること（治療への取り組み）でリスクが減ること，④行動をとることの障害・コストは利益に比べると小さいこと，を理解し，⑤行動のきっかけがあり，⑥自分ができると確信していること．

　患者の状況にあわせてこの6つの点を考慮し，日々の診療にいかして下さい．

文献
1) Pink Book-Making Health Communication Programs Work
　http://www.cancer.gov/publications/health-communication/pink-book.pdf
日本語訳．中山 健夫(監修)．ヘルスコミュニケーション実践ガイド．日本評論社．2008年
2) NCI. Theory at a Glance. http://www.cancer.gov/theory
国立保健医療科学院（訳）．一目でわかるヘルスプロモーション．理論と実践ガイドライン
　http://www.niph.go.jp/soshiki/ekigaku/hitomedewakaru.pdf

28 食事指導の内容は

| Basic | 腎臓病の食事と栄養 | Update |

■診療ルール

1) すべての入院患者に対して,栄養障害の有無をスクリーニングし,栄養障害がある患者に対しては栄養評価を行う.身長,体重の計測は必須である.
2) 食事療法は薬物療法,運動療法とともに治療の基本である.個々の患者の生活習慣を尊重した個別対応の食事療法が長期的な治療を成功させるために重要である.
3) 慢性腎臓病患者の体重維持に必要なエネルギー量は日本人の平均的な基礎代謝量を参考とし,さらに身体活動レベルや栄養状態を考慮して決定し,経時的に評価しつつ調整を加える
4) 食塩の目標摂取量は 6 g/ 未満とし,3 g/ 日未満の過度の食塩制限は推奨されない.定期的な蓄尿による評価と,栄養指導を行い長期的に減塩食になれてもらうのが成功の秘訣である.
5) たんぱく質は,標準的治療としてはステージ G3a(45 < GFR < 60 mL/min/1.73 m^2)では 0.8 〜 1.0 g/kg 標準体重 / 日,ステージ 3b 以降(GFR<45)で 0.6 〜 0.8g/kg 標準体重 / 日の指導としてもよい.
6) カリウムはステージ G3a までは制限せず,G3b では 2000 mg/ 日以下,G4 〜 G5(GFR<30)では 1500 mg/ 日以下を目標とする.
7) 高リン血症は CKD の腎機能低下,死亡および心血管疾患の独立した危険因子である.すべての CKD ステージにおいて血清リン値を基準値内に保つことが推奨される.腎機能が低下した患者では,食事による摂取リン制限が重要である.

28 腎臓病の食事と栄養

> Case　15年前に健康診断で高血圧を指摘されたが
> 放置していた60歳男性

現病歴　1年前に風邪のため近医を受診したところ，高血圧と慢性腎臓病を指摘された．降圧薬で治療を行っているが，徐々に血清Cr値が上昇してきており，食事療法に関するコンサルトを受けた．
来院時身体所見　全身状態，栄養状態は良好．身長168 cm，体重65 kg，BMI 23．
血圧　140/85 mmHg．脈拍70回/分．
検査所見　TP 6.8 g/dL，Alb 4.2 g/dL，BUN 38 mg/dL，Cr 2.4 mg/dL，Na 140 mEq/L，K 5.2 mEq/L，Cl 108 mEq/L，HCO_3^- 20 mEq/L．
24時間蓄尿　尿Na濃度　110 mEq/L，尿UN濃度　380 mg/dL，尿Cr濃度　55 mg/dL，尿蛋白濃度　32 mg/dL，尿量　2200 mL

> Point

24時間蓄尿は，食事による食塩摂取量，蛋白摂取量，GFRなど貴重な情報を与えてくれる．基本的な計算方法を習得してほしい．
標準体重と体表面積の簡単な計算式を知っておくと便利である．
1) 標準体重＝身長×身長×22 ＝ 1.68×1.68×22 ＝ 62.1 kg

$$体表面積 = \frac{\sqrt{身長\,(cm)\,\times 体重\,(kg)}}{60} = \frac{\sqrt{168\times 65}}{60} = 1.74 m^2$$

2) 食塩摂取量＝尿Na排泄量（mEq）÷17 ＝（110×2.2）÷17 ＝ 14.2 g
   たんぱく質摂取量
   ＝〔（尿素窒素排泄量＋体重×0.031）×6.25〕＋尿蛋白排泄量
   ＝〔（380×22/1000 ＋ 65×0.031）×6.25〕＋（32×22/1000）
   ＝ 65.5 g
3) Cr排泄量＝55 mg/dL × 22 dL ＝ 1210 mg/日
   　一般的に1日あたりの尿Cr排泄量は約1 gである．筋肉量を反映するため女性は低く（10〜20 mg/kg），男性は高く（15〜25 mg/kg）なる．
   　体重あたりにすると1,210/65 ＝ 18.6 mg/kgとなり妥当な値である．蓄尿の信憑性はあると考える．

II 特殊病態の初期アセスメントと対応

24時間Cr排泄量が極端に少なかった場合(400 mg/日など)には,蓄尿もれを考える.逆に極端に多ければ(3,000 mg/日など),24時間蓄尿ではなく,2日分の蓄尿を持参したのではないかと疑ってみる.

4) 24時間CCr＝尿量×尿Cr濃度÷1440÷血清Cr
  ＝55×2,200/1,440/2.4＝35.0 体表面積1.73 m^2 あたりに補正すると
  35.0 mL/min×1.73/1.74＝34.8 mL/min/1.73 m^2
  24時間尿素クリアランス＝尿量×尿UN濃度÷1,440÷BUN
  ＝15.27 mL/min,
  体表面積で補正すると15.27×1.73/1.74＝15.2 mL/min/1.73 m^2
  GFR≒(CCr＋Curea)÷2＝(34.8＋15.2)/2＝25 mL/min/1.73 m^2
5) 食事処方は,蛋白 62.1×0.8≒50 g,塩分 6 g,エネルギー 62×30
  ≒1,800〜2,000 kcal程度から開始する

Lecture

■食事療法は腎臓病治療に欠かせない

「新しいご馳走の発見は人類の幸福に天体の発見以上のものである」「人は不幸にしてかれら(医師)の手中に陥ると,さっそく"あれはいけない,これはいかん"という百万べんを聞かされなければならない.そして,それまでのあらゆる愉快な習わしを思い切らなければならない.…(中略)…合理的な医者は,われわれの欲望の自然の傾向をけっして見落としてはならない.」(ブリアーサヴァラン．美味礼賛—味覚の生理学)[1]

食の楽しみは,人生にかかせない.「食事制限」は苦痛を強いることになる.一方で,本能に従った行動が健康によいわけではない.食欲にまかせて食べ放題,飲み放題をつづければ,"メタボ"を入門に,超肥満,高血圧,糖尿病,痛風,肝硬変に終わる.「美味礼賛」には「禽獣はくらい,人間は食べる.教養ある人にして初めて食べ方を知る」とある.文化的な楽しみを保ち,健康にとっても望ましい食事をとることは,身に付けるべき良き習慣である.腎臓病の進行を抑制し,腎不全の合併症を防ぐには,適切な食事療法は欠かせないが,生活習慣を大きく変えるものなので相当な力量が必要である.

食事療法が成功するのは,患者自身が,①食事療法の必要性を理解する,

②食事療法のやり方を理解する（たんぱく質の必要量，計算法など），③指示に沿った食事を作ることができる，④特殊食を毎日食べ続けることができる，といった全ての要件が満たされたときである．医師，栄養士，患者すべての力量が問われる．食事療法を成功させるには「食事制限」ではなく「食事療法」であることを理解してもらうこと，短期的に目標を達成することを目指すのではなく，気長に取り組んでいくこと，個々の患者の病期と病態，嗜好，理解度をみながら個別に対応していくことが大切である．

■すべての入院患者に対して栄養評価を行う

　初診患者を診察する際に，外来，入院を問わず，栄養状態の評価を行うことは「必須」事項である．少なくとも，身長と体重を測定し，BMIを計算すること，最近3～6か月間の体重減少がないかどうか，食事摂取量に変化がないかを聴取する．研修医の診療録をみると，身体診察所見，検査所見，既往歴は詳細に評価し記載しているのに，肝心の栄養評価が抜けていることがある．身長，体重が入院後24時間以内に測定されていないどころか，心不全患者で体重が測定されていないこともある．

　21世紀の日本では，極度の「栄養不良」患者をみることは少なくなっているが，高齢，透析患者では低栄養がみうけられる．入院時の栄養不良と予後の関係が知られており，米国の病院評価機構である The Joint Commission (TJC) は，全ての入院患者に対して栄養の問題があるかどうかをスクリーニングし，問題ある患者では栄養評価と栄養計画をたてることを求めている．「初診時に栄養評価を行う，必要に応じて再評価し，栄養処方計画をたてる」ことは，全ての臨床医の基本原則である．入院患者を受け持ったら，患者の栄養摂取量を常に把握しておかなくてはならない．経管栄養，完全中心静脈栄養を行っている患者についてさえ，エネルギー，蛋白質，アミノ酸投与量を把握していないことがあるのは残念である．

■エネルギー必要量をどのように決定するか

　日本人のCKD患者に対する最適なエネルギー摂取量に関するエビデンスは少ない．日本人の食事摂取基準（2010年版）によれば個人の推定エネルギー必要量は，「当該年齢，性別，身長，体重および健康な状態を損なわない身体活動量を有する人において，エネルギー出納がゼロとなる確率が最も高くなる

Ⅱ 特殊病態の初期アセスメントと対応

と推定される習慣的なエネルギー摂取量の1日あたりの平均値」とされるので，画一的な基準を設定することはできない．一般には 25～30 kcal/標準体重/日とすることが多いが，肥満の場合は 20～25 kg/kg 標準体重/日で指導してもよい．定期的に栄養状態，体重の増減を評価したうえで増減する．

「蛋白制限を行う慢性腎臓病患者には十分なエネルギーが必要である」ことの根拠として常に引用される 1986 年の Kopple の研究は体重あたり 15, 25, 30, 35, 45 kcal/kg/日のエネルギー投与と窒素バランスを比較し，窒素バランスがエネルギー摂取量と相関することを示したものである[2]．原著をぜひ自分の目で確かめてほしいが，症例数はわずか6例で，窒素バランスとエネルギー摂取量を示したグラフにははずれ値が含まれている．この研究論文から「0.6 g/kg 実測体重/日以下の蛋白制限を行う場合には，35 kcal/kg 実測体重/日以上のエネルギー摂取を確保する」ことを正当化するには無理がある．腎保護，栄養状態，長期予後を改善する適正なエネルギー量の設定に関してはエビデンスが絶対的に不足しており，今後の研究が必要である．

日本腎臓病学会の食事療法基準は「エネルギーは性，年齢，身体活動レベルなどを考慮するが，25～35 kcal/kg 標準体重/日で指導し，身体所見や検査所見などの推移により適時に変更する」ことを推奨している．「適時に変更する」というところが臨床医の腕の見せ所である[3]．

推定エネルギー必要量は標準体重から下記の式を用いて算出する．

標準体重（kg）は［身長（m）］^{2} × 22 で計算し，
身体活動量は，軽い労作（デスクワークが多い職業など）では 25～30
普通の労作（立ち仕事が多い職業など）では 30～35
重い労作（力仕事が多い職業）では 35～kg/標準体重/日
である．

あくまでこの式で計算された値は，食事療法開始時の目安である．

死亡リスクや腎予後を最小とする目標体重は，年齢，性別，合併症，筋肉量，遺伝的背景などから個々人で異なってくる．その意味でも定期的な栄養評価は欠かせない．

28 腎臓病の食事と栄養

■食塩制限

—血圧コントロール,腎保護のためには1日6g未満の食塩制限をすすめる

　塩味があると食材が悪くてもおいしく感じてしまいがちだ.ファーストフードは食塩含有量が多いほど売れ行きがよいという.結果として食塩摂取量は多くなりやすい.

　食塩制限は,血圧コントロールを強化し,RA系阻害薬の降圧効果,尿蛋白減少効果を高めるので,慢性腎臓病の食事療法の中心である.食塩の目標摂取量は6g/未満であるが,塩味に慣れきった高齢者などでは直ちに6g/日とするのは困難である.味付けの工夫などを栄養士から説明してもらい,定期的な蓄尿で摂取塩分量を評価し,長期的に減塩食に慣れてもらうのがよい.

　市販の食品成分表などでは,食塩(NaCl)あたりではなく,Na(sodium)あたりで表示されていることが多いので,食事指導の際には注意すること.NaCl 1 gに含まれるNaは0.39 g,いいかえるとNa 1 gは食塩2.5 gに相当する.

　米国KDOQIガイドラインでは高血圧のあるCKD患者ではNa摂取量を2.4 g/日未満にすることを推奨している.注意してほしいのは「Na摂取量(sodium)」と「食塩摂取量(salt)」の違いである.2.4 gのNa(原子量23)は104 mmolに相当し,同量のNaを含むNaClは約6 gとなる.

　極端に厳しいNa制限をすると高K血症となることがある.腎臓からのK分泌を促すためには,皮質集合尿細管にNaが十分到達することが必要なので,Na欠乏があるとK分泌が低下することになる.そのため,高K血症がある患者では,3 g/日以下の極端な食塩制限はさけることが望ましい.

　食塩摂取量を24時間蓄尿から推定するには
推定食塩摂取量(g/日)=蓄尿でのNa排泄量(mEq/日)÷17
として計算する.

■たんぱく質制限

　たんぱく質制限は古くから腎臓病治療の中心であった.たんぱく質制限は尿毒素の蓄積を軽減し,高カリウム血症や高リン血症,代謝性アシドーシスを改善するため,尿毒症症状の悪化を抑えることで,透析療法の導入を遅らせることが可能となる.動物実験では蛋白制限が腎機能の低下速度を抑制することも示されている.一方,高齢の慢性腎臓病患者では,過度のたんぱく制限は食の

Ⅱ　特殊病態の初期アセスメントと対応

楽しみ，QOLを低下させたり，栄養状態を悪化させ，生命予後に悪影響を与える可能性もある．どのような患者に，どの程度のたんぱく制限が必要かに関しては，エビデンスがまだ不足している．日本腎臓学会の食事療法基準2014年版では，「たんぱく質は，標準的治療としてはステージG3a（45＜GFR＜60 mL/min/1.73 m^2）では0.8～1.0 g/kg標準体重/日，ステージ3b以降（GFR＜45）で0.6～0.8 g/kg標準体重/日の指導としてもよい．」としている[3]．

①蛋白制限の腎保護効果を示した基礎研究

　Brennerらはラットの部分腎摘モデルを用い，機能ネフロン数の減少に対する代償機序として，個々の糸球体の糸球体濾過量が増加し，蛋白摂取が糸球体血流，糸球体濾過および糸球体高血圧を引き起こす結果，糸球体硬化を進展させることを報告した．いわゆる"hyperfiltration theory"である[4]．

　Streptozotocine投与による糖尿病モデルラットを用いた研究でも，高蛋白食群では低蛋白食群，通常蛋白群に比べて有意にアルブミン尿が増加し，硬化糸球体の比率も高蛋白食群19.5％，他の群では2.5％以下と，蛋白負荷が腎障害をもたらすことが示されている[5]．

　蛋白負荷が糸球体過剰濾過，高血圧を来す機序としては，ホルモン（グルカゴン，インスリン，IGF-1，アンギオテンシンⅡ），サイトカイン（プロスタグランディン），キニンなどが想定されている．また，アミノ酸濾過量が増加すると，近位尿細管のNa/アミノ酸共輸送体活性およびNa再吸収量が増加し，TGF（尿細管糸球体フィードバック）が刺激される結果，糸球体過剰濾過となることも考えられる．蛋白制限では，線維化促進作用のあるTGF-β発現，fibronectin, PAI-1発現が抑制されることも報告されている．

②たんぱく質制限の腎保護効果を示した臨床研究

　たんぱく質制限が慢性腎臓病の進行を抑制する効果に関しては，8件のRCT, 1,524例を対象としたCochrane reviewがある．たんぱく質制限は透析や腎臓移植の必要性や死亡を有意に低下させた[6]．RA系阻害薬，リン吸着薬，重曹などによる標準的な治療をうけている慢性腎臓病患者ではたんぱく質制限はどの程度の効果を示すだろうか．2009年にGFR＜30 mL/min/1.73 m^{2}の慢性腎臓病患者485名を対象としたRCTが実施された．厳格なたんぱく質制限群（0.55 g/kg/日）と通常のたんぱく質制限群（0.8 g/kg/日）にランダムに

振り分け4年間観察し，GFR低下速度，末期腎不全や死亡についても有効性は示されなかった．しかし，通常のたんぱく質制限群では，高血圧や代謝異常などの合併症の管理に対して多くの投薬が必要だった[7]．対象を糖尿病性腎症に限定したCochrane systemic reviewでもたんぱく質制限による腎機能低下速度の抑制効果は認められていない[8]．

たんぱく質制限食の有効性に関する研究は薬物療法とは異なり実際の遵守度，到達度に大きな差がでやすいため，評価が難しい．グルメブームの影響なのか，日本人のたんぱく質摂取量は人類史上かってないほど多くなっている．平成25年国民健康・栄養調査によれば，蛋白質摂取量の平均と標準偏差は50〜59歳で76.7 ± 23.9 g，70歳以上でも70.4 ± 23.8 gとなっている．

たんぱく質摂取量が正規分布をとると仮定した場合，50歳台の成人男性の上位10%はどの程度のたんぱく質を食べているか，EXCEL関数を使って推測してみよう

平均76.7，標準偏差23.9の正規分布で，90%（0.9）に相当する値は
= NORMINV(0.9,76.7,23.9) = 107.3
10%の患者は107 g/日以上の蛋白質を摂取していると推測される．
上位25%はどうだろうか
=NORMINV(0.75,76.7,23.9) = 92.8 g，すなわち25%の患者は93 g/日以上の蛋白質を摂取していると推定され，現代日本人には蛋白過剰摂取となっている人が相当するいることがわかる．

厳格なたんぱく質制限の効果に関しては未確定だが，食事内容に関してなんら指導をしなければ，多くの人がたんぱく質過剰摂取となってしまう．日本腎臓学会の成人の慢性腎臓病に対する食事療法基準を表に示したので参考にして欲しい[3]．

■カリウム制限

慢性腎臓病がかなり進行するまでK制限は必要ないことが多い．保存食品やファーストフードを好み，新鮮な野菜，果物の摂取量が少ない現代人はNa摂取量が増え，カリウム摂取量が少ない傾向にある．WHOは高血圧予防のための望ましいカリウム摂取量として男性で3000 mg/日（75 mEq/日），女性で2600 mg/日(65 mEq/日)以上を目標としている．標準的な食事では1〜1.3 g/kg/日のK摂取量，体重60 kgならば60〜80 mEqとなるが，この程度の

Ⅱ 特殊病態の初期アセスメントと対応

CKD ステージによる食事療法基準（日本腎臓学会 2014 年）

ステージ (GFR)	エネルギー (kcal/kgBW/日)	たんぱく質 (g/kgBW/日)	食塩 (g/日)	カリウム (mg/日)
GFR ≧90	25〜35	過剰な摂取をしない	3≦ <6	制限なし
GFR 60〜89		過剰な摂取をしない		制限なし
GFR 45〜59		0.8〜1.0		制限なし
GFR 30〜44		0.8〜1.0		≦2,000
GFR 15〜29		0.6〜0.8		≦1,500
GFR <15		0.6〜0.8		≦1,500
透析療法中	別表			

体重は基本的に標準体重（BMI=22）を用いる

	エネルギー	たんぱく質	食塩	水分	カリウム	リン (mg/日)
血液透析	30〜35	0.9〜1.2	<6	できるだけ少なく	≦2,000	≦たんぱく質×15
腹膜透析	30〜35	0.9〜1.2	PD除水量(L)×7.5＋尿量(L)×5	PD除水量＋尿量	制限なし	≦たんぱく質×15

体重は基本的に標準体重（BMI=22）を用いる
腹膜透析患者のエネルギー量は，腹膜吸収ブドウ糖からのエネルギー分を差し引く

K 負荷に対しては腎臓が対応できることが多い．しかし，尿細管障害が強い場合や ACE 阻害薬，ARB，spironolactone などを服用している場合には，腎臓からの K 分泌が抑制されるので K 制限が必要となる．特に糖尿病性腎症の患者ではその傾向が強い．高 K 血症があれば ACE 阻害薬や ARB を十分に処方できないので，血清 K 値のコントロールは重要である．

一般には，たんぱく質 1 g あたり 1 mEq の K が含まれるので，慢性腎臓病が進行し，蛋白制限を行うと同時に K 制限にもなる[9]．

細胞内に最も多い陽イオンは K である．生の食品，生野菜，果物，刺身などには多くの K が含まれている．また芋，豆類も K が多い．大量の水で野菜や芋を茹でると，細胞膜が崩壊し細胞内の K が外にでるので K 含有量を減少させることができる．「スイカは腎臓に良い」という俗説に惑わされ，K 制限が必要なのにすいかを食べる患者が後を絶たないのは困ったものである．

末期腎不全では，腸管からの K 分泌が亢進する．通常は 10〜20 mEq/日 の K が腸管から排泄されるが，腎不全では 50 mEq/日以上排泄される．便秘が

つづくと腸管からの K 排泄が低下するので高 K 血症の危険がますので注意したい．

日本腎臓病学会では CKD ステージ G3b（GFR 30～45 mL/min/1.73 m²）では 2000 mg/ 日以下，CKD ステージ 4～5（GFR＜30 mL/min/1.73 m²）では 1500 mg/ 日以下を制限目標としている．

■リン制限は心血管病予防にも重要である

高リン血症は，CKD の腎機能低下，死亡および心血管疾患の独立した危険因子であることからすべての CKD ステージにおいて血清リン値を基準値内に保つことが推奨される[10]．腎機能が低下すると尿細管からのリン再吸収が低下することで，血清リン濃度が一定に維持されるが，GFR が 20～25 mL/min/1.73 m² 未満になると十分には代償できず高リン血症が進行する．そのため進行した慢性腎臓病ではリン制限が必要になる．一般にたんぱく質 1 g あたりに約 15 mg のリンが含まれるので，たんぱく質制限は同時にリン制限となる．小魚類，乳製品，ナッツ，豆類はリン／たんぱく質比が高いので，これらの食品を避けるようにする．

食品添加物に無機リンが多く含まれ吸収効率もよいことがわかった．加工食品，ファーストフード，インスタント食品，ベーキングパウダーを使用した食品，冷凍食品，スナック菓子，コンビニ弁当やコーラなどの清涼飲料に含まれる食品添加物が「リンの宝庫」となっているので，食事指導をする際に一言注意してあげたい．

■蓄尿─面倒だが多くの情報を与えてくれる

塩分制限，蛋白制限が適正に行われているかどうかを評価するには蓄尿が欠かせない．24 時間蓄尿を実施するのは患者にとっても煩雑だが，努力にみあう効果があることを説明し，定期的におこないたい．

蓄尿のデータから塩分，たんぱく質摂取量を算出する式を下記に示した[11]．

蓄尿から塩分，たんぱく質摂取量を求める

食塩摂取量（g/ 日）＝蓄尿の Na 排泄量（mEq/ 日）÷ 17

蛋白摂取量（g/ 日）＝［1 日尿中尿素窒素排泄量（g）＋ 0.031（g/kg）× 体重（kg）］× 6.25 ＋尿蛋白量（g/ 日）

Ⅱ 特殊病態の初期アセスメントと対応

BUN 高値だけでは心配無用？

43 歳のやせ型女性．検査で BUN 高値を指摘された．

意識清明，全身状態良好．血圧 115/65 mmHg．脈拍数 72 回／分．体重 45 kg．血液検査では BUN 152 mg/dL，Cr 0.6 mg/dL，血清電解質は正常．Hb 14.3 g/dL．24 時間 CCr 91 mL/min．尿 Na 排泄量 17 mEq/日，尿 K 排泄量 50 mEq/日，尿浸透圧 750 mOsm/kg．血漿量は 54 mL/kg（基準値 40 − 50 mL/kg）．高窒素血症（azotemia）の原因として何が考えられるだろうか？

1）BUN/Cr の解離がある．鑑別診断として，腎前性腎不全，脱水，消化管出血が思い浮かぶだろう．しかし，CCr，血清 Cr 濃度，血漿量，血圧，脈拍数，Hb 濃度も正常範囲なのでこれらは考えにくい．

2）英国に実在の患者（健常人）データである．1975 年の Lancet に Richards, Brown らが報告したもので，興味ある読者は一読してほしい．高窒素血症の原因は特殊な食事によるものだった．19 歳から偏食になり，鱈（タラ）を大量に食べ（最高で 1.4 kg/日），乳蛋白粉，ブラックコーヒー，カリフラワー，キャベツを摂っていた．大量に蛋白質を摂取したために尿素産生が過剰となり，高窒素血症が発生したと考えられる．

3）興味深いことに，貧血もなければ，尿毒症症状もみられなかったという．BUN 上昇自体が尿毒症症状をもたらすのではなく，末期腎不全では BUN 上昇と同時に他の尿毒素物質が蓄積する結果，さまざまな症状がもたらされるのだろう[12]．

文献

1) ブリア・サヴァラン（著），関根秀雄，戸部松美（翻訳）美味礼賛．岩波文庫 1984
2) Kopple JD, Monteon FJ, Shab JF. Effect of energy intake on nitrogen metabolism in nondialyzed patients with chronic renal failure. Kidney Int, 1986；29：734-742.
3) 日本腎臓学会．慢性腎臓病に対する食事療法基準．2014年版．日腎会誌 2014；56：553-399,
4) Hostetter, TH, Olson, JL , Rennke, HG , et al. Hyperfiltrationa in remnant nephrons：a potentially adverse response to renal ablation. Am J Physiol. 1981；241：85-93.
5) Zats, R, Meyer, TW, Rennke, H.G. et al. Predominance of hemodynamic rather than metabolic factors in the pathogenesis of diabetic glomerulopathy. Proc Natl Acad Sci USA. 1985；82：5963-5967.
6) Fouque D, Laville M, Boissel JP. Low protein diets for chronic kidney disease in non diabetic adults. Cochrane Database Systematic Reviews 2006；19(2)：CD001892.
7) Cianciaruso B. Effect of a low- versus moderate-protein diet on progression of CKD: follow-up of a randomized controlled trial. Am J Kidney Dis. 2009；54：1052-61.
8) Robertson L, Waugh N, Robertson A. Protein restriction for diabetic renal disease. Cochrane Database Syst Rev. 2007；4.
9) Falkenhaim ME. Nutritional managment of water, sodium, potassium, chloride, and magnesium in renal disease and renal failure. In Kopple JD, Massry SG eds. Nutritional management of renal disease. 2nd ed. Lippincott Williams & Wilkins, 2004；295.
10) Palmer SC. Serum level of phosphorus, parathyroid hormone, and calcium and risks of death and cardiovascular diseases in individuals with CKD: a systematic review and meta-analysis. JAMA. 2011；305：1119-27.
11) Maroni BJ, et al. A method for estimating nitrogen intake of patients with chronic renal failure. Kidny Int. 1985；27：58-65.
12) Richards P Brown, C L. Urea metabolism in an azotaemic woman with normal renal function. Lancet. 1975；Aug 2；2（7927）：207-209.

Ⅱ 特殊病態の初期アセスメントと対応

アスリートと蛋白質摂取量：
蛋白過剰摂取は腎障害をまねくか？

　フルコンタクト空手の最高峰，極真会館の現役選手から，「格闘技界では筋肉量とパワーをつけるため蛋白質を多量に摂取している，一日300gを目標とすることもある」という話を聞いたことがあります．食事で蛋白質を摂るだけではなく，プロテインパウダーをとることも心がけているといいます．その話を聞いたときは，「蛋白質を摂りすぎると腎臓に負担がかかるのではないか」と心配してしまいました．競技選手にとって安全で望ましい蛋白摂取量はどのくらいでしょうか．

　スポーツ医学や軍事の医学の専門家が詳細な検討をしています．軍隊にとっては，第一線の兵士が最大限の持久力，パフォーマンスを発揮できる理想の食事療法は重要な課題です．米国国防総省と医学研究所（Institute of Medicine, IOM）は，1999年に米国軍の兵士がパフォーマンスを維持し，最大化するための蛋白質摂取に関する研究報告書を作成しました[1]．腎障害ある患者では，蛋白過剰摂取は腎障害を進行させますが，この関係は健常人にはあてはまらないようです．

　米国で実施された1624名の看護師を11年間観察した研究によれば，もともと腎障害がある患者では蛋白摂取量とGFRの低下速度に関連を認めましたが，腎機能正常者では蛋白摂取量とGFRの変化には関連を認めませんでした[2]．

　オランダの8461名を対象とした7年間の観察研究でも，蛋白摂取量とGFR低下速度には関連を認めていません[3]．65歳以上の高齢者3623名を約6年間観察した米国の研究でも，蛋白摂取量とGFR低下速度に関連を認めていません[4]．

　デスクワークを中心とする一般人では，窒素バランスを維持するのに必要な蛋白摂取量は0.8g/kg/日とされています．しかし，毎日激しいトレーニングを行い，筋肉の代謝が異なるアスリートでは損傷した筋肉の回復，再生を促し，パフォーマンスを向上させるには一般人よりも多量のたんぱく摂取が必要と考えられ，スポーツ栄養学の研究者が精力的に研究をすすめています．パフォーマンスをアウトカムにした研究はまだ少ないものの，筋肉量の維持，窒素バランスの維持に必要な蛋白摂取量については精力的に研究がすすめられています[5]．かつては「アスリートには体重1kgあたり3gの蛋白質摂取が必要だ」といわれたのですが，蛋白摂取を増やせば増やすほど筋蛋白の合成が高まるわけではなく，過剰摂取は消化管の負担を増し，体脂肪を増やすことにもつながるようです．前述した米軍の研究では，

軍人推奨栄養所要量（Military Recommended Dietary Allowance, MRDA）は蛋白質として男性で 100 g/ 日，女性で 80 g/ 日としており，体重換算ではおおよそ 1.3 g/kg/ 日に相当します．国際オリンピック協会（IOC）によるアスリートの栄養摂取についての提言では，蛋白質の目安は筋力・持久系のアスリートは体重あたり 1.2 〜 1.6 g/ 日とし，ワークアウト後の回復を促す蛋白摂取は 20 〜 25 g としています[6]．欧米諸国に比べて日本人の動物性蛋白質の摂取比率が低いことを考えても，体重 1kg あたり 1.5 〜 2.0 g/ 日以内とするのがよさそうです．

文献

1) Committee on Military Nutrition Research, Institute of Medicine. The Role of Protein and Amino Acids in Sustaining and Enhancing Performance. National Academy Press, 1999.
2) Knight EL, Stampfer MJ, Hankinson SE, et al.The impact of protein intake on renal function decline in women with normal renal function or mild renal insufficiency. Ann Intern Med. 2003 Mar 18 ; 138 (6) : 460-7.
3) Halbesma N, Bakker SJ, Jansen DF, et al. High protein intake associates with cardiovascular events but not with loss of renal function. J Am Soc Nephrol. 2009 Aug ; 20 (8) : 1797-804.
4) Beasley JM, Katz R, Shlipak M, et al. Dietary protein intake and change in estimated GFR in the Cardiovascular Health Study. Nutrition. 2014 ; 30 : 794-799.
5) Phillips SM, Van Loon LJC. Dietary Protein for athletes: From requirements to optimum adaptation. J Sports Sci. 2011 ; 29 : S29-S38.
6) Nutrition for Athletes.A practical guide to eating for health and performnce.
   http://www.olympic.org/documents/reports/en/en_report_833.pdf

29 重症患者に対する急性血液浄化療法の選択と透析条件は

急性血液浄化療法

Basic / Update

■診療ルール

1) 急性血液浄化療法に用いられる主な治療法としては，間欠的血液透析（IHD），持続的血液浄化療法（CRRT）などがあり，循環動態，病態に応じて選択する．
2) 各種免疫疾患などに対する血漿交換療法は原因となる毒性物質を除去することによる治療効果が期待できる．
3) 薬物中毒に対しては血液透析，血液吸着療法が有効である．
4) 急性腎障害に対する急性血液浄化療法の単一の開始基準はなく，臨床症状，基礎病態，検査値，などから総合的に判断する．体液量，電解質，酸塩基平衡の致死的になりうる変化があれば急性血液浄化療法を開始する．
5) 一般に，間欠的 HD と CRRT では患者予後に差はない．循環動態が不安定で，緩徐な除水が必要な場合には CRRT を選択する．
6) 間欠的 HD と CRRT の中間として，一日 6〜12 時間の血液浄化療法をおこなう選択がある（SLED）．
7) 急性腎障害に対する血液浄化療法の目標浄化量として，国際ガイドラインである KDIGO は間欠的 HD では週あたり $Kt/V \geq 3.9$，CRRT ではろ過液流量（補充液量＋除水量）が 20〜25 mL/kg/ 時間を達成することを推奨している．
8) 出血リスクが高い場合には，ナファモスタットを使用するか，抗凝固薬を用いない腎代替療法を行う．
9) 低分子ヘパリンは半減期が長く，腎排泄のため，蓄積や出血合併症のリスクがある．

29 急性血液浄化療法

Case 劇症肝炎，多臓器不全，高K血症で
ICU入室となった43歳男性

現病歴 入院1カ月前に感冒様症状，入院14日前から倦怠感増強，黄疸出現．他院で急性肝炎と診断され入院したが，肝機能障害が進行したため当院に転院となった．

来院時 JCS Ⅱ-10 会話可能．血圧88/60 mmHg，脈拍数100/分．

ICU入室しECGでT波尖高を認めカルチコール®，メイロン®を投与．透析療法の準備をしている間に突然心停止となり心肺蘇生を開始した．

来院2日前の検査：BUN 39 mg/dL, Cr 1.7 mg/dL, Na 134 mEq/L, K 4.7 mEq/L, Cl 102 mEq/L

来院時検査成績 Alb 3.1 g/dL, BUN 116 mg/dL, Cr 6.3 mg/dL, T-Bil 58.2 mg/dL, AST 880 IU/L, ALT 1,289 IU/L, Na 123 mEq/L, K 7.9 mEq/L, Cl 98 mEq/L, Ca 9.2 mg/dL pH 6.9 pCO$_2$ 27 mmHg, HCO$_3^-$ 5.2 mEq/L

心電図上 wide QRS あり高K血症による心停止と判断，心臓マッサージをしながら透析を開始．1時間後に自己心拍が再開した．

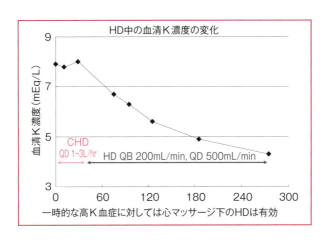

図 29-1 HD開始後の血清Kの推移

Ⅱ 特殊病態の初期アセスメントと対応

Point

1) 高 K 血症に対する初期治療

心電図変化がある高 K 血症なので迅速な対処が必要である．本書第 14 項高 K 血症（198 ページ）で述べたように，カルチコール，グルコース・インスリンによる対症療法と，体外に K 排泄を促進させる方法を同時におこなう．この症例では急速に急性腎障害が進行しており尿からの K 排泄は期待できないので血液浄化療法を選択するのは適切な判断である．

2) 高 K 血症に対する血液浄化療法の選択と透析条件は？

血液浄化療法の選択に関しては注意が必要である．持続緩徐式血液透析濾過などの CRRT では，標準的な治療条件では K の除去効率が極めて悪い．置換液の K 濃度は 2 mEq/L なので，1 時間あたりの透析液流量＋置換液量が 1 L とすると，血清 K が 7 mEq/L の場合でも時間あたり 5 mEq しか除去されない．この量はケイキサレートやカリメートの 1 包（5 g）で腸管から除去される K 量にすぎない．高 K 血症に対する緊急透析では十分な血流量と透析量による血液透析が第一選択である．

この症例では，無尿で劇症肝炎との連絡があったため，CRRT が必要だろうとの判断で CRRT を事前に準備し CRRT を開始した．高 K 血症による心停止をきたしたので CRRT を継続しつつ，間欠的 HD を準備し，準備でき次第間欠的 HD を開始した．図 29 − 1 に血清 K 値の変化を示したが，CHDF ではほとんど血清 K 値が改善しないのに比べ，IHD では著明な改善がみられている．この症例では心マッサージをしながら血流量 200 mL/分の血液透析が可能であった．

Lecture

■急性血液浄化療法では何ができるだろうか

　急性血液浄化療法は，患者体内に急激に蓄積した毒物および病因物質によって体液の恒常性が著しく損なわれた病態に対して，その原因物質を除去することにより，病態改善・治癒をはかる治療法である[1,2]．除去しようとする物質が何かによって，治療法が異なる．血液浄化療法は除去しようとする毒素の種類によって(1)腎代替療法と(2)アフェレーシス療法にわけることができる．尿毒症性毒素を除去するのが腎代替療法であり，それ以外の病因物質除去を目的とするのがアフェレーシス療法である．腎代替療法には血液透析，血液濾過，血液濾過透析，腹膜透析があり，アフェレーシス療法には，血漿交換，血液吸着，血漿吸着，血球成分除去療法，交換輸血がある．

　表29-1と図29-2に対象となる毒性物質と治療法を示した．

表 29-1 血液浄化療法でどのような治療ができるか

	除去したい物質	治療法	適応疾患
血液中に存在する各種毒性物質を除去	小分子量物質（水・K・尿素）	血液透析	うっ血性心不全 急性腎障害
	薬物・中毒物質	血液透析・吸着	薬物中毒
	低分子蛋白（B2MG, myoglobin）	血液透析・血液濾過	急性・慢性腎不全
	免疫関連蛋白（IgG, 免疫複合体），高分子蛋白など	血漿交換・免疫吸着	重症筋無力症 SLE マクログロブリン血症
	顆粒球・リンパ球	G-CAP, L-CAP	重症潰瘍性大腸炎
大量の血漿成分補充	TTPに対する大量FFP補充　など	血漿交換	TTP 肝不全
大量の血液成分・血球除去	①血液中の毒素除去 ②マラリア原虫，感染赤血球，毒性物質の除去	（全血）交換輸血	①新生児溶血性疾患（ビリルビン除去） ②重症マラリア

Ⅱ 特殊病態の初期アセスメントと対応

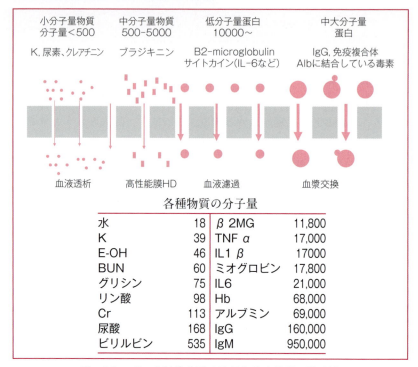

図 29-2 血液浄化膜の孔径と除去物質，治療法

　水，K，Na，尿素など小分子物質（分子量＜500）は血液透析で容易に除去できるので大部分の急性腎障害に対しては血液透析が第一選択となる．血液透析，血液濾過，血液濾過透析などの治療法は，機能が廃絶した腎臓のかわりに尿毒症性毒素（水，K，尿素など）を除去し，体液恒常性を是正，維持することが主目的なので腎代替療法(renal replacement therapy, renal indication)と呼ばれる．循環動態が不安定なため時間をかけてゆっくり除水をすることが必要な場合には持続緩徐式血液ろ過透析（CHDF）のような持続的腎代替療法(Continuous Renal Replacement Therapy, CRRT)が選択される．

　薬物中毒の治療に血液吸着療法を選択する施設が多いが，蛋白結合率が低い薬物は血液透析で除去できるし，薬理(毒性)作用を示すのは蛋白に結合していないフリーの薬物なので，米国では血液透析を第一選択とする施設が多い．大部分の薬物は血液吸着でも血液透析でも除去できる．血液吸着ではカラムが飽和した時点で効率が低下し，血液透析では蛋白結合率が高い薬物の除去効率は低い．

重症筋無力症に対する抗アセチルコリン抗体や，SLE の免疫複合体，Goodpasture 症候群の抗 GBM 抗体など分子量が大きい蛋白質を除去するには血漿交換療法を実施する．TTP（血栓性血小板減少性紫斑病）では ADAMTS13 阻害因子を除去するとともに不足している ADAMTS13 を含む大量の FFP（新鮮凍結血漿）補充が必要である．血漿交換は大量の血漿投与によってうっ血性心不全とならないよう FFP 投与スペースを確保する目的も果たしている．

救急・集中治療領域でみられる多臓器不全に伴った急性腎障害に対しては，尿毒症性毒素以外にサイトカインなどを除去する目的で血液浄化療法が選択されることも多い．わが国では"Extra-renal indication"，英語圏では"non-renal indication"，"non-uremic indication" と呼ばれるが，後述するように現行の血液浄化療法で臨床的効果を示すサイトカイン，毒性物質を除去できるかどうかに関しては議論あるところである．

新生児の高ビリルビン血症や成人の重症マラリアに対する交換輸血も血液浄化療法である．この場合の膜孔径は無限大ということになろう[3,4]．

■急性腎障害に対する血液浄化療法
（1）適応と開始時期

急性腎障害と診断した場合，どういう時に，どのタイミングで，どのような方法の血液浄化療法をおこなうのだろうか．糖尿病性腎症患者が造影 CT 後に血清 Cr が 1.5 mg/dL から 2.0 mg/dL に上昇すれば，AKI stage 1 に分類されるが，透析療法が必要だろうか？この患者が乏尿となり，血清 K が 7.0 mEq/L となれば，緊急透析が必要だろうか？

急性腎障害に対する血液浄化療法の目的は，溢水，高 K 血症などの腎不全の合併症から生命を守り，水電解質バランスを是正し，原疾患，病態に対する治療を容易にすることにある．表 29 − 2 に示したような，支持療法で対応できない溢水，うっ血性心不全，高血圧，高度の高 K 血症，代謝性アシドーシス，重症の尿毒症症状などに対して透析療法を開始する[5]．AIUEO，すなわち Acid-Base の異常，薬物中毒（Intoxication），Uremia，Electrolyte 異常，(Fluid) overload である．

急性血液浄化療法の開始時期を決定するのは難しい．血清 Cr 値は治療開始の目安になるにしても絶対的な基準にはならない．急性腎障害の章で述べたよ

Ⅱ 特殊病態の初期アセスメントと対応

表 29-2 急性腎障害（AKI）に対する血液浄化療法適応（Bellomo らの基準）[3]

乏尿（＜ 200 mL/12 hr），無尿（＜ 50 mL/12 hr）
高カリウム血症（＞ 6.5 mEq/L）＊
代謝性アシドーシス（pH ＜ 7.1）＊
高窒素血症（BUN ＞ 84 mg/dL（30 mmol/L）＊
肺水腫
尿毒症性脳症・心外膜炎・神経症
高 Na 血症（＞ 160），低 Na 血症（＜ 115 mEq/L）＊
悪性過高熱
薬物中毒（透析で除去される薬物）
＊あくまで目安であり，病態，臨床経過に応じて判断する．

治療法			適応病態
血液透析	HD (HemoDialysis)		急性腎障害，末期腎不全，薬物中毒
血液濾過	HF (Hemofiltration)		上記に加え中分子量物質の除去効率向上目的
血液濾過透析	HDF (HemoDiaFiltration)		
限外濾過（ECUM）	UF (UltraFiltration)		うっ血性心不全
血漿交換	PE (Plasma Exchange)		TTP，HUS，劇症肝炎，RPGN
血漿吸着	PA (Plasma Adsorption)		リクセル：β 2MG 除去 LDL 吸着：家族性高コレステロール血症など
血液吸着（血液灌流）	HA (Hemo-Adsorption)	直接血液吸着	薬物中毒 エンドトキシン除去
		白血球吸着除去療法（GCAP, LCAP）	潰瘍性大腸炎，クローン病
交換輸血	Blood exchange		新生児核黄疸，重症マラリア

うに急速に GFR が低下する急性腎障害では，血清 Cr 値がその時点の GFR を正しく反映するとは限らないし，そもそも GFR 自体が数ある腎機能の一つでしかないからである．早期開始と晩期開始の生命予後を比較した研究も多いが，「早期」「晩期」の定義も一定せず，患者や病態の背景もさまざまである[6]．

　血液浄化療法は，リスクを伴う治療法である．カテーテル留置による出血ならびに感染のリスク，抗凝固薬による出血リスクは無視できない．急性血液浄化療法を開始する基準は，ある時点の検査値，「静的（static）」な判断ではなく，病態の進行を配慮した，いわば「動的（dynamic）」な判断が必要である．横紋筋融解症に合併した乏尿性 AKI ならば急速に高 K 血症が進行すると予測

されるので,現時点では血清 K 値が 5 mEq/L 台であっても透析の準備をするのが賢明であろう.造影剤投与後 2 日目で,血清 Cr 値が上昇したとしても,尿量が十分あり,回復が期待されるならば保存的に対処できるだろう.知識と経験を積むことである程度自信を持って判断できるようになるのだが,「判断に迷ったら血液浄化療法実施の準備をする」のが現実的,安全な対処だろう.

(2) 血液浄化療法の実際
① 血液浄化療法の種類

　急性腎障害に用いられる血液浄化療法の種類を表 29 − 3 に示した[7].

　間欠的か持続的か,血液透析,血液濾過,腹膜透析か,血液透析や濾過の場合には,透析量(透析液量や濾過量)によって治療法が分類される.どの治療法を選ぶかは個々の症例の病態によるところが大きい.各種血液浄化療法の選択にあたっては,「CHDF」「HDF」といった治療法の種類だけではなく,治療条件を含めて考えなくてはならない.CHDF といっても透析液・置換液使用量が一日 15 L の場合と 60 L の場合では治療効果は異なる.日本急性血液浄化学会の名称に関する小委員会は「表記する場合には必ず,施行方法,施行条件(血液浄化器,血液流量,透析液流量,置換液流量,濾液流量)を記す」ことを求めている.

② 透析療法の選択:間欠的血液透析か持続的血液浄化療法か?

　多臓器不全がなく,全身状態が安定している急性腎障害患者の高 K 血症に対して急性血液浄化療法を行う時には一回 3〜4 時間の間欠的血液透析を選択することに異論はないであろう.症例に示したような致死的高カリウム血症に対しては,CRRT は無力であり,循環動態が悪くても間欠的血液透析を選択する.除水量が 0 であれば,急激に血清 K や BUN が低下したからといって害はない.効率が良過ぎること自体が循環動態に悪影響を及ぼすならば,正常腎機能患者や,腎臓移植後に腎機能が正常化する腎移植が悪いことになってしまう.敗血性ショックや多臓器不全に伴う急性腎障害に対して血液浄化療法を実施する際には,緩徐に除水を進める血液浄化療法の方が循環動態に影響が少ないが,透析効率の問題ではなく除水速度の問題である.

　「腎臓は 24 時間連続して働いているのだから持続的な治療法の方がより生理的である,種々のケミカルメディエーター,サイトカインなどを同時に除去したい」などの理由から持続的血液浄化療法(CRRT)を選択する施設も多い(表 29 − 4).しかし,持続的な治療は,24 時間血液と異物(回路・透析膜)

II 特殊病態の初期アセスメントと対応

表 29-3 急性腎障害に対する血液浄化療法の種類

- 間欠的療法（IRRT）
  - 間欠的血液透析（IHD）
  - 連日血液透析　（daily HD）
  - SLED（sustained low-efficient dialysis）
- 持続療法（24時間連続）
  - 持続的血液濾過　　　CHF（CAVH, CVVH）
  - 持続的血液透析　　　CHD（CAVHD, CVVHD）
  - 持続的血液濾過透析　CHDF（CAVHDF, CVVHDF）
- 特殊な持続的療法
  - High volume CHF　（濾過量＞2 L/hr）
  - High flow CHD　　（透析液流量が高流量）
  - High volume CHDF
  - High flow-volume CHDF

表 29-4 CRRTの利点と欠点

CRRTの利点	CRRTの欠点
循環動態に与える影響が少なく，全身状態が不良な患者でも施行が可能	患者を長時間にわたり拘束する
極め細やかな調節が可能	持続的な監視が必要であり，施設の体制によってはスタッフの疲弊を招く
装置が簡便でありベッドサイドでの実施が可能	24時間血液と異物（回路・透析膜）の接触
効果が緩徐で持続的であり生理的*	長期にわたるブラッドアクセス維持のため感染の危険がある
全身状態の維持が容易	持続的に長期にわたり抗凝固薬を投与するため出血の可能性を伴う
施行にあたって高度な熟練度を要求しない	医療費が高額となる**
	薬剤投与量の調節が難しい

*溶質，水を24時間連続して除去する点では生理的だが，24時間異物と接触し，抗凝固薬を使用する点で非生理的である．
**血液濾過器，血液回路の交換を数日に一回とすれば，必ずしも連日のSLED, IHDに比し高額とはいえない．

の接触があり，長時間抗凝固薬を投与するなど非生理的な面もある．間欠的透析（IRRT）と持続的血液浄化療法（CRRT）のどちらが優れているかに関して，昇圧薬の必要量，入院期間，生命予後を指標にした前向き無作為化研究が複数あり，システマティックレビュー，メタアナリシスはIRRTとCRRT間で生命予後，腎機能回復に差がないことを示している[8～10]．

実際に多くの施設ではどちらの治療法を選択しているのだろう．米国の調査ではIDHとCRRTの両者を対象にあわせて選択している施設がほとんどであり，両者の中間であるSLEDは約25％の施設が実施していた[11]．これに対し英国の調査ではほぼすべての施設で，AKIの治療にはCRRTを選択していた[12]．

筆者は時間あたりの除水量が多く，血圧低下をまねくような症例に対しては CRRT を選択，そうでなければ間欠的血液透析を選択するのが妥当と考えている．また CRRT にしてもすべてを 24 時間連続して実施する必要はなく，時間あたりの除水量がどのくらいかによって時間を決めている．輸液量が一日 2,000 mL 必要で，2 日おきの間欠的血液透析では一回 3,000 mL 以上，時間あたり約 1,000 mL の除水が必要だとしよう．4 時間透析で血圧が安定しているならばあえて連日実施する必要はない．時間除水が 1,000 mL では血圧が低下するが，500 mL なら大丈夫という症例ならば，連日 4 時間の血液透析と ECUM を組み合わせればよいし，時間除水が 200 mL を超えると血圧が低下するような症例は連日 10 時間の SLED，時間除水の限界が 100 mL ならばもはや 24 時間連続の CRRT しか選択の余地はないであろう．[13,14] (Tips)

②血液浄化療法の透析量

間欠的 HD といってもさまざまである．週 3 回，一回 3 時間，血流量 100 mL/分の IHD と連日，一回 3 時間，血流量 200 mL/分では除去される毒素の量が異なる．CRRT でも透析液流量と置換(補充)液流量が，1 時間あたり 15 mL/kg なのか，20 mL/kg なのか，40 mL/kg なのかで除去される毒素の量が異なってくる．

血清 K 濃度が 8 mEq/L，透析液 K 濃度が 2 mEq/L の場合を考えてみよう．間欠的 HD では，透析液流量（500 mL/分 = 30 L/時間）が血液流量よりも圧倒的に多いので，ダイアライザーを通過直後の血液 K 濃度は 2 mEq/L である．ヘマトクリットが 30% の場合，血液流量 100 mL は，血漿流量 70 mL に相当する．血液流量 100 mL/分の間欠的 HD では，ダイアライザーに流入する血漿 70 mL 中の K 総量は 0.07 L × 8 mEq/L = 0.56 mEq，ダイアライザーを出た後の血漿 70 mL 中の K 量は 0.07 × 2 mEq/L = 0.14 mEq となり，1 分間で 0.42 mEq の K が除去され，治療中の血清 K 濃度が 8 mEq/L と仮定すれば 1 時間の治療で約 25 mEq の K が除去されることになる．血液流量を 2 倍，200 mL/分にすればその倍，約 50 mEq の K が除去されることになる．実際には血清 K 濃度が治療に伴って低下していくので，前述した量よりは低くなるが．持続的血液透析（CHD）の場合，透析液流量が圧倒的に血流量よりも少ないので，除去量を規定するのは透析液流量である．体重 60 kg の患者で 15 mL/kg/時間，900 mL/時間の治療をした場合，ダイアライザーに流入する透析液の K 濃度は 2 mEq/L だが，ダイアライザーを出たあとの透析液 K 濃度は血清 K 濃度と同じ 8 mEq/L になっている．15 mL/kg/時間 =

Ⅱ　特殊病態の初期アセスメントと対応

900 mL/ 時間の治療で，K は 0.9 L ×（8 − 2）= 5.4 mEq 除去される．透析液流量を 30 mL/kg/ 時間 = 1.8 L/ 時間にすれば上記の倍，時間あたり 10.8 mEq の K が除去されることになる．

　透析療法の種類（間欠的か持続的か，透析か濾過か），血液流量や透析液流量で除去される毒素の量が異なることは理解されたと思う．では，予後を改善するにはどの程度の血液浄化療法を行えばよいのだろう．ここで問題になるのが「透析量」「血液浄化量」の定義だが，「透析量」といった場合，除去したい毒素を含む血液が浄化された量で表すことが多い．急性血液浄化療法では，尿毒症性物質（尿素，Cr，K，その他）に加えて炎症関連の物質も除去したいのだが，間欠的 HD では維持透析に準じて尿素クリアランスを評価する．ただし単位は尿素除去量ではなく，尿素分布容量である体水分量との比で表示する．CRRT では特定の物質の除去量，透析量として示さず，濾過液流量で表している．

　維持透析患者では透析量と生命予後に一定の関連が認められており，一回あたり 1.2 以上，理想的には 1.4 以上を達成することが推奨され，週 3 回の治療では週あたり 3.6 〜 4.2 に相当する．急性腎障害患者に対する臨床試験から Kt/V を 3.9/ 週以上に増加させても死亡率，腎機能予後を改善させなかった．そのため，KDIGO のガイドラインは「AKI における間欠的または長時間 RRT では Kt/V が 3.9/ 週になるよう実施する」ことを推奨している[6]．

　CRRT では尿素クリアランスではなく濾液量で血液浄化量を規定している．その理由として，KDIGO ガイドラインは，AKI 患者では尿素産生に変動があること，尿素分布容量が体内水分量を超えて広がっていること，血清尿素は民族，年齢，栄養，敗血症などの腎外性要因の影響をうけるから Kt/V 尿素を AKI における RRT の透析量の指標とするのは重大な限界があると述べている．維持透析患者の透析量評価法として，多くの限界を有しながらも Kt/V 尿素を採用した歴史的，理論的背景をしっている腎臓・透析専門医からすると異議を唱えたいところだし，間欠的 HD で Kt/V 尿素を指標とすることと矛盾している．本稿では，KDIGO ガイドラインのステートメントは「AKI における CRRT では濾過液流量が 20 〜 25 mL/kg/ 時間を達成するよう施行することを推奨する」ことを記すにとどめたい．

　濾液流量はサブラッド®処方量（透析液＋置換液使用量）ではない．薬剤溶解，中心静脈栄養などで投与している輸液量の分を「除水」すれば，除水量は「濾液流量」に含まれる．すなわち時間あたりの濾液流量は，透析液流量＋置換液量＋除水量となる．

④サイトカイン除去目的の血液浄化療法

　腎機能はそれほど低下しておらず，腎代替療法としての血液浄化療法は必要ない症例に対しても，サイトカインなどの炎症性物質を血液浄化療法で除去することで，全身状態の改善を期待しようという考え方がある．

　通常の透析膜では，水，Na，K，尿素といった小分子量物質はきわめて効率よく除去することができるが，分子量が2万前後のサイトカインの除去効率はきわめて低い．しかし，最新の透析濾過膜を用いると除去効率を改善することができる．

　血液浄化療法で除去できることが臨床的な意義をもたらすとは必ずしもいえない．サイトカインの産生量，体内分布量と除去速度が関係するからである．水をかけると火は消えるからといって，山火事にバケツリレーで消火作業をしても効果がないように，CHDFで一定量のサイトカインが除去されたとしても，産生量に比べて除去量が少なければ体内のサイトカイン量に変化は認められず，臨床的な改善は期待できないだろう．

　腎機能が正常，（GFRが100 mL/min）の患者に対する「従来膜」のCHDFによるサイトカイン除去療法，（いわゆるextra renal indication）の効果に関し，かつて筆者は懐疑的であった．糸球体基底膜の濾過性能は，通常のCHDF用の血液ろ過器の性能をはるかに上回っている．分子量1~2万程度のサイトカインのふるい係数は，糸球体では100 %に近いので，1分間に100 mL，1時間あたり6,000 mL＝6 L除去されるわけであり，このような症例に1分間あたりたかだか3~5 mL，1時間あたり300 mL＝0.3 Lの除去を加えることに意味があるのだろうか．腎機能が正常ならば血液浄化療法よりも自分の腎臓にまかせたほうがよいのではと思っていた（表29-5）．

　濾過と透析に加えて，「膜吸着」によるサイトカイン除去をめざす治療法もある．AN69ST膜「セプザイリス®」(Baxter社から発売)は，従来の血液透析濾過膜に比べて驚異的な膜吸着能を有している．AN69膜は疎水性のアクリロニトリルと親水性のメタリルスルホン酸ナトリウムで構成される緻密(ハイドロゲル)構造で，非常に高い親水性と有すると同時にサイトカイン吸着能を有している[15,16]．

　急性血液浄化療法の透析量と予後の関係を検討した「RENAL研究」では全例AN69 hemofilterが使用されている[17]．保険適用も急性腎不全に限らず，「重症敗血症および敗血症性ショックの患者」が対象となっている．いわゆるnon renal indicationの患者も該当し，今後広く普及するかもしれない．

Ⅱ 特殊病態の初期アセスメントと対応

表 29-5 各種血液浄化療法と除去効率

	正常腎	CHDF	CHF	High flow
治療条件（mL/hr）	GFR 120 mL/min	Qd 500 Qf 300	Qd 0 Qf 1000	Qd 0 Qf 2000
濾過流量（mL/hr）	7,200	300	1,000	2,000
Qf（1日あたり）	172.8 L	7.2 L	24 L	48 L
Qf（毎分あたり）	120 mL	5 mL	16.7 mL	33.3 mL

目的物質の分子量，産生量，血液浄化療法による除去効率から適切な治療法を選択する．わが国の標準的な CHDF の条件では毎分あたりの濾過量は 5 mL にすぎない．サイトカインの篩係数が 1 である理想的な膜を使用したとしても，正常腎に比べると 5%以下の除去効率である．

④高用量対通常用量 CRRT，"パルス"血液浄化療法

　腎機能が一定程度低下した患者では，高用量の血液浄化療法が病勢を変える可能性は否定できない．たき火にバケツ 1 杯の水を一気にかけると火は消えるが，同量の水をストローでゆっくり時間をかけながらかけても火は消えない．透析量が同じであっても，CHDF と HDF では炎症物質除去，サイトカイン除去の臨床的意義が異なるかもしれない．短時間で大量の溶質を除去するのが high volume HDF である．Cole らは敗血症性ショック患者 11 名に対して，HVHF（6 L/hr）8 時間施行群と CHF（1 L/hr）8 時間施行群を比較し，前者で有意差をもってノルアドレナリンを漸減でき，サイトカインを除去できたことを報告している[18]．CRRT で濾液流量を 20 mL/kg/ 時間と 35～40 mL/kg/ 時間とした場合の予後を比較した 2 つの RCT がある．米国で 1164 例を対象とした ATN 試験とオーストラリア，ニュージーランドの 1508 例を対象とした RENAL 研究である[17,19]．両者ともに死亡率に差はなく，低リン血症などの副作用が高用量群で有意に多かった．高用量 CRRT の有効性は否定されたといえるが，高用量といっても 40 mL/kg/ 時間はたかだか 2～3 L/ 時間である．高サイトカイン血症の極期に短時間の HVHF を「パルス療法」として実施することは今後の研究課題として残されている．

⑤抗凝固薬

　血液浄化器ならびに回路内の凝血を防ぐため血液浄化療法を実施する際には抗凝固薬を使用する．通常は未分画ヘパリンを使用するが，出血リスクが高い場合には半減期が短く，分子量が小さいナファモスタットを選択することが多い．しかしナファモスタットを使えば出血の危険がなくなるわけではないことに注意してほしい．半減期が短くても，持続的に注入すれば体内に蓄積し ACT や APTT が延長することがある．間欠的 HD ならば，透析効率がよいのでダイアライザーを通過する間に除去され体内蓄積量は少なくてすむが，CRRT では除去されず蓄積し出血傾向が増強することがある．長時間の血液浄化療法では ACT, APTT をモニターして投与量を調整することが必要である．

　低分子ヘパリンは未分画ヘパリンに比して，脂質代謝に与える影響が少ないこと，投与量の個人差が少ないこと，半減期が長いため間欠的 HD では，透析開始時に1回投与ですむといった長所がある．欠点は，未分画ヘパリンに比べて出血リスクが増す可能性があることである．わが国で出血リスクが中等度の症例に対しては未分画ヘパリンではなく低分子ヘパリンを処方する医師が多いが，添付文書のどこをみても出血リスクが高い人に安全に使用できるとは記載されていないし，出血リスクに関して未分画ヘパリンより安全とのエビデンスはない．低分子ヘパリンが開発された当初は，Xa 活性を選択的抑制するので出血リスクが少ないと期待され，治験時の担当医の主観的判断で「出血リスクが少ない」とされたことが，拡大解釈されたのではないかと考えている[20]．

　低分子ヘパリンは半減期が長く，腎排泄であるため腎障害のある患者は蓄積や出血合併症のリスクがある．米国胸部学会ガイドラインでは，抗凝固療法を必要とする重症腎不全（Ccr＜30 ml/分）患者では低分子ヘパリンのかわりに未分画ヘパリンを用いるか，低分子ヘパリンの用量を 50％ に減量するように提案している[21]．

　ナファモスタットが市販されていない欧米では，出血傾向が高い症例に対しては無凝固透析を選択することが多い．前述した調査では CRRT の 30％ が抗凝固薬を使用していないし，施設によっては 70％ の症例で抗凝固薬を使用していないという[22]．筆者の施設でも脳出血後などで出血リスクがきわめて高い場合には，抗凝固薬を一切使用せずに透析を実施することもある．脳出血などでは，血流量を 300 mL/分に増加させて血液浄化器内の凝血を防ぐとともに，透析液流量を低下させ透析効率を落とし，脳圧の変化を防ぐようにしている（High blood flow Low efficient Dialysis と呼んでいる）．

Ⅱ 特殊病態の初期アセスメントと対応

■腹膜透析療法

　体外循環による血液浄化療法の実施が困難な低体重児や抗凝固薬の使用が危険であったり，循環動態が不安定な症例では腹膜透析療法も選択肢となる．「腹膜透析はCRRTよりも透析効率が不良である」，との誤解があるが，あくまで一回2L注液，一日4回交換のCAPDと標準的なCHDFを比較したときの話である．テンコフカテーテルを2本挿入し，一側から透析液を30～50 mL/kg/hrの速度で注液し，他側から排液するcontinuous flow-through peritoneal dialysis（CFPD）は，水分，Kなど小分子溶質除去に関しては通常のCAPDとは比較にならないほどの効果が得られる．急性腎障害に対して高用量腹膜透析と血液透析を比較した最近の研究では，両者に生存率の差はみられていない[23]．なお，高用量腹膜透析は一回注液量2L，一日交換回数は18～22回（貯留時間35～50分），一日透析液使用量36～44 L），Kt/Vは3.6 ± 0.6/週であり，標準的なCAPDの2倍以上の透析量となっている．処方を工夫すれば，腹膜透析も急性腎障害に対する有効な選択となりうることを示している．

Tips　　　　SLED　低効率血液透析

　重症急性腎障害の患者に対する腎代替療法の選択は，1日おき一回4時間の間欠的血液透析（IHD）か，24時間連続の持続緩徐式腎代替療法（CRRT）かの二者択一ではない．

　その中間にあるのがSLED（sustained low-efficient dialysis）である．

　一回6～12時間の透析を週に5～7回行うもので，IHDでは血圧が低下するので十分な除水はできないが，24時間連続のCRRTが必要なほど重症ではない症例に適している．

　欧米ではIHDの装置や専用の装置を用いることが多いが，SLEDの概念は使用する装置で決まるものではない．

　CRRTの装置を用いる場合には，サブラットなどの置換液流量を2L/時間，10時間（1日あたりの処理量は20L）とすればよい．

文献

1) 峰島三千男．急性血液浄化療法の種類と原理．救急・集中治療　2014；26：253．
2) 日本急性血液浄化学会編．日本急性血液浄化学会　標準マニュアル．医学図書出版株式会社, 2013.
3) Kevin, S. Treatment of Malaria in the U. S. A systematic review. JAMA. 2007；297：2264.
4) Laloo DG. UK malaria treatment guidelines. J Infect. 2007；54：111.
5) Bellomo, R. Indications and criteria for initiating renal replacement therapy in the intensive care unit. Kidney Int. 1998；53（S66），S106.
6) KDIGO Clinical Practice Guideline for Acute Kidney Injury. Kidney Int (suppl 2)2012：1-138．
7) 日本急性血液浄化療法学会．名称に関する小委員会．「急性血液浄化法に関する名称・用語」試案．http://jsbpcc.umin.jp/06.htm
8) Rabindranath K et al. Intermittent vs CRRT for acute renal failure in adults. Cochrane Database Syst Rev. 2007；3：CD003773.
9) Pannu N et al. Renal replacement therapy in patients with acute renal failure：A systematic review. JAMA. 2008；299：793-805.
10) Bagsaw SM et al. Continuous vs intermittent renal replacement therapy for critically ill patients with acute kidney injury. Crit Care Med. 2008；36：610-617.
11) Overberger P, Pesarcreta M, Palvsky P M. Management of renal replacement therapy in acute kidney injury：A survey of practioner prescribing practice. Clin J Am Soc Nephrol. 2007；2：623-630.
12) Gatward J J, Gibbon G J, Wrathall, G. et al. Renal replacement therapy for acute renal failure：A survey of practice in adult intensive care units in the UK. Anaesthesia. 2008；63：959-966.
13) 盛真弓，津川友介，小松康宏．低効率血液濾過透析．（SLED, Sustained Low Efficiency Dialysis）．臨床透析．2010；26：327-1332.
14) 井上芳博，藤丸拓也，山田竜平，他．急性腎不全を呈した新生児に対し施行した長時間低効率血液透析（SLED）の検討．日急性血液浄化会誌．2014；5：81-84.

Ⅱ 特殊病態の初期アセスメントと対応

15) 森山和宏, 他. cytokine-adsorbing hemofilter. バクスターセプザイリス（AN69ST 膜 hemfilter）. 人工臓器 2014 ; 43 : 233-237.
16) Yumoto M, Nishida O, Moriyama K. *In vitro* evaluation of high mobility group 1protein removal with various membrne for continuous hemofiltration. Ther Apher Dial, 2011 ; 15 : 385-393.
17) RENAL Replacement Therapy Study Investigators. Intensity of continuous renal-replacement therapy in critically ill patients. N Engl J Med. 2009 ; 361 (17) : 1627-3.
18) Cole, L. et al. High-volume haemofiltration in human septic shock. Intensive Care Med. 2001 ; 27 : 978-986.
19) VA/NIH Acute Renal Failure Trial Network.Intensity of renal support in critically ill patients with acute kidney injury. N Engl J Med. 2008 ; 359 (1) : 7-20.
20) 津川友介, 小松康宏. 治療法, 操作条件の選択基準：抗凝固薬の選択と設定. 臨床透析. 2009 ; 25 : 581-590.
21) Hirsh J, Bauer KA, Donati MB et al. Parenteral anticoagulants:American College of Chest Physicians Evidence-Based Clinical Practice Guidelines. Chest, 2008 : 133 : 141S-159S9.
22) 鈴木倫子（私信）. シンシナチ大学腎臓内科
23) Gabriel D P, et al. High volume peritoneal dialysis vs daily hemodialysis： A randomized, controlled trial in patients with acute kidney injury. Kidney Int. 2008 ; 73 : S87-S93.

Tea Break　活動の設計図，ロジック・モデルとは

　公衆衛生大学院で学んだ中で，役立っていることの一つにロジックモデルとプログラム開発・評価法があります．日々の業務改善活動に使うのが PDCA サイクルだとすれば，組織の短中期的な事業の設計図がロジック・モデルです．事業・プログラムが目的を達成するに至るまでの活動を，「もし○○すれば，◇◇になる」という因果関係の流れで示しているので，関係者（計画立案者，実施者，受益者など）間で意見を交換し，効果を評価し，目的達成に向けて適宜修正していくことができます．官公庁でも急速に普及しているようです．
　ロジック・モデルの構成は次のようになります．

投入（Input）→活動（Activities）→結果（Output）→成果（Outcomes）

　Input とは現在ある資源（人的，物的，制度）で，これらを用いた具体的活動が Activities です．活動の直接的な結果，産出物が Output で，短・中・長期的な成果が Outcomes ないし Impact と呼ばれます．応用例として「地域での慢性腎臓病診療連携の構築」「腎臓内科医が関与する腎臓移植プログラム」「専門研修プログラム」などがあるでしょう．ロジック・モデルの作成手法についてはケロッグ財団のものが有名ですが，日本語訳もでているのでぜひ活用してください．

(財)農林水産奨励会農林水産政策情報センター．ロジックモデル策定ガイド．
http://www.maff.go.jp/primaff/kenkyu/gaiyo/pdf/066.pdf

急性期病院と地域クリニックとの医療連携構築プログラム

Inputs 投入	Activities 活動	Outputs 結果	Outcomes 成果
経済基盤 - 各施設の財源 - 公的健診予算 **組織** - ○区保健局 - ○区医師会 - △病院（急性期） **インフラストラクチャー** - 情報伝達制度（internet，電話） - 医療関連法規 - ○区保健所 - 病院施設 **人的資源** - 各施設の職員 - 医療専門職 - 他の利害関係者	○区の医療供給体制の潜在的ﾆｰｽﾞと問題点に関する調査研究実施 医療連携での改善課題を見出し，改善策立案，提案 医療連携に関する協議の機会を設定・開催 病院の医療連携部門の活動支援 医師生涯教育プログラム強化	- 区人口疫学動態・医療供給体制の現況報告書 - 各種会議録 - 合同カンファレンスでの発表・報告集 - 生涯教育プログラム開催 - 急性期病院・地域診療所・医師会・行政担当部署との合同会議 - 地域健診担当医師との合同会合・事前打ち合わせ - 地域医療に関する共同研究提案	**短期的成果** - 地域医療連携効果 - 生涯教育合同開催 - 地域健診プログラム継続 **長期的成果** - 地域医療資源の効果的，効率的活用（大病院志向減少，患者一人当たりの診察時間増加，患者の満足度増加） - 地域住民 QOL 向上 - 医療費の減少 - 保健医療に対する満足度向上 - 健康関連指標改善

30 透析療法について これだけは知っておきたいことは

| Basic | 末期腎不全 | Update |

■診療ルール

1) 腎機能が完全に廃絶しても，透析療法は健常人に近い生活をおくることを可能にする．他の臓器不全では望むべくもない現代医学の最高の到達点といえる．
2) 透析療法の目的は単なる延命ではなく，QOL の高い生活と長期生存を期待することである．
3) 透析導入時期は，尿毒症症状，GFR，電解質異常などの有無，程度から総合的に判断する．GFR が一定値以下になったことだけでは導入の適応とはならない．ただし，GFR が 2 mL/min/1.73 m^2 未満では予後不良と関連があるので，無症状であっても透析導入を検討する．
4) 末期腎不全に対する腎代替療法には，血液透析，腹膜透析，腎臓移植がある．
5) わが国の慢性透析療法の大部分は通院血液透析で，在宅血液透析患者は 529 人，腹膜透析（PD）患者数は 9,255 人（全透析患者の 2.9%）である．
6) 2014 年末の透析患者総数は 320,448 人で，平均年齢は 67.54，最長透析歴は 45 年 6 ヶ月である．導入患者数は 38,327 人で，平均年齢は 69.0 歳である．
7) 2014 年末患者の原疾患は糖尿病性腎症が 38.1 %，慢性糸球体腎炎が 31.3 %，腎硬化症が 9.1 %
  導入患者の原疾患は糖尿病性腎症（43.5 %），慢性糸球体腎炎 (17.8 %)，腎硬化症が 14.2 % である．

30 末期腎不全

Case 高K血症，全身浮腫，息苦しさを訴える65歳女性

現病歴 20年前に糖尿病と診断され他院に通院中．糖尿病性網膜症あり．蛋白尿も陽性で，半年前からは下肢のむくみも目立ってきたが，受診を中断．1週間前から浮腫増強，昨晩は呼吸苦も出現し，本日救急外来を受診した．

来院時身体検査所見 体温36.5℃，血圧160/95 mmHg，脈拍90回/分，呼吸回数24回/分，SpO_2 90％（room air），体重65 kg（1ヶ月前は60 Kg）
意識清明．両肺野に湿性ラ音を聴取．下腿に著明な浮腫あり．

血液検査 TP 6.0 g/dL，Alb 3.2 g/dL，BUN 140 mg/dL，Cr 12 mg/dL，Na 138 mEq/L，K 7.0 mEq/L，Cl 115 mEq/L，Ca 6 mg/dL，P 5.8 mg/dL，Hb 8.0 g/dL

Point

1) **まず行うことは？**

糖尿病性腎症による慢性腎臓病が進行し末期腎不全に至った症例で，体液過剰によるうっ血性心不全，高K血症，代謝性アシドーシスをきたしたものと考えられる．以前の検査データが入手できれば確実であるが，貧血，低Ca血症，高P血症の存在は急性腎障害というより慢性腎不全を示唆する（8章 p 74参照）．超音波で腎臓が萎縮したエコー輝度が高ければ慢性腎不全といえる．高K血症を呈しているので直ちに心電図を記録し，危険な不整脈がないかどうかを判定する．同時に，心不全の原因が心原性のものか，腎不全による溢水によるものかも鑑別する．心電図異常があれば直ちに高K血症に対する対症療法をおこなう（17章 p 198参照）．

2) 病歴，検査所見から末期腎不全による尿毒症，高K血症，うっ血性心不全と判断し，透析療法の準備をしてよいだろう．透析カテーテルを右内頸静脈に留置し，除水ならびに高K血症の改善をはかる．

3) 状態が安定したら，透析療法の必要性を本人に理解してもらうとともに，血液透析と腹膜透析の選択を話し合い，本人にあった透析療法の準備を進めていく．透析療法の選択が決まれば透析アクセスの作成をおこなう．

Ⅱ 特殊病態の初期アセスメントと対応

Lecture

■わが国の透析療法の現状

　わが国の人口 100 万人あたりの透析患者は約 2,500 人であり，人口当たりの透析患者は台湾につぎ世界 2 位である．透析患者の生命予後も世界一である．20 年以上透析を継続している患者は約 2 万人，最長透析歴は 45 年 6 ヶ月である[1]．優れた医療制度と透析スタッフならびに患者の努力に負うところが多いが，わが国が世界に誇るべき医療の一つといってよい．

　図 30 － 1 に透析患者数の推移を示した．2014 年末時点で，320,448 人の透析患者がいる．毎年約 4 万人弱の新規透析導入患者がいるが，死亡する患者が約 3 万人弱なので，毎年 1 万人透析患者が増加していることになる．全透析患者の平均年齢は 67.2 歳，新規導入患者の平均年齢は 68.7 歳である．

　透析導入原因の第一位は糖尿病（43.5 %），2 位は慢性糸球体腎炎（17.8 %），3 位は腎硬化症（14.2 %）である．透析患者の死因は心不全が 26.3 %と最も多く，ついで感染症（20.9 %），悪性腫瘍（9.0 %），脳血管障害（7.1 %）となっている．注目すべきは高 K 血症によると思われる死亡が 2.7 %みられることである．

　症例にあるような緊急透析導入はできれば避けたいところである．慢性腎臓病の治療を進めるなかで，透析療法の必要性を本人に理解してもらい，計画的な透析導入を進めていくのがのぞましい．フランス，米国，英国では透析導入の直前（4 ヶ月以内）で腎臓内科に紹介される患者が 30 %以上もいる．わが国の状況も大差ない．「透析導入研究会（代表：重松隆　和歌山県立医大教授）」に所属する施設で 2006 年～ 2008 年までの 3 年間に新規導入となった約 1,200 名の患者の統計調査によれば，新規透析患者の 16 %が初診時に緊急導入であり，4 ヶ月以内の初診が約 3 割を占めている[2,3]．

■透析療法は現代医学の最高の到達点

　腎臓は完全に機能が喪失しても，透析療法を行えば健常人に極めて近い生活を送ることができるという点で，心臓，肺，肝臓などの他の臓器不全と異なっている．現代医学の画期的な進歩の一つなのだが，あまりにも普及し標準医療となっているので，ありがたみが薄れている感がある．事故によって心臓や肝臓が破裂し機能が 0 となったら生存は不可能であるが，両側腎臓を摘出して

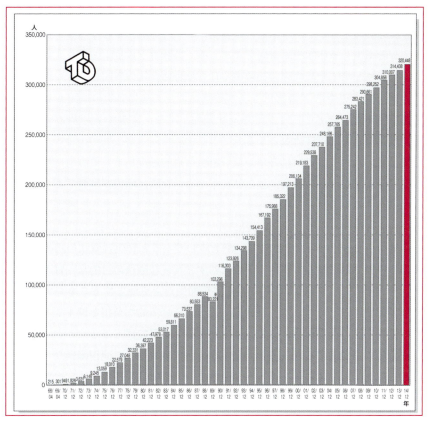

図 30－1 慢性透析患者数の推移

も透析療法を継続すれば生命維持も海外旅行も可能であることを考えれば,「人工腎臓」の素晴らしさがわかるだろう.

一方で,透析療法に対する誤解も多い.「透析を始めたら長生きできない」「透析療法はつらい治療である」「透析を始めたら通常の仕事はできなくなる」などであり,驚いたことに医師でも透析患者の日常生活についてほとんど知らない人もいる.透析患者の期待余命は健常人に比べると短いものの,65歳で透析導入した女性の半分以上はその後10年は他の重篤な疾患がなければ元気に暮すことができるし,わが国の最長透析歴は45年6カ月である.

Ⅱ 特殊病態の初期アセスメントと対応

■尿毒症物質（尿毒素）

　腎臓の機能が低下し，本来ならば腎臓から体外に除去されるべき物質が蓄積することで生じる症状を尿毒症とよぶ．多くの物質が尿毒素となりうるが，尿素をはじめとする窒素代謝産物の多くは各種身体症状の原因となる．そのほかに，水，Na，リンなどの物質も過剰蓄積によって身体症状の原因となるので尿毒症物質に含まれる．インドキシル硫酸，ホモシステイン，β2ミクログロブリンなども尿毒症物質となる．

　分子量が小さく，蛋白結合率が低い物質は血液透析によって容易に除去できるが，分子量が大きい物質，蛋白結合率が高い物質は除去が困難である．

■透析療法を開始する基準は？

　末期腎不全が進行し，BUN，Crが上昇してくると腎代替療法の選択，開始時期に悩むことになる．末期腎不全に対する腎代替療法の目的は，腎不全の合併症を最小限にし，QOLを高く保ち，長期生存を可能とすることである．透析導入の時期が早過ぎれば，身体的，社会的，経済的な負担を課すことになるし，透析療法の合併症によって予後を悪化させる可能性もある．かといって透析導入時期を先延ばし過ぎると，腎不全の合併症によって回復困難な後遺症を残し，生命予後を縮めてしまうかもしれない．透析導入時期の決定は腎臓・透析専門医にとっても難しい問題である．

　末期腎不全では，尿毒症物質が蓄積する結果として倦怠感，傾眠傾向，食欲低下，嘔気，頭痛などの症状が出現する．単にBUNやCrが高いということだけでは必ずしも透析療法の適応とはならないが，通常BUN, Crの上昇（GFRの低下）に伴い尿毒症症状やコントロール困難な体液，電解質異常などが出現するため，BUNで80〜120 mg/dL，Cr値で8〜12 mg/dL前後，GFR 5〜6 mL/min/1.73 m^{2}前後で透析を開始することが多い．わが国の透析患者の導入時GFRの平均は約6 mL/min/1.73 m^{2}である．

　BUN，Crの値だけを基準にしてはならない．Cr値は筋肉量に影響されるので，高齢の小柄な女性などではCr値が低値であってもGFRが高度に低下しており尿毒症症状が出現することもある．さらに腎臓の機能は糸球体濾過だけではなく，尿細管機能や内分泌機能も含むので，GFRだけを基準にすることには限界がある．

30　末期腎不全

■早期透析導入は必ずしも患者予後を改善しない

　腎不全が高度に進行する前に透析導入をしたほうが，予後が良好ではないかと期待された時期もあった．しかし多くの観察研究によって，早期導入が予後改善に結びつかないこと，逆に早すぎる透析導入が患者の生命予後，QOL に悪影響を与えることがわかってきた．透析導入時期と予後の関係を明らかにするため豪州（オーストラリア，ニュージーランド）で多施設共同 RCT が実施された（IDEAL study）[4]．18 歳以上の末期腎不全患者 828 名を対象に，Cockcroft-Gault 式で推算されたクレアチニン・クリアランス（eCcr）が $10 \sim 14$ mL/min/1.73 m^2 で開始する早期開始群と，eCcr が $5 \sim 7$ mL/min/1.73 m^2 で開始する晩期開始群に無作為割り付けし，全死亡を主要評価項目，心血管合併症，感染症，透析合併症を副次的評価項目として約 4 年間追跡したものである．結果は，早期開始群と晩期開始群の間にいずれのエンドポイントでも差がみられず，早期導入が生存率改善につながることは証明されなかった．

　実際に透析導入となった時点の腎機能は早期開始群で eCCr 12.0（MDRD 式で計算した eGFR は 9.0）mL/min/1.73 m^2，晩期開始群で eCCr 9.8（eGFR は 7.2）mL/min/1.73 m^2 であり，晩期開始群の約 8 割は eCcr　7 mL/min/1.73 m^2 に達する以前に尿毒症のため透析導入が必要となった．サブ解析では早期開始群のコストが高く，QOL で調整した予後にも差がみられなかった[5]．

　IDEAL 研究は末期腎不全患者では単に GFR の数値で透析導入時期を決めるのではなく尿毒症症状を含めて判断すること，無症状であれば少なくとも GFR 7 mL/min/1.73 m^2 程度までは透析導入を待つことができることを示し，各国のガイドラインにも影響を与えている．欧州腎臓ベストプラクティスガイドラインは，従来のガイドラインを追加修正し「GFR < 15 mL/min/1.73 m^2 の患者では，尿毒症症状，体液・血圧の管理が困難になった時，栄養状態が進行性に悪化する時点で透析導入を検討する．大半の患者では GFR が $9 \sim 6$ mL/min/1.73 m^2 で症状が出現し透析が必要となる．」「糖尿病などのハイリスク患者では，保存期の治療・観察を強化する．綿密な観察が困難だったり，尿毒症症状を発見しにくい患者では，無症状であっても計画的透析導入が望ましい」ことを推奨している[6]．日本透析医学会の血液透析導入ガイドラインも「透析導入時期の判断は十分な保存的治療を行っても進行性に腎機能の悪化を認め，GFR<15 m L/min/1.73 m^2 になった時点で必要がでてくる．ただし実際の血液透析の導入は，腎不全症候，日常生活の活動性，栄養状態を総合的に判断し，それらが透析療法以外に回避できない

II 特殊病態の初期アセスメントと対応

ときに決定する」「腎不全症候がみられても GFR<8 mL/min/1.73 m^2 まで保存的治療での経過観察が可能であれば，血液透析導入後の生命予後は良好であった．ただし腎不全症候がなくとも，透析後の生命予後の観点から GFR 2 mL/min/1.73 m^2 までには血液透析を導入する」ことを推奨している[7]．

1991年に川口らによって提唱された本邦の透析導入基準は（表30−1），糸球体濾過値という腎機能のある一面のみをとらえるのではなく，他の症状を含めて総合的に判断し，「尿毒症症状」という漠然とした概念ではなく，具体的な症状を提示している．CrやGFRの基準値に関する見直しは必要かもしれないが，きわめて妥当な基準といえる．腎臓・透析専門医が透析導入を決定する際には，点数を合計して決めるというより，前述したような総合的判断で決定していると思われるが，総合的判断で決定した結果の多くは，この基準を満たしている．

■血液透析は効率よく尿毒素を除去し，体液バランスを是正する

表 30−1 慢性腎不全透析導入基準
（厚生省科学研究・腎不全医療研究班，1991年）

I．臨床症状
　1．体液貯留（全身性浮腫・高度の低蛋白血症・肺水腫）
　2．体液異常（管理不能の電解質・酸塩基平衡異常）
　3．消化器異常（悪心・嘔吐・食思不振・下痢など）
　4．循環器症状（重篤な高血圧・心不全心包炎）
　5．神経症状（中枢・末梢神経障害精神障害）
　6．血液異常（高度の貧血・出血症状）
　7．視力障害（尿毒症性網膜症・糖尿病性網膜症）
　これら1〜7小項目のうち3項目以上のものを高度（30点），2項目を中程度（20点），1項目を軽度（10点）とする．

II．腎機能

血清 Cr（mg/dL） （CCr（mL/min））	点数
8 以上（10 未満）	30
5〜8 未満（10〜20 未満）	20
3〜5 未満（20〜30 未満）	10

III．日常生活障害度
尿毒性症状のために起床できないものを高度（30点）
日常生活が著しく制限されるのを中程度（20点）
通勤・通学あるいは家庭内労働が困難となった場合を軽度（10点）とする．

I．臨床症状　II．腎機能　III．日常生活
60点以上を透析導入とする．
注：年少者（10歳未満），高齢者（65歳以上），全身性血管合併症のあるものについては10点を加算

30 末期腎不全

　皮膚が古くなれば「垢（あか）」として捨てられるように，新陳代謝によって体内で産生された老廃物を尿として捨て去り体内環境をきれいに保つのが腎臓の役割である．腎動脈から腎臓に入った血液は糸球体で濾過され，老廃物が除去され浄化された血液は腎静脈から大静脈―心臓に戻る．

　腎臓の代わりに血液を透析器（ダイアライザー）をとおして浄化するのが血液透析（hemodialysis．HD）である．現代の透析器の性能は素晴らしい．通常は1分間に約200 mLの血液を処理するが，血液尿素窒素（BUN）の濃度は，ダイアライザー通過前に約100 mg/dLとしても，通過後にほぼ0 mg/dLになる（実際は3～5 mg/dL程度）．血漿中のBUN濃度が0 mg/dlになるだけではなく，赤血球内の尿素窒素濃度もほぼ0 mg/dLになるので，信じられないほどの効率である．実際の腎臓は1分間に100 mLの血漿を（GFR = 100 mL/min）24時間連続で処理するのに対して，血液透析は2日間に4時間のみの治療なので完全に腎臓の働きの代わりになるわけではないが，通常の生活を送るために最低限の処理は可能である．

　血液透析では尿素窒素を代表とする尿毒素物質を除去するだけではなく，過剰に蓄積した水分，塩分なども除去できる．月曜の透析終了後から水曜の透析開始時までに摂取した水分，塩分の分だけ体重が増加するので，この量を4時間で除去するわけである．増えた体重分の体液を除去することを「除水」というが，蒸留水，自由水を除去しているのではなく，血漿水を除去しているので，生理食塩液を除去していることになる．

　血液透析は「疲れる」「つらい」などの誤解があるが，高度に心機能が低下していたり，全身状態が不良な患者を除けばそれほどつらい治療ではなく，「2日に一回4時間の点滴をしている」と考えられる．

■腹膜透析とは

　腹膜を介して血液中の老廃物を腹腔内に留置した透析液に移行させ体外に排出させようという治療が腹膜透析（peritoneal dialysis，PD）である．腹腔にシリコン製のやわらかいカテーテルを留置し，一日に数回腹腔内に透析液を注入・交換することで時間をかけて老廃物を除去する．

　腹膜透析の効率は，一分間あたりでは血液透析に比べると低いが，2日間で4時間しか治療しない血液透析と異なり，24時間連続の治療を行うので血液透析と同等の治療効果が期待できる．頻回な通院が不要であること，治療中の

Ⅱ 特殊病態の初期アセスメントと対応

血圧変動がないことなどを考えても，からだにやさしい透析療法である．血液透析が「一日おきの通院による 4 時間の点滴」であるのに対して，腹膜透析は「自宅で一日 3，4 回，一回 30 分の点滴を自分で行う」とみなすことができる．

自宅や職場で，自分の生活にあった時間帯を選んで実施できるので，通院による拘束時間が血液透析と比較して短いこと，緩徐な透析を行えるため循環器系への負荷が少なく，残存腎機能を保護できるという利点がある．

欠点としては，腹腔に異物を留置することから生じる腹膜炎と長期にわたって施行すると腸閉塞につながる被嚢性腹膜硬化症（Encapsulating Peritoneal Sclerosis, EPS）を起こすリスクがあることである．細菌性の PD 腹膜炎の頻度は近年激減しており，日本の PD 患者が腹膜炎になるのは 5 年に 1 回（腹膜炎発症率　60 患者・月）であり，一度も腹膜炎にならない患者も多い．EPS の発症原因は不明で，どの患者が EPS を発症するかを正確に予測することは困難である．長期間の腹膜透析継続が EPS 発症リスクであると考えられており，腹膜透析開始後 5～8 年程度で血液透析に移行することが多い．

腹膜透析を始めるには，まず腹腔内にカテーテルを留置する手術（テンコフカテーテル留置術）を行う．近年は，透析が必要になる数ヶ月前にあらかじめカテーテルを腹腔内ならびに皮下に留置する SMAP 術も普及している．透析が必要になった時点で，皮膚を局所麻酔で 5～10 mm ほど切開し，カテーテルをとりだし腹膜透析を開始することができる．

透析液を 1 回約 2 L 腹腔内に注液し，その後 6～8 時間ほど貯留しておく．カテーテルの先端は透析液バッグから切り離し，キャップをつけておくので，その間は自由に行動できる．次の透析液交換時間になれば，新しい透析液バッグを接続し，腹腔内に貯留していた透析液を約 15 分ほどかけて排液し，その後新しい透析液を注入し，再度透析液バッグから切り離しキャップをつけておく，というのが標準的な CAPD（Continuous Ambulatory Peritoneal Dialysis）である．これに対し，夜間寝る前にカテーテルを透析液バッグに接続し，寝ている間に機械が自動的に複数回透析液を交換する自動腹膜透析（Automated Peritoneal Dialysis, APD）という方法もあり，この場合は，患者がカテーテル接続操作をするのは就寝直前と起床直後の 2 回なので生活に与える影響は少なくて済む．

■腹膜透析の利点 —残存腎機能保護と患者自立性の確立

5年たてば腹膜透析から血液透析に移行するなら，はじめから血液透析にすればよいではないか，と考える人もいるかもしれない．腹膜透析から透析を開始し，その後血液透析に移行するという選択には少なくとも2つの利点があると著者は考えている．

ひとつは残存腎機能保護である．血液透析を開始した後に急速に尿量が減少する患者が多いのに対して，腹膜透析を開始後は逆に腎不全進行速度が抑制される患者が多い．ある意味で，腹膜透析は透析療法であると同時に，腎不全進行抑制療法ととらえることもできる．

もうひとつは患者の自立性が強まることである．施設での通院血液透析は，多くの場合「おまかせ医療」であり，患者が時間通りに透析室にくれば，透析スタッフがすべての治療を担当する．慢性病をもちながら長期にわたって合併症を防ぎ，QOLの高い生活を維持するには，患者自らが積極的に治療に取り組む姿勢が重要だが，血液透析の場合には当初からスタッフ任せになりやすい．それに対して，腹膜透析は，はじめから「チーム医療の中心的メンバーとしての患者」という姿勢が明確であり，腹膜透析から血液透析に移行した患者の方が，血液透析に移行後の成績，生活ともに高い印象がある．

■腎臓移植は究極の腎代替療法である

末期腎不全の腎代替療法として，腎臓移植は生命予後，QOLともに最もすぐれている．免疫抑制薬の進歩によって，移植の成績が向上し，さらに移植ドナーの対象者も拡大している．腎臓移植には，生体腎移植と亡くなった人からの提供による献腎移植があるが，わが国では欧米諸国に比し献腎移植数が少なく，20013年度の統計では生体腎移植が1,431例，献腎移植が155例と，90.2%が生体腎移植である[8]．米国では腎臓移植数は2014年17,106例と日本の10倍以上，そのうち献腎移植が6割以上を占めている[9]．

わが国の腎臓移植の成績は世界でもトップレベルにあり，生体腎，献腎移植を含めて腎移植の5年生存率は95%以上，生着率は90%以上である．

免疫抑制療法の進歩によって，適合性の悪い組み合わせでも移植が可能となっている．血液型，HLAが適合しない夫婦間移植などの非血縁間の移植が増加していることもわが国の特徴といえる．

Ⅱ 特殊病態の初期アセスメントと対応

■透析療法の原理

透析とは半透膜を介して溶質が移動することであり，基本原理は拡散と限外濾過である（図 30-2）．

1）拡散

溶液は濃度の高い部分から低い部分へ，溶媒である水は溶質濃度の低い部分から高い部分に，溶質濃度が均一になるまで移動する．前者を分子拡散，後者を浸透（osmosis）という．透析液と血漿水という組成の異なる溶液を透析膜を介して接触させると，透析膜の孔より小さい溶質は拡散によって濃度が均一になるまで移動する

2）限外濾過

図 30-2 の状態で溶液 A を押す（陽圧）か，溶液 B を引っ張る（陰圧）と，溶液 A の一部が膜を透過し溶液 B へ移動する，これをろ過（filtration）という．濾過によって，溶媒である水ならびに細孔より小さい溶質成分の一部が膜の反

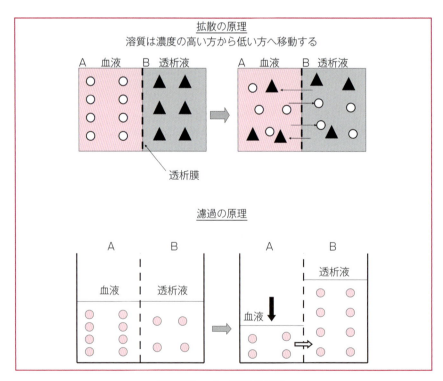

図 30-2 透析の原理

対側に移動する．血液透析，血液ろ過などの治療では，限外濾過によって血漿水成分をろ過させ，体外に除去することが治療の目的となる．1Lの限外ろ過によって，1Lの水分が移動し，除去されるが，同時にこの水分に含まれる溶質も除去されることになる．

血液透析で「除水1L」といった場合には，蒸留水や自由水が1L除去されるのではなく，140 mEqのNa，約5 mEqのKも除去されているわけである．

■除去率を規定するもの

拡散と濾過における物質の移動は物質の大きさ，膜の孔の大きさで決定される．血球やアルブミンなどの蛋白質は通常の血液透析膜を移動することはない．古典的なセルロース膜では分子量が500未満の物質しか除去できなかったが，現在用いられている修正セルロース膜や合成膜の多くは，分子量約12,000のβ2ミクログロブリンを除去することもできる．

濃度勾配が物質の移動速度を規定するので，血流量や透析液流量によって除去速度が異なることになる．すなわち血流量と透析液流量ともに緩徐であれば，血液中の尿毒素濃度と透析液中の尿毒素濃度の濃度勾配が小さくなるため除去速度が低下する．

わが国で標準的な体格の患者に対する透析処方は，血流量約200 mL/分，透析液流量500 mL/分であり，透析液流量が血流量の2倍以上ある．血液側から透析液側に移動した物質は直ちに除去され濃度勾配が維持されるため効率よく尿毒素を除去できることになる．

■血液透析の実際 —バスキュラーアクセス（vascular access）

十分な血液を体外にとりだし，ダイアライザーを通して体内に戻すためにはバスキュラーアクセスが必要となる．昔は「ブラッドアクセス」といっていたが和製英語であり，現在はバスキュラーアクセスと呼ぶことになっている[5]．

わが国のバスキュラーアクセスの種類は，自己血管による動静脈瘻（内シャント）が89.7％，人工血管は7.1％，動脈表在化が7.1％，長期持続型の静脈カテーテルは0.5％である[10]．

1）自己血管による内シャント（動静脈瘻：Arterio-venous fistula）

動脈と静脈を直接吻合したもので英語ではAV fistulaというが，わが国では「内シャント」といえば通常，自己血管による内シャントをさしている．正

Ⅱ 特殊病態の初期アセスメントと対応

しくは，内シャントには，「自己血管による内シャント」と後述する「人工血管による内シャント」がある．血液透析を実施するには 1 分間に 200 mL 以上の血液が必要だが，通常の表在静脈に穿刺したのではこれだけの流量を確保することができない．一方，透析の度に動脈を直接穿刺するのは難しいし，患者にとっては痛くてたまらない．そこで静脈に動脈を吻合し，静脈を動脈化することで，穿刺も容易で，痛みも軽減する．わが国の透析アクセスとして最も使われている．

2）人工血管使用皮下動静脈瘻（arteriovenous graft）

表在静脈の発達が不良な場合に，動脈と静脈を人工血管でつなぎ，人工血管を穿刺して透析を行う．

3）動脈表在化

上腕動脈を深部から皮下に表在化させ，動脈を直接穿刺し，血流を得るものである．浄化した血液を体内に戻すのは表在静脈を用いる．高度の心機能低下などがあり，内シャント作成が心負荷を増すと考えられる症例に用いられる．

4）カフ型バスキュラーアクセスカテーテル（permanent dialysis catheter）

透析カテーテルを鎖骨下静脈ないし内頚静脈から挿入し，先端を大静脈・右心房に留置するものである．かつては短期型バスキュラーアクセスカテーテルと長期型バスキュラーアクセスカテーテルと言っていたが現在は，非カフ型カテーテルとカフ型カテーテルの2種類に分類する[10]．カテーテルにカフがあり，皮下トンネルを通るので感染リスクが軽減される．米国では 3 割の透析患者がカテーテルを用いている．わが国では導入時にカフのない短期カテーテルが用いられることがあるが，長期的に使用する症例はわずか 0.5% である．

■血液透析の実際 ―ダイアライザーの選択

透析膜を介して血液と透析液間で溶質，水分が移動するように作られた器具がダイアライザー，透析器である．半透膜である透析膜でつくられた細いストローが 1～2 万本束になっており，ストローの中を血液が，ストローの外側を透析液が流れている，と考えればよい．

透析膜の素材は，初期にはセルロース（いわゆる木綿，コットン）だったが，血液と接触する際に補体が活性化されるなど生体に不適切な反応がみられるため，セルロースの OH 基を － COOH に変えて生体適合性を改善した再生セルロース膜や，石油から作られた合成高分子膜が現在の主流である．

膜孔径を大きくしたハイパーフォーマンス膜は，従来の小分子尿毒素だけではなくさまざまな中分子，低分子蛋白を除去できるので栄養状態改善，尿毒症症状改善効果がみられるようになっている．

■血液透析の実際 —抗凝固療法

血液透析では，体外循環される血液は透析回路，ドリップチャンバー，ダイアライザー容器，ダイアライザー膜，穿刺針などの異物と接触し，凝固系ならびに血小板が活性化される．体外循環回路のなかで血液が凝固すれば治療が困難となるので，抗凝固薬を使用することが不可欠となる．同時に，抗凝固薬の使用は全身の出血傾向を招くので抗凝固薬の選択と用量調整が重要となる．わが国で血液透析時の体外循環用抗凝固薬として許可されている薬剤は，1）非分画ヘパリン，2）低分子ヘパリン，3）メシル酸ナファモスタット，4）アルガトロバンである．非分画ヘパリンが最も頻用され，一般に開始時にワンショットで1000単位，持続で600〜1000単位/時間投与されるが，必要量には個人差があるので出血傾向があるような場合にはACTやAPTTを測定して用量を調整する．

低分子ヘパリンは，半減期が長いこと，脂質代謝への影響が少ないことなどの利点がある．開発当初は非分画ヘパリンに比べて出血性の合併症の危険が少ないことが期待されたが，臨床的に非分画ヘパリンよりも安全であるとのエビデンスはないため，「出血傾向がある患者には低分子ヘパリン」と短絡的に処方することには注意が必要である．透析と透析の間の出血リスクは低分子ヘパリンの方が高いとの記載もある[11]．透析後に外科的処置を予定している場合には，非分画ヘパリンならば12時間以降は安全に実施できるが，低分子ヘパリンを使用した場合には抗凝固作用が遅延することに注意する．

メシル酸ナファモスタットは，半減期が約8分と短いこと，分子量が小さいため血液透析で除去されることから，出血リスクが高い患者に用いられる．高価なので欧米では用いられないが，症例を選んで使用すると有用な薬剤である．

欧米では，出血リスクが高い患者に対しては抗凝固薬を用いずに高血流量での透析を実施することが多いようである．筆者の施設でも，脳出血や高度の消化管出血のみられる患者に透析をする場合には，抗凝固薬を使用しない無抗凝固薬透析を実施することもある．ダイアライザーの残血などで少量の失血がみられることはあるが，脳出血や消化管出血を起こすよりは安全と考えている．

II 特殊病態の初期アセスメントと対応

■血液透析の実際 —透析条件：血流量と透析液流量

血流量と透析液流量によって浄化される血液（体液）の量が決定される．わが国の標準的な透析条件は血流量 200 mL/分，治療時間は 4 時間であるが，栄養処方や薬物投与量が体重や体表面積によって調整するように，透析条件も体格にあわせて調整する．

透析量は体重あたりではなく体水分量あたりで調整する．尿素が分布するのは体水分だからである．体水分量あたりに換算した浄化量・透析量が Kt/V であり，末期腎不全患者が長期生存をめざすには週 3 回，一回あたりの Kt/V は最低 1.2 以上，できれば 1.4〜1.6 を目標にする．

設問：体重 50 kg の患者の透析量を Kt/V 1.4 とするには？

回答：血流量 200 mL/分，透析液流量 500 mL/分，透析時間 4 時間とする．
解説：Kt/V=1.4 を書き換えると K=1.4 × V/t となる．
V＝尿素分布容量＝体水分量≒体重× 0.6 ＝ 30 L
t＝透析時間＝ 4 時間＝ 240 分
K=1.4 × 30/240 ＝ 0.175 L/分
K は透析療法による尿素クリアランスである．今日の透析器（ダイアライザー）は高性能で，透析液流量が 500 mL/分の条件下では，尿素クリアランスは血流量の約 9 割とみなすことができる（K ≒血流量× 0.9）
よって血流量＝ 0.175 L ÷ 0.9=0.194 L/分 ≒ 200 mL/分 となる．

■血液透析の実際 —ドライウェイトと除水量

ダイアライザー，血流量，抗凝固薬の処方が決まれば，次はどのくらい除水をするかを決定すれば透析をはじめることができる．このときに参考にするのが，ドライウェイト，目標体重である．

ドライウェイト（dry weight, DW）とは，透析患者での過剰な体液貯留がない状態での体重をいう．とはいっても実際に決定するのは難しく，透析中の血圧変動，透析後の患者の症状，胸部 X 線写真での CTR（心胸比），胸水の有無，超音波による下大静脈径，ヒト心房性ナトリウム利尿ペプチド（hANP），バイオインピーダンス法などを参考に総合的に決定する．

毎回の透析では DW に達するまで除水することが望ましいが，現実には透析間の体重増加が多く，DW まで除水を試みると血圧低下，ショックになることもある．一般には，4 時間透析で，DW の 3～6 %除水，時間あたりにすると DW の 1%前後の除水が可能なことが多いが，心機能が低下している患者，糖尿病などで自律神経機能が低下している患者では除水困難なことも多い．

文献

1) 日本透析医学会．「わが国の慢性透析療法の現況2014年12月31日現在」
 http://docs.jsdt.or.jp/overview/index.html
2) 小松康宏, 加曽利良子．透析導入時の治療法選択における説明のありかた―チーム医療による慢性疾患ケアの観点から―．日本透析医会雑誌．2009；24：244.
3) 透析導入研究会（代表：重松隆）の資料による
4) Cooper BA, Branley P, Bulfone L, et al. A randomized, controlled trial of early versus late initiation of dialysis. N Engl J Med. 2010; 363: 609-619.
5) Harris A, Cooper BA, Li JJ, Bulfone L, Branley P, Collins JF, et al. Cost-effectiveness of initiating dialysis early: a randomized controlled trial. Am J Kidney Dis 2011; 57 : 707-15.
6) Tattersall J, Dekker F, Heimburger O et al. When to start dialysis: updated guidance following publication of the Initiating Dialysis Early and Late (IDEAL) study. Nephrolg Dial Transplant. 2011 ; 26 (7) : 2082-6.
7) 日本透析医学会．維持血液透析ガイドライン：血液透析導入 透析会誌 2013；46 (12) : 1107-1155.
8) 移植学会ファクトブック
 http://www.asas.or.jp/jst/pdf/factbook/factbook2014.pdf
9) 米国 UNOS　National data
 http://optn.transplant.hrsa.gov/converge/latestData/step2.asp
10) 2011年版社団法人日本透析医学会．「慢性血液透析用バスキュラーアクセスの作製および修復に関するガイドライン」．透析会誌 2011; 44 : 855 ～ 937.
11) Saltissi, D. Management of Anticoagulation for Hemodialysis. In Nissenson A, Fine R eds. Dialysis Therapy. Third Ed. p.86, Hanley & Belfus, Inc. Philadelphia, 2002.

Tea Break　医療の質改善：Quality Improvement

　21世紀の医療が目指す方向として，WHOならびに米国医学研究所（IOM）は，①安全，②適時（timely），③効果的，④効率的，⑤公平，⑥患者中心であることを挙げています．EBMやガイドラインは安全で効果的な医療を示すものですが，現場で広く実践されるには組織的，体系的な取り組みが必要である．患者や社会の期待に応える医療，ガイドラインが推奨する医療を実践するために，具体的な目標を定め，目標達成を妨げる問題点を分析し，改善策を立案し，定期的に達成度を評価して目標達成をめざす組織的，体系的な活動は「（継続的）医療の質改善」，(Continuous) Quality Improvementと呼ばれています．1990年代がEBMの時代とすれば，21世紀はEBMにもとづくQuality Improvementの時代といえるでしょう．

　提供する医療が適切かどうかは客観的に測定しなければ評価できないし，評価なしに改善させていくことはできません．米国政府は，全米の病院や透析室の個別の成績（質指標）を公表しているので，ホームページから誰でも参照することができるようになりました．改善課題には，ガイドラインにそった医療の達成度という「有効性（effectiveness）」と，適時に無駄なく仕事をすすめる「効率性（efficiency），業務改善（performance excellence）」という2種類があります．院内感染の減少，疾患の成績向上は前者ですし，患者待ち時間減少，医療スタッフの職業満足度向上などは後者となります．

　医療の質は構造，プロセス，アウトカムの点から評価されます．医療の質を改善する活動をすすめるには，（1）具体的な改善課題，目標を設定し，（2）改善策の有効性を検証する測定できる指標（Quality Indicator）を定め，（3）問題点を分析し，改善策を立案，実行する，という改善手法を活用します．　改善手法として，PDCAサイクル，リーン（トヨタ生産方式），シックス・シグマなどが用いられますが，医療保健分野で世界的に普及しているのはIHI（Institute for Healthcare Improvement）が推奨しているModel for Improvement手法です[1]．先に述べた3つ（具体的目標，指標，改善策）を決めて，PDCAサイクルを用いて改善策の有効性の検証と修正を続けて

いくという簡単でわかりやすい方法です．問題点を分析する手法としては，わが国で開発された魚骨図（Ishikawa diagram），5 Why（なぜなぜ分析）などがあり，米国厚労省のHRSAのHPにはQuality Improvementの教材が，AHRQのHPには様々な改善手法が紹介されています[2)3)]．IHIのホームページからもQIに関する多数の資料（web上の講義もある）が入手できます[4)]．PDCAサイクルを用いて医療関連感染を減らすことに成功した例としては，マサチューセッツ総合病院の手指衛生遵守率改善プログラムが有名です[5)]．

米国レジデント研修カリキュラムにQuality Improvementが組まれていることでわかるように，PDCAサイクルをはじめとしたQI手法は，今後，すべての医療スタッフにとっての必須知識，技能となっていくでしょう．

文献

1) Langley GL, Moen R, Nolan KM, Nolan TW, Norman CL, Provost LP. The improvement guide: a practical approach to enhancing organizational performance (2nd edition). San Francisco: Jossey-Bass Publishers; 2009.
2) HRSA. Quality Improvement.
   http://www.hrsa.gov/quality/toolbox/methodology/qualityimprovement/index.html
3) AHRQ. All work flow tools.
   https://healthit.ahrq.gov/health-it-tools-and-resources/workflow-assessment-health-it-toolkit/all-workflow-tools/category
4) IHI.http://www.ihi.org/Pages/default.aspx
5) Hooper DC. Making Strides in Hand Hygiene Compliance: to 90% and Beyond.
   http://www.macoalition.org/Initiatives/docs/MassGeneralHospitalPresentation.pdf

Tea Break　　　PDCA サイクルとは

　同じことを毎日毎日繰り返しながら，違う結果を望むことは正気ではない．Insanity: doing the same thing over and over again and expecting different results. （Albert Einstein）

　物事を良くするには「変革」が必要ですが，「変革」が「改善」とは限りません．良かれと思って行ったことが，振り返ってみれば改悪であった，という事例も多いでしょう．選択肢と予想される結果を十分に検討したうえで実施するということは，実験室では可能であっても現実の世界にはなじみません．とはいっても思いつきで試行錯誤を繰り返すのではなく，科学的に改善をすすめるのが PDCA サイクルをはじめとする改善手法です．

　PDCA サイクルとは Plan（計画）Do（実施）Check（評価）Act（処置）の頭文字をつなげたもので，米国の品質管理の専門家である Shewhart と Deming が提唱し，戦後日本の産業界で発展した品質改善手法です．改善策実施前に，具体的な指標を定め，改善策の有効性を評価し，新たな改善につなげていく，Try & Error でなく Try & Learn という考え方です．

　多くの企業に加え日米の官庁でも一般的になった手法で，AHRQ（米国医療研究品質局），NHS（英国国営医療サービス）などの保健医療領域でも広く用いられています．表に IHI（Institute for Healthcare Improvement）が推奨している Model for Improvement 手法とマサチューセッツ総合病院の手指衛生改善 PDCA を示しました[1)2)]．なお，英語圏では Check のかわりに Study を用い，PDSA と呼ぶことも多くなっています．

文献

1) IHI ホームページ．http://www.ihi.org/Pages/default.aspx
2) Hooper DC et al.: Making Strides in Hand Hygiene Compliance to 90% and Beyond.
　http://www.macoalition.org/Initiatives/docs/MassGeneralHospital Presentation.pdf

IHI の Model for Improvement

	Model for Improvement
目標	具体的（SMART）な改善課題を決める
指標設定	活動が改善につながったかを検証する客観的指標
改善策	具体的改善策（誰が，誰に対し，いつ，どのように実施）
	ＰＤＣＡサイクル
Ｐｌａｎ	根本原因を分析し，具体的改善策を立案 数ある改善策のうち，優先順位が高いものを１～数個選択 改善策を誰が，いつまでに実施し，指標測定をするかも計画
Ｄｏ	改善策を実行し，効果（指標）を測定する
Ｃｈｅｃｋ	指標を評価（予想どおりか，予期せぬ不具合はないか）
Ａｃｔ	業務手順に組み込むか，新たなＰＤＣＡサイクルに進むか

SMART とは Specific（具体的），Measurable（測定可能），Achievable（実現可能），Relevant（関連・意義），Time-bound（期限あり）の略．

マサチューセッツ総合病院手指衛生改善 PDCA

		ＰＤＣＡサイクルサイクル１	ＰＤＣＡサイクルサイクル２
Ｐ	目標設定	2005年までに職員の手指消毒(HH)率を80％以上にする	2005年までに職員の手指消毒率を80％以上にする
	現状分析	2003年の病室入室時のHH率8％ HHに関する教育研修も不十分	2004年度の入室前HH率は30％，退室後のHH率は60％どまり
	根本原因分析	体系だった教育研修不足 設備が不足	職員の危機感・認識不足 設備が不足
	改善策の立案	手指消毒プログラムを職種によるチームが作成 ①教育 ②広報 ③部署ごとの表彰 ④遵守率測定 ⑤フィードバックと報償	新たな報償制度 HH剤を新しく使いやすいものに 対象者にあった教育 職員と部門責任者へのフィードバック方法を改善 院内感染率のモニターと比較 組織文化の改善
Ｄ	改善策の実行	手指消毒プログラム実施	手指消毒プログラムの実施
Ｃ	効果の検証	2004年度の入室前HH率は30％，退室後のHH率は60％に改善したが，その後はプラトーに達している	2005年度の入室前HH率は50％，退室後HH率は70％以上となった．MRSA，VREの院内感染も減少
Ａ	修正ないし導入・管理	一定の改善はみられたが目標には達せず．新たなＰＤＣＡサイクルに	ＰＤＣＡを繰り返し2009年度には入室前後ともに90％以上のHH達成

INDEX

英数

ADH 分泌に影響する薬剤　156
　──分泌刺激因子　156
AKI の原因　78
　──の原因別頻度　77
　──CKD, AKD の定義　72
　──に対する血液浄化療法の開始基準　89
ANCA とは　354
　──陽性 RPGN の治療指針　353
Base Excess について　292
BUN 高値　380
Ca, P, Mg 異常の診断と治療　316
CHOIR, CREATE, TREAT の概要　361
CKD における腎生検の適応　68
　──の定義　65
　──ステージによる食事療法基準　378
　──患者の維持 Hb 値　365
Cockcroft-Gault 式　8
CRRT の利点と欠点　392
Edelman 式　170
eGFR のグラフ作成のしかた　12
EPO　367
Evidence Practice Gap　331
GFR　4
HD 開始後の血清 K の推移　385
Henderson 式　273
K の細胞・臓器への作用　217

MPO-ANCA ならびに PR3-ANCA の陽性率　351
Na 排泄率　90
　──（体液量）バランス調節機構　234
NSAIDs による腎障害　98
pH と水素イオン濃度の関係　272
RPGN 治療と ST 合剤予防投与　354
SIAD の診断基準　168
SIADH をきたしやすい疾患　169
　──診断基準　169
SLED 低効率血液透析　398
Stewart 対重炭酸緩衝系　294
TTKG　211
3% 高張食塩液の作り方　179

あ

アスリートと蛋白質摂取量　382
アダラートの舌下投与　124
アニオンギャップ　281
　──の基準値　283
アンモニウムと滴定酸の排泄量の割合　267

い

維持輸液療法の基本　146
一次性酸塩基平衡障害で予想される代償性変化　278

え

遠位曲尿細管での Na 輸送とサイアザイド利尿薬　250

422

き

急性血液浄化療法 384
　　——進行性糸球体腎炎　344
急性腎障害　74
　　——に対する血液浄化療法適応
　　　　390
　　——の定義と病期分類　76
　　——に対する血液浄化療法の種類
　　　　392
急性腎不全の鑑別 83
急速進行性糸球体腎炎の原因　349
近位尿細管細胞での HCO_3^- 再吸収
　　メカニズム　264

け

経口 K 補充の例　220
血液ガス分析の解釈　276
　　——の手順　282
血液浄化療法と除去効率　396
　　——療法でどのような治療ができ
　　　　るか　387
　　——膜の孔径と除去物質，治療法
　　　　388
血液透析による K 除去量　209
血管炎の分類　351
　　——症候群の分類　355
血清 Na 濃度異常を理解するための
　　基本　170
血清 [HCO_3^-] mEq/L 濃度の分布
　　301
血清 K 値 (mEq/L) と心電図変化
　　205
　　——β2ミクログロブリンと GFR
　　の関係　　9

血尿の主な原因　46
　　——の初期診察の進めかた　49
血漿 Na 濃度測定法，炎光光度計，
　　イオン選択電極 164
　　——リン濃度に影響を与える因子
　　　　321
原発性糸球体疾患の病理組織分類
　　337

こ

高 K 血症の各種治療法　206
　　——の初期診療　198
高 Na 血症　188
　　——の原因　191
　　——の診断アルゴリズム　192

高アニオンギャップ代謝性アシドー
　　シスの主な原因 299
高カルシウム血症の主な原因
　　322
高血圧緊急症　114
　　——治療ガイドライン 2014
　　　　122
　　——性緊急症に用いられる注射薬
　　　　（降圧薬）　119
高度低 K 血症の治療の実際
　　224

さ

細胞外液量欠乏時の尿 Na, 尿 Cl 濃
　　度の関係　　313
細胞内外の電解質濃度　201
酸塩基平衡　258

INDEX

さ
──異常の解釈と Stewart 法　293
酸排泄量の比較　267

し
糸球体疾患の基本　332
　──疾患の臨床症候分類と主な原因　336
　──腎炎における半月体の割合　348
　──腎炎の分類　335
自由水欠乏量の計算　196
初期輸液　126
心血管疾患での血清 K 濃度維持目標　218
浸透圧・体液量調整に働く感知機構と効果器　233
腎機能低下時の薬物動態　20
　──低下時の薬物療法　14
　──の評価法　2
腎性貧血　358
　──の診断に有用な主な検査項目　362
腎臓からの自由水排泄を低下させる因子　157
腎臓病の食事と栄養　370
腎不全患者・透析患者で禁忌の薬剤　19
　──進行速度　10

す
水バランスの調節メカニズム　154

せ
絶対的鉄欠乏と機能的鉄欠乏　367

そ
造影剤腎症　22
　──の危険因子　27
　──予防アルゴリズム　28

た
体系だった血液ガスの解釈法　277
代謝性アシドーシスの評価と治療　296
代謝性アルカローシス　308
　──の主な原因疾患　311
　──の診断アルゴリズム　314
代表的な低張性輸液製剤分類　132
脱水の分類と特徴　134
蛋白尿の主な原因　51
　──を評価する　34
　──定性・尿蛋白尿定量の落とし穴　38

て
低 K 血症の原因　219
　──の初期診療　214
　──の臨床症状　217
　──鑑別のアルゴリズム　219
低 Na 血症の鑑別診断の進め方　159
　──の原因　158
　──の初期診療：治療　174
　──の初期診療：診断　152
　──が急速に補正された際の対処法　182

て	——に対するフロセミド投与法　184	の	濃褐色尿を示す代表的な疾患と鑑別点　55	
	——の治療　185			
	——の重症度分類　176	ひ	皮質集合管のNa輸送とアルドステロン遮断薬　252	
	低マグネシウム血症の主な原因　326		——尿細管でのH+分泌メカニズム　265	
	低リン血症の主な原因　324		貧血の鑑別診断　362	
	電解質異常と薬剤 103			
と	糖尿病性ケトアシドーシスでのK補充プロトコール 220	ふ	フロセミド投与後のNa排泄量変化　240	
	透析の原理　412		浮腫と利尿薬　230	
	——療法　402		——の主な原因 236	
な	ナットクラッカー現象　52	へ	ヘンレ係蹄の太い上行脚でのNa輸送とループ利尿薬 249	
			閉塞解除後の多尿 89	
に	尿アニオンギャップ　270	ほ	補体価と糸球体腎炎　339	
	尿異常の精査法　42			
	尿緩衝系の意義　266	ま	マグネシウム製剤の投与量計算　327	
	尿検査の見方　54		末期腎不全　402	
	尿細管での電解質輸送　248		慢性腎臓病（CKD）　62	
	——での溶質輸送　246		——患者に対する降圧薬の第一選択　111	
	尿潜血反応と尿沈渣赤血球結果の関連性　45		——患者に対する降圧療法　106	
	尿蛋白／尿Cr比が1日尿蛋白量を反映する 40		慢性腎不全透析導入基準　408	
ね	ネフローゼ患者にみられる利尿薬抵抗性の原因　240		慢性透析患者数の推移　405	
	ネフローゼ症候群のOverfill説とUnderfill説　254			
	——の診断基準　336			

INDEX

め 免疫学的機序による糸球体腎炎の分類　337

も 毛細血管腔と間質の水分の移動　237

や 薬剤性急性腎障害の主なメカニズム　97
　――糸球体病変　102
　――腎症発症のリスク因子　105
薬剤分布容量（Vd）　21
薬物，食事による尿の色調変化　55
薬剤性腎障害　94

ゆ 輸液・電解質を理解するために　139
輸液製剤一覧　132
輸液の種類　130
輸血と高 K 血症　213
有効動脈容量　129
　――，細胞外液量の関係　235

り 利尿薬の種類と作用部位　238
臨床所見のスコア化による重症度分類　353

る ループ利尿薬の比較　244

あとがき

「腎臓病診療に自信がつく本　第2版」を読んでいただきありがとうございます．

何か一つでも，「そうだったのか」と日々の診療のなかで疑問に思っていたことが解決したり，今一つ確信がなかったけれども，やはり自分の思っていたとおりだったと感じて，自信をもって診療にあたっていただければこれにつきる喜びはありません．

とはいっても腎臓病学・腎生理学は奥深く，さらに急速に進歩，発展しています．私自身，わからないことも多いし，最新の知識に追いつけないと感じることも多くなっています．不適切な記載，疑問に思う記載があればご指摘いただければ幸いです．

気がつくと医師になって30年以上すぎました．小児腎臓病専門医として13年間，その後，内科の腎臓病専門医になって早20年です．年からはベテランのはずですが，今なお初学者の気持ちで日々診療に取り組めるのは，多くの患者さん，同僚，後輩のおかげだと思っています．研修医をはじめとする若手医師は，ときに予想外の質問をしてきます．専門家があたりまえと思っていたことに疑問を投げかけ，新たな発見が生まれます．日々の回診，カンファレンスでは，専門医の間でも意見の違いが出てきます．病態生理やガイドラインを熟知していても，個々の患者の状況，価値観，病態の特殊性を考慮すればただ一つの正解があるわけではありません．簡潔明瞭，ロジックを求める若手と，ガイドラインの行間を知り，良かれと思って行ったことが結果的に患者，家族にとって最良でなかったことに苦悩したことのあるベテランとの違いも出てきます．チームでのディスカッションは1＋1が2以上の結果をもたらす，集団としての力を発揮します．

医師には生涯，学び続けることが求められます．知識も，技術も，プロフェッショナルとしての資質，態度も．専門医になれば知識の習得は「教えてもらう」のではなく，自己学習が中心となります．自己流の解釈を修正し，個々の知識を統合，発展させるのがカンファレンス，研究会，学会です．腎臓病の自己学習の第一歩としてこの本を使っていただければ幸いです．その後は，国内外で多くのすぐれた教科書，論文にチャレンジしてください．そして，定期的に専門雑誌に目を通し，学会に出席し，知識と経験を共有してください．

最後に，総合診療医の視点でゲラに目を通していただき，貴重な助言をいただいた埼玉医科大学　小林威仁先生に御礼申し上げます．また，腎臓病専門医として歩む中，多くを教え，支えていただいた日本腎臓学会，透析医学会の先輩諸先生，聖路加国際病院の先輩，同僚，後輩，腎センタースタッフに感謝いたします．

2016年7月　小松　康宏

「ジェネラリスト・マスターズ」シリーズ ②
腎臓病診療に自信がつく本　第 2 版

2017 年 4 月 1 日　第 2 版第 2 刷 ©
2016 年 7 月 30 日　第 2 版第 1 刷
2010 年 8 月 30 日　第 1 版第 1 刷

著　　者　　小松　康宏
発 行 人　　尾島　茂
発 行 所　　株式会社　カイ書林
　　　　　　〒 330-0802　埼玉県さいたま市大宮区宮町 2-144
　　　　　　電話　048-778-8714　FAX　048-778-8716
　　　　　　E メール　generalist@kai-shorin.co.jp
　　　　　　HP アドレス　http://kai-shorin.co.jp
　　　　　　ISBN　978-4-904865-27-9　C3047
　　　　　　定価は裏表紙に表示

印刷製本　三報社印刷株式会社
　　　　　　© Yasuhiro Komatsu

JCOPY　＜(社)出版者著作権管理機構　委託出版物＞
　本書の無断複写は著作権法上での例外を除き禁じられています．複写される場合は，そのつど事前に，(社)出版者著作権管理機構 (電話 03-3513-6969，FAX 03-3513-6979，e-mail: info@jcopy.or.jp) の許諾を得てください．

読者の日常診療に直ちに影響を与える本
「ジェネラリスト・マスターズ シリーズ」好評発売中

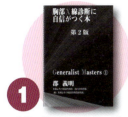

1 胸部X線診断に自信がつく本 第2版
著：郡 義明
A5 201ページ
定価（本体3,000＋税）

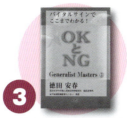

3 バイタルサインでここまでわかる！
著：徳田 安春
A5 154ページ
定価（本体2,800＋税）

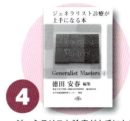

4 ジェネラリスト診療が上手になる本
著：徳田 安春
A5 442ページ
定価（本体4,000＋税）

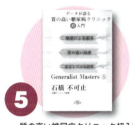

5 質の高い糖尿病クリニック超入門
著：石橋不可止
A5 164ページ
定価（本体2,800＋税）

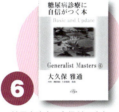

6 糖尿病診療に自信がつく本
著：大久保雅通
A5 160ページ
定価（本体2,800＋税）

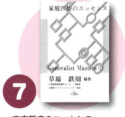

7 家庭医療のエッセンス
編集：草場 鉄周
A5 320ページ
定価（本体3,600＋税）

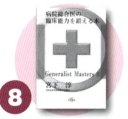

8 病院総合医の臨床能力を鍛える本
著：宮下 淳
A5 321ページ
定価（本体3,600＋税）

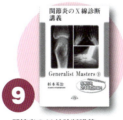

9 関節炎のX線診断講義
著：杉本 英治
A5 272ページ
定価（本体3,600＋税）

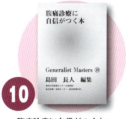

10 腹痛診療に自信がつく本
著：島田 長人
A5 354ページ
定価（本体3,600＋税）

詳細はHPをご覧下さい　http://kai-shorin.co.jp/product/index.html